LINCHUANG XINLIXUE

临床心理学

主编 杨 群 施旺红 刘旭峰

西北大学出版社
·西安·

图书在版编目（CIP）数据

临床心理学 / 杨群，施旺红，刘旭峰主编. —西安：
西北大学出版社， 2023.8（2024.7 重印）
ISBN 978-7-5604-5174-9

Ⅰ. ①临… Ⅱ. ①杨… ②施… ③刘… Ⅲ. ①医学
心理学—医学院校—教材 Ⅳ. ①R395.1

中国国家版本馆 CIP 数据核字（2023）第 127633 号

临床心理学

LINCHUANG XINLIXUE

主编　杨　群　施旺红　刘旭峰

出版发行　西北大学出版社
（西北大学校内　邮编：710069　电话：029-88303404）
http://nwupress.nwu.edu.cn　E-mail: xdpress@nwu.edu.cn

经　销	全国新华书店
印　刷	西安华新彩印有限责任公司
开　本	787 毫米×1092 毫米　1/16
印　张	31.25
版　次	2023 年 8 月第 1 版
印　次	2024 年 7 月第 2 次印刷
字　数	625 千字
书　号	ISBN 978-7-5604-5174-9
定　价	78.00 元

本版图书如有印装质量问题，请拨打 029-88302966 予以调换。

《临床心理学》
编委会

主　　编　杨　群　施旺红　刘旭峰

副 主 编　金银川　崔龙彪　王秀超　王　卉

编　　者　（按姓氏笔画排序）

马竹静　马续龙　王　卉　王秀超

冯廷炜　申洋洋　刘旭峰　杨　群

陈　晨　谷亚男　张钦涛　宋　磊

肖　玮　吴忠英　金银川　施旺红

郭亚宁　高　幸　崔龙彪　黄　鹏

编写秘书　宋　磊

前　言

2004 年，苗丹民教授和王家同教授主编的《临床心理学》，由第四军医大学出版社正式出版，为我校医学本科生使用教材。然而，迄今为止，已过去将近 20 年，社会文化环境、经济环境均已发生巨大变化，社会进入了新时代。

新时代，科技飞速发展，信息化、科技化和经济全球化趋势日益显著，与此同时，人们的家庭生活和结构也发生了新的调整，这些变化明显地影响到了人们的心理健康状况。例如，虽然生活富裕了，但是去医院求医的患者越来越多，有心理障碍的人数、自杀的人数均呈上涨趋势，"心理健康"已成为人们耳熟能详的话题。无论是政府部门还是军队，都对心理健康的维护和管理提出了更高的要求。在这种情况下，心理咨询和治疗的临床工作也得到了迅速发展，许多精神病院、综合医院、医学院、疗养院等机构，均开设了临床心理咨询门诊或心理卫生病房。尽管如此，广大的地方和军队医护人员，对心理因素导致的不适以及各种躯体化症状，还不能深刻把握。

因此，为了适应时代变革和社会发展的需求，为了指导军队和地方医护人员更好地开展临床心理工作，我们对本书进行了大幅修改，并重新编写多个章节，新版《临床心理学》包括临床心理学绪论、临床心理评估与心理测验、心理健康、应激与应激障碍、智力障碍、强迫症、躯体化障碍与疑病症、焦虑症、抑郁症、双相及相关障碍、人格障碍、睡眠障碍、心身疾病、心理障碍甄别、心理咨询与治疗及医患关系心理学等内容。此外，需要指出的是，本书这样的编排与设计，更能贴合我校医学本科生的培养目标，满足其教学要求，故可以作为我校医学本科生的教学教材使用。

　　不过，由于临床心理学涉及问题广泛，限于编者的学识，难免对问题的理解与叙述有不当或错误之处，敬请广大读者批评指正。

编　者

2023 年 7 月

目　录

临床心理学绪论

　　掌握临床心理学的学科性质、研究方法；理解临床心理学的基本概念；了解心理学的学科定位和临床心理学的研究目的、对象和范围。

　　随着经济的发展和人民生活水平的提高，公众日益重视自身的心理健康，因为，伴随着现代科学技术的进步，人们的心理苦恼和精神健康问题也在逐年增加。科学技术和物质文明的发展与人们的精神卫生和身心健康水平的发展出现严重失调。因而，当前社会对心理治疗人员的需求急剧增长，临床心理学这门对人们的心理适应和精神健康问题予以援助和指导的学科，也因此受到相当的关注。

　　本章主要对临床心理学研究的目的、对象、研究范围以及专业教育和临床心理学的历史与发展等方面做简要阐述。

第一节　临床心理学的研究目的

一、临床心理学的定义

　　1935 年，美国心理协会（APA）的临床分会对临床心理学的定义为：临床心理学是应用心理学的一个分支，通过心理测定、分析、观察等方法，对个体的行为能力和行为特征进行明确的理解，并且将从个体身心诊断和生活史所了解到的情况与对个体生活状况进行的观察、分析综合起来，并对个体的心理适应问题进行咨询和治疗。该分会在 1991 年又提出一个正式的定义：临床心理学是运用心理学的原理、方法和程序，来了解、预测和缓解智力、情绪、生理、心理、社会和行为上的障碍、适应不良与苦恼，以及与此相关的研究、教学和心理服务。

20 世纪 60 年代，日本的心理学会（JPA）和从事心理咨询和治疗的专家、学者，对这门学科所下的定义为：临床心理学是综合心理学和其他各种科学的知识和技术，对特殊个人（心理不适应的人或心理患者）在生活中遇到的障碍、苦恼进行本质的理解，并运用科学的方法加以解决的一门学问。因此他们把临床心理学的实践活动称为"心理学的临床应用"。

1988 年，日本的田中富士夫为临床心理学下了这样的定义：临床心理学概括地说来是对心理不健康的或有问题行为的心理咨询来访者（Client）进行心理援助，把他们的精神和人格向健康的方向引导，这种引导需要运用心理学和各种相关学科的知识和方法来进行。

综合上述对临床心理学的定义，本书提出的定义是：临床心理学是应用心理学中一门新的分支学科，从 20 世纪 40 年代中期开始发展。它整合了心理学中的理论和方法，以心理的适应问题为中心，并以心理学的援助为特征。通过缓解适应不良，提高能力水平和减轻情绪不安，促进人类的社会适应、心理调节和个体发展。该定义强调了①临床心理学是一门应用性学科；②以心理测定和诊断、心理咨询和治疗为中心；③以心理适应不良或心理障碍的援助为目标。以达到帮助适应困难的个体调整心态，矫正不良行为，提高个体生活满意度的目的。

二、临床心理学的性质

为临床心理学下定义，其实就是为了确立它的学科性质和研究范围。从以往的临床心理学到它现在的发展来看，始终强调临床心理学是一门应用性学科。所不同的是，以往的临床心理学家十分注重心理治疗，但是服务的对象主要是那些心理异常的人，而且这种临床的心理治疗具有很浓厚的精神医学的色彩。后来的临床心理学引入心理的援助、危机的介入（Intervention）、引导或促进（Improvement）等概念，则更好地反映了现代临床心理学的发展特点。从心理学史上看，20 世纪 30 到 40 年代的临床心理学主要以心理测定运动为主，是对个人的适应问题进行指导、助言（Suggestion）和劝告（Recommendation）式的咨询。但这只是一种消极的临床心理活动。现代积极的临床心理学的价值是能够为人们（当然也包括在社会急剧变化中处于常态中的人）的精神健康和身心发展起到建设性的教育、援助作用。因此，现代"临床"的含义比起过去，具有了更加丰富的内涵。

"临床（Clinical）"这个词起源于希腊语 klinikos，意思是："医生在患者的病床边进行医学的照料。"但时至今日，"临床"并不只是"医生在患者的床边进行医学治疗"。临床心理学的创立，并不仅限于医疗临床。例如在幼儿、儿童、青少年的身心发展、成长过程中，对其家庭中出现的心理问题进行援助、咨询活动，这叫"家庭心理临床"；在学校教育过程中的心理健康教育或咨询，可称为"教育临床"；人们所生活的社区、地域的精神健康活动，可称为"地域临床"。这些都是临床心理学新开拓的领域，受到国际社会的关注。因此，现代临床心理学对"临床"的理解含有发展性、教育性和社会性这三方面的内容。

三、临床心理学的研究目的

临床心理学的研究目的是运用心理学的技术、知识、成果，以及与心理学相关的科学理论，对有心理适应问题的人进行援助、咨询和治疗。

心理不适应问题会导致心理苦恼、心理障碍、心理疾患等，临床心理学家要针对人们的不适应问题，及早进行援助、指导，引导其解决问题，寻求新的人生，最终使他们的心理恢复健康的状态。

临床心理学的最终目的是对有不适应问题、有心理苦恼的人进行援助，帮助他们恢复心理或精神的健康状态，因此如何进行援助，是临床心理学的重要研究内容之一，它以被援助者的心理适应和人格发展为根本目的，它也是衡量一个临床心理学家实力的根本指标。

第二节　临床心理学的对象与研究领域

一、临床心理学的对象

临床心理学的研究和援助对象，主要以有心理问题的具体的个人为主。他们是在社会生活和个人内心产生苦恼、痛苦、不幸感或感到情绪不安，并在行为上出现混乱或困难，陷入生活不适应甚至严重心理障碍的人。这种状况可以用"火灾"来比喻，开始是冒烟，燃起火苗，逐渐地火越烧越旺，成为漫天的火势。人之心理失去健康也是如此，开始是产生问题，接着是感情、行为的不适应，如不加以解救则有可能成为心理障碍或疾患。

临床心理学的援助对象范围广泛，包括婴幼儿、青少年、成人一直到老年人，它涵盖了人的整个一生。各年龄阶段的主要问题是不同的，例如婴幼儿期的自闭症（Autism）、阿斯伯格综合征（Asperger Syndrome）、微细脑损伤等；学龄儿童期的弱智（MR）、学习困难（LD）、多动症、感觉统合失调问题等；青少年期的青春期危机症候群、考试焦虑、同一性丧失、神经症或精神病等；成人期的职业压力症、结婚不适应、酒精中毒、性欲异常等；老年期的心理保健、身心内部的衰退、自杀等。

产生不适应或心理问题的个人，作为临床心理学的援助对象，他们的母子关系、家庭关系以及生活中其他有密切关系的人也可能成为心理咨询的对象。例如在幼儿的心理学临床援助中，母亲的养育态度、方式等，是考虑的重要因素；而儿童的学校恐怖症与学校的教育环境、师生之间的关系以及家庭生活、教育的方式有着千丝万缕的关系。

二、研究范围

临床心理学的研究范围包括健康心理学、对儿童青少年中的心理问题的评估及预防和干预、社区心理学等方面的理论与实践研究。但其中最重要的领域是心理测验的编制与应用、心理障碍的评估与诊断，以及心理咨询与治疗。

心理测验包括测查人的智力和人的不同能力倾向的测验，测量人格特征和人的不同状态、心理症状的测验，这些测验可以为区分不同人群、对心理障碍或问题进行评估预诊、对个体进行职业选择及企业进行人员选拔提供依据。对心理问题和心理障碍的认识涉及我们如何对其进行预防和干预。通过心理测验，采用问卷法、观察法、访谈法等方法，可以得到对心理问题或障碍的评估和诊断依据。而对其的认识是要了解和进行分类、对其表现进行描述、对其成因进行发掘，以便进行预防和干预。心理学的干预目前已经有许多种模型。近年来家庭治疗学派逐渐崛起。

目前，国际上的临床心理学家的研究活动和关心的课题有了很大的变化，主要表现在以下几个方面：

（1）研究重心从幼儿、儿童的不适应和发展障碍问题转向成人的不适应和精神障碍问题；

（2）从单纯重视对智力缺陷的心理测定活动转向更加重视对人格的异常或不适应的心理测定活动，并开发各种临床测定量表；

（3）从主要对心理异常、精神障碍的分类、诊断的临床活动，转向实际的心理咨询和治疗及临床面接案例的研究。

以上的变化，对临床心理学的发展具有重大的意义。特别是其中第三方面的变化对最近20多年来心理治疗领域的发展、开拓的影响最为显著，也可以说是目前临床心理学的最大特征，并且成为各国研究者最为关心的一个方面。

现在，国际社会及世界卫生组织（WHO）推动的心理健康和精神保健事业主要涉及如下领域：

（1）世界性的紧急课题——提倡一种科学的、宗教的、具有普遍价值以及能促进艺术、文化、感情成长的精神健康事业；

（2）提倡现代社会中科学的、大众的心理卫生——心理健康与预防的教育、工作与娱乐相互调节的保健意识；

（3）心理健康的服务与咨询——医疗服务、社区教育活动、自杀的预防、电话咨询及心理援助网络体系的建立；

（4）关于由酒精中毒和药物依存及药物消费造成的心理压力、忧郁问题的对策；

（5）跨文化交流与少数民族、移民、难民问题的援助及对民族心理学的深入研究；

（6）人口构成问题与精神保健的关系；

（7）儿童、青少年成长环境问题与心理健康的关系；

（8）犯罪、暴力、恐怖活动与战争等所造成的心理创伤问题的解决；

（9）幼儿、青少年的精神保健及夫妻与家庭的心理保健、心理治疗方法的研究等。

随着社会生活质量的提高，人口的平均寿命也大幅度提高，我国目前正迅速走向高龄化社会，对老年人的心理健康问题的临床心理学研究，将越来越成为一个重大而紧迫的课题。此外，关于我国人口的素质、家庭构成、集团阶层、社区生活甚至少数民族的心理健康问题，也将进入研究视野。

第三节　临床心理学的历史与发展

一、临床心理学的建立

临床心理学的兴起始于 20 世纪 40 年代中期，其发展的历史可以大致分为下述三个阶段。

（一）第一阶段

从师于冯特的美国心理学的先驱者赫尔（G. S. Hall）、卡特尔（J. M. Cattell）、威特默（L. Witmer）等回到美国。赫尔于 1883 年在约翰·霍普金斯大学创立了美国第一个心理学实验室。他的兴趣是对儿童心理的研究，通过采用大规模的问卷方法来研究儿童的认识范围。而且他还是美国心理学会的奠基人和首任主席。1909 年，赫尔邀请弗洛伊德和几位早期的精神分析专家到美国讲学。正是他们首次将心理分析介绍到美国，对美国的临床心理学和精神病学产生了深远的影响。

卡特尔是赫尔的学生，他于 1883 年到德国师从冯特，是第一个获得德国心理学博士学位的美国人。德国是心理学的故乡，它是因冯特在古老的德国莱比锡大学创立世界上第一个心理学实验室而闻名于世的。卡特尔的学位论文是《反应时与个别差异》。

他于 1890 年首先提出了"心理测验"这一术语。在 1893 年哥伦比亚博览会上，当心理学家展示并进行了心理测验以后，心理学首次引起公众的注意。卡特尔认为心理测验不仅指智力测验，而且还包括自感觉敏锐度到解决难题的一切能力测验。测定人的能力的广度和变异，并定出第一套标准化了的测验方法。法国的比纳和西蒙在 1905 年编制了测定智力年龄的测验量表，这是应法国教育部的要求，即调查小学生学业不良的原因是否为先天智力不足。比纳量表也是后来的心理学家应用较多的心理测验量表。1916 年美国斯坦福大学的推孟（L. Terman）将比纳-西蒙量表修订为斯坦福-比纳量表。它第一次应用了智商（IQ），即心理年龄与生理年龄的比率这一概念，它能反映出一个儿童的智力发展比其他儿童先进或落后的程度，在临床上有使用价值。

20 世纪初，当时引起轰动的一件事是一本叫作《一颗失而复得的心》的书的出版，这本书的作者叫皮尔斯，他曾是一名耶鲁大学的学生和心理疾病患者，这本书以他的亲身经历，揭露精神病人所遭受的粗暴而又残酷的痛苦折磨和过的非人生活，呼吁改善对精神病人的待遇。此书一出版，立即受到社会舆论的重视。数世纪以来精神病人的悲惨遭遇和其遭受的不公正对待，使人们感到现在应该是对精神病人的看法发生改变的时候了，此后美国开展了全国范围的心理卫生运动。

随着资本主义发展和社会矛盾的激化，美国社会不断产生各种社会问题，其中，儿童问题较为严重。因此对儿童问题的研究和指导，在早期临床心理学中占有重要地位。1896 年临床心理学的先驱威特曼在美国宾夕法尼亚州立大学创建了世界上第一个心理诊所，主要对中小学生学习困难进行咨询，同时指导家长如何配合学校教育。威特曼当时对儿童学习能力测定的项目是：体力、视力、听觉反应的灵敏度。他认为儿童学习的好坏与其大脑有关，而大脑机能的好坏是大脑发育、发展的结果。他认为教师不适当的教育方法也应做出改善。

威特曼对来访者建立了咨询案例，并进行教育咨询后的回访制度。他对每一案例都首先进行临床心理的诊断，然后进行矫治。威特曼初步确立了临床心理学的两大方法：诊断与治疗。

1890 年，威特曼向美国心理学会报告其研究结果，但反应很冷淡。理由是大多数心理学者认为自己是纯科学研究者，威特曼所担负的临床实践工作超出了心理学的研究范围。

1897 年，在威特曼的主持下，宾夕法尼亚州立大学首次给大学生安排了为期 4 周的临床心理学实习课程。由此确立了临床心理学应用学科的性质。

1907 年，第一本临床心理学杂志《临床心理》问世。同年，威特曼还创立了第一个弱智儿童的临床心理教育学校。

1908 年，宾夕法尼亚州立大学开始招收攻读临床心理学专业的研究生。

威特曼所创设的心理诊所以社会公共心理健康教育服务、创造性的实践研究和对有问题的儿童进行心理治疗为目的，将临床心理学活动普及到教育、职业、精神保健、福利事业等各个方面，这是美国临床心理学创立时具有历史意义的尝试，也使后来的临床心理学得以沿着教育、训练、研究、服务的正确轨道发展。

1909 年，精神病学家威廉·希利（William Healy）创建芝加哥少年精神病态研究所，这是第一家面向少年犯罪人的儿童指导诊所。它的第一个专业工作人员是心理学家格雷斯·弗纳尔德，他从事心理测验工作，开创了心理学家到临床诊疗所工作的模式。这也是对威特曼临床心理诊所模式的实践。

在 20 世纪 40 年代之前，对临床心理学家的职能没有法定的标准或要求，临床心理学家的基本任务只是从事心理测验的工作。临床心理学在纯的心理学的学术组织，如美国心理学会中没有地位，故其发展也是比较缓慢的，直到第一次世界大战爆发，心理学才获得它的发展机遇，也才有了未来临床心理学发展的机会。在第一次世界大战中，发明了团体智力测验，用来鉴定应征入伍的人，并对数以百万计的人进行了测验。人们对测验有了进一步的了解，使心理测验得到了重视。第一次世界大战结束时，估计对 1,726,000 人进行了集体心理测验，对 83,000 人进行了个别测验。临床心理学家当时在精神病院和残疾儿童机构主要从事的工作就是心理测验，这些工作充其量是一些治疗的辅助性工作。从地位上说临床心理学家不如精神病学家。

（二）第二阶段

这一时期儿童咨询研究所的建立，使得对儿童、青少年的心理测量、诊断、案例分析以及心理健康教育成为心理学家的重要任务。著名的心理咨询家罗杰斯（Rogers C. R.）的"来访者中心疗法"也就是在这一时期创立的。第二次世界大战前以及战争中，心理学家不仅协助部队各兵种筛选合格的服役人员，而且当战争造成大量伤害时，军队对临床心理学工作与服务的需要大大增加了。第二次世界大战结束后，大量的军人开始复员。从异国战场归国的军人的心理适应成为社会重大问题。大量在战争中的精神异常者或战争后的社会适应失败者开始进入复员军人医院，接受心理辅导和心理治疗。

由于第二次世界大战中精神受到创伤的参战军人对心理咨询的需求日益高涨，而医生和护士无法满足这方面的需求，因而临床心理学家的任务从心理测量、诊断开始向心理治疗方面转化。当时美国社会动员了大批的心理学者对复员军人进行心理健康教育，但是能够从事临床心理工作的心理学家还远远不够，因此，在美国退伍军人管理局的支持下，美国一些著名大学的心理学系开设了临床心理学专业。1949 年，美国心理学会在科罗拉多的 Boulder 城举行会议，讨论临床心理学的定义和结构，专门制订了临床心理学专业的训练计划，确定了训练计划必须是博士学位的计划。

（三）第三阶段

第二次世界大战后，临床心理学获得从未有过的快速发展。临床心理学家学术地位的提高、队伍的扩大，使心理测验和心理治疗的技术也得到了发展。临床心理学的领域不断扩大，心理学专业毕业的学生在综合医院、精神病院、医学院、心理（精神）保健诊疗所、大学心理系以及私人诊所工作，从事与人的疾病和健康有关的心理病因、心理诊断、心理治疗、心理咨询和心理卫生工作。到目前为止，临床心理学的领域仍然充满了机遇与挑战。

二、临床心理学的实践

临床心理学是在临床心理学的实践中发展起来的一门科学。对现代临床心理学实践较早进行系统阐述的是美国心理学家 Sundberg N．D．（1973）提出的"SCA"理论。"S"（Setting）是指心理援助或心理咨询所必需的场所。"C"（Client）是指有不适应问题的来访者即来心理咨询的对象。"A"（Activity）是指心理咨询或心理健康教育活动。根据 SCA 理论，临床心理学工作者或心理咨询师的实践活动主要有五种。

（1）心理辅导与心理援助。心理辅导的主要对象是儿童及青少年，旨在促进其身心的健康成长和发展，完善其人格，偏重于教育而不是治疗，以群体方式进行为多；心理援助则面对有心理障碍者，目的是改善其人格，协调其人际关系。

（2）心理测定和心理诊断。心理诊断有直接法（如问卷调查法）和间接法（如人格投影法等）之分，为全面深入地了解来访者的心理特点，它不仅仅依靠各种量表，还依据来访者的生活史、家庭环境、父母教养态度、个人情感特征、思维特征等进行临床的分析和理解。

（3）心理指导活动。包括公开宣传心理咨询的主张，进行大规模的心理健康教育活动，以及对"新手"及心理援助志愿者、电话咨询员等进行培训、指导。

（4）心理学的社会实践活动。包括对初级心理咨询机构进行指导，组织学术活动，按法院要求对犯人进行精神鉴定，担任心理咨询中心主任，参加社区中的障碍儿童咨询活动等。

（5）心理学的调查研究活动。通过心理健康教育和临床案例资料的收集与处理，把握本学科的发展动态，并通过报刊将研究成果宣传出去，培养理论联系实践的高质量的临床心理学研究者等。

归纳现代临床心理学的工作范围，涉及心理治疗（可对儿童学习和行为问题进行矫治，对具有心理问题和心理障碍的人员进行帮助，对灾难和危机中的人员进行心理干预等），心理测量（企业进行人员选拔、对管理人才进行评估、对心理障碍或个人及团体中的发展性问题进行诊断等），个体、团体、社区相关的心理学实际问题的解决，重大社会事件的心理干预。由此可见，临床心理学工作者在心理卫生服务机构、学校、工厂企业、医学系统、法律系统、政府部门咨询机构和军队等众多领域工作或服务。

我国的临床心理学在改革开放后至目前已有一定的发展，在进行心理测量和评估方面已经修订了许多国内需要的测量表，同时也编制了不少适合我国国情的测量工具。这些测量工具在对不同心理特征的测量、心理障碍的评估，企业和军队人事选拔方面发挥了重要作用。在进行心理干预和心理治疗方面，有关的专业人员也已经做了大量工作。例如在非典时期临床心理学工作者进行了大量的科普宣传，对住院患者、医护人员进行了心理干预，利用热线形式为广大民众克服恐慌、战胜非典做了许多有益的工作。

三、临床心理学的专业教育

在我国，要推动心理健康事业的发展，提高心理咨询工作的水平，首要的课题是培养和建立一支具有专业科学知识的临床心理学人才队伍。

临床心理学专业训练工作关系到临床心理学队伍的扩大和专业水平的提高，也是临床心理学家一项重要的任务。在西方国家，目前主要在研究生层次上进行训练，训练内容主要涉及课程设置和训练模式两大部分。

（一）课程设置

目前，在美国得到美国心理协会（APA）认可的临床心理学博士学位训练课程多达 150 余项，实习生训练课程则达 400 余项（Roth，1994）。至于教学课程设置，各大学各有侧重，部分大学仍继续沿用 APA 认可的"Boulder 模式"（科学家——实践家模式）来设置教学课程，训练的目标是获得 Ph. D 学位，少数大学如 Havard、Chicago、Stanford 等则加强了临床心理学研究课程训练，鼓励研究生从事病理心理学研究，培养的目标是"临床科学家"。

近年来，美国部分大学有加强临床训练课程的趋势，重视临床实习课程训练，强调"手把手"式临床教学法，使研究生毕业后能很快适应临床工作。欧洲一些大学，把临床训练课程集中安排在博士后训练阶段（2 年），使研究生的科研和临床均不偏废。

我国龚耀先最近提出，来自心理学背景的临床心理学博士研究生，应在毕业论文答辩后，再进行一年临床课程集中训练，目前这一方案正在试行阶段。

目前，我国在临床心理学研究生课程设置上，各校也不完全相同。总体来讲，师范大学或综合大学心理学系侧重临床心理学理论和研究科目训练，而医学院相对重视临床课程训练。能否设置较为统一的课程，尚有待未来多方努力。此外，在临床心理学研究生培养上，应有一定的灵活性，侧重理论和科研训练的，可授予科学学位，而侧重于临床训练的，授予专业技术学位（如同医学专业一样）。这些问题都有待我国心理学界进一步探讨。

（二）训练模式

前面所述的内容已涉及临床心理学专业训练模式问题。除了前面提到的美国"Boulder 模式"外，还有以临床训练为主的"Vail 模式"，此模式培养目标是授予心理学博士学位（Psy. D）。在欧洲，对临床心理学博士研究生几乎都是着重于理论和科研训练，以使其日后具有高水平的研究和学术工作能力。在我国，目前的主要问题是临床心理学研究生规模太小，每年只有百余人，远远不能满足社会需求。因此当务之急是迅速扩大临床心理学研究生的招生规模。当受过系统专业训练的临床心理学工作者达到一定规模时，再来讨论培养模式尚为时不晚。近年来，有的临床心理学家提出，我国临床心理学家的培养方向应符合"科学家——实践家"模式，即我国的临床心理学家应该是既掌握一定的心理学理论与心理测验和心理治疗技术，又具有一定的临床知识与技能的实践者。针对我国大学与医学院的实际情况，应在大学心理系中增加学生到医院进行实习的环节和时间，同时在医学院增设与临床心理学有关的课程。

面对目前我国极为缺乏受过系统专业训练的人员状况，近年来各有关机构采用了一些变通方式，即大量举办临床心理学短期学习班，对由别的专业转行的人员进行速成临床心理学训练，在一定程度上满足了临床心理学专业服务的需求。但是，可以预测，这种状况将逐渐改变。在未来的短训班学员构成中，未受过系统专业训练的学员将逐步减少，取而代之的将是毕业后需要继续教育的已获得临床心理学学位的专业人员。

临床心理学家的培养需要像医疗临床一样，接受"临床训练"或"临床面接"的实践和训练。但是二者又是有区别的。在精神医学中，"临床"活动是将患者（具有什么样的症状，如何诊断）和治疗方法（例如服用何种药物）作为着眼点；而临床心理学中的"临床"，则以心理测定或诊断，以及心理健康援助、教育、咨询活动作为重点。这里，临床心理学家所持的"临床态度"（Clinical Attitude）是至关重要的，即心理咨询工作者究竟是把人的心理苦恼、痛苦和不适应等，作为一种"疾患"，作为"治疗的对象"来处理，还是对人的问题进行理解、共感、教育的援助，使其得到心理的满足，从而让其过一种更有意义、更适应的生活？这是两种不同的临床态度，而它们是受心理学理论特别是人格理论、人性观重大影响的。因此，我国应把培养临床心理学工作者的正确态度作为专业教育的重要目标。

（三）要注意的问题

第一，临床心理学是一门应用性科学。各种心理测定和心理疗法，要根据咨询对象——来访者的不同情况有选择地加以使用。要想真正成为临床心理学方面的行家里手，就必须亲身参与到具体实践中去。仅仅学习一些临床心理学诊断名称和专业术语是无用的，只是"纸上谈兵"而已。

第二，临床心理学是一门人际关系的学问。心理咨询的过程是心理医生与来访者之间的相处过程。来访者虽然有这样那样的心理问题，但心理医生应把他们看成与自己平等的个体，切勿以救世主的面目出场。必须以慎重的态度，把来访者看成心理旅程中的良好伴侣，既不忘记自己作为咨询师的身份，又要设身处地地理解对方的苦恼，同时又不要对来访者的个人隐私过于刨根问底。案例面接以后又要注意观察来访者倾诉后有无放松感、轻松感，这是心理医生咨询成败的标志之一。

第三，临床心理学是一门技术。临床心理学要有科学的实证性，在实践中取得效果，心理咨询师就首先要接受良好的训练和教育指导。

心理诊断或心理咨询不是思想工作的翻版，也不能简单地等同于道德品质教育。这是一门崭新的应用性科学，归属于临床心理学研究领域。心理咨询或者心理治疗，是一门运用心理学的知识和技术对心理不健康以及有心理不适应问题或心理障碍的人进行专业心理援助、辅导的系统的学问。

我们在临床心理学研究与实践中必须提倡"国际化、资格化、科学化、规范化"的做法。必须维护它的纯洁性、科学性，防止鱼龙混杂，甚至假借科学之名，行坑蒙拐骗之实。

"国际化"就是逐步使我国的心理健康教育、心理咨询的研究和技术水平与国际先进水平靠拢。"资格化"是指进行心理咨询的专业人员必须经过严格的学习和训练，并通过专业考核持证上岗。"科学化"和"规范化"是指在心理健康教育或者心理咨询过程中，采取比较规范合理、符合科学原理的操作程序，例如心理咨询预约制、专业监导制、治疗契约制、心理咨询人员守密制、案例研讨制等。

振兴和发展临床心理学的研究工作，开展心理健康教育心理咨询活动，是一项具有战略性意义的事业，它将使我国的民族素质、人口素质在 21 世纪提升到一个新的层次，并必将促进我国的精神文明建设，改善我国的人口生态学，使我国人民为全人类的发展做出更大的贡献。

思考题

1. 心理学的基本概念和学科性质。
2. 临床心理学的基本概念和学科性质。
3. 临床心理学的研究目的和内容。

参考文献

［1］杨群，施旺红，刘旭峰. 临床心理学［M］. 2 版. 西安：第四军医大学出版社，2018.

［2］世界卫生组织. 国际疾病分类第十一次修订本［EB］. 2018.

［3］陆林. 沈渔邨精神病学［M］. 6 版. 北京：人民卫生出版社，2018.

［4］Investigating Pop Psychology: Pseudoscience, Fringe Science, and Controversies ［M］. London：Taylor & Francis, 2022.

［5］Beattie G. Doubt: A Psychological Exploration［M］. London: Taylor & Francis, 2022.

［6］Kim A, Johal A. Clinical Psychology Internship for Underrepresented Students: An Inclusive Approach to Higher Education［M］. London: Routledge, 2021.

临床心理评估与心理测验

掌握心理评估与心理测验的概念；理解智力测验的概念、基本原理、主要测验特点，主要人格测验的基本理论和维度，常用心理评估工具的原理和主要用途；了解症状评定量表的分类、内容。

心理评估与心理测验在临床工作中较为常用，该项技能对于提高相关临床工作质量十分关键。同时，在军队卫生事业中，心理评估与心理测验也是部队心理检测、空军招飞、首长保健等任务的必备经验。

第一节 心理评估与心理测验概述

一、心理评估的概念

心理评估（Psychological Assessment）是采用定性或定量的心理学方法和技术，对个体的心理健康、职业资格、社会适应能力等行为特性做整体的评价过程。其通常采用的方法有调查法、观察法、会谈法、作品分析法和心理测验法。临床上心理评估的目的是评定患者或来访者的认知水平、情绪状态、人格特征和能力状况，为制定临床治疗方案、实施心理治疗和心理咨询、评价治疗效果提供必要的依据。

（一）心理评估的作用

心理评估是临床心理学的重要组成部分，同时又是做好临床工作的重要手段。其主要作用有：

（1）心理咨询和心理治疗的重要依据。开展心理咨询和心理治疗，必须对来访者进行心理评估，以确定其心理问题的性质及程度，并有针对性地开展心理咨询和治疗。同时，心理评估还可对治疗和咨询的效果做出判定。

（2）心理护理的重要条件。不同患者会产生不同的心理问题或心理障碍，护理人员只有明确把握这些心理问题，才能有针对性地进行心理护理。

（3）心理健康教育的根据。心理健康教育是预防心理障碍、提高工作效率和生活质量、保证社会功能的重要手段。为了使心理健康教育更有针对性，必须清楚地了解群体的心理健康状况，而心理评估是了解群体心理健康状况的重要方法。

（4）评估精神障碍的重要参考依据。为了更准确更全面地把握患者的症状表现，在进行疾病严重程度评估时，将心理评估的结果作为依据是目前精神科医师常用的方法。

（5）临床心理学研究的重要手段。在开展临床心理学研究时，心理评估的结果常常被作为重要的研究变量。如，操作时的反应速度、反应的准确性、情绪状态、记忆水平、思维的敏捷性以及解决问题的效率等。

（二）心理评估的常用方法

大多数心理学研究的方法基本上都可用于心理评估。这些方法包括：

1. 调查法（Survey）

调查法是心理评估的基本方法。主要包括对当事人的阅历调查和现状调查两部分。阅历调查主要包括档案、文献资料和向知情者了解当事人的过去经历等内容。现状调查主要围绕与当前问题有关的内容进行。调查对象一般为被评估者、知情者（家人或同事）。调查可采用一般询问和调查表的方式进行调查。调查法的优点是，横向和纵向调查内容相结合，覆盖面大，提供的信息量大。不足之处是，调查法常常是间接性评估，材料的真实性受被调查者的主观因素影响。

2. 观察法（Observation）

观察法是通过对被评估者行为的直接或间接的观察而进行的一种评估方法。主要分为自然观察法和控制观察法。自然观察法指在自然情境中所进行的观察；控制观察法指在经过预先设置的情境中所进行的观察。观察法的优点是，获取的材料比较真实和客观，此法尤其适用于对儿童和精神障碍者的评估。不足之处是观察法得到的只是外显行为，不易重复。同时也易受观察者的洞察和分析综合能力水平的制约。

3. 会谈法（Conversation）

会谈法又称作晤谈法或交谈法，是心理评估中最常用的一种方法，它的基本形式是面对面的语言交流。会谈的形式包括自由式会谈和结构式会谈。前者是开放式的，气氛比较轻松，被评估者较少受到约束，可以自由地表现自己；后者要根据特定的目的预先设定好一定的结构和程序，谈话内容有所限定，效率较高。会谈是一种互动的过程，会谈中评估者起着主导和决定的作用。因此，评估者掌握和正确应用会谈技术是非常重要的。

4. 作品分析法（Works Analysis）

作品一般指被评估者的日记、书信、图画、工艺等文化性创作，同时也包括被评估者生活和劳动过程中所做的事和东西。通过分析这些作品可以有效地评估其心理水平和心理状态，并且作为一个客观依据。

5. 测验法（Measurement）

又称心理测量（Psychological Testing），在心理评估中，心理测验占有十分重要的地位，无论上述哪一种方法都不能替代心理测验的作用。因为交谈、观察、听取别人的评价等都很难避免主观意识的影响，有一定的局限性。心理测验可以对心理现象的某些特定方面进行系统评定，并且测验一般采用标准化、数量化的原则，所得到的结果可以参照常模进行比较，避免了一些主观因素的影响。心理测验的应用范围很广，种类也十分繁多。

（三）心理评估的基本程序

心理评估是对个体心理品质、行为状态进行定量分析的过程。要准确、有效地进行心理评估，就必须遵循一定的基本程序：

1. 明确心理评估的目的

评估者必须首先明确一次心理评估的主要目的，如了解颅脑损伤患者的记忆情况，智力发育迟滞儿童的智力水平，强迫性或相关障碍患者的人格特征，某特殊职业群体心理健康状况，等等。

2. 详细了解被评估者的主要问题

如，当前主要心理问题有哪些，问题的起因及发展，可能的影响因素，早年生活经历、家庭背景，当前适应情况人际关系，等等。

3. 深入了解被评估者的关键和特殊问题

这一步的任务是综合前一步的评估信息，找出关键问题，并进一步采取多种评估方法，如利用专项的心理测验或"作品"分析法等，分析被评估者的特殊问题。

4. 做出评估结论

对前面所收集的资料进行分析、处理，并写出评估报告做出结论。对当事人及有关人员做出解释，以确定下一步处理问题的目标。

（四）对评估者的要求

心理评估是一项十分严肃的工作，对评估者有比较高的要求：①具备丰富、广博的专业知识和技能，包括普通心理学、生理心理学、病理心理学、心理测量学，以及医学等的专业知识和技能；②具备敏捷的观察能力，因为评估时无论是采用观察法、交谈法，还是心理测验法，都离不开对被评估者的整体观察；③具备自我认识能力，即对自身有正确的符合实际的认识，又称"自知之明"，以防评估中出现"偏见"；④具备良好的沟通能力，即在人与人接触中通过施加一定的影响，而得到对方的认可、容纳和欢迎，进而愿意与评估者建立对话关系，降低心理戒备水平，并能敞开心扉较为自由地进行交谈。

二、心理测验的概念

（一）心理测验的定义

心理测验（Psychological Testing）是指对行为样本进行客观和标准化的测量，即通过观察少数有代表性的行为样本，对行为活动和心理特征，依据特定的原则进行推论和数量化分析；或根据一定的心理学法则给人的行为分派数字。心理测验是临床心理评估的主要方法之一。它与心理评估的区别是，前者是一种定量分析方法，有严格标准化和信效度较好的测量工具；而后者则指采用定性或定量方法对整体的心理活动进行评价的过程。

在心理测量概念中，行为样本（Sample of Behavior）是指在对某一心理特征进行测验时仅选择那些典型的、有代表性的一组行为，该组行为是从全体行为中经过筛选、经精心设计出来的，而不是所有相关行为。测验的标准化（Standardization）是指测验的编制、实施条件和程序、记分方法和对分数解释的一致性。目的是保证被试间测验结果可以进行比较，减少无关因素的影响，使测验结果准确和客观。标准化测验的条件包括：由专业人员编制测验条目；测验实施条件和程序统一（测验时间相同，测验环境相同，测验主试相同，有标准统一的指导语）；测验记分方法一致；测验结果解释统一；具备有代表性的常模。

（二）常模和标准分

在大多数临床心理学的评估中，测验原始分的应用价值是有限的，因为它不具有可比性。比如一名受试者在算术测验中获得 15 分（最高分为 20 分），而在词汇中获得

40 分（最高分为 80 分），我们无法判断该受试哪方面的成绩更好，因为这两项测验分数的全距不同。在另一种情形下，受试甲为 16 岁的青少年，在词汇测验中获得 40 分，受试乙为 40 岁的中年人，在同一项测验中获得 30 分，我们也无法判断谁的词汇水平更高，因为不同年龄的人语言发展水平不同。因此，必须首先将原始分通过常模换算成标准分，即确定该被试的该分数在不同人群、不同文化、不同年龄和不同性别上所获得的相对位置。

1. 常模

常模（Norm）指常模分数构成的分布，是解释心理测验的基础。常模分数则是依据常模样本（团体）的测验结果，由原始分数按一定规律转换出来的有参照点和等值单位的一种分数形式（标准分数）。其中常模团体是指由具有某种共同特征的人所组成的一个群体。在下列测验中，常模被分为 3 种形式：发展常模，百分位常模和标准分数常模，其中后者应用最为普遍。

标准分数常模（Standard Score Norm）也称参照常模，是通过一个具有代表性的样本在该测验中实际地操作而建立的。标准化的形式有很多，其共同点是基于统计学的正态分布理论（z 分数）衍化而来。

2. z 分数及其转化形式

（1）z 分数（z score）：是正态分布的一种表达方式，其数学性质是平均数为 0，标准差为 1。z 分数是一种等距量表，可做四则运算。通过 z 分数，原始分转换为标准分是线性转换。z 分数的基本数学公式为：

$$z = \frac{X - M}{SD}$$

（X——某被试的原始分；M——常模中该群体的原始分均值；SD——常模中该群体的原始分的标准差。）

从以上公式可知，z 分实际上是某一被试的测验成绩在该群体成绩上的分布状况，既说明该被试的成绩在平均水平之上（X>M）或之下（X<M），也表明该成绩离均值的程度（用标准差大小表示）。但 z 分的缺点是存在负分，这在某些测验中使用起来不方便，因此，常采用改良后的标准分计算公式，Z 分数。

（2）Z 分数：是在 z 分数基础上加一个足够大的常数，使整个均值向正值方向移动；并将标准差乘一个常数，使标准差扩大数倍。其基本公式为：

$$Z = A + B \times \frac{X - M}{SD}$$

（A 和 B 分别为 2 个常数，其他同上公式。）

（3）T 分数：是指以 50 为中值，以 10 为标准差的一种 z 分数换算方式。T 分数使用非常广泛，通常用在人格测验上，如 MMPI、EPQ 和主题统觉测验等。其基本公式为：

$$T = 50 + 10 \times \frac{X-M}{SD}$$

（4）离差智商（deviation IQ，DIQ） 是指以 100 为中值，以 15 为标准差的 Z 分数换算方式。主要用在韦氏智力量表的标准分换算上：

$$IQ = 100 + 50 \times \frac{X-M}{SD}$$

3. 标准化测验

标准化测验要求常模样本具有很好的代表性，能充分反映测验所测量范围内人群的构成情况，对于明显影响测量心理特质的各种人口学变量均要进行适当的处理。例如，不同年龄的人群其能力发展水平不同，个性特征也存在明显差异，因此，能力和个性测验在标准化过程中一般都会按年龄范畴分设年龄常模；又如受教育情况、职业背景等因素与智力有明显的关系，因此在构成智力测验的常模样本时必须使其能代表这些因素在自然人群中的分布情况。

标准化心理测验手册中应包含一套详细的实施程序，向使用者清楚地介绍指导语、实施步骤、时限、起止点、提问的变通方式、如何处理测验时出现的问题和注意事项等。应当包括简明清晰的记分原则、详细的记分标准和有代表性的范例，以及加减分的原则与标准。最后还要包括原始分转换标准分的方法和一套方便实用的转换表。有的标准化测验还附加了许多有用的统计表，目的是方便使用者分析解释结果。

（三）信度

信度（Reliability）又称可靠性，是对测量一致性程度的估计，即在不同的时刻使用同一测验，或使用两项等值测验，或在其他测验条件下对同样的人实施两次（或部分）测验所获得分数的一致性。信度的操作性定义是指一组测量分数的真分数与实测分数的比率。信度系数在 0～1 之间，系数值越大，信度越高，表明测验的一致性就越好。

1. 信度估计的意义

（1）说明信度可接受的水平。智力、能力倾向和成就测验，信度系数应在 0.90 以上；非智力测验信度系数应在 0.80 以上。

（2）估计个人测验分数的意义。信度实际上是指个人在两次测验中排列顺序位置的变化。假设测验分数分别为 75 和 50 的百分等级的两个个体，当测验信度为 0.60 时，两者在两次测验中有 1/3 的机会其位置颠倒；当信度为 0.95 时，颠倒的机会仅有 1/50。

2. 信度分类

（1）重测信度（Test-Retest Reliability），也称稳定系数，是一组被试在不同时间用同一测验测量两次（间隔一定时距），两次测验分数的相关系数。重测信度表示能够把一次测验的分数概化到不同时间的程度；信度越高，测验受环境或测验参加者条件中的日常随机变化的影响就越小。

（2）副本信度（Alternate-Form Reliability），又称等值系数，估计两个假定相等的复份测验之间的一致性，计算两个平行测验分数的相关。根据间隔时间不同，可分为即时复本信度和延迟复本信度（稳定—等值系数）。副本信度适用于同一测验不能用来实施两次，以及有关创造力、逻辑推理的问题。

（3）内在一致性信度（Internal Coherence Reliability），当被试在同一测验里表现出跨项目一致性时，可以从个体在某题上的反映预测其他测题的反映，又称项目的同质性，该系数反映的是测验内部的一致性。内在一致性信度适用于既无复本，也无法重复测量时进行信度估计。内在一致性信度分为两种：分半信度和克朗巴赫α系数。

分半信度（Split-Half Reliability）：用难度排序奇偶分半或随机奇偶分半、内容匹配等方法把一份测验分成两个尽可能平行的半分测验，然后计算两半之间的相关，即得到分半信度系数。

克朗巴赫α系数：利用每道题的方差或协方差计算信度，适用于非 0，1 记分的一种内在一致性系数估计。

（4）评分者信度（Scorer Reliability），指由多个评分者给一组测验结果评分，所得分数的一致性。在高度标准化的测验中，由主试者引起的误差方差多忽略不计；但在一些客观性差、使用主观性评分（如 TAT）的测验中，应该考虑主试者方差（Examiner Variance），通常计算评分者信度。

（四）效度

效度（Validity）又称有效性，用于检验所编制的测验测量了什么，及在多大程度上达到了测验的编制目的。一个测验的有效性越高，表明它所测量的结果越能代表欲测量行为的真正特征。效度的操作性定义是指在一项测量中，与测验目标有关的有效变异数（S_v^2）与实测变异数（S_x^2）的比率。检验效度的方法有内容关联效度、结构关联效度和效标关联效度。

1. 内容效度

内容效度（Content Validity）是指测验题目的设定对所要测量的行为领域或范围取样适宜性的程度，即选择的题目是否是真正有代表性的行为样本。

2. 结构效度

结构效度（Construct Validity）是指测验能够测量到理论上的构想或特质的程度，

即测验结构与心理学家提出的理论构想之间的符合程度。结构效度的估计方法主要采用因素分析法（Factor Analysis）。

3. 效标关联效度

效标关联效度（Criterion Validity）又称准则关联效度，指一个测验对处于特定情境中的行为进行预测时，其测验的有效性。效标（准则）是检验效度的参照标准，它是指用以显示测验所欲测量的特性的变量（标准），通常以测验分数或活动来表示。

三、心理测验的临床应用

（一）选择恰当的测验工具

充分了解测验的结构与功能；详细了解测验常模的情况；熟练掌握实施和记分方法，严格遵循标准化程序实施；仔细研究测验的信度；广泛地收集和研究测验的效度资料。

（二）正确分析测验结果

1. 熟悉和运用各种分析测验结果的方法

2. 综合分析心理测验结果

进行心理评估时，不但要重视心理测验结果，还要重视收集被试的背景资料、既往史和目前的症状表现；还应当借助开放的或定势访谈技术，对受试者的心理特征进行评估，并与心理测验结果相互印证，以便做出准确的全面的判断。

3. 动态看待心理测验结果

人的心理特征只是具有相对的稳定性，而不是恒定不变的。因此，对过于陈旧的长期未经修改的心理测验方法要慎重使用。对心理测验中被试所反映的心理特质尤其应当重视，而不仅仅重视分数，还要反对仅仅根据测验的分数就为受试者贴上一个标签的做法。

4. 清楚影响测验实施和记分的因素

（1）测验者与受测者之间的协调关系。两者的协调关系在许多场合下对测验的操作产生显著影响。测验者在正式测验之前应当花一定的时间和精力与受测者建立良好的协调关系。在整个施测过程中都应采取积极鼓励、富有同情心、温暖关怀的态度，但又要避免暗示受测者。

（2）测验者对受测者操作水平的期望。观察发现，测验者和研究者对受测者的期望会影响他们的操作水平。这种影响是由于测验者的表情、姿态等因素间接向受测者传递了信息，从而影响了受测者的操作。

（3）测验焦虑。许多研究表明，受测者的测验焦虑是影响他们操作水平的一个重要原因。焦虑水平过高的受测者常常不能发挥正常水平，特别是在那些有时间限制的测验中，适当的解释和鼓励有助于缓解受测者的焦虑情绪。因此在评价他们的测验结果时，应当考虑情绪对其操作水平的影响。

（4）测验者对受测者的态度。测验者对受测者的态度往往会影响测验的实施和评分，如测验者喜欢或同情受测者，在一些模棱两可的回答中常倾向于给高分。因此，测验者在评分时要不断检查自我感觉，保持评分的客观性。

（三）临床心理测验的功能

（1）心理和精神障碍的辅助诊断；
（2）人群心理健康状况调查；
（3）探讨心理–社会应激在疾病发生、发展过程中的作用机制；
（4）评估心理治疗方法和心理护理效果；
（5）为心理健康教育提供素材。

第二节　智力测验

一、智力测验的概述

（一）什么是智力测验

智力测验（Intelligence Test）是心理测验的一种，其目的在于测量个体智力水平的高低。智力测验是一个由经过专业训练的研究人员采用标准化测验量表对个体智力水平进行科学测量的过程。按心理测验的基本概念，智力测验就是对表现个体智力水平的行为样组进行测量，给个体的智力行为一个确定的数值。而在一般书籍、杂志或电视上提供的所谓智力测验，实际上属于智力游戏、动脑筋练习或智力娱乐一类的活动，不是严格的智力测验。

（二）智力年龄、比率智商和离差智商

智力测验的结果是用智商（IQ）来表示的。智商概念的发展经历了三个阶段：智力年龄、比率智商和离差智商。

21

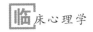

1. 智力年龄

智力年龄（简称智龄，Mental Age，MA）是比纳于1908年在比纳-西蒙量表中提出的一个用于表示智力测验结果的概念。比纳认为，智力随着年龄而系统地增长，每一年龄的智力可用该年龄大部分儿童能够完成的智力作业来表示。所谓智龄，是指智力达到某一年龄水平。在1908年版比纳-西蒙量表中，全部测验按年龄分组，每年龄组中有6道题，每题按2个月计算。如一名6岁的儿童，通过全部6岁组测题，4道7岁组测题，3道8岁组测题和2道9岁组测题，其智龄计算为：

智龄=6岁+4×2月+3×2月+2×2月=6岁+18个月=7岁6个月

智龄只能表示一名儿童智力的绝对水平，而不能用来比较实龄不同儿童的智力的高低。

2. 比率智商

比率智商（Ratio Intelligence Quotient，RIQ）是智力年龄与实足年龄两者的比率，表示一个儿童在智力发展上同其他儿童相比时的相对数量。它能够表示一个被试的智力发展速率或者聪明程度。由于智龄只能表示绝对的智力水平，德国汉堡大学斯特恩（1912）最先提出用一个商数的形式来表示智力水平。美国斯坦福大学推孟（1916）在修订斯坦福-比纳量表时，将该商数乘上100，则把小数化为整数，首次应用智力商数（简称智商，IQ）来表示智力水平的高低。该智力商数被称为比率智商，即智龄相对于实足年龄（CA）的水平。

3. 离差智商

比率智商与智龄相比，有显著改进，但仍有不少局限性。韦克斯勒（1949）在编制韦氏儿童智力量表时放弃了比率智商计算的概念，根据统计学的平均数和标准差来计算智力分数。它的基本原理是把每个年龄阶段的智力分布看成是正态分布，其平均数是该年龄组的平均智力。某个被试的智力高低是把他的得分与平均数做比较，以它与平均数之间的距离来表示，这个距离在心理统计学上称为"离差"（以标准差为单位来计算）。尽管这样的计算已没有商数的意思了，但由于IQ早已为人所尽知，离差智商因此而得名。

离差智商的计算方法在第一节中已经介绍过。

（三）正确认识IQ

1. 测验有误差

任何一种测验都不可能准确无误地测出事物属性的真实分数，每次测量结果的实得分数与真实分数之间或多或少会存在着一个测验误差。测验误差的大小受许多因素的影响。

2. IQ 分数是一个范围

就韦氏儿童智力测验而言，其测量的标准误差为±3.35 分，因而智力的真实分数应落在实得分数的 6.7 分范围之内。可见，IQ 分数是一个统计估计值，而不是一个绝对分数。尽管我们可以从总体上说一个 IQ 为 115 的人比 IQ 为 110 的人要聪明些，但对于一个具体个人来说，IQ 值的几分之差很可能是误差所致。因此，仅凭几分之差论智力高低是不恰当的。

3. 预测功能的局限性

虽然 IQ 有较好的预测性，但也不能忽视其局限性。因为毕竟没有一个智力测验的题目是全面的，或包罗万象的，或对所有儿童都是适用的。有研究表明，IQ 不足以精确预测一个人未来的成就大小，因为人的成功受多种因素的影响。

二、比纳量表

（一）比纳-西蒙量表

比纳-西蒙量表（Binet-Simon Scale）在现代心理测量和测验的发展史上具有重要的意义，它是最早出现的科学智力测验。1904 年，法国教育部委托著名的心理学家比纳（Binet）设计出一种测验，用来检测智力缺陷的儿童，以便把这些儿童送进低能班学习。1905 年，比纳同助手西蒙（Simon）编制出由 30 个题目组成的量表，著名的比纳-西蒙量表从此诞生。

比纳-西蒙量表的题目安排由易到难，每个题目测验一个方面的能力，主要测量儿童的判断、理解和推理能力。比纳-西蒙量表进行过多次修订。1908 年版使题目增加到了 59 题，并引入了智力年龄的概念，测试对象适用于 3～13 岁儿童。1911 年版增加了成人组题目，题目总数调整为 54 个。

比纳-西蒙量表能区分正常与低能儿童，还能对普通和优秀儿童进行分类。比纳-西蒙量表的出现受到世界各国心理学家的重视，被翻译成数国文字，出现了各种修订版本。在诸多修订版本中，最成功、影响最深远的当属"斯坦福-比纳量表"。

（二）斯坦福-比纳量表

1916 年，美国斯坦福大学推孟教授对比纳-西蒙量表进行了修订，称为第一版"斯坦福-比纳量表"（Stanford-Binet Scale）。该量表对原比纳-西蒙量表做了较大的改动，共有 90 个项目，其中 39 个是新添加的。此外，提供了标准化施测程序和科学的记分方法，并引入了比率智商的概念。

1937 年，推孟和默瑞（Merrill）对斯坦福-比纳量表进行了首次修订，即第二版"斯坦福-比纳量表"。题目增至 129 项，由 L 和 M 两个等值量表构成。这是当时最好的两个测验，适用年龄扩大为 2 岁至成人。

1960 年，斯坦福-比纳量表进行第三次修订，L 和 M 两型合并，测验题目为 142 个，并引入离差智商的概念。

斯坦福-比纳量表在测量史上具有重要意义，是一种实用的智力测量工具，但随着时间的推移，也暴露出许多不足。

为了解决第三版存在的问题，1985 年桑代克（Thomdike）、哈根（Hagen）和沙特勒（Sattler）等人对斯坦福-比纳量表进行了重大修订。修订后的第四版"斯坦福-比纳量表"具有如下特点：

（1）涵盖了更广泛的认知与信息处理能力的测试内容。在原第三版 9 个分测验基础上新添了 6 项测验，使分测验数达到 15 个。

（2）依据智力结构理论编制测验。依据智力结构理论编制测验并通过因子分析，15 个分测验被划分为四个认知领域：语言推理（Verbal Reasoning）、数量推理（Quantitative Reasoning）、抽象/形象推理（Abstract/Visual Reasoning）和短时记忆（Short-Term Memory）。这四个区域相当于韦氏量表的语言和操作分量表。因此，第四版斯坦福-比纳量表的智力结构，综合了各种智力理论。

（3）测验的组织与实施方面的变革。保持了适应性测验的特点，即每个被试仅接受难度水平适当的测题，使其接受的题目既不太难，也不会太容易，这样就确保了测验的信度和准确性。

（4）采用多重积分方式。首先把 15 个分测验的原始分转化为标准年龄分（Standard Age Score，SAS），SAS 以 50 为均值、8 为标准差；各分测验的标准年龄分相加，依据常模将其分别转化为认知领域分数（Area Score），即平均数为 100，标准差为 16 的标准分数；最后，各认知领域分相加转化为合成标准年龄分（Composite SAS），也即平均数为 100，标准差为 16 的标准分数。

（三）中国比纳测验

早在 1922 年，我国著名心理学家陆志伟先生就引进了斯坦福-比纳量表，并于 1924 年在南京发表《中国比纳-西蒙量表》。该量表的使用主要限制在江浙地区。1936 年，陆志伟与吴天敏对中国比纳-西蒙量表进行了第二次修订，把适用范围扩大到了北方。

由于各种原因，直到 1981 年，中国比纳-西蒙量表才由吴天敏再次修订并出版。该次修订，删除了原版中的部分试题，增加了一部分新题，每岁 3 个项目，共 51 个题目。中国比纳测验适用于 2～18 岁，最佳适用年龄是 6～14 岁；使用简便，施测时间 1～2 小时，评分易掌握。由于同一类型测验分开施测，容易诱发儿童产生兴趣，激发测验动机。

三、韦氏智力量表

（一）韦氏智力量表概述

韦氏智力量表（Wechsler Intelligence Scale）是继斯坦福-比纳量表之后世界上应用最广泛的另一项智力测验。编制者韦克斯勒（Wechsler）曾经在 Woodworth 的领导下从事实验心理学研究。在实际工作中，韦克斯勒发现斯坦福-比纳量表在测验编制、常模取样和智龄概念等方面对成人不适合，因此，从 1934 年开始，他着手发展标准化的智力测验。1939 年发表了韦克斯勒-贝勒维量表（W-BI）；1942 年完成了 W-BI 的平行本，即韦克斯勒-贝勒维Ⅱ量表（W-BⅡ）；1949 年，在 W-BⅡ 的基础上编制出了韦克斯勒儿童智力量表（Wechsler Intelligence Scale for Children，WISC）；1955 年，发表了韦克斯勒成人智力量表（Wechsler Adult Intelligence Scale，WAIS）；1967 年，编制成学龄前期和学龄初期智力量表，又称韦氏幼儿智力量表（Wechsler Preschool and Primary Scale of Intelligence，WPPSI）。这样由 W-BI、W-BⅡ、WISC、WAIS 和 WPPSI 组成了一个完整的系列，覆盖年龄从 4 岁儿童延伸至 74 岁成人。1974 年至 1993 年，韦克斯勒又分别对以上量表进行了修订。

表 2-1　各韦氏量表名称与适用范围

量表名称	适用年龄（岁）	发表及修订时间	中文修订本名称	修订时间
W-BI	7～16；7～70	1939	—	
WAIS，WAIS-R	16～74	1955，1981	WAIS-RC（龚氏版）	1981
WISC，WISC-R	6～16	1949，1974	WISC-CR（林氏版）	1985
		1993	C-WISC（龚氏版）	1993
WPPSL，WPPSI-R	4～6.75	1967，1989	C-WYCSI（龚氏版）	1985

韦克斯勒（1939）认为，"智力是个体有目的的行动、理智思考以及有效应付环境的聚集或全面的才能。所谓全面，指人类行为是以整体为特征的；所谓聚集，指智力由诸要素或诸能力构成。这些要素或能力虽非完全独立，但彼此之间有质的区别"。因

此，韦克斯勒在设计测验结构时，分成一些分测验来测验各种能力。韦氏量表都被设计成言语和操作分量表，各包括若干个分测验。这些测验的内容许多都建立在前人研究的基础上。如理解、算术、数字广度、相似性、填图和词汇等分测验参考了比纳-西蒙量表；常识、图片排列和数学符号（编码）等分测验来自陆军测验；积木图案和物体拼图则参考了宾特-佩特森测验。

韦氏智力量表也是目前临床常用的智力测验，不仅能够用于评估精神障碍患者的智力，分测验还能评估具体认知维度的功能。例如，数字广度测验分为数字顺背和倒背两种模式，主要测量工作记忆、注意能力；数字符号测验主要测量信息处理速度能力。空军军医大学崔龙彪等研究发现，首发精神分裂症患者的数字广度顺背与倒背原始分、数字符号原始分、数字广度量表分、数字符号量表分均显著低于健康大学生，表明首发精神分裂症患者存在明显的认知损害，涉及工作记忆、注意、信息处理速度等。进一步研究发现，患者双侧豆状核局部活动增强，与数字广度顺背原始分、数字符号原始分呈正相关，豆状核由壳核、苍白球组成，提示了上述脑区功能可能参与精神分裂症患者的认知损害。

表 2-2　韦氏各量表的各分测验比较

韦氏成人智力量表	韦氏儿童智力量表	韦氏幼儿智力量表
言语量表		
常识（Information）	常识	常识
数字广度（Digit Span）	数字广度*	
词汇（Vocabulary）	词汇	词汇
算术（Arithmetic）	算术	算术
理解（Comprehension）	理解	理解
类同（Similarities）	类同	类同
		语句背诵（Sentences）*
操作量表		
填图（Picture Completion）	填图	填图
木块图案（Block Design）	木块图案	木块图案
拼图（Object Assembly）	拼图	
图片排列（Picture Arrangement）	图片排列	—

续表

韦氏成人智力量表	韦氏儿童智力量表	韦氏幼儿智力量表
	迷津（Maze）*	迷津
数字符合（Digit Symbol）	译码（Coding A/B）	动物房（Animal House） 几何图形（Geometric Desins）

*：备用测验

（二）各分测验主要内容

（1）常识。题目由一些常识问题组成，涉及历史、天文地理、文学、自然等题目，如，"衣服用什么做成"。测试知识广度、一般的学习认识和接受能力、记忆力。

（2）填图。每张图片上的画均不完整，要求被试指出缺失的部分。测量视觉记忆和视觉推理、观察理解能力。

（3）数字广度。分为顺背和倒背两部分。顺背时，主试口头说出 3~9 个随机数字，要求受试者按数字串顺序复述；倒背则要求受试者逆着数字串的顺序倒背 2~8 位数字串出来。测量注意力和短时记忆能力。

（4）图片排列。可测量知觉组织和理解总的情景的能力。每组图片以无序形式展示给被试。要求被试按适当顺序重新排列组合，并讲出一个连贯的故事。

（5）词汇。测量言语理解能力和知识广度与文化背景。按难度顺序由易到难排列，要求被试解释呈现给他（她）的每个词的意思，如"母鸡"。是全量表智商的最好的单项指标。

（6）木块图案。每块正方体的积木上都有两面呈红色，两面为白色，另两面以对角线为界分别涂上红白各半的颜色。每次向被试展示一个图案，让被试在规定时间内将木块按图案摆好。主要测量分析综合、视觉协调和知觉组织能力。

（7）算术。测量数学推理能力。由类似小学四则运算题的测题组成。被试通过心算报告答案。

（8）拼图。让被试把切成数块的常见的图像拼成一幅完整的图形。测量概括思维、辨别部分与整体关系和知觉组织能力。

（9）理解。测量实际知识、理解和对伦理道德的判断能力。让被试解释一句谚语的含义，或为什么要遵守某种社会规则。

（10）数字符号。数字 1~9 的每一个数字都规定一个特别的符号，要求受试者在规定时间内按样例用与数字相对应的符号填写在每一个数字下面的空白处。测量一般学习能力和视觉—运动精细动作的辨别速度与灵活性，以及动机程度等。

（11）类同。测量抽象概括和逻辑思维能力。如"汽车和轮船在哪些方面相同"。令受试者概括出两种事物间的联系。

（12）迷津。在迷津图中寻找出路。测量预见、计划、手眼协调能力。

（13）几何图形。临摹几何图形。测量空间关系、手眼协调能力。

（14）动物房子和动物下蛋。用于幼儿在没有学习数字和画符号有困难时，代替数字符号测验。动物房子测验是四个动物、规定各住一种颜色的房子，要求幼儿在这些动物的下面插上与各自房屋颜色对应的木桩。C-WYCSI采用的是动物下蛋，规定每一动物下一种颜色的蛋，要求在这些动物下面摆上相应颜色的蛋。也是测量一般学习能力和视觉－运动精细动作的辨别速度与灵活性，以及动机程度等。

（15）语句背诵。完成一个不完整的句子。测验词语理解能力、词语流畅性、抓住整体意义的能力。

施测时言语量表和操作量表中的各分测验交替进行。有些分测验按不同年龄，起始项目可以不同；如果连续若干项目作业失败便终止该项测验，记分方法按各量表手册规定评分，每个分测验的各项目得分相加就是该测验的粗分（Raw Score），每个分测验的粗分数要转化为均值为10、标准差为3的标准分数。言语量表和操作量表的各项分测验的标准分数各自相加，得到言语和操作分量表分；两个分量表分相加得到全量表总分；这三个量表分参照被试所属年龄组转化为均值100、标准差15的离差智商分数，从而获得言语智商（VIQ）、操作智商（PIQ）和总智商（FIQ）。具体施测方法和注意事项可以参考各量表测验指导手册，在手册中都有详细的规定，另外还可以从手册中很方便地通过查表获得个体的量表分和总智商分。

（三）韦氏量表在中国的修订

1. 中国版韦克斯勒成人智力量表（WAIS-RC）

1979—1981年，在湖南医科大学龚耀先的主持下，全国56个单位共同协作完成了基于WAIS的修订工作。为了使量表更适合中国的文化背景，测验内容与原版WAIS有所不同，词汇测验内容全部更换，一些分测验更换或修改了部分项目。考虑到城市和农村的现实情况，WAIS-RC分别制定了城市和农村两个版本，两版本的测验项目相同，但顺序不完全一致。常模样本采用分层方法，在全国六大行政区的城市和农村各抽取了2029和992例样本。言语、操作和全量表的再测信度分别为0.82、0.84和0.89。

2. 中国版韦克斯勒儿童智力量表（WISC-CR）

该量表由林传鼎和张厚粲主持，在全国各单位的支持下，于1985年完成。分测验与项目基本沿用了原版WISC-R，城市和农村儿童共用一个版本。常模样本共2237名。

3. 中国韦克斯勒幼儿智力量表（C-WYCSI）

该量表由龚耀先和戴晓阳主持，于 1985 年完成，原版本是 WPPSI，测验内容改动较大，把词汇测验改为图片测验，类同测验改为图片概括测验，动物房子测验改为动物下蛋测验，新增加了视觉分析测验。改动后，C-WYCSI 与 WPPSI 的 IQ 相关在 0.79～0.88 之间。两因子结构的因素分析发现，言语理解因子和知觉组织因子，分别负荷了言语测验和操作测验。

4. 中国修订韦克斯勒儿童智力量表（C-WISC）

1993 年，龚耀先和蔡太生主持，完成了基于 WISC 和 WISC-R 的 C-WISC，该修订本与林传鼎和张厚粲修订的 WISC-CR 相比，增加了农村版，对测验项目的改动较大。常模标准化取样采取了分层抽样方法，参照 1982 年全国人口普查资料，考虑到地区人口、年龄、性别，儿童父母受教育程度、职业及经济等因素，城市和农村的最终样本量分别达 4300 和 1980 名。除数字广度，城市版各分测验的分半信度在 0.72～0.88 之间，农村版各分测验的分半信度在 0.66～0.88 之间，言语、操作量表和全量表的分半信度在 0.89 以上，城市和农村版的全量表的再测相关为 0.86 和 0.77。

（四）评价

韦氏量表是目前世界上使用率最高的智力量表，其主要特点是：

（1）没有采用年龄量表分类的方法，而采用项目分类测验；每个分测验可以单独计分，也可以合并计算，从而能够评估智力的各个侧面，综合后所得分数就是一般智力水平。

（2）韦氏量表还引入了标准分数和离差智商的概念。

（3）韦氏量表测验智力的范围广，可知道不同能力状况。总分表明个体差异，各个测验可表明个体内部不同能力差异。在临床诊断中不仅用作智力评估的依据，还可将各个分测验的分数曲线和相互关系，作为诊断智力操作或其他病理状态的依据。

（4）韦氏量表的缺陷是三套量表难度衔接不太理想，难以用于追踪测量。此外，对于智力极高或极低者不太适用，测验用时也比较长。

四、瑞文测验

瑞文测验，又称瑞文渐进方阵（Raven's Progressive Matrices，RPM），是由英国心理学家 Raven 创制的一种非文字智力测验。共包括标准型、彩色型和高级型渐进方阵三套测验。其特点为测验内容固定、主要测验 G 因素、非言语和跨文化，得到了广泛使用。

Raven 曾同 Spearman 工作，并受到很大的影响。Spearman 认为，任何智力活动都包含一般和特殊两种因素。通常个体的智力可以用一般智力因素解释，但笼统地用智力一词还不足以描绘多种认知能力，因此可能存在两种既对立又相互联系的行为，即再生与推断。Raven 把智力进一步划分为再生性能力（Reproductive Ability）和推断性能力（Deductive Ability）。前者指个体当前所具备的回忆已获得信息并进行言语交流的能力，表明个体通过教育所达到的水平，与学校的教学内容有着密切联系；后者指个体做出理性判断的能力，是智能活动的能量，较少受到本人知识水平或受教育程度的影响，对于个体适应社会生活具有重要意义。

Raven 用编制的一套词语量表（Mill Hill Vocabulary Scale）评估再生性能力，用自己创制的另一套全部由图片组成的非言语测验测量推断性能力，这就是著名的瑞文测验。该测验被人们广泛认为是测量智力的一般因素（G）的有效工具，主要"测量了观察力和清晰思维能力"，也可以用来测量 Cattell 的"液态智力"。

标准型瑞文测验（Standard Progressive Matrices，SMP）是瑞文测验的基本型，于 1938 年问世。1947 年，Raven 编制出适合低龄儿童的彩色型（Color Progressive Matrices，CMP），以及适合于高智力水平的高级型（Advance Progressive Matrices，AMP）。瑞文测验广泛用于教育、医学和人类学等领域，在许多国家都有修订版。

北京师范大学张厚粲教授于 1987 年完成了标准渐进方阵（SPM）的修订工作，出版了《瑞文标准推理测验中国城市修订版》；1989 年，华东师范大学李丹、陈国鹏，天津医科大学王栋分别完成了彩色型和标准型的合并本联合型瑞文测验（Combined Raven's Test，CRT）中国修订版的城市、成人和农村三个常模的制定工作；1996 年，王栋再修订了联合型瑞文测验。

联合型瑞文测验由 6 个单元构成。前三个单元都是彩色测图，后三个单元是黑白测图；每个单元含有 12 个测图，每一幅测图都由一块大图和 6~8 块无意义的小图构成；在大图的右下角有一处空白，要求被试从小图片中选出一个符合大图整体结构的图片填补上去，使整个图案形成一个合理、完整的整体。

瑞文测验的图形结构依次由简单至复杂；每组测量也逐渐由一个层次变化为多个层次。通过测试，能反映出被试思维从直观形象向抽象推理的渐进发展过程。

联合型瑞文测验常模分为农村和城市两个常模，适用年龄为 5~15 岁，常模样本的取样参照了当时全国人口的构成比例，总样本量为 4212 人，来自全国六大行政区域。12.5 岁的测验结果与中国比纳测验的相关达到 0.55；再测相关系数为 0.93，分半相关为 0.97；测验题目的顺序根据难度分析的结果做了适当的调整。为了满足医学临床和教育的实际需要，把原版瑞文测验的等级常模改为智商常模，并增加了一个 20 分钟的筛选量表。城市版的联合型瑞文测验把适用年龄扩大到了 65 岁。

第三节　人格测验

一、人格测验概述

（一）概述

人格测验（Personality Test）是对人格特点的揭示和描述，主要涉及情感或行为的非智力方面，通常包括气质或性格类型的特点、情绪状态、人际关系、动机、兴趣和态度等。

人格测验是伴随人格理论而发展起来的。人格理论是心理学家为探索人格的形式、结构、功能、变化以及与外显行为的关系而形成的概念系统和经验体系。人格测验所依据的主要人格理论有生物学理论、精神分析理论、特质理论，以及临床精神障碍症状学等。由于人格理论的多重性，人格测验也多种多样。但迄今为止还没有一种理论能够被人们所普遍接受和认可。实际上，人格具有非常复杂的结构和内部系统，每一种理论都是在不同的角度论述或描述人格特征。因此，在人格测验的应用上也应该注重不同测验的选择性，而不是强调各测验的一致性。

（二）临床上人格测验的作用

1. 临床诊断

主要应用于心理诊所、精神科或精神病院对有心理问题、精神障碍者进行临床诊断。随着医学模式的转化，一些疾病除临床病理诊断外，还需要精神状况的辅助诊断。

2. 为心理咨询提供依据

在帮助和维持人们心理健康之前，心理咨询首先要了解咨询对象存在的各种心理问题、心理需求，包括人格特征，这些都离不开人格测验。

3. 临床治疗效果评估

临床上对精神障碍、心身疾病等的临床治疗效果或心理治疗效果的评估，多需要借助于人格测验的方法和手段。

4. 临床心理学研究

人格是心理学的一个重要领域，许多理论都涉及对人格的看法，因而对人格的研究和评估特别重要。在医学心理学领域研究人格与疾病的关系，已有"A 型行为"说和"C 型行为"说等。

（三）人格测验分类

人格测验可分为两大类。一类是结构明确的问卷测验，另一类为结构不明确的投射测验。人格测验作为人格评估的方法之一，是人格评估的定量化分析手段。

1. 问卷式人格测验

经标准化处理的量表（Scale）通常称为测验量表（Inventory）或问卷（Questionnaire）。测验量表结构清晰、编制严谨、任务明确，包括精心筛选的具体问题（行为样本），从不同角度来了解受试者的情况。要求受试者在有限的时间内，按实际情况回答全部问题。主试者根据所回答的问题，转换成数据并换算成标准分数。问卷式测验又可分为两类：自陈式量表和评定量表。

（1）自陈式量表。自陈式量表（Self-Report Inventory）又称客观性测验，是请受试者根据自己的经验、态度对一些问题做出有选择性的回答，这些题目的内容一般是根据某种人格的理论编制而成的，具有一定的结构性；对测验结果的评分也是根据数量化的原则，采用标准化常模作为参照系数进行定量的描述，保证其客观性。自陈式量表的编制一般有三种方式：

经验效标法。测验编制无需有既定的理论基础或假设，项目的选择完全以实证资料为依据，目的是能够最大限度地区分不同类型的受试者。明尼苏达多项人格调查表（MMPI）是基于这一原则编制出来的。

因素分析法。这种方法的基本假设是：测同一人格特质的项目经统计分析应具有显著的内部一致性。测验编制的方法是先选取大量项目进行大样本测试，再进行因子分析或聚类分析等，将具有高相关的项目视为同一人格特质，构成一个人格测验分量表。卡特尔16项人格问卷（16PF）就是依此方法编制而成的。

理论推演法。该方法是首先从概念出发对人格特征进行定义，并找出与之有关的行为、态度或价值观等，再根据这些内容编写有关的项目，汇集成测验，最后还要检验测验的结果与理论假设是否一致。艾森克人格测验就是根据这一方法编制的。

与人格评估的其他方法相比，客观性测验具有简便、标准化、客观化，并可进行团体测验等优点。但这类测验表面效度比较高，不易深入到人格的深层次和动力方面的内容；此外，不同文化层次的被试对同一问题的解释也会有很大差异，因此对以分数为代表的测验结果的解释，应该充分考虑到被试的个别差异性。

（2）评定量表。评定量表（Rating Scale）指一组用以描述个体的特征或特质的词或句子，要求主试在一个多重类别的连续体上对被试的行为和特质进行评判。严格地说，评定量表并不是一种测验，它仅仅是对被试的某些行为或特质进行观察后做出判断的量化形式，而不是由被试本人对测验题目做出反应。通过观察给人的某种行为或特质确定一个分数或等级的方法，称为评定。以标准化程序来表达评定结果称评定量表。评定量表可以看成是观察法和测验法的结合，因此它具有两者的优点，客观和自然；同时又具有两者的不足，欠准确和肤浅。尽管如此，评定量表在临床和研究中广泛用于行为和人格特征的评估。

2. 投射式人格测验

投射测验（Projective Tests）是人格评估的一种主要方法，在临床心理学中使用非常广泛。投射（Projection）一词源于精神分析理论，是一种自我防御机制。人们在体验内心冲突或内外威胁时，通过投射作用将自身的内驱力、情感愿望等归咎于外在世界的某些物体或他人，以减轻自我内在的压力。

投射测验从这一理论出发，认为通过某种无确定意义的刺激情境可以引导人们将隐藏在内心深处的欲望、要求、动机冲突等内容不自觉地投射出来。通过分析就可以了解一个人的真实人格特征。心理学的知觉理论通过对认知过程的实验研究，也支持投射测验有效的观点。这一理论认为，人们在知觉过程中，或多或少都含有投射的作用。杜甫所云"感时花溅泪，恨别鸟惊心"这两句诗就有很强的投射色彩。另外，期待对于知觉经验也有很大的影响。投射测验有多种形式，但其基本特征是使用非结构化的或模棱两可的刺激材料作为测验任务，这样就允许受试者有多种选择，可以自由地将内在的人格特征表现出来。这种非结构化的、模糊的测验材料还有一个好处，就是具有较强的掩饰性（不像客观性人格测验具有较外在的内容形式），这样受试一般不清楚测验意图，也就不太容易做过多的掩饰，从而提高了测验的效度（真实性）。

根据测验情境所涉及的心理过程，林德塞（G. Lindzey）将投射测验分为五类：①联想法（如罗夏测验）；②构造法（如主题统觉测验）；③完成法（如语句完成测验）；④选择或排列测验（如 Tomkins-Horn 图片排列测验）；⑤表露法（如画人测验）。

投射测验在使用中有其独特的功能，即可以从整体上分析人格的动力学特征（动机、需要、态度、内心矛盾、冲突等）和深层次内容。按照动力学派的观点，这些内容不易通过客观性测验获得，即便得到，也存在着较多的掩饰和伪装。但从另一方面来讲，投射测验的许多概念很难界定，也不好通过科学的客观化方法证实，另外，许多投射测验结果分析往往凭主观经验，数量化程度不高，并且很难掌握。因此，从测验的角度说，信度和效度评定是投射测验的最大问题。有鉴于此，目前许多人都试图从数量化、客观化的角度对投射测验加以改进。

3. 其他人格评估方法

人格评估方法很多，除以上问卷和评定量表外，还有许多方法难以归入以上两类。

但大致可归为客观测量和行为观察法。

（1）人格的客观测量。指采用较为间接但相对客观的评估方法，强调测量人格中不明显的，但更具有结构的生理、认知和行为。这种方法由于不易伪装以及受反应定势影响小而受到人们的重视。通常采用的客观测量有：

生理学测验。主要测验个体在应激和唤醒条件下被试的反应。通过记录血压、脉搏、呼吸、皮肤电活动，以及血液化学变化、脑电波、肌紧张等生理指标，由此推测某些人格特征。

知觉和认知测验。有相当多的研究发现，人格特征与知觉及认知的某些方面有一定的关系。如与外向的人相比，内向者就更具备警觉性。种类的测验包括：场独立和场依存测验，认知风格测验等。

（2）人格的行为观察法。

特殊观察技术。指通过事件记录、时间取样、行为观察等技术收集个人资料来分析人格特征。

情境测验。指在控制某种情境下观察被试行为的评估方法，如品格教育调查、军事情境测验、无领导小组讨论等方式。

非语言行为。通过对非语言行为与人格特性间关系的研究，揭示非语言行为的内在人格特征。这里最有影响的是罗森塔尔 1979 年设计的非语言敏感性测验（Profile of Nonverbal Sensitivity， POSN）。

晤谈法。通过与被测验者交谈，获取有关人格特征的信息。这种方法尽管非常古老，但如果晤谈主试者接受过严格的教育，是非常有效的。

二、艾森克人格测验

（一）结构和意义

艾森克人格测验（Eysenck Personality Questionnaire，EPQ）是依英国心理学家 Eysenck 研究神经症时编成的"Maudsley 医学问卷"（1952）发展而来的。目前 EPQ 有英国版和美国版，并分为儿童（81 题）和成人（90 题）两式。我国分北京大学的 85 题版（1983）和湖南医科大学儿童和成人 88 题版（1983，1986）。EPQ 采用标准 T 分分析。

Eysenck 是个性维度论者。他认为人的个性可以分为三个维度，即内-外向（E 维度）、稳定-不稳定（N 维度）和精神质（P 维度）。E 维度与中枢神经系统的兴奋、抑制的强度密切相关；N 维度与自主神经的不稳定性密切相关。高级神经活动如果在不利因素影响下向病理方面发展，神经质可以发展为神经症，精神质可以发展成精神病，但神经质和精神质本身不一定是病理性的。

EPQ 由 P、E、N、L 四个量表组成。E 量表（Extroversion，内外向）和 N 量表（Neuroticism，神经质或情绪稳定性）发展较早，比较成熟。采用两个量表的结果可构成一个平面直角坐标图。以 E 维度为横轴，N 维度为纵轴，以被试在 E 轴和 N 轴上的得分为坐标值，确定被试在坐标系的位置，初步分析属于四种类型中的哪一种：内向-不稳定，外向-不稳定，内向-稳定和外向-稳定。

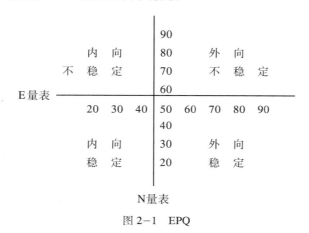

图 2-1 EPQ

P 量表（Psychoticism，精神质）发展较晚，其中的项目是根据正常人和患者具有的特质经过筛选而来。L 量表（Lie，掩饰）用于检测被试的掩饰性，同时也有测量淳朴性或社会成熟性的作用。

EPQ 实施简便，人格维度概念清楚，容易解释，在我国的运用十分广泛。龚耀先1996 年调查显示，EPQ 为我国第二常用心理测验，在心理咨询、心理治疗、教育、科研和人事诸方面均有广泛的用途。但 EPQ 维度数目有限，较难做全面深入的研究；P量表的性质和意义亦有待于进一步研究证实。

（二）各维度典型人格表现

EPQ 各维度均有典型的人格表现，但实际上很少有非常典型的人，大多数人处在两极端之间，不过是倾向某一端而已。

典型外向（高 E 分）：爱交际，喜参加联欢会，朋友多，需要有人同他谈话，不爱一人阅读和做研究，渴望兴奋的事，喜冒险，向外发展，行动受一时冲动影响。喜实际的工作，回答问题迅速，漫不经心，随和，乐观，喜欢谈笑，宁愿动而不愿静，倾向进攻。总的说是情绪失控的人，不是一个很踏实的人。

典型内向（低 E 分）：安静，离群，内省，喜爱读书而不喜欢接触人。保守，与人保持一定的距离（除非挚友），倾向于事前有计划，做事瞻前顾后，不凭一时冲动，不喜欢兴奋的事，日常生活有规律，严谨。很少有进攻行为，多少有些悲观。踏实可靠。价值观念是以伦理做标准。

典型情绪不稳（高 N 分）：焦虑，紧张，易怒，往往又有抑郁。睡眠不好，患有各种心身障碍。情绪过分，对各种刺激的反应都过于强烈，情绪激发后又很难平复下来。由于强烈的情绪反应而影响了他的正常适应。不可理喻，甚至有时走上危险道路。在与外向结合时，这种人是容易冒火的，和不休息的，以致激动，进攻。概括地说，是一个紧张的人，好抱偏见，以至错误。

情绪稳定（低N分）：倾向于情绪反应缓慢，弱，即使激起了情绪也很快平复下来。通常是平静的，即使生点气也是有节制的，并且不紧张。

高 P 分的成人：喜独身，不关心人。常有麻烦，在哪里都不合适。可能是残忍的、不人道的，缺乏同情心，感觉迟钝。对人抱敌意，即便对亲友也是如此。进攻即使是喜爱的人。喜欢一些古怪的不平常的事情，不惧安危。喜恶作剧，总要捣乱。

高 P 分的儿童：是古怪、孤僻、麻烦的儿童。对同伴和动物缺乏人类感情。进攻，仇视，即使是很接近的人和亲人。这样的儿童缺乏是非感，不考虑安危。对他们来说，从来没有社会化概念，根本无所谓同情心、罪恶感和对人的关心。

三、卡氏十六种人格因素测验

卡氏十六种人格因素测验（Sixteen Personality Factor Questionnaire，简称 16PF）是美国伊利诺伊州大学人格及能力测验研究所卡特尔（R．B．Cattell）经过几十年的系统观察、科学实验，以及用因素分析统计法确定和编制而成的一种人格测验。与其他类似的测验相比较，它能以同等的时间（约 40 分钟）测量更多方面的人格特征。凡具相当于初三及以上文化程度的青、壮年和老年人都可以适用。

（一）卡特尔人格理论

卡特尔是特质理论心理学家，他的理论观点与其他特质论者一样，认为人格基本结构的单元是特质。特质是从人的行为推论而得的，表现出特征化、持久性的行为特征，代表着行为的倾向性。特质是表示在不同时间和不同情况下的行为的类型和规律。

在卡特尔的人格理论中，他把每一个人所具有的独特特质称为个别特质，一个集团成员都具有的特质称为共同特质。但共同特质在每个人身上表现的强度和情况也不相同，并且这些特质在同一个人身上也随不同时间而有所不同。

卡特尔把人的个性结构分为表面特质和根源特质。表面特质是指一个经常发生的、从外部可以直接观察到的行为表现；根源特质则是通过因素分析方法发现的，是制约表面特质的潜在基础。卡特尔从许多人的行为表现中共抽取出十六种根源特质，将其称为个性因素，认为人的所作所为无一不受根源特质的影响。根源特质是内蕴的，是构成个性的基本特质。

卡特尔还认为，在十六种根源特质中，有的起源于体质因素，他称之为素质特质；有的起源于环境因素，他称之为环境铸模性特质。这两种特质又都同动力特质、能力特质和气质特质有关。动力特质促使人朝着一定的目标去行动，它们是人格的动机性因素；能力特质决定一个人如何有效地完成预定目标，其中最为重要的是智慧；气质特质是遗传而来的因素，决定一个人对情境做出反应时所表现的能力强弱、速度快慢和情绪状况，主要与目标方向活动的情绪性方面有关。

事实上，卡特尔的特质理论比以上所述要复杂得多，并已成为以后人格问卷编制的理论基础。

（二）卡特尔人格测验结构

卡特尔用特质来解释行为具有规律性和一致性的原因，十六种人格因素就是十六种根源特质。根源特质是构成人格的基本要素，代表行为属性和功能的决定因素。因此，根源特质就是真正的构造人格的砖石。由此制定了十六种人格因素量表。

16PF 英文原版共有五种复本：A、B 为全版本，各有 187 个题目；C、D 为缩减本，各有 106 个题目；E 是适用文化水平较低被试的版本，为实验样本，有 128 个题目。1970 年，我国学者刘永和、梅吉瑞将 A、B 本合并，发表了中文修订本。合并本共有 187 个题目，每个因素包括 10～13 个题目。十六种因素的测题采取按序轮流排列方式，这既能使被试保持作答的兴趣，又利于防止被试凭主观猜测答题。每一测题都有三个可能的答案，使被试能够折中地选择，避免强迫作答的弊病。另外，有许多测题表面上似乎与某人格有关，但实际上却与另外一人格因素密切相关。

（三）十六种人格因素的解释

每个人在各因素上所得原始分，需要通过查常模表将 16 项因素量表全部换算成标准分数（标准 10 分），然后按各量表标准 10 分在剖析图上找到相应圆点，将各点连成曲线，即可得到被试的人格剖析图。标准 10 分以 5.5 为平均数，1.5 为一个标准差。故亦可以认为，标准分数 5 和 6 是平均数，1～4 分为低分特征，7～10 分为高分特征。

对十六种人格因素的分数不能孤立地解释，因为每种因素分数高低的意义及重要性，有赖于其他各因素的高低或全部因素的组合方式。例如，因素 C 低分者情绪不稳定性在整个人格中所产生的作用，可能受 A、E、F、Q3、Q4 等因素的影响。此外，各种职业团体和心理或行为不正常者人格因素的类型与诊断，虽然可以凭借各有关因素予以估计，但是测验结果仍须参考了解被试其他方面的状况进行判断。

表 2-3　16PF 根源特质名称及意义

因素	低分描述	高分描述
A（乐群性）	分裂情感（Schizothymia）：缄默，孤独，冷淡，吹毛求疵，做事严谨	环性情感（Affectothymia）外向热情、乐群、和蔼、能接受批评
B（聪慧性）	低 "g"（Low "g"）思想迟钝，学识浅薄，抽象思维	高 "g"（High "g"）聪明，富有才识，善于抽象思考
C（稳定性）	低自我力量（Low Ego Strength）情绪易激动，易烦恼	高自我力量（High Ego Strength）好强，固执，独立积极
E（恃强性）	顺从性（Submissiveness）谦逊，顺从，通融，恭顺	支配性（Dominance）好强，固执，独立积极
F（兴奋性）	平静（Desurgency）严肃，审慎，冷静，寡言	澎湃激荡（Surgency）轻松兴奋，随遇而安
G（有恒性）	低超（Low Superego）苟且敷衍，缺乏奉公守法的精神	高超（High Superego）有恒负责，做事尽职
H（敢为性）	威胁反应性（Threctia）畏怯退缩，缺乏自信心	副交感免疫性（Parmic）冒险敢为，少有顾虑
I（敏感性）	极度现实感（Harria）理智的，着重现实	娇养性情绪过敏（Premia）敏感，感情用事
L（怀疑性）	放松（Alaxia）依赖随和，易与人相处	投射紧张（Protension）怀疑，刚愎，固执己见
M（幻想性）	实际性（Praxernia）现实，合乎成规，力求妥善合理	我向或自向性（Autia）幻想的，狂放任性
N（世故性）	朴实性（Artlessness）坦白、直率、天真	机灵性（Shrewdness）精明能干，世故
O（忧虑性）	信念把握（Assurance）安详，沉着，通常有自信心	易于内疚（Quilt-Proneness）忧虑抑郁，烦恼自忧
Q1（实验性）	保守性（Conservatism）保守，尊重传统观念与行为标准	激进性（Radicalism）自由的，批评激进，不拘泥于现实
Q2（独立性）	团体依附（Group Adherence）依赖，随群附和	自给自足（Self-Sufficiency）自立自强，当机立断
Q3（自律性）	低整合性（Low Integration）矛盾冲突，不顾大体	高自开概念（High Self-Concept）知己知彼，自律严谨
Q4（紧张性）	低能量紧张（Low Ergic Tension）心平气和，闲散宁静	能量紧张（Ergic Tension）紧张困扰，激动挣扎

（四）双重因素及综合人格因素的解释

十六种人格因素的测验，不但能明确描绘十六种基本的人格特征，而且还可以根据实验统计的结果所得的公式，推算出许多能够描绘人格类型的双重因素。此外，卡特尔及其同事搜集了 7500 名从事 80 多种职业及 5000 多名有各种生活问题的人的人格测验，详细分析了他们人格因素的特征和类型，拟定了其他一些用于心理咨询及升学就业指导的演算公式。

表 2-4　双重人格因素及综合人格因素的解释

双重人格因素	适应与焦虑型	低分者：生活适应顺利，通常感觉心满意足，能做到所期望和认为有重要意义的事，但极端低分者，可能缺乏毅力，遇事知难而退，不肯努力奋斗 高分者：通常易于激动、焦虑，对自己的环境常常感到不满意；高度的焦虑，不但会降低工作的效率，而且会影响身体健康，易患神经病
	内向与外向型	低分者：内向，通常羞怯而审慎，与人相处多拘谨不自然；内向性格无所谓利弊，而以工作条件为准，如内向者较专心，能从事较精确性的工作 高分者：外向，通常善于交际，不计小节，不受拘束；外向性格也无所谓利弊，也以工作条件为准，有些工作极需外向的性格，而这种性格对于学术研究者未必有利
	感情用事与安详机警型	低分者：情绪多困扰不安，通常感觉挫折气馁，遇到问题必须百般考虑才能做出决定，但较为含蓄敏感，温文尔雅，讲究生活艺术 高分者：安详警觉，通常果断、刚毅，有进取精神，但有时过分现实，忽视生活情趣；遇到困难时，有时欠考虑，不计后果，贸然行事
	怯懦与果断型	低分者：常常人云亦云，优柔寡断，受人驱使而不能独立。依赖别人的扶持，因而事事迁就，以获取别人的欢心 高分者：独立、果断、锋芒毕露、有气魄；通常主动寻找可以施展所长的环境或机会，以充分表现自己的独创能力
综合人格因素	心理健康因素	心理健康总分介于 4~40，平均值为 22 分。一般低于 12 分者仅占百分之十左右，这种人情绪不稳定的程度颇为显著；担任艰巨工作的人应具有较高的心理健康标准分
	专业有成就者个性因素	总分介于 10~100，平均值为 55 分。60 分约等于标准分 7；63 分以上者约等于标准分 8、9、10。一般来说，67 分以上者应有其成就

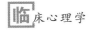

续表

综合人格因素	创造能力个性因素	分值范围：15~150　　均值：82.5
	在新的环境中有成长能力的个性因素	总分介于4~40，平均值为22分。不足17分者仅占百分之十左右，在工作和学习上成功的可能性较小；27分以上者则有成功的希望

四、明尼苏达多项个性测验

明尼苏达多项个性测验（Minnesota Multiphasic Personality Inventory，MMPI）是明尼苏达大学心理学家哈兹威（Hathaway）与精神科医生麦金利（Mckinley）于1940年编制的自我报告式个性量表。编制目的是从个性变化角度，寻求一种能够鉴别正常人与精神病患者的测量方法。MMPI是目前国际上应用最广泛的人格测验，据统计有65个国家使用该量表，已被译成115种语言。对MMPI的研究几乎成为一门学科，有关文献已经近千册。

（一）MMPI基本量表

MMPI由566个题目组成，其中有16个题目是重复题。测验内容包括26个方面，如身体方面的主观体验、精神状况和对家庭、婚姻、政治、法律、宗教的态度等。MMPI基本量表共包括10个临床量表和4个效度量表（见表2-5）。

表2-5　MMPI基本量表

	量表名称	缩写	代码	题数
效度量表	1. 无法回答分数（Question）	Q		
	2. 说谎分数（Lie）	L		15
	3. 诈病分数（Infrequency of Fakehad）	F		64
	4. 校正分数（Defensiveness）	K		30
临床量表	1. 疑病症（Hypochondriasis）	Hs	1	33
	2. 抑郁（Depression）	D	2	60
	3. 癔症（Hysteria）	Hy	3	60
	4. 精神病态（Psychopathic Deviate）	Pd	4	50
	5. 男子气、女子气（Masculinity-Femininity）	Mf	5	60
	6. 妄想狂（Paranoia）	Pa	6	40

续表

量表名称		缩写	代码	题数
临床量表	7. 精神衰弱（Psychasthenia）	Pt	7	48
	8. 精神分裂症（Schizophrenia）	Sc	8	78
	9. 轻躁狂（Hypomania）	Ma	9	46
	10. 社会内向（Social Introversion）	Si	0	70

　　MMPI 的临床量表是根据不同病种，如精神分裂症、双相及相关障碍、强迫性或相关障碍、焦虑或恐惧相关性障碍、躯体不适或躯体体验障碍等患者与正常人群对回答问题的倾向进行比较，按实践经验法选择出一组题目（分量表）。但临床使用后，发现单个临床量表的分数提高，并不能准确地区分不同病种的精神病，必须结合其他量表的分数综合考虑，才具有客观参考价值。经过五十多年的应用，现已广泛地使用在人类学、临床心理学及精神医学、司法和职业决策中。

　　许多研究者在 MMPI 上发展出评价不同人格特征的内容量表（附加量表），最多的有 400 多种。常用的内容量表见表 2-6。

表 2-6　MMPI 常见内容量表

量表名称	缩写	题数
焦虑（Anxiety）	A	39
压抑（Repression）	R	40
自我力量（Egostrength）	Es	68
依赖性（Dependency）	Dy	57
支配性（Dominance）	Do	28
社会地位（Socialstatus）	St	32
控制力（Control）	Cn	50
偏见（Prejudice）	Pr	32
外显性焦虑（Maniferstanxietyscale）	MAS	50
社会责任感（Social Responsidility）	Sr	32

（二）MMPI 应用

　　凡年满 16 岁，小学毕业以上文化，无明显生理缺陷的人均可做此测验。13～15 岁的青少年也可做此测验，但需要用青少年的常模进行标准分换算。

临床量表人工计分需采用 14 张模板，每个量表一张，但 Mf 为两张，男女各一张。每张模板上都按得分的题号和数量制作成相应的计分孔。计分步骤如下：

1. 浏览答卷

检查漏答、重复回答（同一题号画两个答案）、答题规律性和回答问题时的认真程度。漏答和重复回答按"无法回答"处理，相加后的 Q 量表的原始分数如果超过 30 分则视答卷无效。答题有明显规律性和回答问题不认真者，按废卷处理。

2. 检查重复题

MMPI 设有 16 对重复题，视被试回答问题时是否认真。如果 16 对题前后不一致超过 4 个，应考虑此次测验的可靠性。

3. 效度量表记分

将效度量表模板依次覆盖在答卷上计算 L、F 和 K 量表的原始得分；根据常模计算三者的标准分，并判断测验结果的有效性。

4. 临床量表分的校正

将临床量表模板依次覆盖在答卷上计算 10 项临床量表的原始分；在 Hs、Pd、Pt、Sc 和 Ma 的原始分上分别加 K 分：Hs+0.5K，Pd+0.4K，Pt+1.0K，Sc+1.0K，Ma+0.2K。

5. 计算标准分

每个量表的题目数不等，得分基数也不同，因此，各量表的原始分数不能直接比较，规定需换算成标准分数 T。T 分数超过 70，即属异常范围。T 分数为 50 是明尼苏达正常组的平均数，T 分 30～65 为正常范围。将各量表的 T 分数登记在剖析图上（profile），在图中找出此受试者在每一量表上所得的分数点，并将各点连接成线即图形特征。在美国，通常是受试者用特制的磁性铅笔及固定性型号的答卷纸，完成测验后，将答卷放入计算机内，自动计算出结果。国内目前多已编制成 MMPI 软件，受试者直接在计算机上回答后，由工作人员再按指令操作，自动得出结果与分析。

（三）测验结果的解释

测验结果乃是对受试者的个性特点进行评定。各量表分数的高低的意义均在 MMPI 手册中有详细的说明。但大量临床研究表明，患者的 MMPI 剖析图中常常出现两个或三个甚至四个高峰。经反复验证，进一步提出两点编码（Two Point Codes）或三点编码的解释。在两点编码中，一般将图形中出现高峰的两个量表的数字符号联合起来，以分数稍高的写在前面。例如，高峰出现在 D 和 Hs 量表上，则写成 12/21 编码。该类患者常有身体不适并伴有抑郁情绪，并长时间处于紧张状态，易患神经质。

（四）中国修订版 MMPI 量表

1979 年底，以中国科学院心理研究所宋维真教授为首组成全国协作组，对 MMPI 进行修订与试用。经过三年试用，研究结果表明，该量表在我国使用有一定的信度和效度，特别是在精神医学的临床使用上更有意义。同时也发现由于它的题目数量多，其中一些题目被试不愿回答，或一些题目不能准确理解；还有一些题目，中国人的理解与美国人不同，因而这些题目的效度受到了一定的影响。

中国版 MMPI 的信度经 1980 年和 1981 年两次研究，结果表明良好。1980 年和 1981 年的效度研究表明，精神病人与常模分数比，有明显差异，根据中国 T 分标准，精神分裂症在 Pa、Sc 量表有两个高峰；躁狂症除 Ma 分提高外，伴有 D 及 Si 明显降低，女性患者 Mf 也明显提高；神经症患者在 Hs、D 和 Hy 较其他患者有明显提高，这与后来我国许多研究者的研究结果一致。有人分别采用美国 T 标准分和中国 T 标准分对 840 名精神病人和 840 名正常人进行比较，结果发现，采用中国 T 标准分要大于美国 T 标准分。表 2−7 中，"类别"为临床诊断结果，"标准"为采用 MMPI 测验进行诊断的结果。该表的目的是要看两种诊断方法的符合率。

表 2−7　各类精神障碍患者和正常人两种标准分占百分率表

类别	人数	美国 T 标准（%）				中国 T 标准（%）			
		分裂症	躁狂症	神经症	正常	分裂症	躁狂症	神经症	正常
精神分裂症	422	64.5	1.6	24.9	9.0	61.6	2.8	19.7	15.9
躁狂症	162	25.3	40.8	22.8	11.1	8.6	48.2	12.3	30.9
神经症	256	21.5	3.1	68.6	6.6	20.0	3.1	65.6	11.3
正常人	840	34.4	5.5	17.0	43.1	7.5	4.3	13.6	74.6

中国版常模的建立，是根据 1982 年我国汉族 16 岁以上人口普查结果，按人口分布数量、男女性别、年龄、文化等分层取样原则对六大行政区 3069 人统计结果而获得的，其中男 1553 人，女 1516 人。除计算 14 个基本量表的分数外，还计算了 5 个内容量表，即 MAS、Dy、Do、Sr 和 Cn。对 Hs、Pd、Pt、Sc 及 Ma 五个量表经过反复验证是否应加相应的 K 分数，经验证，中国人的测验结果，此五个量表加 K 与否意义不大。

根据我国正常人与精神病人应用实践，认为中国 T 分 60 作为健全人的个性与偏离个性及精神分裂症、躁狂症或神经症的诊断分界线一致性较好。经过四年的应用，如果被试合作的话，或不是对题目理解错误的话，测验结果是比较准确的。

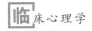

（五）MMPI-2 量表

随社会文化等因素的发展，包括美国明尼苏达大学 Butcher 教授等成员在内的 MMPI 修订委员会于 1989 年对 MMPI 进行了重新修订和标准化，出版了 MMPI-2。MMPI 与 MMPI-2 的异同主要有：

1. 题目数

MMPI-2 比 MMPI 多 1 题，即 567 题。对基本临床量表测验，MMPI 采用 1～399 题，而 MMPI-2 则采用 1～370 题。但除个别题目删除、更改外，总体上变化不大。

2. 重复题

MMPI-2 取消了 16 对重复题。

3. MMPI-2 增加了新的测验内容

MMPI-2 首先删除了一些在原版 MMPI 中不记分的项目，而增加了有关自杀、药物和酒精滥用、A 型行为、人际关系及对治疗态度等方面的测验内容。

4. MMPI-2 增加了效度量表

MMPI-2 增加了 3 个效度量表，即 Fb 量表（后 F 量表）、VRIN 变量（答案不一致量表）和 TRIN 量表（肯定答案不一致量表）。当 VRIN＞13 分，TRIN＜5 或＞13 分，则可认为被试答案不一致。

5. MMPI-2 采用一致性 T 分数（Uniform T Scores）

MMPI 采用的是线性 T 分数，它使各量表间 T 分数的百分位数含义不同，难以相互比较。一致性 T 分数是基于同一量表的分数分布计算出来的。经过这样的处理，一个特定的 T 分数对于不同的临床量表所代表的百分位数基本相当。

6. MMPI-2 改进了 Wiggins 的内容量表

使其增加到 15 个：焦虑量表（ANX），恐惧量表（FRS），强迫量表（OBS），抑郁量表（DED），关注健康量表（HEA），怪诞思想量表（BIZ），愤怒量表（ANG），愤世嫉俗量表（CYN），反社会行为量表（ASP），A 型行为量表（TPA），自尊量表（LSE），社会不适量表（SOD），家庭问题量表（FAM），工作障碍量表（WRK），治疗反感量表（TRT）。

7. 测试方法改进

MMPI 测验时，允许受试者对某些不理解或无法回答的题目不做回答；而 MMPI-2 是要求回答所有题目，这就避免了因不予回答数过多而影响量表分数的现象。

8. MMPI-2 增加了附加量表

考虑到 10 个基本临床量表不能覆盖所有临床问题及心理障碍，MMPI-2 增加了 10

个附加量表，即焦虑量表（A）、压抑量表（R）、自我力量量表（Es）、酗酒量表修订版（MAC-R）、压制敌意量表（O-H）、支配性量表（Do）、社会责任量表（Re）、大学适应不良量表（Mt）、性别角色量表（GM 及 GF）、外伤后应激失常量表（PK 及 PS）。

MMPI-2 目前在我国尚处于试用阶段。研究结果表明它有非常好的信度和效度。

五、主题统觉测验

主题统觉测验（Thematic Apperception Test，TAT）又称主题理解测验，它是由美国哈佛大学默里（Murray）与摩尔根（Morgan）等于 20 世纪 30 年代发展起来的。它主要是利用心理投射技术所设计编制的一种人格测验，于 1935 年正式出版。该测验是把图片作为刺激材料，通过被试对各画面的想象及心理投射所编辑的故事，来反映出他们潜在的人格结构与人格内容，如人格深层潜伏的欲求、对客观外界压力的心理感受性、内心的矛盾冲突。

与当前常用的各种问卷法人格测验相比较，该测验"对内隐的行为或潜意识特别敏感，能引出许多广泛而多维的主观反应，并使被试常常在不完全觉察的情况下，引发出丰富的反应资料来"。如反社会性攻击、性欲求等，除能如实地反映出被试的人格特点外，根据丰富的临床经验、出色的临床接触、高度的精神分析的洞察性，还能揭示被试是否存在心理异常倾向，对临床心理诊断、咨询服务、心理治疗实践，具有很高的价值。

但该测验亦存在种种不足，如测验结果难以统一计分，缺乏标准化和测验常模，从而使该测验在实际运用上推广缓慢。国内已有适合中国文化背景的修订版，将原有的无结构投射法修改为联想—选择投射法，并且制定了评分标准，进行了信度、效度方面的研究。

（一）测验工具

TAT 测验由 30 张黑白图片组成，其中按被试的性别和年龄分成人男女性、儿童男女性四种。每次测验选取其中 20 张，分前后两次进行，图片内容多为一个或数个人物处于某种模糊的场景中，测验的后 10 张图片比较奇特，容易引发被试的自由想象。

（二）测验过程

测验指导语是："这是一个想象力测验，我要给你看一些图片，每次一张，希望你尽最大努力给每张图片编一个戏剧性的故事，说明画面里发生了什么事，事情的结果又是怎样的。最好是想到什么就立刻把所想到的说出来。10 张图片 50 分钟时间，请你在 5 分钟内讲一个故事。"主试对所讲的故事进行全面记录。

后 10 张图片间隔一天或一周完成,指导语是:"现在所进行的方法与前一次相同,但这一次可以按照你自己的想象自由发挥,你上次讲的 10 个故事编得很好,但你较多地注意了日常生活中的一些事实,这一次任凭你自己的想象力自由发挥,如同想象神话、寓言和童话一样。"测验中的第 6 张为空白卡片,指导语是:"现在看看你能从这张白片上看到什么?你可以想象这上面有一幅画,并把该情节详细地描述出来。"

(三)TAT 分析与解释

主题统觉测验的结果分析,可运用形式分析、内容分析和症状分析,其中最重要的是有关内容的分析。

1. 要明确故事的主题

详尽记述中心主题和内容,然后分析故事的长短,故事叙述中是否有言语异常和语句文理方面的紊乱;有的故事还要分析两层或三层次要的主题。

2. 分析故事中的主人公

所谓主人公是被试把故事中的人物视作与自己一样的人物,尤其在被试情感色彩强烈的动机被投射的时候,故事中主人公所表现的情况就是被试人格的真实面目。

3. 分析和确认主人公的欲求

何种环境和事态对主人公的影响最大,即环境所产生的力量。临床常用的欲求有 7 项:亲密性欲求、攻击欲求、完成欲求、排除压力欲求、回避危害欲求、追求知识欲求和本能欲求;压力方面也有被拒绝、攻击、死亡、灾难、挫折、性、心身障碍等 7 方面。

4. 分析言语表现以获取情感资料

故事中显示出愉快的、有出息的情感表现用(+)号;悲观的、寂寞的用(-)号;其中+2 表示完全成功、满足、幸福;+1 表示抱负、安定情感;-2 表示完全失败、自杀、死亡等情感反应;-1 表示一般的失败、挫折、孤独;0 表示一般的行为反应。

5. 分析故事的结局

其中+2 是完全的成功、胜利的结果;+1 是一般的成功,从困境中解脱;-2 是彻底失败,绝望及灭亡的结果;-1 是轻微的失败、不满足的成果;0 为平凡的结尾。

有关 TAT 的解释,至今还没有一个统一的原则。有的从精神分析学的角度来解释,通过在 TAT 故事中,被试把过去发生过的事情、梦中和幻想所发生的事情,以及现时所产生的欲望及情感等,从过去、现在和未来被试所想和所涉及的欲望进行解释,并且在解释中还要考虑到有关欲求、压力或潜意识层中的内容(在故事中通过象征性的手法表达)。有的以人格或现象学着眼进行解释,如在 TAT 故事描绘中,有些部分能直接反映出被试的妄想体验，某些被歪曲的故事部分与强迫性焦虑有关，在故事中表现手法是幼儿性的言语表达，则可被解释为具有歇斯底里的退行表现等。

第四节　症状评定量表

一、症状评定量表

（一）基本原理

研究工作中最基本的条件就是进行比较。在日常生活中，当我们评价某个人时，会把这个具体的人和一般人进行比较，分成若干等级：很好、比较好、一般、较差、很差等。这是好差系列的 5 级评分法。这样的方法规范化，应用于临床症状或其他精神科患者的评定，成为精神科症状评定量表。

随着临床心理学的发展，评定精神症状量表愈来愈普及。我国在 20 世纪 80 年代中期已引进国外大多数症状评定量表，制定出中国评定量表常模，为我国精神卫生、临床心理学研究提供了可靠工具，提高了研究的可比性和科学性。就评定方式而言，症状评定量表可分为大体评定量表与症状评定量表，或自评量表与他评量表，或观察量表与检查量表；就其内容来分，可分为诊断量表、症状量表；根据病种分为焦虑量表、抑郁量表和躁狂量表。还可根据对象的年龄分为成人用量表和儿童或老人用量表。

（二）量表的内容

1. 名称

量表名称可以是指明量表的种类，如简明精神病（科）量表（BPRS）；也可以是既说明量表的类型又指明量表的作者或编制单位，如汉密顿抑郁量表（HAMD），抑郁自评量表（SDS，Zung）等。在研究报告中，要注明应用量表的名称。

2. 项目

每一个量表中，均包括若干项目，每一个项目代表一个症状。例如 SDS 中第一项"我觉得闷闷不乐，情绪低沉"，主要引出有无忧郁症状。因此，每个量表包括的项目应该是该类疾病的主要和重要症状，特别是常见症状。这样的量表得分，才能反映病情的严重程度。项目过少，不能反映病情的严重程度；项目过多，则检查及评定时间太长，不符合经济原则。一般以 20 项左右最为适宜。另一方面，项目应是由特异性症状和非特异性症状组成的，而且非特异性症状在疾病中占有相当重要的地位，这样才能使项目内容反映疾病的特征。

3. 项目定义

在量表的记分单上，每一个症状项目必须有明确的定义，具体应用时不能混淆。例如汉密顿抑郁量表（HAMD）的第二项"紧张"，该项的定义为紧张感，容易疲倦，易于惊吓，易动感情，肢体颤抖，坐立不安等。而在 BPRS 的第六项，项目名称也是紧张，但它的定义则并不完全相同，它是指焦虑的运动表现。

4. 分级

量表中的每一项目均分成若干等级。例如 SDS 为 1~4 的四级法；HAMD 为 0~4 的五级法。

分级的多少取决于自评或他评，以及什么样的评定者。自评量表的分级不宜太多，一般是 3~5 级；如果是由精神科医生或者有经验的护士担任评定者，分级可细些，一般不宜超过 7 级。

5. 评定标准

评分标准可以根据症状出现频度或是症状严重度，有时候需要两者相结合。例如 HAMD 主要是根据严重度，而 SDS 则根据症状持续的时间。

要使量表评定更确切，量表要有操作性评分标准。例如，HAMD 的第一项"心境抑郁"，当只有在问及时才诉述抑郁评 1 分；主动报告的抑郁评 2 分；不用言语也能观察到患者的抑郁评 3 分；整个检查过程中，患者一直处于明显的抑郁状态评 4 分。这样的标准十分明确。

亦有量表应用是非操作性标准，例如，HAMA 量表，症状不存在的评 0 分；轻度为 1 分；中度为 2 分；重度为 3 分；严重为 4 分。要求评定者评定时与一般患者相比，要求评定者有一定的临床经验，否则较易出现偏异。

总分能反映患者的病情及其变化，能反映总体的变化情况，但不能反映各个侧面的动态变化。单项分太多也不能得到清晰的概念。因此对有些项目多的量表，可采用"因子分析"，即将相同症状项目归纳为若干大类，称为"因子"。如 SCL-90 项目可归纳为 10 个因子：①躯体化；②强迫；③人际关系；④焦虑；⑤抑郁；⑥敌对；⑦恐怖；⑧偏执；⑨精神病性；⑩其他类（睡眠障碍）。而每个因子项目又由相应项目组成。各个因子靶症状，借以分析症状变化，或画成曲线，构成廓图，反映患者的症状特点。

（三）量表的选择和应用

1. 量表的选择

首先根据研究目的选择量表，选择可靠性及真实性均比较高的量表。为了实用与类比，一般以选择较为常用者居多。

2. 量表的应用

（1）作为一般患者一般资料，例如症状自评量表 SCL-90 阳性项目数共达 48 项（或阳性均分为 3 分），就是自身健康不佳、范围较广、病情呈中等程度的一组患者。

（2）作为患者的入组标准：一般关于抑郁障碍研究的入组标准 HAMD 为 16 分以上；精神分裂症研究的入组标准 BPRS 是 35 分以上；尤其是在观察应用药物治疗疾病研究中，可增加样本的同源性。

（3）评定疗效，这是最通常的用途。

（4）量表诊断，主要用来帮助建立诊断或为诊断提供参考。

3. 量表应用的注意事项

（1）对象。各量表设计都有一定的对象。除病种外，选择量表时尚应注意年龄大小，是否有住院或门诊等情况的限制。

（2）评定时间范围。症状量表多为评定、检查当时或过去一周或两周内的情况。这一点在评定中往往被忽视，因而产生误差。评定前应由评定者注意量表表格上的指导词，以免错评症状范围。评定量表间隔时间根据研究要求及选用量表的种类而定。自评量表一般于入组及出组时各评一次。如评药物疗效时，用他评症状量表约 2 周评定一次。项目多的量表如 SCL-90，一般亦于治疗前后各评一次，否则，因评定花费时间太多而使患者感到厌烦，反而影响患者真实地评出自觉症状。

（3）评定者。他评量表对评定者要求不一，多数要求专科医师进行评定。有些量表也可由精神科护士及其他研究人员执行，但都要求必须经过量表培训过的医务人员评定。个别量表如大体评定量表（GAS）应由主管医师评定。

自评量表基本上是用来衡量门诊患者自觉症状的严重程度的。根据项目的多少，可在不同程度上反映患者自觉不佳的范围与程度，可适用于心理咨询门诊患者，有助于医生了解患者的心理障碍等问题。开始评定前，应由工作人员把总的评定方法和要求向受检者交代清楚，待其明白后，才能开始填写量表。在填表时，一般不要去打扰受检者，以免影响其做出独立的、反映主观真实感觉的决定。遇到文化程度低的受检者对某些项目不易理解，在这种情况下，一般由工作人员逐项念给受检者听，并以中性的不带任何暗示和偏向的方式把问题本身的意思告诉受检者。不论什么情况下，各个项目均应由自评者自己独立评出，甚至他的亲人，包括配偶在内，也不能参与讨论"怎样评"。在评定结束时，工作人员应仔细检查自评表，凡有漏评或重复评定时，均应提醒自评者再考虑一下，以免影响分析的准确性。

二、SCL-90

SCL-90 是 Symptom Checklist 90 的简称，即 90 项症状清单，又称症状自评量表（Self Reporting Inventory），有时也叫作 Hopkin's 症状清单（HSCL）。现版本由 Derogatis 编制于 1973 年。SCL-90 在国外应用甚广，于 20 世纪 80 年代引入我国，随即广泛应用，在各种自评量表中是较受欢迎的一种。

（一）评定方法和指标

本量表共 90 个项目，包含较广泛的精神症状学内容，从感觉、情感、思维、意识、行为直至生活习惯、人际关系、饮食睡眠等，均有涉及。

1. 评定等级

SCL-90 的每一个项目均采取 5 级评分制，具体说明如下：

无：自觉并无该项症状（问题）。

轻度：自觉有该项症状，但对受检者并无实际影响，或影响轻微。

中度：自觉有该项症状，对受检者有一定的影响。

相当重：自觉该症状的频度和强度都十分严重，对受检者的影响严重。

严重：自觉该症状的频度和强度都十分严重，对受检者的影响严重。

这里所指的"影响"，包括症状所致的痛苦和烦恼，也包括症状造成的心理社会功能损害。"轻""中""重"的具体定义，则应该由自评者自己去体会，不必做硬性规定。

2. 评定注意事项

在开始评定前，先由工作人员把总的评分方法和要求向受检者交代清楚，然后让其做出独立的、不受任何人影响的自我评定，并用铅笔（便于改正）填写。一次评定约 20 分钟。

还应注意，评定的时间范围是"现在"或者是"最近一个星期"。评定结束时，工作人员应仔细检查自评表，凡有漏评或者重复评定时，均应提请自评者再考虑评定，以免影响分析的准确性。

SCL-90 的适用范围颇广。主要为成年的神经症、适应障碍及其他轻性精神障碍患者。不适合于躁狂症和精神分裂症。

3. 统计指标

SCL-90 的统计指标主要有以下各项，其中最常用的是总分与因子分。

（1）单项分：90 个项目的个别评分值。

（2）总分：90 个单项分相加之和。

（3）总均分：总分/90。

（4）阳性项目数：单项分≥2的项目数。表示患者在多少项目中呈现"有症状"。

（5）阴性项目数：单项分＝1的项目数，即90－阳性项目数。表示患者"无症状"的项目有多少。

（6）阳性症状均分：阳性项目总分/阳性项目数；另一计算方法为（总分－阴性项目数）/阳性项目数。表示患者在所谓阳性项目，即"有症状"项目中的平均得分，反映该患者自我感觉不佳的项目其严重程度究竟介于哪个范围。

（7）因子分：共包括10个因子。各因子内容与项目数见表2－8。

表2－8 SCL-90各因子项目与内容

序号	因子	项目数	项目	因子内容
1	躯体化	12	1、4、12、27、40、42、48、49、52、53、56、58	反映主观的身体不适感
2	强迫症状	10	3、9、10、28、38、45、46、51、55、65	反映临床上的强迫症状群
3	人际关系敏感	9	6、21、34、36、37、41、61、69、73	指不自在感和自卑感，尤其是在与他人相比较时更突出
4	抑郁	13	5、14、15、20、22、26、29、30、31、32、54、71、79	反映与临床上抑郁症状群相联系的广泛概念
5	焦虑	10	2、17、23、33、39、57、72、78、80、86	指在临床上明显与焦虑症状相联系的精神症状及体验
6	敌对	6	11、24、63、67、74、81	从思维、情感及行为三个方面反映患者的敌对表现
7	恐怖	7	13、25、47、50、70、75、82	与传统的恐怖状态或广场恐怖所反映的内容基本一致
8	偏执	6	8、18、43、68、76、83	指猜疑和关系妄想
9	精神病性	10	7、16、35、62、77、84、85、87、88、90	反映幻听、思维播散、被洞悉感等精神分裂样症状
10	其他	7	19、44、59、60、64、66、89	未能归入上述因子，主要反映睡眠及饮食情况

（二）评定结果分析

强迫和精神病性两因子，男略高于女；恐怖因子女略高于男。年龄因素影响较大，青年组（18～29岁）各项因子分除躯体化外，均较其他年龄组高。

按上述常模结果，总分超过160分，或阳性项目数超过43项，或任一因子分超过2分，可考虑筛查阳性，需进一步检查。

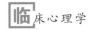

1. 总分

能反映病情的严重程度，并反映病情的演变情况。反映自我感觉不佳项目范围及其程度的阳性项目及阳性均分，也可在一定程度上代表其疾病严重性。有研究发现，抑郁性神经症等患者与正常人在 SCL-90 总分上存在明显差异。经四周治疗后，该患者总分、阳性项目数等均有显著改变。

2. 因子分

可反映症状群特点。焦虑或恐惧相关性障碍的症状主要是焦虑，其次为抑郁。抑郁性神经症状突出症状为抑郁。神经衰弱组中各因子分较接近，无突出症状；而未分类组中各因子分布也类似神经衰弱。方差分析结果表明，在上述神经症各型别中的除恐怖因子无差异（$P > 0.05$）外，其余各因子均有不同程度的差异。以上结果支持临床诊断。因子分还可用以反映靶症状群的治疗结果。

三、其他

症状评定量表众多，是精神科临床常用的工具，对于精神障碍患者的症状严重程度评估具有十分重要的作用。例如，阳性与阴性症状量表（Positive and Negative Syndrome Scale，PANSS）是由美国精神病学家 S. R. Kay 等于 1987 年编制的用来评定精神病性症状的他评量表。分量表包括阳性症状 7 个条目、阴性症状 7 个条目、一般精神病理 16 个条目及附加症状 3 个条目，每个条目都有具体的 7 级操作性评分标准。空军军医大学崔龙彪等研究发现，精神分裂症患者接受规范的抗精神病药、抗精神病药联合重复经颅磁刺激、抗精神病药联合改良电休克治疗后，出院评估、4 个月随访的 PANSS 总分明显降低，均提示患者症状改善。同时，上述症状改善还与神经影像学特征相关，探讨临床心理学的生物学基础是重要研究方向。

此外，HAMD、SDS 用于评估抑郁症状，HAMA、SAS 用于评估焦虑症状，SNAP-IV（Swanson, Nolan, and Pelham-IV Rating Scale）是注意缺陷多动障碍的症状评定量表，YGTSS（Yale Global Tic Severity Scale）是 Tourette 综合征和其他抽动障碍的症状评定量表。最后，需要再次强调的是，症状并不等于精神障碍，症状评定量表主要用于精神症状评估，并非用于诊断。

思考题

1. 智力年龄、比率智商和离差智商的概念。

2. SCL-90 是什么类型的评估工具？

3. 请根据本节课学到的知识，想一想常见的智力测验工具有哪些。

4. 请结合书本和参考资料，想一想常见的人格测验工具有哪些。

参考文献

［1］杨群，施旺红，刘旭峰. 临床心理学［M］. 2 版. 西安：第四军医大学出版社，2018.

［2］世界卫生组织. 国际疾病分类第十一次修订本［EB］. 2018.

［3］Zhang H, Wang Y, Hu Y, et al. Meta-analysis of cognitive function in Chinese first-episode schizophrenia: MATRICS Consensus Cognitive Battery（MCCB）profile of impairment［J］. Gen Psychiatr, 2019, 32（3）：e100043.

［4］Georgiades A, Davis V G, Atkins A S, et al. Psychometric characteristics of the MATRICS Consensus Cognitive Battery in a large pooled cohort of stable schizophrenia patients［J］. Schizophr Res, 2017（190）：172-179.

［5］崔龙彪，张海军，张亚娟，等. 首发精神分裂症大学生患者的认知损害及其对教育策略的提示［J］. 临床医学研究与实践，2022，7（5）：181-183.

［6］Li P, Zhao S W, Wu X S, et al. Association between lentiform nucleus function and the cognitive impairments in schizophrenia［J］. Front Hum Neurosci, 2021（15）：777043.

［7］付宇斐，李小飒，刘晓帆，等. 抗精神病药联合重复经颅磁刺激对精神分裂症患者大脑表面积的影响［J］. 神经解剖学杂志，2022，38（1）：45-50.

［8］Cui L B, Zhang Y J, Lu H L, et al. Thalamus radiomics-based disease identification and prediction of early treatment response for schizophrenia［J］. Front Neurosci, 2021（15）：682777.

［9］Cui L B, Fu Y F, Liu L, et al. Baseline structural and functional magnetic resonance imaging predicts early treatment response in schizophrenia［J］. Eur J Neurosci, 2021, 53（6）：1961-1975.

［10］Xi Y B, Cui L B, Gong J, et al. Neuroanatomical features that predict response to electroconvulsive therapy combined with antipsychotics in schizophrenia: a magnetic resonance imaging study using radiomics strategy［J］. Front Psychiatry,

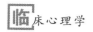
2020（11）：456.

［11］Gong J, Cui L B, Xi Y B, et al. Predicting response to electroconvulsive therapy combined with antipsychotics in schizophrenia using multi-parametric magnetic resonance imaging ［J］. Schizophr Res, 2020（216）：262-271.

［12］Cui L B, Cai M, Wang X R, et al. Prediction of early response to overall treatment for schizophrenia: a functional magnetic resonance imaging study ［J］. Brain Behav, 2019, 9（2）：e01211.

［13］Xi Y B, Wu X S, Cui L B, et al. Neuroimaging-based brain age prediction of first-episode schizophrenia and the alteration of brain age after early medication ［J］. Br J Psychiatry, 2022, 220（6）：339-346.

［14］Gong J, Cui L B, Zhao Y S, et al. The correlation between dynamic functional architecture and response to electroconvulsive therapy combined with anti-psychotics in schizophrenia ［J］. Eur J Neurosci, 2022, 55（8）：2024-2036.

［15］Wu W J, Cui L B, Cai M, et al. Near-infrared Spectroscopy（NIRS）-neurofeedback as a Treatment for Children with Attention Deficit Hyperactivity Disorder（ADHD）［J］. Psychiatry Res, 2022（309）：114364.

［16］Wu W J, Wang Y, Cai M, et al. A double-blind, randomized, sham-controlled study of cranial electrotherapy stimulation as an add-on treatment for tic disorders in children and adolescents ［J］. Asian J Psychiatry, 2020（51）：101992.

心理健康

　　掌握心理健康的概念及其评估原则；理解心理健康的诊断标准；了解心理健康常用的调适方法和健康的概念。

　　随着社会经济的发展，人们的物质生活水平迅速提高，人们在追求健康的同时，也越来越关注心理健康。心理健康是健康不可分割的重要方面。如今的大学生具有开阔的事业、活跃的思维，追求个性化的生活方式，内心情感极为丰富，但同时也面临着新的心理问题和冲突。作为一个特殊的社会群体，大学生有许多特有的、需要认真面对的问题，如对学习环境的适应问题、情绪管理的问题、人际交往的问题等。如何使其避免或消除上述问题和冲突造成的心理危机或障碍，增进心身健康，以积极、正常的心理状态去适应当前和发展中的社会环境，预防精神疾病的发生，加强对大学生的心理健康教育，已成为各高校迫切需要关注的问题。

第一节　心理健康概述

一、健康

（一）健康的概念

　　心理健康是健康概念的重要组成部分，要理解心理健康必须先了解健康的科学定义。健康是每个现代人都关心和向往的，因为健康不仅仅是个人成长、发展的前提，也是个人事业成功、生活快乐的条件。关于健康有这样一个比喻：如果把健康比作1，事业、家庭、财富、情感等都是1后面的0，如果没有1，后面的0都变得毫无意义。

长期以来，人们对健康的认识存在片面性，认为"无病就是健康"，随着对健康研究的深入，要从"生理-心理-社会"的角度去理解健康。1948 年，联合国卫生组织（WHO）成立时，在其宪章中开宗明义地提出："健康不仅仅是没有疾病或虚弱，而是生理、心理和社会适应方面的完好状态。"不仅对人类的健康状态做出了准确的判断，而且对健康内涵的理解也更加深刻。科学的健康观改变了人们传统的健康观念，健康的目标是一种更积极的状况、更高层次的适应和发展，是一种身心健康、社会适应的内在健全状态。1989 年，WHO 对健康的概念做了新的补充：健康应包括躯体健康、心理健康、社会适应良好和道德健康。这是对健康概念的又一次深化，使得健康的范围涉及个体和社会生活的各个方面。

（二）健康的标准

健康和疾病之间没有绝对的界限，并不是一种十全十美的状态，而仅仅是一种良好的状态，健康是一个动态的过程，是一种积极的生活方式，体现在人与环境的和谐。WHO 给出健康定义的同时，也提出了判断健康的 10 条标准：

（1）足够充沛的精力，能从容不迫地应对日常生活和工作压力而不感到过分紧张；

（2）态度积极，乐于承担责任，不论事情大小不挑剔；

（3）善于休息，睡眠良好；

（4）能够适应外界环境的各种变化，应变能力强；

（5）能够抵抗一般性的感冒和传染病；

（6）体重得当，身材匀称，站立时，头、肩、臂的位置协调；

（7）反应敏锐，眼睛明亮，眼睑不发炎；

（8）牙齿清洁、无空洞、无痛感，无出血现象，齿龈颜色正常；

（9）头发有光泽、无头屑；

（10）肌肉和皮肤富有弹性，走路轻松匀称。

从以上健康的标准可以看出，健康包括身体健康、生理健康及社会适应良好等方面，它们相辅相成，缺一不可。因此，我们在判定个体是否健康时，要注意从"生理-心理-社会"三个方面综合评判。

二、心理健康

（一）心理健康的概念

心理健康是健康的重要组成部分，对个体的成长和发展都有着重要的影响，是正常生活、学习、工作和交往的前提与保证。心理健康是一种心理现象，不像身体健康那样有着具体、精确的生理指标，如脉搏、血压、体温等。1946 年第三届国际心理卫生大会对心理健康提出了这样的定义："心理健康是指在身体、智能以及情感上，在与他人的心理健康不相矛盾的范围内，将个人心境发展成为最佳状态。"WHO 于 2001 年将心理健康定义为："心理健康不仅仅是没有精神疾病，更可视为一种幸福状态。在这种状态中，每个人认识到自己的潜力，可以应对正常的生活压力，有效地从事工作，并能够为社会做出贡献。"

国家卫生健康委员会在《关于加强心理健康服务的指导意见》中指出，心理健康是人在成长和发展过程中，认知合理、情绪稳定、行为适当、人际和谐、适应变化的一种完好状态。可见，心理健康可以从认知、情感、行为、人际、适应等五个维度来进行评估。

纵观心理健康各类定义，不难看出心理健康包括广义和狭义、消极和积极两个层面。从广义层面来讲，心理健康是指一种高效而满意的、持续的心理状态，个体在这种状态下对外界适应良好，能够充分发挥身心的潜能；从狭义层面讲，心理健康是指个体的基本心理活动过程，包含认知、情感、意志、行为等，内容完整，适应社会。从消极层面看，心理健康是指个体没有心理障碍和疾病，这是最起码的标准；从积极层面看，心理健康是指个体的一种积极发展的心理状态，是心理健康最本质的内涵，意味着不仅要减少一切不健康的心理倾向，还要使个体在心理上处于最佳状态。

（二）心理健康的评估原则

人的心理是大脑对客观事实的反映，与遗传和环境息息相关，根据这一事实，提出心理健康评估的基本原则。

1. 心理和环境的同一性

个体心理的形成、行为的学习和规范化主要受到生存环境的影响，同时，人的心理又表现于社会活动之中，因此评定个体心理健康的一个重要原则是心理和环境是否具有同一性，具体表现为以下两个方面：一是能和现实环境保持良好的接触，而不是逃避现实、自我封闭、孤独自处；二是在工作中能发挥本身的智慧和能力，对自己的能力做出恰当的评价，对取得的成绩有价值感，乐于工作，并从工作中得到满足。

2. 认知、情感、意志行为的和谐性

心理健康个体的认知、情绪、意志行为是一个完整的、和谐的统一体，这是个体具有良好社会功能和有效进行活动的心理基础。

（1）思维活动。正常的思维应该具有实际应用性和可行性，心理健康个体的思维活动，无论在结构还是形式上都符合思维活动的逻辑，能够被人理解和理解别人，彼此之间进行有效的沟通交流。

（2）情绪与意志行为。健康情绪的发生与发展有明确的原因，情绪反应的性质、强度和持续时间与心理状态和处境协调一致。心理健康个体的情绪和意志行为可以进行自我调节和控制，人们可把消极情绪转化为积极情绪，把激情转化为冷静。

3. 人格稳定

人格具有遗传学基础，经长期生活经历形成发展而来，具有稳定性。人格稳定性表现为外部行为的稳定性和内部行为的稳定性。外部行为的稳定性可反应个体的思想、情感，但深刻解释人的行为依赖于人格的内部稳定性。如果在某一时期突发人格改变，很可能诱发精神障碍。

4. 社会功能

社会功能是评定心理健康与否的重要指征，主要体现在以下四个方面：

（1）职业功能。职业功能良好者，在工作、学习上能取得良好的成绩，顺利完成任务，并不伴有主观上的不适感。

（2）生活自理能力。心理健康的个体，对日常生活习以为常，会自觉主动地打理生活琐事。

（3）人际关系。良好的人际关系是保持心理健康的必要条件。

（4）业余时间的利用。心理健康者能够很好地利用业余时间，并有一定的范围和深度。

（三）心理健康的衡量标准

1946 年，第三届国际心理卫生大会提出了心理健康的四个标志：身体、智力、情绪协调；适应环境，人际交往中彼此谦让；有主观幸福感；在工作和职业中，能充分发挥自己的能力，过着有效率的生活。

世界卫生组织提出的心理健康标准有以下三点：

（1）具有健康心理的人，人格是完整的；自我感觉是良好的；情绪是稳定的，且积极情绪多于消极情绪；有较好的自控能力，能保持心理平衡；能自尊、自爱、自信，而且有自知之明。

（2）一个人在自己所处的环境中，有安全感，且能保持正常的人际关系，能受到别人的欢迎和信任。

（3）心理健康的人，对未来有明确的目标，并能切合实际，不断进取，有理想和事业上的追求。

1951 年，美国心理学家马斯洛和密特尔曼提出心理健康的 10 条标准，被认为是心理健康的"最经典标准"：①充分的安全感；②充分了解自己，并对自己的能力做出适当评估；③生活目标切合实际；④与现实环境保持良好接触；⑤能保持人格的完整与和谐；⑥具有从经验中学习的能力；⑦能保持良好的人际关系；⑧适度的情绪表达与控制；⑨在不违背社会规范的条件下，对个人的基本需要做恰当的满足；⑩在不违背团体要求的情况下，能做有限度的个性发挥。

2006 年，中国心理卫生协会提出了"中国人心理健康六项标准"：

（1）认识自我、接纳自我：要了解自己、恰当地评价自己，有一定的自尊心和自信心，体验自我存在的机制，能够接纳自己。

（2）自我学习、独立生活：具有从经验中学习、获得知识与技能的能力，能够独立处理日常生活中的一般事务，能够利用所学的知识、能力或技能解决常见的问题。

（3）情绪稳定、有安全感：情绪基本稳定，以积极情绪为主导，能够控制自己情绪的变化，对人身、生活稳定等有基本的安全感。

（4）人际关系和谐：具有基本的社会交往能力，能够处理与保持基本的人际交往关系，能够在人际互动中体验到正常的情绪情感，获得满足感，能够接纳他人及交往中的问题。

（5）角色功能协调统一：基本能够履行社会所要求的各种角色规定，心理与行为符合年龄等特征，心理与行为符合所处的环境，在社会规范许可范围内，实现个人需要的适当满足。

（6）适应环境、应对挫折：保持与现实环境接触，能够面对和接受现实，积极应对现实，能够正确面对并克服困难。

根据以上标准可以判定，如果一个心理健康的人，应该自我感觉良好，有很好的社会适应能力，其行为被社会认可，而且符合心理测量学的标准。

上述标准并非绝对，事实上心理健康水平有很大的范围，大多数情况下心理健康的差异只是程度上的不同，并无质的改变。即使健康的人在个别情况下也可能出现异常反应。所以，应从总体上对个人的心理健康进行大致判断。

三、心理健康的影响因素

心理学研究表明，影响个体心理健康的因素十分复杂，心理健康状态是生理、心理、环境诸多因素共同作用的结果。影响个体心理健康的因素可分为外在因素和内在因素，而每一类因素又包含危险因素和保护因素。

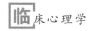

（一）影响心理健康的外在因素

1. 家庭因素

心理学研究发现，家庭环境会对人的一生产生重要的影响，特别是个体早年形成的人格特征，会对其以后的心理发展影响深远。家庭环境包括家庭人际关系、父母教养方式、父母人格特征等。国外学者对恐惧症、强迫症、焦虑症等神经症患者的早期经历与家庭关系进行调查后发现，他们的父母与正常个体的父母相比，表现出较少的情感温暖、较多的拒绝态度或较多的过度保护。如果儿童成长早期在家庭环境中缺乏信任感和安全感，那么随着心理的发展，他们会逐渐养成一种无助的性格，变得难以与他人相处，因而容易产生心理异常。

存在心理问题的个体，其父母以过度保护或过度严厉者居多，前者容易导致个体存在依赖、被动、胆怯、任性等心理倾向；后者容易导致个体产生冷漠、盲从、不灵活和缺乏自尊自信等心理倾向。如果父母的养育方式是溺爱型的，则子女会出现利己、骄横和情绪不稳定的心理状况；如果父母是专制型的，则子女会出现消极、懦弱和不知所措的心理状况；如果父母之间经常出现意见分歧或互相拆台，则子女会表现出圆滑、讨好、投机、说谎等不良心理行为。因此，在个体的各种典型心理问题和心理疾病中常常可以看到其受家庭影响的痕迹。

2. 学校因素

对于大学生而言，学校是影响其心理健康的重要因素。大学生的主要任务是学习，在有限的时间内完成繁重的学业，同时学习方式的改变也会对其心理健康产生一定的影响，具体表现在以下四个方面。

（1）学习负担过重。对大学生学习时间的调查表明，有相当多的学生每天学习时间超过 10 个小时，导致睡眠严重不足。学习是一项艰苦的脑力劳动，长期学习负担过重会使大脑过度疲劳，脑皮质活动机能减弱，导致注意力、记忆力、思维、想象力下降而直接影响学习效率。长此以往，还会导致大学生产生心理问题。学习负担过重与学校课程设置不合理，学生学习贪多求全、自我期望过高，家长、外界压力过大等原因有关。

（2）专业选择不当。许多学生在高考选择专业时具有一定的盲目性，由于刚入学时对大学专业设置不了解，导致每个学期结束后都会有一些学生对自己所学的专业不满意，觉得该专业不符合其兴趣和爱好，从而产生调换专业的念头。一旦调换专业的问题解决不了，学生容易闹情绪，表现为对学习无兴趣、情绪低落、消极悲观等，长此下去，他们的心理矛盾不断强化，容易出现神经衰弱等心理疾病。

（3）对大学学习的不适应。从中学到大学，大学生的学习环境改变很大。比如在学习方式方面，中学老师多以讲授为主，大学老师则更强调培养学生的自学能力。在心理适应方面，有一部分学生在中学时学习成绩优异，其周围充满赞扬，他们的心理优越感较强，但到大学后群英荟萃，使得有些大学生原有的优势不再明显，他们会在学习上遇到一点挫折就产生消极的自我评价，致使情绪低落。

（4）自我管理不当。大学生处在增长知识、保持身体健康的阶段，他们具有强烈的好奇心，精力充沛，对业余生活的多样化要求迫切，尤其是网络时代，丰富的网络休闲娱乐常常能够强烈地吸引大学生的注意力。进入大学后，摆脱了严格的学校管理和家长束缚后，一些自我管理能力不强的大学生由于沉迷网络、依赖网络而荒废学业。

3. 社会环境因素

随着经济大发展，我国的社会环境发生了巨大的改变，人们的生活方式、价值观念也发生了重大变化。人们的心理活动较之以前更为复杂，大量新的社会刺激对人们的心理健康威胁越来越大，从而导致心理障碍的发生率逐年升高。

当代大学生处在中西方文化交叉、多种价值观并存的时代，面对不同于以往的文化背景和多种价值选择，大学生常常感到茫然、疑惑、混乱，在对诸如个人利益与个人主义、个性发展与个性放纵、自我意识与自我中心、享受与享乐等概念的区别上认识模糊。求新求异的心理容易使大学生盲目追求西方的文化，而这些文化与中国现实社会在许多方面是相冲突的，这导致大学生容易陷入空虚、混乱、压抑、紧张的状态中，使他们在人生道路的选择上处于两难或多难的境地。长时间的心理失调必然带来心理上的冲突，使得大学生也会出现适应不良的种种反应。表 3-1 中对影响大学生心理健康的因素进行了总结归纳。

表 3-1 影响大学生心理健康的外在因素

维度	保护因素	危险因素
家庭因素	父母关系融洽 与父母沟通良好 得到家人的支持 被重视 被肯定 被尊重 邻里关系和谐	遭受虐待 被忽视 照顾慢性病患者 家庭暴力 家庭冲突 父母分居或离异 父母有精神疾病 父母滥用药物或酒精 经历丧亲之痛 父母过度保护 兄弟姐妹不和

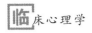

维度	保护因素	危险因素
学校因素	学风良好 校园文化积极 师生沟通良好 同学和朋友的支持	学业失败 同伴欺凌 同伴冲突 恶性竞争 学业压力大 孤单寂寞，没有朋友 学校环境不良
社会因素	积极的人际交往 社会参与 志愿者活动 社会支持网络 社会融洽 社会宽容度 教育与医疗有保障 社会服务完善	低社会阶层 竞争激烈 缺乏教育、住房、医疗条件 贫穷 被歧视 城市化 暴力与犯罪 战争 失业率高 社会治安不佳

（二）影响大学生心理健康的内在因素

大学生的年龄一般在 17~23 岁，正处于青年早期，这是人一生中心理发展变化最激烈的时期。在这个阶段内，青年人面临着一系列生理、心理和社会适应方面的问题。处于这一阶段的大学生，由于心理发展不够成熟，情绪不稳定，心理冲突和矛盾时有发生，极易出现适应不良，进而产生各种生理心理问题。

影响大学生心理健康的内在因素可以从生理、心理、行为三个方面进行分析。从生理因素看，家族遗传、胎儿时期神经系统受损、大脑内神经递质异常、身患疾病等因素使人罹患心理疾病的可能性增加。但同时也有一些保护性因素，如坚持锻炼身体、睡眠充足、生活规律等有助于自身保持身体健康，可减少罹患心理疾病的风险。从心理因素来看，认知、情绪、意志、个性等都与心理健康有关，增强自信、提高情商、改善应对方式、寻求社会支持等都有助于提高心理健康水平。表 3-2 列出了影响心理健康的内在因素，包括保护性因素和风险性因素。

表3-2　影响大学生心理健康的内在因素

维度	保护因素	危险因素
生理因素	运动 饮食 健康 足月出生 营养良好 定期锻炼 生活规律	注意力缺陷 慢性失眠 慢性疼痛 早产 出生体重偏低 身体疾病 脑神经问题 营养不良 年老体弱
心理因素	有安全感 自尊 情商高 自主 抗逆力强 适应性强 冲突管理能力好	情绪控制欠佳 个性偏激 工作技能欠佳 社交及沟通障碍 自我期望过高 适应能力差 过于内向
行为因素	解决问题能力强 压力应对 压力管理 正向社会行为 生活技能丰富	药物滥用 遭遇压力事件 长期失眠 冲动

第二节　不同群体的心理健康

　　群体是指在同一规范与目标的指引下，以特定方式组合在一起，协同活动且互相制约的一群人。个体总是以各种角色出现在不同的群体中，在群体的压力下，个体可能放弃自己的观点、意见而采取从众行为。而且由于角色不同，一个人可属于多个不同的群体。

一、家庭的心理卫生

　　家庭是通过情感关系、法律关系和生物学关系连接在一起的社会生活基本单位，它是一种特殊的社会群体。好的家庭心理环境，有利于家庭稳定和家庭功能的正常发挥，有利于个体的社会化和家庭内外变故的应对，也有利于社会稳定和社会群体整体素质的提高。所以，家庭心理卫生工作是心理卫生工作的重要任务之一。

（一）使每个家庭成员充分了解家庭的功能

家庭具有繁衍后代、提供住宿、延缓衰老、保证家庭成员身体健康的生物学功能；具有配合学校传播科学文化知识、培养健康人格的功能。家庭也是家庭成员在外面受到打击和创伤后医治心理创伤的温暖港湾。如果每个家庭成员都了解家庭的功能，那么他们就会更加热爱、依恋家庭。

（二）合理分配家庭资源

根据家庭成员各自的收支情况、年龄特点、在家庭中的地位等，合理分配资金、权力、空间等一切家庭资源。

（三）正确处理家庭成员间的关系

鼓励家庭内信息公开，使成员之间能直接坦诚地进行交流；鼓励成员之间在求学、求职、人际交往等方面互相帮助；另外，矛盾的处理一定要做到内外有别，不把外面的矛盾引入家庭，也不把家庭矛盾扩大到外面。属于家庭内部的矛盾，一定要及时处理，允许大同小异。解决矛盾时，一定要本着尊重和爱的原则。

（四）成员之间要做到互相尊重

每个家庭成员要学会及时完成社会角色的转换。在外面也许官居高位，但回到家后，每个家庭成员之间是平等的，应该互相尊重，尊重对方的理智选择，尊重对方的工作、事业和社交活动。这样才能真正实现理解、坦诚、爱护、忠诚和爱。

二、教师的心理卫生

资料表明，教师属于高压力群体，现在的教师普遍反映心理压力大，这些压力主要来自领导和家长的高期望。在美国，根据许多客观资料，至少有 6%～8% 的教师，都有着不同程度的不良适应。由于教师的人格对学生具有深远的影响，没有心理健康的教师群体，就没有心理健康的学生。因此，教师的心理卫生问题更值得注意，而且教师的心理卫生已成为世界性的重要课题。

（一）创造良好的工作环境与生活条件

作为教育管理者的学校，要努力为教师营造和谐的外在环境。

加强校园文化建设，多方面培养教师的生活情趣，鼓励他们积极参加各种文娱活动，为他们提供展示人文修养的平台，使他们在一种轻松自如的状态下提升文化修养，增强身心健康。

推行人性化管理。给予教师更多的工作灵活度和自主权，充分肯定他们的每一点进步。关心每位教师的家庭生活，主动为他们排忧解难。

这样就为教师保持健康的心理提供了和谐、融洽、积极的工作环境。

（二）普及心理卫生知识，预防心理疾病

针对教师的实际问题，开展心理健康专题讲座、观看相关录像、开设心理健康宣传专栏等，使每位教师都能掌握正确的心理健康理论知识及调节方法。有条件时也可以开展心理咨询。

（三）修身养性，追求人生价值

确立科学的人生观、世界观，追求人生价值，是战胜挫折、维护心理健康的基础。所以，心理卫生工作的重点之一是要求教师树立远大的理想，懂得人生的本质、目的和价值，并以人生的价值为中心，把需要、愿望、理想同行动结合起来。这样，才能辩证地看问题，才能豁达大度，也才能维护自身的心理健康。

（四）正视自己，调节自我意识

每个人心中都有一个"自我"的概念，只有经常进行正确的自我调节，才能有助于维护心理健康。

首先，教师应对自我有个正确的认识。古人云：人贵有自知之明。可见自知的不易。教师要维护心理健康就必须客观、准确地认识自我，如实地、恰当地估量自己的成就和长处，防止自我膨胀。

其次，在对自身正确认识的基础上，认真思考、自觉调节自我对维护心理健康的必要性和重要性，养成自我调控的迫切意愿。

最后，要经常进行自我调节。古人云：吾日三省吾身。所以，从修身养性的角度来说，经常反躬自省，对心理健康的维护具有积极的意义。通过对自己、对社会、对人生客观地分析、比较，承认、接受现实的自我，以健康的心理去面对工作、生活和学习，并根据时代和社会的要求自觉约束自己，在积极献身教育事业的过程中，实现自身的社会价值。

三、大学生的心理卫生

大学生肩负历史的使命和人民的重托，他们的心理健康与否，不仅影响着他们的学习和健康成长，而且关系着国家和民族的兴衰。而随着社会主义市场经济的建立，人的生存环境日趋复杂，加上高科技劳动市场的竞争加剧，导致大学生的心理问题越来越多，并且成为高校突出的问题。因此，关注大学生的心理卫生，积极寻求提高大学生心理健康水平的对策是学校教育的重要任务之一。

（一）建立心理档案

采用团体心理测量的方式，对在校大学生的心理健康状况、智力的发展、人格特征、行为问题、教养方式和学习适应性等问题进行测评，通过普查，为他们建立心理档案。

（二）合理安排生活

大学生的学习生活比较紧张，所以，必须合理安排学习时间、社会活动、文体活动和休息时间。做到学习时专心，休息时放心，保证生活有节奏，有条不紊，张弛结合。这也是大学生心理卫生工作不可缺少的一个环节。

（三）设立心理咨询机构

针对大学生在不同发展阶段所面临的任务、矛盾的不同，以及个体差异而产生的心理问题，开展有效的心理咨询活动，疏导紧张的心理矛盾，使他们的心理潜能有效地发挥，个性品质和谐发展，学习任务顺利完成。

（四）引导大学生进行自我心理调适和训练

帮助他们进行正确的人生价值定位，介绍一些有效的训练方法，引导他们针对自己的个体特征和心理弱点，有计划地进行心理训练，使他们认识到自己应该或必须怎么做，自觉纠正不良的心理品质。

（五）开展丰富多彩的校园文化活动

根据大学生的身心特点，开展形式多样、丰富多彩的文体活动，使他们有机会展示自己的才华，释放内心的激情，满足自身的精神和心理需要，并在活动中增强竞争意识，获取奋进的信心。

四、军人的心理卫生

军人是执行特殊任务的武装群体，担负着保卫祖国领土和人民生命安全的重要任务，他们经常驻扎在自然环境条件比较恶劣的地区，生活条件艰苦，任务艰巨，机动性大，危险性大，而且要进行强度大的军事训练，还要做好随时投入战斗的准备。所以，维护军人的心理健康，保证他们具有良好的心理素质和较强的适应能力，成为军事心理学研究的重要任务。

为适应部队官兵身心健康的需求和现代医学模式的转变，为贯彻落实关于"要重视研究青年战士的心理特点"等重要指示精神，原总政治部、原总后勤部发出《关于重视做好基层部队心理教育和疏导工作的意见》的通知，要求在部队开展心理卫生工作，减少官兵心理障碍和心理疾患的发生。

（一）加强军人的心理选拔工作

通过会谈法、观察法、智力测验、人格测验和精神卫生检查等方法，选拔人格健全、情绪稳定、有吃苦耐劳精神、适应能力强、热爱国防事业的青年入伍。拒绝有心理或精神障碍的青年入伍或入军校。

（二）加强维护心理健康的宣传教育

以《军队健康教育方案》和《部队健康教育提纲》为依据，采用多种形式，广泛进行宣传教育，使他们了解必要的心理卫生知识，了解心理健康的要求和心理障碍的症状表现，教育他们学会心理调控的基本方法，以便及时化解心理矛盾，始终保持健康的心态和旺盛的斗志。

（三）开展心理咨询和心理治疗

首先，在部队建立完善的心理卫生服务网络，保证官兵得到及时有效的心理咨询。如，驻军医院建立心理卫生服务咨询站、检测室、治疗室，旅、团卫生队建立心理卫生服务咨询室，营卫生所配备心理卫生服务咨询员等。

其次，通过心理咨询及时发现心理异常者，并帮助他们正确认识和分析生活中的矛盾，消除疑虑，找出问题的症结，及时纠正心理偏差，保证他们以良好的心态、饱满的情绪、振奋的精神，投身到部队建设事业中。

（四）开展必要的心理训练

通过情境训练、技能形成训练、认知训练和心理放松训练等方法，增强军人应付突发事件和危险情境的能力。

五、航空航天员的心理卫生

飞行活动具有工作性质复杂、节奏快、环境条件特殊和危险性大等显著特征。为保证飞行安全，要求飞行人员必须具有高度的情绪稳定性，能在环境突然发生不良变化时进行正确的活动，善于适应过负载和失重，在对体力有特殊影响的条件下，善于保持运动技能和感觉技能良好，善于在封闭的环境中保持良好的心理状态等。所以，航空航天人员的心理卫生工作不容忽视。

（一）加强人员的选拔和训练

对发生的飞行事故的调查研究表明，3/4 以上的飞行事故是由于飞行员的错误造成的，如果加上机务维护、空中交通管制及飞行管理人员的失误，世界航空史上的空难事件，人为因素所造成的飞行事故率可高达 90％以上。所以，必须重视对人员的选拔和训练。

选拔除了一般条件选拔和医学选拔之外，心理学选拔应占有相当重要的位置。这是维护航空航天人员心理健康、预防心身障碍的最基本的措施。

选拔主要在医学选拔合格后，再进行心理选拔，如纸笔测验、智能测试及双重任务测试等。对于航天员的心理选拔是在航空飞行员的心理选拔基础上，进行更为严格、全面的选拔，尤其是要根据心理相容性原则选拔配备飞船乘员组，以预防相互关系中的心理紧张，保持良好的情绪及提高乘员组的活动效率。

（二）合理安排作息制度

飞行员劳动强度大，心理负荷重，为缓解紧张情绪及消除飞行后疲劳，必须合理安排活动与休息周期，保证他们充足的睡眠，并组织适当的、丰富多彩的业余活动，以减轻疲劳对他们心身健康的影响。

（三）加强心理健康教育，提高自我保健水平

有目的、有计划地对飞行人员进行心理健康知识的宣传和教育，教育他们了解健康心理的标准，树立正确的人生观，学会调控自己的情绪，积极培养乐观的情绪，正

确处理生活事件，客观、公正地评价自己和他人，在生活和工作中，建立良好的人际关系。

（四）开展心理咨询，缓解心理压力

通过心理咨询，一方面，可以宣传心理卫生知识；另一方面，可以及时发现心理障碍者，以采取有效的措施进行处理。

第三节　心理健康调适

我们的心理就像身体一样，偶尔也会出现"感冒"症状，这个时候也需要采取一些方法对我们的心理进行调适。根据常见的心理问题，本节将从自我接纳、情绪管理、压力应对和人际关系四个方面进行学习，提高个体的心理健康水平。

一、自我调适

（一）自我概念

1. 自我概念的定义

"自我"一词最早可以追溯到 19 世纪末，1890 年詹姆斯在《心理学原理》一书中首次提出"自我"的概念。他将"自我"划分为主体自我（I）和客体自我（Me），主体的自我与个体的所有心理过程（感觉、知觉、思维）有关，实际上是我们对心理过程的主观意识构成了主体自我，所以也称为自我意识；客体自我指的是人们对于自己是谁以及自己是怎么样的人的想法。

罗杰斯于 1951 年在詹姆斯自我理论的基础上对"自我"进行了新的探索，明确提出了"自我概念"的理论。罗杰斯将"自我"置身于一个现象场中，认为一切人都生活在自己的主观世界中，"自我"仅仅是现象场中在内容上与个体自身明显有关的一部分，自我概念是我们对于自己是谁，以及我们看起来像什么的主观感觉。

对于"自我概念"的定义，心理学界众说纷纭，撒威尔森认为自我概念是个体对自己的知觉，这种知觉是通过对环境的经验和解释形成的，同时受他人的评价以及对自己行为的反馈和归因的影响。

国内对自我概念结构的研究起步较晚，但随着社会大众对心理科学的需求和现代心理学的发展，越来越多的研究者开始关注自我概念。乐国安认为，自我概念是个体通过自我观察、分析外部活动及情境、社会比较等多种途径获得的对自己的生理状况、

心理特征、社会属性等方面的比较稳定的认识和看法。

总体来看，上述研究对自我概念的定义都包括这样的内容：自我概念是个体对自身全面而相对稳定的认知，是个体在社会生活过程中通过人际互动而形成的。

2. 自我概念的类型

由于每个人在社会背景、生活经验、智力水平、追求目标等方面存在差异，青年期自我分化、矛盾、统一的途径不同，其结果也不同，统一的类型也不同。国外学者将自我的类型分为四种：达成型（Achievement），理想自我与现实自我结合，独立性强，勤于思考，自我肯定，人格健全；早闭型（Foreclosure），自我认识来自别人的评价，缺乏独立思考，自主性不够，遇到挫折容易迷茫；延缓型（Moratorium），理想自我与现实自我的统一延迟，埋头读书，逐步开始思考自我发展；迷惘型（Diffusion），对现实自我不满，理想自我又难以实现，陷入自我确认的困惑中。国内学者黄希庭（1989）根据理想自我与现实自我之间的关系，将自我概念分成自我肯定型、自我否定型、自我矛盾型三类；郑勇等（1998）研究发现，中国大学生自我概念分为交际、友善、信义、容貌、学业、志向、家庭、成熟、自纳 9 个维度。樊富珉等综合以上研究及自身实践，发现大学生存在以下 5 种自我类型。

（1）自我肯定型。自我肯定型的人的理想自我符合实际，既符合社会需求，又经过自我努力可以实现。此外，对现实自我的认识比较清晰、客观、全面、深刻。理想自我和现实自我能通过整合达到积极的统一。统一后的自我完整而强有力，既适应社会发展的需要又有助于自身成长。

（2）自我否定型。自我否定型的人对现实自我评价过低，理想自我与现实自我差距甚大，或差距虽然不大，但缺乏自我驾驭能力，缺乏自信，不但不接纳自己，反而拒绝自己甚至摧残自己，即个人不肯定自己的价值，处处与自己为敌。他们不是通过积极地改变现实自我去实现理想自我，而是在一定程度上放弃理想自我，趋同现实自我，以求得自我意识统一，其结果则更为自卑。

（3）自我扩张型。自我扩张型的人对现实自我的认识和评价过高，虚假的理想自我占优势，认为理想自我的实现轻而易举，于是理想自我和现实自我达到虚假统一。这类人以幻想的我、理想的我代替真实的自我，其自我带有白日梦的特点。在自我认识不足的情况下，个人追求的学业、事业、友谊和爱情都因自己的主观条件远逊于客观条件，而失败的概率较大。这类人喜欢盲目自尊、爱慕虚荣、心理防卫意识强，容易产生心理、行为障碍。个别人还可能会用违反社会道德规范或违法的手段来谋求自我意识的统一。

（4）自我萎缩型。自我萎缩型的人极度丧失或缺乏理想自我，对现实自我深感不满，可又觉得无法改变，消极放任、得过且过，或几近麻木、自卑感极强，从对自己不满开始到自轻、自怨自恨、自暴自弃，最终自己缩在极小的圈子里，自生自灭。

（5）自我矛盾型。自我矛盾型的人理想自我和现实自我难以统一，对自己的所作所为缺乏"我是我"的整合感觉，从而产生"我非我""我不是我"的分离倾向。自我意识矛盾强度较大，延续时间长，自我认识、自我体验、自我控制缺乏稳定性和确定性，内心不平衡，充满矛盾和冲突，新的自我无法统一。

自我自由分化、矛盾到统一的过程并不是绝对的，具体到每一个人，其身心发育的水平、经历不同，自我分化的早晚、特点不同，矛盾斗争的水平、倾向不同，统一的早晚、模式也不同。而且，自我的发展是终生的，并不是说自我意识在青年这个阶段分化、矛盾、统一就意味着它不再发展，只是在青年期以后它的发展不再像青年期那么突出，比较稳定和平缓罢了。

（二）自我发展

埃里克森指出，人的自我发展会持续一生，但要经历不同的阶段，每个阶段都有一个核心课题。大学时期的主要发展课题是"自我同一性"。埃里克森对它的定义是：自我同一性是一种熟悉自身的感觉，一种知道个人未来生活目标的感觉，一种从信赖的人中获得期待的认可的内在自信。这种内在自信是一个人对他人认可的内在一致性和连续性方面的内在自信。自我同一性发展不良者表现为对自己缺乏清晰而完整的认识，"自我"各部分是混乱的、矛盾的、冲突的，迷失自我和生活的方向，难以应对复杂的社会生活。角色混乱和消极的同一性是美国青少年中出现骚乱和攻击现象的原因之一。相反，自我同一性发展良好者会具有深刻的自我认同感，其自我概念清晰，接纳自我，有生活的目标和前进的方向，这就为自我以后的发展打下了良好的基础。

大学生正处于青少年后期，他们在这个时期要经历生理、认知和社会角色的转变，因此他们对自我的认同无疑将会对其学校适应产生重要的影响。在自我逐步成熟的过程中，很多大学生也品尝了人间的酸甜苦辣，有的为此付出了艰难代价，也为解决自己内心的矛盾冲突进行了不懈努力，逐渐使得自我认识、自我体验、自我调控协调一致。

1. 自我的分化

青年期个体自我意识的发展表现为"理想自我"和"现实自我"逐渐分化，这一分化是个体自我形象开始走向成熟的标志。自我出现明显的分化，使人们更加主动、迅速地关注自己的内心世界和行为，并由此产生新的认识和体验。同时，因此而来的种种激动、不安、焦虑、喜悦的情绪增加，自我沉思增多，人们开始要求有属于自己的一片空间和世界，并渴望被他人所理解和关怀。比如，许多大学生在中学时是引人关注的优等生，上大学后却成了普通生，这一转变会促使他们重新审视自己。大学生的内心活动会逐渐丰富，自我反思和反省的时间也开始增多，他们对自我的重新认识、调控和感受以及由此带来的各种烦恼、忧虑、激动和喜悦也明显增加，对于该做什么、怎样做有了更多的思考，不会再像中学时代那样"随心所欲"了。

2. 自我的矛盾

自我意识的分化，使个体开始意识到自己以前不曾注意到的许多关于"我"的细节。随着自我的冲突加剧，大学生往往会因为自我意识不能统一、自我形象不能确立、自我概念不能形成，而表现出明显的内省冲突，甚至产生强烈的内心痛苦和不安感。他们对自我的态度常常是波动的，对自我的评价常常是矛盾的。归纳起来，大学生自我意识的矛盾主要表现在以下四个方面。

第一，主观自我与客观自我的矛盾。由于大学生的生活范围比较窄，交往对象多限于老师、同学、父母，人际关系相对简单、直接，因此大学生对自我的认识参照点少、局限性较大。加之社会大众对大学生的期望较高，无形中使大学生对自我的认识也沾染上了光环色彩，而现实生活中的自己其实很平凡，和想象中的自己仍有较大的差距，这种差距给大学生带来苦恼和不满。

第二，理想自我和现实自我的矛盾。这是大学生自我意识最突出、最集中的表现。大学生富有理想、抱负较高，获得成就的欲望强，对自己的未来充满了信心。然而，他们较少接触社会，还不能很好地把理想和现实有机结合起来，而且自己的现实条件往往与自己的理想相差甚远，这给大学生带来了很大的压力，也会激发其奋发进取的积极性。但是，如果大学生的理想自我与现实自我迟迟不能趋近、统一，则会引起自我的分裂，导致一系列心理问题。

第三，独立意向与依附心理的冲突。进入大学后，大学生的独立意向迅速发展，他们希望在经济、生活、学习、思想等各个方面独立，摆脱父母和老师的管束。但在心理上又十分依赖成人，无法做到人格上的独立。这种独立意向和依附心理的矛盾也一直是大学生苦恼的问题。

第四，交往需要和自我闭锁的冲突。大学生迫切需要建立友谊、渴望理解、寻求归属感。他们有强烈的交往需要，希望能够和朋友探讨人生，分享彼此的苦乐。然而，大学生同时又存在自我闭锁的趋向，他们往往把自己的想法深藏起来，与人交往时常存戒备之心，总是有意无意地保持一定距离。正是这种矛盾冲突，使不少大学生处于孤独的煎熬之中。

3. 自我的统一

自我的分化、矛盾所带来的痛苦会不断促使大学生寻求方法以获得自我的统一，即建立自我同一性。同一性是自我的一种复杂内部状态，包括四个不同的方面：一是个体性，是指一种意识到的独特感，因不同的、独立的实体而存在；二是整体性，是指一种内在的整体感，产生于自我的潜意识整合作用，成长中的儿童会形成许多零碎的自我表象，而健康的自我会把这些零碎的表象整合成一种有意义的整体；三是一致性和连续性，是指潜意识中追求一种过去和未来之间的内在一致感和连续感，从中感受到一个人生命的连贯性并朝着有意义的方向前进；四是社会团结性，是指具有团体的理想和价值的一种内在团结感，个体从中感受到社会的支持和认可。

自我的统一，主要是指主体自我和客体自我的统一、自我与客观环境的统一、理想自我与现实自我的统一，也表现为自我认识、自我体验、自我监督的和谐统一。获得自我统一的途径有三条：一是努力改善现实自我，使之逐渐接近理想自我；二是修正理想自我中某些不切实际的过高标准，使之与现实自我趋近；三是降低理想自我而认清现实自我。个体不管通过何种途径达到自我意识的统一，只要统一后自我是完整的、协调的，就是积极和健康的统一。

（三）自我概念的调适

自我概念不仅会影响个体的心理健康，而且也会影响个体的成就水平，正如马斯洛所说，一个有稳固基础的自我概念是个体迈向自我实现的先决条件。自我概念的调适主要从以下四个方面进行。

1. 战胜自卑，增强自信

自卑是个体对自己不满、否定自己的情感，这往往是自尊心屡屡受挫的结果。自卑的人对自我的认识不够客观，往往只看到自身的缺点而忽略了长处，不喜欢甚至否定、抱怨、指责自己，看不到自己的价值，或夸大自己的不足，感到什么都不如他人，处处低人一等，因而丧失自信心，严重的还可能由自我否定发展为自我厌恶甚至走向自我毁灭。

改变自卑、增强信心可以从以下六个方面做起。第一，对自卑心产生的心理危害要有清醒的认识，能够有勇气和决心改变自己；第二，客观、正确地认识自己，勇于接受自己，欣赏自己的长处，接纳自己的不足，做到扬长避短；第三，正确表现自己，对自己的经验持开放态度，合理修正自我概念；第四，根据自身经验，调整对自己的期望，确立合适的目标水平，区分长期目标和短期目标，区分潜能和现实表现；第五，面对外界的纷扰不受影响，理性对待得失，勇于坚持正确的并改正错误的观点，同时保持一定程度的容忍；第六，经常进行自信心训练，保持乐观、开朗的心境，对未来充满希望。

2. 克服自我中心，赢得信任

大学生强烈关注自我，会表现出愿意从自我的角度、标准去认识、评价事物并采取行动，容易出现自我中心的倾向。当这种倾向与某些不良的思想意识（如个人主义、自私自利）和心理特征（过度的自尊心）相结合时，就会表现出过分的、扭曲的自我中心主义。以自我为中心的个体，凡事都从自身出发，不顾及他人的感受和需要。他们往往以高人一等的身份出现，处事中总认为自己是对的，别人都是错的，喜欢把自己的意志强加于他人。因而他们不易赢得别人的好感和信任，人际关系较差，不易得到别人的帮助，容易遭受挫折。

要克服自我中心，首先要摆正自己的位置，既重视自己也不要贬低别人，自觉地把自己的意见、别人的意见和集体的意见结合起来，互相参考，并不断对自己的想法进行修正、补充，走出自我的小天地，这才是真正的自信；其次，要实事求是、恰当地评价自己，既不盲目自大也不妄自菲薄，要有自信，但不能偏执、狂妄，真正的自信体现在对自己和他人的尊重中，能够兼容别人的思想；最后要学会设身处地地从他人的角度思考问题，尊重他人的感受，关心他人。

3. 避免过分追求完美，发挥各自的才干

不能客观地认识和评价自我的情况有许多种，其中最明显的是苛求自我和追求完美。每个人都有一颗追求完美的心，但是如果不切实际，容易引起自我适应障碍。此外，他们不能容忍自己有"不完美"的表现，对自己有缺陷的地方过分看重，甚至把人人都可能出现的问题看作是自己的缺点，总是对自己不满意，从而严重影响了自己的情绪和自信心。他们对自我的要求十分严格苛刻，只接受自己理想中的完美自我，不肯接受现实中平凡或有缺点的自我，其后果往往适得其反，使得他们对自我的认识和适应更加困难。

改善自我认识的途径与方法包括：第一，树立正确的认知观念。自己要意识到，没有人是十全十美的，每个人都有优缺点。自我的优点和缺点不能随意增加或丢掉，成功失败也不是完全由个体自己决定的，所以每个人应该接纳自己，并肯定自己的价值。第二，确立合理的评价参照体系和立足点。人只有在与他人进行比较的时候才能确定高低优劣。自我评价以其不同的方式来激发或者压抑人的积极性。如果以弱者为参照，个体会变得自大，如果以强者为参照，个体会变得自卑。因而人应该选择合适的标准来自我认识，其中更重要的是要以自己为标准，按照自身的条件来评定自我的价值。第三，目标合理恰当。在充分了解自己的基础上，要有恰当的目标和要求，使其符合自己的实际能力，不要苛求自己，也不要被他人所左右。真正认清自己，规划自己的目标。第四，接纳自己的不完美。尺有所短，寸有所长，每个人都是独特的、与众不同的，要欣赏自己的独特性，不断进行自我激励。

4. 加强自身修养，超越自我

每位大学生都有很高的抱负和理想。经验告诉我们，认识自我已是不易，自我控制亦更难，若再期望开拓、提升、超越自我则是难上加难。对于大学生而言，塑造自我、实现自我是其终身努力的目标。完善自我、超越自我并不是一帆风顺的过程，需要付出艰辛的努力和沉重的代价，这也是一个新的"自我"形成的过程，是从"小我"走向"大我"，从"昨日之我"向"今日之我""明日之我"迈进的过程，要珍惜已有的自我，追求更好的自我。

二、情绪管理

（一）情绪

1. 情绪的定义及表现

情绪是人心理活动的重要表现，它产生于人的内心需要是否得到满足。人的情绪在某种程度上反映了其对外界事物的态度，是人内心世界的"窗口"。关于情绪的定义有很多种，美国心理学家阿诺德将情绪定义为："情绪是对个体知觉为有益的东西的趋向，和对知觉为有害的东西的回避，并由此产生的一种体验倾向，这种体验倾向由一种相应的接近或退避的生理变化模式所伴随，这种模式在不同的情绪中是不同的。"另一位心理学家利珀则认为："情绪是一种具有动机和知觉的积极力量，它组织、维持和指导行为。"苏联心理学家认为："情绪是对事物关系或主观态度的体验。"一般认为，情绪是人对客观事物的态度体验及相应的行为反应。

每个人在生活中都会有不同的情绪体验，如成功时感到快乐，失败时感到忧伤，一般人提及情绪时都是就自身的主观体验而言的，认为情绪是人对客观事物的体验以及相应的行为反应。但实际上，要完整地理解情绪应从三个方面进行考察和界定，即主观体验、生理唤起和表情行为。

首先，情绪是人的主观体验。人的不同情绪状态会反映到人的知觉上和意识中，从而形成不同的内心感受和体验。人们经常使用不同的词语描述自己的情绪体验，如伤心、害怕、生气等。不同的个体有不同的主观体验，因为情绪是以个体的愿望和需要为中介的。比如小王和小李同样都考了 80 分，小王可能会感到很高兴，因为他平时成绩只有 70 分，认为自己取得了很大的进步，小李却感到不开心，因为他平时总考到 90

分，这次考试没有达到自己的期望值。

其次，情绪有生理唤起的基础。生理唤起是指情绪引起的生理反应，即情绪的生理成分，包括人们所有的身体变化，但不同的情绪引起的生理变化并不一样，如紧张时感到心跳加快，焦虑时感到呼吸急促等。这些生理上的变化由自主神经系统所支配，并不受人的意识控制，因此在不同情绪状态下的生理变化具有极大的随意性和不可控制性。

再次，情绪的表现形式是行为。情绪不仅体现为人们的生理反应和内心体验，而且也会直接反映到人的行为之中，主要表现为表情行为，包括面部表情、姿态表情和语调表情。面部表情是面部肌肉变化所组成的模式，可以精确地反映个人的情绪状态。如一个人高兴时可能笑逐颜开，遇到困难时会愁容满面。姿态表情是指除面部表情外的身体其他部分的表情动作，包括手势、身体姿势等。语调也是表达情绪的一种重要形式，是指人们在与他人交流时语音的声调、音色和声音节奏的快慢等方面的变化。

2. 情绪的影响因素

我们每天的活动都伴随着一定的情绪，有时轻松，有时焦虑，有时快乐，有时忧愁。那么，是什么因素在影响我们的情绪？

（1）情境与情绪。俗话讲："人逢喜事精神爽。"人的情绪不会无缘无故地发生，必然有其发生的情境。当人们遇到学业成功、处在优美的环境中时会产生愉悦的心情；反之，人际冲突、学习压力、生活中的挫折等会使人感到烦躁和抑郁。除了外界环境的影响，人自身的生理和心理反应同样会引起情绪的变化。如，在青春期阶段由于内分泌紊乱，会产生情绪上的躁动不安。

（2）需要与情绪。你在心仪的异性面前会感到紧张和羞怯，有时还会面红耳赤，人的情绪为什么会难以自制？情绪产生和变化的背后，实际反映着我们的需要。例如，当我们得到他人的赞许时，自己的自尊和成就的需要就会得到满足，从而产生一种荣誉感和喜悦感；相反，如果受到他人的批评和冷落时，就会产生失落感和孤独感，因为自己被接纳和归属的需要没有得到满足。

（3）认知和情绪。一位心理学家曾做过这样的一项实验，他要求被试把自己每天最重要的一件事记录下来，然后做出一个判断，这是一件令人高兴的事，还是一件让人不高兴的事。一周后，被试再来回顾一下 7 天以来发生的事情，然后为自己的心情打一个与幸福感相关的分数（如一点不幸福、有点幸福、非常幸福等）。如此下来，每天记录一件重要的事，判断自己是否高兴，并每周评价自己的幸福感。实验进行了几个月之后，心理学家将这些被试的资料收集起来进行分析，结果发现，被试对于幸福感的评价依据是大相径庭的，有的人根据每周所发生的高兴事件的多少来判定自己的幸福感，而有的人则是以每周不高兴事件发生的多少来评价幸福感。假如他们经历了同样的事情，他们的幸福感分值会一样吗？情绪虽然是与客观事物是否能满足人的需要相联系的，但是面对同样的事物，不同的人却会有着截然不同的情绪感受。心理学的研究表明，人们只有通过对客观事物产生认知并做出评价，才会产生与之相联系的情绪反应。

（二）大学生情绪的特点及表现

1. 大学生的情绪特点

大学生正处于青春期向成年期的过渡时期，在生理发育接近成熟的同时，心理上也经历着急剧的变化，其情绪反应有如下特点。

（1）外向、活泼、充满激情。就大学生整体水平而言，他们在情绪特点上表现出乐观、活泼、开放、热情，充满了朝气和激情。

（2）情绪趋向于心境化。情绪的心境化指情绪往往会受制于外界并随着它的变化而变化，面对不同的情境时，大学生的情绪反应来得快，消失得也快。

（3）情绪体验更加深刻、丰富。大学生的情绪体验较之以前会更加丰富多彩，并能够随着自我意识的不断发展和各种需要及兴趣的扩展而表现得更加丰富、敏感、细腻和深刻，并发展为更加带有社会内容的情感体验。

（4）波动性与两极性。大学生的情绪年龄正处于向成年的转变阶段，在情绪状态上具有两者情绪并存的特点。一方面，与未成年阶段相比，大学生的情绪趋向于稳定和成熟；另一方面，与成年人相比，大学生的情绪带有明显的起伏波动性，容易从一个极端走向另一个极端，情绪不稳定，容易走极端。

（5）冲动性与爆发性。大学生的情绪特点还表现在他们的情绪体验强烈和富有激情。大学生对许多事物都比较敏感，一旦自己的情绪爆发，就相对难以控制，甚至表现为一定的盲目狂热和冲动。

（6）矛盾性与复杂性。大学时期是大学生面临着许多人生重大选择的时期，他们常常会表现出一种矛盾和复杂的情绪状态。如希望自己独立和依赖他人同时存在，对自己既不满又不想承担责任；既希望得到他人的理解，又不愿意接受他人的关心等复杂矛盾的心态。

（7）内隐性与掩饰性。大学生的情绪表现，虽然有时会喜形于色，但他们已经不像未成年那样直率坦露，不少大学生常常将自己的情绪隐藏和掩饰起来，使其表现为外在行为与内心体验不一致，这也无形中给他们的人际交往带来障碍，使一些大学生出现孤独和苦闷的情感困惑。

（8）想象性。有时大学生的情绪体验还会出现陶醉于以前某一特定的愉快时光之中，或是沉湎于某种负性的情绪状态之中，甚至会陷入某种想象出来的情境之中而不能自拔的情况。

2. 大学生情绪健康的标准

健康的情绪是良好的情绪状态，这首先表现为情绪上的成熟，即一个人的情绪发展、反应水平和自我控制能力与其年龄和社会对此的要求相适应，而且也要为大众所接受。

对以往研究进行总结归纳，大学生情绪健康的标准主要有以下 5 条。

（1）保持积极乐观的心态。保持乐观积极的心态，需要具有好奇心，善于关注和发现自身生活、学习中的美好的事物，并能够充分地享受它们所带来的愉快。同时自身也要主动创造能使自己感到快乐的事物，快乐不能等待和被赐予，而要自己去发现和创造。

（2）能接纳自己的情绪变化。喜怒哀乐人皆有之，不能也不必予以过分压抑。我们要接受自己的情绪，使其恰当地表现出来，不苛求自己的同时也不过于追求完美，要以平常心来面对自己情绪上的波动，尤其是面对负面情绪时，要保持良好的心态。

（3）善于及时调整自己的不良状态。善于调整自己的不良状态，其中包括能够保持正确客观的理性认知，善于采用多种方式及时宣泄自己的情绪，在生活中遇到挫折时，能够积极地进行自我心理暗示，使自己的情感得到升华。

（4）宽容别人，增加愉快体验。与他人保持良好的沟通，并能够理解和宽容别人，尤其是在对方有过失时，不能去怨恨别人，更不要用别人的错误惩罚自己。怨恨是一把双刃剑，既会伤人，也会伤己。宽容别人是为了让自己释然，同时也可以增加自身的愉快体验。

（5）掌握有效的情绪调节方法。自己要掌握有效的情绪调节方法，其中包括幽默的方法、自我认知的方法、行为调节的方法、自我积极暗示的方法等。

（三）情绪管理的方法

1. 控制情绪

控制情绪指人们选择情绪反应的方式和内容，调节情绪反应的强度。一般而言，喜怒哀乐是人的正常情绪反应，但是在什么时间、什么地点和场合进行什么样的反应，有一定社会和道德的规范标准。也就是说，大学生的情绪反应以及因此所表现出来的行为要符合社会的规范。控制情绪，还包括自我调节情绪的能力。例如，表达愤怒的情绪时，要将其控制在使他人能够接受的程度内，当情绪兴奋时，也要将其表现在不失态的范围内。

2. 调节情绪

对情绪的调节可以从不同的角度予以分类。根据来源不同可分为内部调节和外部调节，内部调节源于个体内部，如个体生理、心理和行为等方面的调节；外部调节来源于个体以外的环境，如人际、社会、文化及自然等方面。依据情绪的不同特点可分为修正调节、维持调节和增强调节。修正调节主要指对负性情绪所进行的调整和修正，如降低狂怒的强度从而恢复平静。维持调节主要指人们主动地维持对自己有益的正性情绪，如兴趣、快乐等。增强调节是指对情绪进行积极的干预，这种调节经常用于临床，如对抑郁或冷漠进行增强调节。怎样才能较好地调节自己的情绪，做情绪的主人呢？

首先，接纳自己的情绪。紧张、焦虑、烦恼等负性情绪并不可怕，它们如果出现，也不必惊慌失措，努力让自己平静下来，这样会有更多的精力去考虑如何应对自己所面临的真正问题，从而使问题得到解决。

其次，对自己的情绪负责。如暴脾气的同学，请不要轻易断言"我不能控制自己的坏脾气"，可以试着去反省自己是不是"其实并不想控制自己的坏脾气"。或许证实这种潜意识的观念让你对自己的不良情绪和行为感到无能为力，而任由其控制你的生活。

最后，要有幸福感。大学生对生活是否有幸福感，并不在于自己遇到的负面情绪的多少，而在于自己能够有效地对其处理和应对。我们的情绪尽管多变，但并非完全不可控，自身也无须对其压抑和伪装，只要认清自己的情绪，了解引发它的原因，找出有效的应对方法，我们就可以做情绪的主人了。有效应对负面情绪的方法主要有认知调节法、环境改变法、行为调整法、注意力转移法、放松训练法等。

3. 理性情绪疗法

著名的心理学家艾丽斯提出了理性情绪疗法，经过多年实践，被证明颇为有效。理性情绪疗法的基本假设是我们情绪的根源是我们对世界的信念、评价和解释，人同时具有理性和非理性的信念。艾丽斯认为人们强烈的不适当情绪主要是由其非理性的思考所致，而这些不合理与不合逻辑的非理性思考来源于人们早期的学习经历、父母或环境的影响。但是人们具有改变认知、情绪及行为的潜能，可以使自己不必受制于早年经验，学习理性思考，降低自身不良情绪的发生频率，增加积极的正性情绪的发生频率。

ABC 人格理论是艾丽斯情绪疗法的核心，不仅说明了人类情绪与行为困扰的原因，也提供了解除情绪及行为困扰的应对方法。A（Activating Events）代表诱发事件，B（Beliefs）代表个人持有的信念，C（Consequences）代表最后的结果。即诱发事件（A）

并不是情绪反应或行为后果（C）的原因，人们持有的信念（B）才是真正的原因。也就是说人不是被事情本身所困扰，而是被其对事情的看法所困扰。

理性情绪疗法强调情绪困扰来源于个体的非理性信念，治疗的重点也在于改变这些信念。艾丽斯通过临床观察，总结出11条给个体带来困扰的不合理信念。①一个人应该被周围的人喜欢和称赞，尤其是生活中的"重要他人"；②一个人必须能力十足，在各方面都有成就，这样才有价值；③那些邪恶可憎的人，都应该受到责骂与惩罚；④当事情不满意的时候，是很可怕也很悲惨的；⑤不幸福、不快乐是由于外在因素所造成的，个人无法控制；⑥我们必须非常关心危险可怕的事情，而且必须时时刻刻为此忧郁，并防止它再次发生；⑦面对困难和责任很不容易，倒不如逃避更省事；⑧一个人应该依靠别人，且需要找一个比自己强的人去依靠；⑨过去的经验决定了现在，现在是永远无法改变的；⑩我们应该关心每个人的问题，也要为他人的问题感到悲伤难过；⑪人生中的每个问题，都有一个正确而完美的答案。

非理性信念会给人们带来情绪困扰，个体可通过咨询、治疗、训练等方式改变认知，从而提高情绪管理能力。

三、人际关系

（一）人际关系概述

人际关系是指人和人之间由于沟通而产生的一种心理关系，它主要表现为沟通过程中人与人之间的心理距离，反映着人们寻求爱和归属等需要满足的心理状态。和谐的人际关系，对个体有着十分重要的现实意义，因此，学习人际交往，提高沟通技巧，是大学生的必修课之一。

1. 良好人际关系的特征

知、情、意构成了人际关系的要素。良好的人际关系表现为认知上肯定彼此的价值，情感上彼此接纳，行为上彼此愿意沟通、交往，具体表现为以下两点。

一是感情相悦。感情相悦指的是你喜欢别人的同时必须对方也喜欢你，你们彼此之间互相接纳可以避免或减少人际间的摩擦与冲突，使得交往呈良性循环。如果你喜欢的人不喜欢你，或别人喜欢你而你不喜欢对方，这样就无法交往，即使其中一方一厢情愿地接触，双方最终还是会分道扬镳。

二是价值观相似。能吸引自己的人必须是在价值观、态度、信念等方面与自己相似的人。双方越相似，意见越一致，就会出现人际交往。因为，交往中的双方价值观相似，不仅容易获得相互支持与共鸣，而且容易预测彼此的反应倾向，双方的相互适应比较容易。研究发现，双方的价值观相似，会促进其交往频率的增加，循环往复，彼此的关系便趋向稳定。

2. 人际关系建立的过程

人际关系的建立与发展一般要经过定向、情感探索、情感交流和稳定交往四个阶段。

（1）定向阶段。定向阶段涉及对交往对象的注意、选择及初步沟通等方面的心理活动。

（2）情感探索阶段。在情感探索阶段，双方会探索彼此在哪些方面可建立感情联系。随着双方对共同情感领域的发现，彼此的沟通会越来越广泛，进而有一定程度的情感卷入。

（3）情感交流阶段。人际关系发展到情感交流阶段，双方交往的性质会发生重要的变化。双方的信任感、安全感开始建立，沟通的深度和广度会有所发展并伴随着较深的情感卷入。此时，双方会提供评价性的反馈信息，对彼此进行真诚赞许或批评。

（4）稳定交往阶段。在稳定交往阶段，交往的双方在心理相容性方面会进一步拓展，彼此之间已允许对方进入自己的私密性领域，自我暴露广泛而深刻。图3-1是对人际关系状态及其相互作用水平的直观描述。

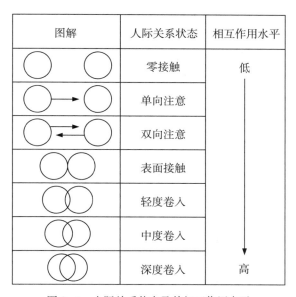

图3-1 人际关系状态及其相互作用水平

（二）大学生人际交往的特点与困扰

1. 大学生人际交往的特点

（1）交往愿望的迫切性。进入大学后，随着自身生活空间的扩展，社会化程度的不断提高，许多大学生对过去的人际交往状态不满意，人际交往的愿望和动机会越来越强烈。他们迫切希望自己能够增长人际交往的知识，对于人际交往的原则和策略极感兴趣，并且身体力行投入到与同学、老师的交往中去。

（2）交往内容的丰富性。大学生不仅存在交往动机，而且其人际关系交往内容也显示出丰富多彩的特点。他们兴趣广泛、情感丰富、精力充沛、思想活跃，对各种社会现象都感兴趣，希望自己"博闻强记"，因此在他们的人际交往过程中所涉及的内容非常丰富，除了专业知识外，还会广泛涉及文学、艺术、政治、经济、文化、历史等各个方面。

（3）交往观念的自主性。大学生逐渐成熟的自我意识和独立思考的能力，使得他们在人际交往观念上体现出独立性和自主性。在人际交往的方式、内容和对象选择上，他们十分重视自己的见解主张，喜欢用自身的观念去影响彼此之间的交往，不愿简单地接受他人的信息和影响。

（4）交往系统的开放性。大学生受自身求知欲和好奇心的驱使，容易接受新鲜事物，心理上具有开放性。他们在人际交往中容易接受新生事物，对于不同年级、专业甚至校外的同学都愿意结交，许多大学生中的非正式群体都不排斥群体外成员参与他们的活动，这就决定了大学生的人际交往是一个多层次、全方位的开放系统。

2. 存在的问题

很多大学生在人际交往中存在不同程度的问题，主要表现在以下几个方面。

（1）不敢交往。在人际交往过程中，人们都会存在不同程度的恐惧心理，只是每个人的反应程度有所差异。有一部分学生在这方面的反应特别强烈，由于害羞、自卑等心理的作用，他们在人际交往时会显得特别紧张，心跳气喘、面红耳赤，不敢正视对方。在人多的场合或集体活动中，会感到恐惧，不敢和人打交道或是表现自己，严重的学生可能会患上社交恐惧症。

（2）不愿交往。有的人上了大学之后，发现自己不如中学时那样出类拔萃了，进而形成因嫉妒与自卑心理造成的人际障碍。他们认为自己不如别人，怕其他人瞧不起自己，内心缺少人际交往时必要的信任与理解，使得自己的人际关系十分平淡。有的同学缺乏与他人的基本合作精神，有的自高自大，有的群体意识淡薄，有的同学遇事总是回避退让，看上去整日郁郁寡欢，缺乏人际交往的愿望和兴趣。

（3）不善交往。有的同学不善于了解和掌握人际交往的一些知识、技巧，在与他人交谈过程中显得过于生硬、书生气太足或者木讷，对他人心存感激也不能及时讲出，在人际交往中常常不能得到别人的理解；有的同学因存在认知偏见而产生理解障碍，不在意人际交往中的"第一印象"，不注意沟通方式，在劝说他人、批评或拒绝他人时不讲究艺术；有些同学在与人交往的过程中不把握交往的原则，开玩笑不注意场合或不懂得给别人留面子等，以上表现都有损于自身形象，影响了同学之间进一步的交往。

（4）不会交往。进入高校之后，新生大都有强烈的人际交往的欲望，但又常常感到这很困难。许多大学新生对人际交往的追求带有较浓的理想色彩，容易以友谊的理想模式为标准来衡量生活中的人际关系，导致高期待感与高挫折感并存，进而表现为：部分大学生会经常津津乐道于自己过去的事情，而对于现实生活中的人际交往表现出强烈的不满；有的大学生不懂得人际交往在于平时的积累，总希望别人主动关心自己、与自己交往，而自身总是临时处于被动的地位。

（三）大学生人际交往的原则与技巧

1. 人际交往的原则

（1）平等原则。平等是建立良好人际关系的前提，也是人与人之间建立感情的基础，是人际交往的第一原则。平等首先是双方在情感上对等，只有一方真诚付出的人际交往是不会存在真正友谊的。大学生来自不同的地方，年龄、经历、知识结构和文化水平虽然相似，但家庭出身、个人能力等方面有所不同，但这并无高低贵贱之分。如果大学生在学校中盛气凌人，把自己的意愿强加于人，缺乏对他人的尊重，最终将导致别人对其避而远之。只有以平等的心态与他人相处，才能形成人与人之间的心理相容，产生愉悦的心情。

（2）尊重原则。古人说："敬人者，人恒敬之。"尊重包括自尊和尊重他人两个方面，自尊就是在各种场合要自重自爱，维护自己的人格；尊重他人就是要重视他人的人格、习惯与价值。尽管由于主、客观因素的影响，人与人在性格、能力、知识等方面存在差异，但是人格上都是平等的，只有尊重他人才能得到别人的尊重。

（3）真诚原则。真诚待人是人际交往中最有价值、最重要的原则，是人际交往得以延续和深化的保证。在人际交往中，只有彼此抱着心诚意善的动机和态度，才能相互理解、接纳、信任，在感情上实现共鸣，使人际关系得以巩固和发展。真诚待人是大学生在人际交往中最有价值、最重要的一种特征，也是其高尚品质的重要体现，只有真诚才能产生情感共鸣，获得真正的友谊。人际交往的真谛就是彼此真情的互动。

（4）宽容原则。宽容表现在对非原则性问题上不斤斤计较，能够以德报怨。在人际交往中，每个人都难免会遇到一些不愉快的人和事，要学会宽容、克制和忍耐。北宋文学家、书画家苏轼说得好："匹夫见辱，拔剑而起，挺身而出，此不足为大勇也。天下有大勇者，猝然临之而不惊，无故加之而不怒，此其挟持者甚大，而其志甚远也。"大学生在人际交往中心胸要宽，姿态要高，气量要大，遇事要权衡利弊，切不可事事苛求他人、固执己见，要尽量团结那些与自己有不同见解的人，营造宽松的人际交往环境。在人际交往过程中，由于彼此的观念不同，在交往过程中有可能会发生心理上的摩擦，宽容就是自己能够理解交往对象，原谅并主动去帮助他们，从而达到心理上的和谐。

（5）互利合作原则。互利合作是指人际交往的双方在满足对方需要的同时，能得到对方的报答，这样彼此的交往关系就能继续发展。互利性越高，交往双方的关系就会越稳定、密切；互利性越低，交往双方的关系就会越疏远。在人际交往中，双方相互关心、帮助与支持，既有助于考虑彼此的共同价值和共同利益，满足大家的需要，又能促进相互之间的联系，深化双方的感情。

（6）理解原则。相互理解是人际沟通、促进交往的前提。理解不等于知道和了解，就人际交往而言，你不仅要细心了解他人的处境、心情、特性、好恶、需求等，还要根据彼此的情况，主动调整或约束自己的行为，尽量给他人以关心、帮助和方便，多为他人着想，能够体恤他人。古人说："己所不欲，勿施于人。"当你在人际交往中善解人意、处处理解和关心他人时，别人也不会亏待你。

（7）信用原则。人际交往要讲究一个"信"字。信用有两层含义：一是言必信，即要说真话，如果一个人满嘴胡言，尽说假话骗人，到头来即使说的是真话都不能使人相信了；二是行必果，即要做到遵守承诺，实践诺言。如果一个人到处许愿而不去行动，必然会引起人们的反感和唾弃，无信不立。对于大学生来说，个人信用是立足校园的一张"名片"，与同学交往过程中，只有守信才能取得他人的信任和认可。因为每个人在人际交往中都想寻求一种安全感和信赖感，守信有利于人际交往中增加彼此的信任感，消除可能产生的误会，加深双方的感情，有利于彼此建立良好的人际关系。

2. 人际关系的技巧

人际交往能力是现代社会培养人才的重要素质，是衡量一个人能否有效适应社会的标志。一个想要在现代社会生活中有所作为的青年学生，应努力培养自己的人际交往能力，掌握人际交往的主动权。为此，大学生不仅要克服人际交往中的障碍，更为重要的是要了解人际交往的技巧。

（1）培养成功交往的心理品质。建立良好人际交往的内功在于：培养成功交往的心理品质，提高自身人格魅力，如真诚、大方、热情、自信、谦虚等。自卑是人们产生人际摩擦和问题的原因，自信是健康人际交往的灵魂，悦纳自己，发现自己的优点，强化自己的内在价值，使自己快乐起来、自信起来，不断地完善自我，这是建立良好人际关系的根本途径。

（2）培养积极的人生态度。哈里斯提出了人生的四种态度：①我不行，你行；②我不行，你也不行；③我行，你不行；④我行，你也行。哈里斯认为，在人的发展中，"我不行，你行"是最早形成的记录。在生命最初的两年，婴儿常常处于不平衡的状态中，由于儿童的弱小、无知、笨拙和依赖性，他们体会到的多是消极的情感，如沮丧、抵触、自弃和压抑等，最终认定自己"我不行"。开始蹒跚学步时，他们被亲人爱抚的机会随之减少，而受到的体罚越来越多，这时孩子就会断言"我不行，你也不行"。他会拒绝大人的拥抱，宁愿一个人躺着。从小受到父母虐待的人，在"自我安抚"过程中就会形成"我行，你不行"的结论，这里也会包含着强烈的报复与犯罪心理。一些幸运的人，在生命的早期得到大量帮助，他将会顺利地获得"我行，你也行"的态度。这是其宽容精神的表现，既尊重别人，也尊重自己。

在"你行，我不行"这样一种自卑、懦弱与"我行，你不行"这样一种狂妄、自大的心态下，人际交往必然是"有赢有输"；在"我不行，你也不行"这种悲观绝望的心态下，人际交往可能会呈"双败"局面；只有在"我行，你也行"这种积极乐观的心态下，人际交往才会"双赢"。

（3）敏感性训练。敏感性训练是一种从团体心理辅导发展起来的团体训练技术，其活动方式主要是语言交流，这类团体通常由 5～15 人组成，其中包括一名团体心理辅导人员，训练时间为 1～4 周。训练团体主要以非指导性的方式为参与者提供真实体验"此时此地"的情境。在活动的开始，团体成员之间往往会先彼此谈论自己参与这种活动的意图、想解决的困惑和感兴趣的问题。随着沟通的深入，人们会逐渐了解别人对自己存在的问题和当时的表现有怎样的反应。当团体成员之间的信任感和真诚的气氛建立起来后，团体作为一个整体就不容忍任何成员拒绝暴露自己的真实自我，其设计的团体训练活动可以有盲行、同舟共济等。

（4）利他行为实践法。利他行为是指在人际交往过程中，自己无私帮助他人而不指望得到任何外在奖励的行为。有研究指出："利他行为与心理健康存在相关，高利他行为的人，心理健康水平也高，反之亦然；低利他行为的人在人际关系、焦虑、抑郁等项目上与高利他行为的人存在显著差异。"这是因为，利他倾向强的人，常常具有较强的社会责任感和维护社会正义的意识，形成了道德义务和责任感。这样，个体利他行为使人感到轻松、愉快。在学习生活之余，尝试着多为同学做一些力所能及、其他人不愿意做的事情，而不必在意别人对你的评价，并尝试从积极的方面记下自己的体会。

思考题

1. 心理健康的概念及评估原则。

2. 心理健康的衡量标准是什么？

3. 大学生心理健康的影响因素有哪些？

4. 如何维护军人的心理健康？

5. 如何进行自我概念的调适？

6. 大学生情绪的特点有哪些？

7. 大学生情绪健康的标准有哪些？

8. 如何管理情绪？

9. 大学生人际交往的特点和存在的问题有哪些？

10. 人际交往的原则有哪些？

11. 如何提升人际交往？

参考文献

[1] 樊富珉，费俊峰. 大学生心理健康十六讲 [M]. 2 版. 北京：高等教育出版社，2020：131-148.

[2] 梁鹏. 沟通助你成功 [M]. 广州：中山大学出版社，2006.

[3] 张金慧，刘诗娴. 大学生心理健康教育 [M]. 北京：清华大学出版社，2020：83-110.

[4] 杨群，施旺红，刘旭峰. 临床心理学 [M]. 2 版. 西安：第四军医大学出版社，2019：34-51.

[5] 马莹，黄晞建. 大学生心理健康 [M]. 2 版. 北京：高等教育出版社，2019：1-16.

[6] 黄维健，李小寒. 心理健康素养的影响因素及干预研究进展 [J]. 解放军护理杂志，2022，39（06）：81-83.

[7] 李嘉超，储祖旺. 美国大学生心理健康服务的新问题与应对策略 [J]. 清华大学教育研究，2021，42（06）：62-71.

［8］王智，李西营，张大均.中国近20年教师心理健康研究述评［J］.心理科学，2010，33（02）：380-383.

［9］高爽，张向葵，徐晓林.大学生自尊与心理健康的元分析——以中国大学生为样本［J］.心理科学进展，2015，23（09）：1499-1507.

［10］何怡，宋辉，杨翠兰.DBT视角下大学生情绪管理的对策研究［J］.西南科技大学学报（哲学社会科学版），2021，38（06）：77-83.

［11］赵富才，周君倩.大学生情绪管理团体辅导活动的设计与实施［J］.中国健康心理学杂志，2009，17（11）：1391-1392.

［12］杨延刚，冯莉，徐文仪，等.大学生人际关系敏感、恐惧与抑郁的关系研究［J］.心理月刊，2022，17（02）：62-64.

［13］胡雨葳，王尧尧，黄列玉.大学生身体自我与人际关系困扰的相关性［J］.济宁医学院学报，2021，44（06）：432-436.

［14］邱兴旺，孙香萍.基于知识图谱的中国军人心理健康研究的可视化分析［J］.解放军预防医学杂志，2020，38（12）：65-68.

［15］夏蕾，蒋娟，王佳，等.中外军人心理健康比较研究进展［J］.中国健康心理学杂志，2017，25（08）：1261-1267.

第四章

应激与应激障碍

本章要点

掌握应激和应激障碍的概念，以及 ASD 和 PTSD 的临床表现和诊断要点；理解应激的模型和生理反应机制，以及 ASD 和 PTSD 的概念；了解应激反应的影响因素和预防措施，以及战时应激障碍的防治方法。

在日常生活中，人们面临着许多的问题，诸如各种重大任务的最后期限、紧张的人际关系、经济压力和重复枯燥的工作等。我们承受着压力，压力影响着我们的心身健康。压力即应激（Stress），其定义通常为：机体在受到各种内外环境因素刺激时所出现的非特异性全身性反应。"stress"一词来自拉丁文"stringeer"，在古法语和中古英语中，它以"stresse"和"straisse"的形式出现，含有困苦和逆境的意思。在物理学上指"应力""张力"。20 世纪 30 年代，加拿大生理学家 Selye H. 借用应激概念概括机体在环境不利刺激（如感染、中毒、创伤、精神紧张、高温、寒冷、放射线等）下出现的某些非特异性反应，将应激引入生物医学范围使用。

由此可见，应激既是一种刺激因素，又是一种特定的心身状态。由于各种因素的影响，人类世界每时每刻都存在或经历着应激。应激状态发生时，人的生理和心理会发生变化，进而对活动效率和心身健康产生影响。因此，应激和应激障碍一直是心理学研究的重要课题，我们要弄清应激的生理和心理机制，制定预防过度应激导致的心理障碍的措施，从而提高生活质量和社会功能。

应激障碍（Stress Disorder）指一组由强烈或持久的心理和环境因素作用引起的异常心理应激反应而导致的精神障碍，亦称心因性精神障碍、反应性心理障碍。这类障碍具有发病时间与应激因素密切相关的特点。

第一节　应激的基本理论

应激是一个十分复杂的过程，各个维度与因素的变化都可以影响应激的过程和结果。同时应激还是一个动态变化的整体，整体的平衡与失衡可能造成个体的适应与适应不良。

由于人们关注的侧重点不同，从而形成了不同的理论。模型是对理论的概括，因此理解模型对学习理论有重要作用。主要有侧重于应激反应的应激反应模型、侧重于个体对应激源的认知评价和应对能力的应激认知评价模型、侧重于应激作用过程的应激过程模型，以及近年来备受关注的多因素、多维度动态交互作用的应激系统模型。

一、应激的刺激模型（图 4−1）

应激的刺激模型注重于刺激的研究，这种模型认为应激是能够引起机体紧张反应的刺激。该模型力求探究什么样的刺激可以引起机体的紧张反应（Strain），其认为刺激与反应之间存在因果关系与数量关系。此模型促进了应激的研究，帮助人们认识了什么样的刺激可以引起机体的紧张反应以及生活事件与心身疾病的关系。但是该模型一方面难以将刺激与反应进行定量的研究，另一方面忽略了人的认知、评价等主观能动性的因素。

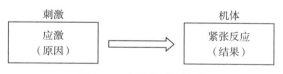

图 4−1　应激的刺激模型

二、应激的反应模型（图 4-2）

如果说应激的刺激模型重视输入端的研究，那么应激的反应模型则是注重对应激反应的研究。此模型将机体察觉到威胁或挑战时产生的紧张性的生理反应、心理反应、行为反应称为应激，而刺激则称为应激源（Stressor）。此模型的一个重要意义是探究了应激时的生理生化反应，更加直观地呈现了应激与机体健康之间的关系。

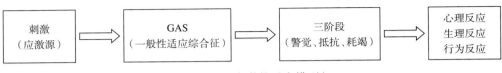

图 4-2　应激的反应模型

三、应激的认知评价模型（图 4-3）

前两个模型重视应激两端的研究，而认知评价模型则更注重应激过程的研究，同时该模型还更注重对人的主观能动的关注。其认为应激反应的产生不是由应激源直接作用，而是由认知、评价和个体体验到事件的意义为主要中介和直接动因。认知评价可分为初级评价、次级评价和再评价三个阶段。这种应激模型重视个体与环境的相互作用，它摆脱了前两种模型将人看作一个消极被动的客体，并为应对应激提供了矫正认知评价的方法。

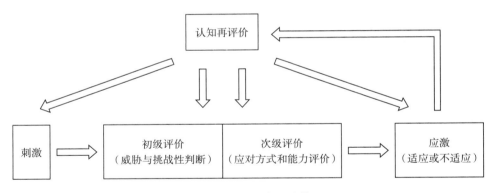

图 4-3　应激的认知评价模型

四、应激的系统模型（图 4-4）

应激系统模型是近年来研究较多的理论模型，该模型认为各种应激因素之间是存在着交互作用的。例如，认知评价可以影响应激反应，同时应激反应也可以反过来影响认知评价。该模型的特点是多因素互相作用，人格特征是其核心因素，认知因素起关键调节作用。各因素之间的动态平衡被打破后会导致机体的不适应。

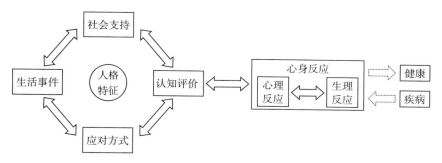

图 4-4 应激的系统模型

第二节 应激的心理和行为反应

应激发生时个体会出现一系列的心理和生理反应，与此同时，还会出现行为的改变以适应目前的应激情境。这些心理和行为的反应，与个体的生理状态、人格特征、知识水平、生活经验等有密切联系，但总体的反应趋势综合起来有以下几个方面。

一、认知功能的改变

个体在应激状态下的认识功能的改变是首先发生的，主要表现为：

（一）感知觉功能的降低

有调查表明，个体在应激状态下，感觉的阈限上升，知觉的速度和准确性变差，视觉的鉴别能力明显降低，可能出现"视而不见"和"听而不闻"的现象，当事者的判断和决策能力严重下降，不能用简单的方法从危险的情境中摆脱出来。在注意方面，会表现出注意范围的变窄，注意的分配和注意的转移功能降低。

（二）回忆和提取功能下降

应激状态下，大脑皮层的紧张度增强，皮层的兴奋过强，出现负诱导现象，致使许多在平时很容易回忆和提取的信息不能回忆和提取。我们经常听到或看到，人在紧急情况下，常常无法提取当年情境所需要的记忆内容，无论做何努力都想不起来，直到应激状态解除才恍然大悟。

（三）思维迟钝

在应激状态下，人的思维和解决问题的能力会严重下降。具体表现为：思维的广

91

阔性和灵活性变差，常常出现思维定式、思维局限，严重者还会出现思维僵持状态，脑子变得一片空白，好像脑子被什么东西锁住了一样。

（四）视觉运动反应时延长

在应激状态下，人的各种反应不但变得笨拙，还会显著减慢。主要表现在视觉运动反应时的延长。视觉运动反应时延长的主要原因有：一是对刺激信息的识别、判断时间延长；二是做出决策的过程延长；三是动作变得迟缓。视觉运动反应时显著延长会导致很多严重的后果，比如，在交通躲避中出现失误，发生各种交通事故。

二、情绪的改变

个体的应激反应主要是在情绪方面。情绪反应的主要表现是出现紧张状态。在紧张状态下，各种行为都会受到这种不良情绪的严重影响，使行为带有各种情绪色彩，导致工作效率下降，甚至可能使作业失败。在紧张状态下，人的注意范围狭窄，注意转移缓慢，注意的分配变得非常困难，全身肌肉僵硬，在进行操纵动作时会发生"错、忘、漏"。由于应激事件的影响，很多人会出现负性情绪，如焦虑、恐惧、抑郁和愤怒等。

（一）焦虑

焦虑（Anxiety）是急性应激状态下最常见的情绪反应，也是人们体验最深刻的情绪状态。焦虑是人预期将要发生危险或不良后果的事件时所表现出来的紧张、恐惧和担忧的情绪状态。在心理应激条件下，适度的焦虑可提高人的警觉水平，伴随焦虑而产生的交感神经系统的被激活可提高人对环境的应对能力，提高工作效率，是一种保护性反应，但如果焦虑过度，就成为有害的心理反应。应该说，这种焦虑反应是一种不由自主的情绪反应，当事者本人被这种焦虑反应严重地困扰着，难以通过自己的努力而消除。

（二）恐惧

恐惧（Fear）是一种企图摆脱已经明确的有特定危险而且会受到伤害或生命受到威胁的情景时的情绪状态。恐惧是一种消极的自我保护性的反应。恐惧伴有交感神经的兴奋，肾上腺髓质分泌增加，全身动员，但没有信心战胜危险，只有回避或逃跑。过度的或持久的恐惧会对人产生严重的不利影响。这种不利影响主要表现在认知能力水平的下降和心理运动反应的混乱，致使工作效率严重下降，甚至会出现严重的决策和操作失误。

（三）抑郁

抑郁（Depression）是一种消极的情绪状态，主要表现为悲哀、寂寞、孤独、丧失感和厌世感。抑郁常常由突如其来的亲人的意外伤亡，财物的丢失，失恋、失学、失业，遭受各种严重的挫折，长期的病痛折磨等因素所引起。在抑郁状态下，常常伴有失眠、食欲和性欲的减退。严重的抑郁常常是自杀的重要原因之一。内源性抑郁与人的素质有关，中年人较年轻人更容易发生抑郁，尤其是事业无成者或各种精神负担严重者。因此，对于中年人的抑郁倾向的出现要特别预防自杀事故的发生。

（四）愤怒

愤怒（Anger）是与挫折和威胁有关的情绪状态。由于目标受到阻碍，自尊心受到打击，为排除阻碍或恢复自尊，常可激发愤怒情绪。愤怒时交感神经兴奋，肾上腺分泌增加，进而导致心率增加，心输出量增加，血压升高，血液重新分配，支气管扩张，肝糖原分解。愤怒实际上是一种情绪的宣泄，常常伴有攻击行为，使攻击对象的生命财产受到严重威胁。

三、意志行为反应

在应激状态下，与心理反应相对应和相伴随的就是人的行为反应。如果说，认知和情绪反应属于内部反应的话，那么，行为反应就是人的外部反应。行为反应的特点是具有明显的可观察性。行为反应是机体为缓冲应激对个体自身的影响，摆脱心身紧张状态而采取的应对行为策略，以顺应应激情境的需要。应激的行为反应主要表现在以下几个方面。

（一）逃避与回避

逃避与回避都是消极的行为反应。它们都是为了远离应激源而产生的行为。逃避是指已经接触应激源后而采取的远离应激源的行动；回避是指率先已知应激源即将出现，在未接触应激源之前就采取行动远离应激源。两者的目的都是为了摆脱情绪应激，排除自我烦恼。

（二）退化与依赖

退化是当人遇到挫折或遭遇应激时，放弃成年人的应对方式而使用幼儿时期的应对方式应对环境的变化或满足自己的欲望。退化行为的目的主要是为了获得周围人的同情或照顾，进而减轻心理上的压力和痛苦。产生了退化行为必然就会产生依赖心理和行为，事事处处依靠别人的关心和照顾而不去完成本应自己去做的事情。退化和依赖也是消极的行为方式，常常发生在那些遭受严重疾病折磨经抢救有好转恢复的患者身上，在疾病行为中属于那种患者角色强化的行为。退化与依赖行为常常发生在自感不安全的人或潜意识里不想继续承担社会责任和义务的个体身上。

（三）敌对与攻击

挫折是应激的原因之一，挫折若是外在原因造成的，遭受挫折的个体常常会产生愤怒的情绪，而愤怒情绪进一步就会演化为敌对和攻击行为。敌对是内心有攻击的欲望，行为表现是对导致其挫折的对象不友好、漫骂、憎恨、中伤或羞辱。攻击是在某些应激刺激下，个体以攻击方式做出反应，攻击对象可以是人，也可以是物，可能是直接攻击，也可能是间接攻击，可能针对别人，也可能针对自己。有意伤害别人或自杀自毁，以达到报复或回避的目的。

（四）失助与自怜

失助是一种无能为力、无所适从、听天由命和被动挨打的行为状态。通常是在经过反复应对不能奏效，对应激情境无法控制时产生，其心理基础包含了一定的抑郁成分。失助使人不能摆脱不利的情境，从而对个体造成伤害性影响，故必须加以引导和干预。自怜是自己可怜自己，对自己怜悯惋惜，其心理基础包含对自身的焦虑和愤怒等成分。自怜多见于独居、对外界环境缺乏兴趣者，当他们遭遇应激时常独自哀叹，缺乏安全感和自尊心。倾听他们的申诉并提供适当的社会支持可改善自怜行为。

（五）物质滥用

某些人在心理冲突或应激情况下会以习惯性的饮酒、吸烟或服用某些药物的行为方式来转换自己对应激的行为反应方式。尽管这些物质滥用对身体没有好处，但这些不良行为能达到暂时麻痹自己摆脱自我烦恼和困境之目的。

（六）冷漠

个体如果长期处于应激情境而对引起其应激的对象无法攻击，也没有其他的适当的发泄方式，改变境遇的希望渺茫，只能将心中的愤怒强压下去，以求得表面上的心理宁静，表现出冷淡、无动于衷的态度。这种行为方式将对受挫者的身心造成一定的伤害。

（七）病态固执

突然发生的、重大的挫折常使人出现一再重复的无效的动作或行为，虽然这种动作或行为毫无意义或结果，但却无法抗拒，身不由己地继续这种动作或行为而不能被适当的动作或行为反应所替代。病态固执常常影响人们度过危机情境重新适应环境。

综上所述，应激发生时的心理反应主要表现在认知过程、情绪过程、意志过程等心理过程的变化，但这些变化并非独立发生，而是相互之间紧密联系。

第三节　应激的生理反应

一、应激的生理反应

应激发生时，在皮层认知的基础上，会出现相应的生理反应。有实验表明，被试皮肤接触荨麻叶时立即出现荨麻疹，而接触枫叶时就不出现荨麻疹。但当让被试闭上眼睛，皮肤真正接触的是枫叶，而主试告诉被试现在接触的是荨麻叶，结果被试局部也出现了荨麻疹。这一现象说明，作为心理活动的言语的刺激也可直接引起生理反应，即躯体刺激可以引起生理和心理反应，言语刺激也可以引起生理和心理反应。对动物的实验研究也证明了上述结论。有人将野兔暴露于猎狗前，长期隔网同笼相居。这条猎狗虽然咬不到野兔，但对野兔来说是一个强烈的心理刺激物，恐惧情绪使野兔产生了恐怖性甲状腺毒血症。由于储存的甲状腺素大量释放，导致野兔死于甲状腺危象。

心理应激的生理反应以神经解剖学为基础，最终可涉及全身各个系统和器官，甚至于毛发。在应激条件下，有大脑皮质，特别是前额区"认知脑"，边缘系统"情绪脑"，以及下丘脑的积极参与。当各种心理刺激物作用于人的感官引起神经冲动，通过脑干的感觉通路传递到丘脑和网状结构，而后继续传递到涉及生理功能调节的自主神经和内分泌的下丘脑以及涉及心理活动的"认知脑"区和"情绪脑"区。这些脑区之间有广泛的神经联系，以实现活动的整合；另一方面通过神经体液途径，调节脑下垂体和其他分泌腺体的活动，以协调机体对应激源的反应。

二、应激的心身中介调节机制

应激的生理反应一方面可以提高机体的应对能力，以使个体度过危机情境，另一方面，机体对应激的生理反应也会影响心身健康，甚至损害健康，其反应依靠中介机制的调节，涉及神经系统、内分泌系统的免疫系统。其中下丘脑、垂体和肾上腺系统起着重要的调节作用。

（一）心理－神经中介机制

心理神经机制主要通过交感神经－肾上腺髓质轴进行调节。当机体处在急性应激状态时，不管是来自外部还是机体内部的应激刺激，经过中枢神经的接受、加工和整合，将冲动传递到下丘脑，使交感神经－肾上腺髓质轴被激活，释放大量儿茶酚胺，引起肾上腺素和去甲肾上腺素大量分泌，导致中枢神经兴奋性增高。其中网状结构对刺激更加敏感，会增强机体的警觉性和敏感性；骨骼肌紧张度增强；由于交感神经的激活，机体出现了一系列的内脏生理变化，如心率、心肌收缩力和心输出量增加，血压升高，瞳孔扩大，汗腺分泌增多、血液重新分配，脾脏缩小，皮肤和内脏血流量减少、心、脑和肌肉获得充足的血液，分解代谢加速，肝糖原分解血糖升高，脂类分解加强血中游离脂肪酸增多等，为机体适应和应对应激源提供充足的机能和能量准备。但是，应激源的刺激和机体的适应性变化必须是适度的，如果应激源的刺激过强或时间太久，也可造成副交感神经活动相对增强或紊乱，从而表现心率变慢，心输出量和血压下降，血糖降低造成眩晕或休克。

（二）心理－神经－内分泌中介机制

该机制通过下丘脑－腺垂体－靶腺轴进行调节。腺垂体是人体内最重要的内分泌腺，而肾上腺皮质是腺垂体的重要靶腺之一。塞里曾用"全身适应综合征"GAS 来概括下丘脑－腺垂体－肾上腺皮质轴被激活所引起的生理反应，并描述了 GAS 三个不同阶段生理变化的特点。当应激源作用强烈而持久时，冲动传递到下丘脑引起促肾上腺皮质激素释放因子（CRH）分泌，通过脑垂体门脉系统作用于腺垂体，促使腺垂体释放促肾上腺皮质激素 ACTH，进而促进肾上腺皮质激素特别是糖皮质激素氢化可的松的合成与分泌，从而引起一系列生理变化，包括血内 ACTH 和皮质醇、尿中 17-OHCS 增多，血糖升高，抑制炎症促进蛋白质分解，增加抗体，等等。大量的研究发现，飞行跳伞、预期手术、阵地作战、学生应对重大考试前等应激状态下，均可出现上述两轴系统即肾上腺皮质和肾上腺髓质的被激活。

在应激反应中，胰腺和甲状腺也起一定的作用。实验证明，应激状态下分解代谢类激素，如皮质激素、髓质激素、甲状腺素和生长激素分泌增加，而合成代谢类激素如胰岛素、睾丸素等分泌减少；在恢复阶段，这些变化正好相反。这些生理变化对机体适应环境和应对策略提供了一定的物质基础。例如，由于分解代谢类激素水平升高，促进糖原、脂肪和蛋白质分解，使血中的糖和游离脂肪酸含量增高，为机体在应激情况下的需要提供必要的能量。

（三）心理－神经－免疫机制

免疫功能在心理应激状态下会发生显著变化。人们认识到免疫系统并非一个功能自主的单位，在应激反应过程中，免疫系统与中枢神经系统进行着双向性调节。一般认为，短暂而不太强烈的应激不影响或略增强免疫功能。例如，Weiss 等观察到轻微的应激对免疫应答呈抑制趋向，中等程度的应激可增强免疫应答，强烈的应激则显著抑制细胞免疫功能。但是，强烈的应激会损害下丘脑，造成皮质激素分泌过多，使内环境严重紊乱，从而导致胸腺和淋巴组织退化或萎缩，抗体反应抑制，巨噬细胞活力下降，嗜酸性细胞减少和阻止粒细胞向炎症部位移动等一系列变化，从而造成免疫功能抑制，降低机体对抗感染、变态反应和自身免疫的能力。例如，Bartrop 等人对澳大利亚的一次火车失事死亡者的配偶进行研究，发现丧亡第 5 周，这些配偶的淋巴细胞功能抑制十分显著，比对照组低 10 倍；又如，Riley 用老鼠先接触能引起乳房肿瘤的 Bittner 病毒，然后，分成两组，一组生活在强烈应激的拥挤环境中，一组生活在不予应激刺激的环境中，结果前者发生肿瘤者为 92%，而后者仅为 7%。

第四节　应激障碍的反应

一、急性焦虑反应

急性焦虑反应往往以忧虑、失眠、震颤、心悸、呼吸急促等症状为特征。有急性焦虑反应的人常认为自己患有严重的躯体疾患，因此随之而来的情绪反应又强化了他的急性焦虑反应，从而形成了一个恶性循环，导致恐慌状态出现。对于这些患者应给予支持、鼓励，使他们恢复信心，必要时，应辅以适量的镇静剂。对个别情况严重的患者，应考虑必要的精神病学评估和治疗。

二、血管迷走神经反应

血管迷走神经反应指普通的晕厥。这一反应通常伴随不同类型的急性应激而发生，如意外事故或外伤，极重度疼痛性疾病等。在这些情况下，都有极度的情绪反应和意识丧失并有全身无力、出冷汗、眩晕等症状。从生理学的角度看，这些症状主要是由于血管舒张、血液淤积，导致心输出量降低所致。因为心输出量下降直接引起脑血流量减少，出现晕厥。这些血流动力学的变化可反射性地引起心率加快，但由于副交感神经的活动抵消了这种代偿。尽管如此，晕厥发生的时间仍然为一过性的，时间非常短暂。这主要是由于当人晕厥时，躺倒的体位可以自行缓解心输出量少的问题，从而脑循环血流量恢复正常。

三、过度换气综合征

过度换气综合征主要与 $PaCO_2$ 降低有关。$PaCO_2$ 降低可致呼吸性碱中毒。$PaCO_2$ 急性降低，可以引起脑动脉收缩，造成脑血流下降；而碱中毒又可引起 O_2 与 Hb 结合增加（二者不易解离），从而使组织的氧利用下降，这两种机制的协同作用导致头晕目眩和头痛等症状。如果碱中毒明显，血中 Ca^{2+} 水平降低，可引起肌肉僵硬症状加重。过度换气时，ECG 也会发生类心血管病样改变。

四、适应障碍

适应障碍（Adjustment Disorder）为短期主观的烦恼和情绪失调，常影响社会功能，但不出现精神病性症状。本病的发生是由于某一明显的生活变化或应激的生活事件的后果（包括严重的身体疾患的存在）而引起的适应障碍，故不少学者把适应障碍看作暂时性诊断。

适应障碍的主要表现为情绪障碍，如烦恼、焦虑不安、抑郁心境、无能力感、惶恐不知所措、胆小害怕等。同时可出现不良行为而影响到日常活动。患者可有惹人注目的行为或暴力行为爆发的倾向，但事实上极少发生。有报道指出，临床症状与年龄有某些联系，在成年人多见抑郁症状，在青少年以品行障碍较为常见（攻击或敌视社会行为），在儿童可表现为退化现象，如尿床、幼稚语言或吮拇指等形式。

以上症状通常在应激性事件或生活改变后一个月之内出现。患者的表现可有占优势的临床相，也可混合出现，故又称综合征。适应障碍主要可分为：

（一）抑郁心境的适应障碍

抑郁心境适应性障碍是在成年人中最常见的适应性障碍。临床表现以抑郁性症状为主，但比重性抑郁为轻。患者在抑郁心境的背景上出现无望感、哭泣、沮丧等症状。

（二）焦虑心境的适应障碍

焦虑心境的适应性障碍以神经过敏、心烦、紧张不安为主要表现。这方面的病例报道不多。

（三）混合性情绪的适应障碍

混合情绪表现的适应性障碍表现为抑郁和焦虑心境及其他情绪异常的综合征。从症状严重程度来看，比重性抑郁症和焦虑症为轻。如某青年从家中离开父母后，出现抑郁、矛盾、发怒和高度依赖症状。

（四）品行异常的适应障碍

品行异常的适应性障碍的主要表现为对他人权利的侵犯或对社会准则和规章制度的蔑视行为。如逃学、破坏公物、乱开汽车、打架、不履行法律责任等。这些表现多见于青少年。

（五）情绪和品行混合的适应障碍

情绪和品行混合的适应性障碍的主要症状既有情绪异常，也有上述品行异常表现。

（六）躯体性主诉的适应障碍

躯体性主诉的适应性障碍的主要症状为疲乏、头痛、背痛及其他不适，这些症状又不能诊断为某种躯体疾病。

（七）工作抑制的适应障碍

工作抑制的适应性障碍主要表现在工作能力的改变。如患者原来工作能力较强，近来突然表现为难以进行日常工作，表现为不能学习或阅读资料，不能写文字材料或不能做报告等。而患者在情绪上并无抑郁或焦虑症状，亦无恐怖症状。

（八）退缩的适应障碍

退缩的适应性障碍表现为社会性退缩而不伴有抑郁或焦虑心境。这一障碍的诊断要仔细评价应激源事件、处境或生活变化是否可以引起发病。换言之，不存在较强的应激源，适应性障碍就不会出现。此处，还要考虑患者病前的个性心理特征，这也与发病有密切关系。

适应障碍的诊断标准是：①必须有可辨识的较强的心理社会应激源（也可以是多个应激源）作为发病的诱因，而精神障碍的出现应在应激事件后三个月之内；②临床表现以情绪异常为主，同时伴有社会功能的受损，即工作能力、社会活动和人际交往方面的下降；③病程一般不超过 6 个月，若症状持续时间过长，则根据临床相考虑为其他精神疾病。

五、反应性精神病

反应性精神病（Reactive Psychosis）是指一种急性应激障碍的亚型，是由强烈并持续一定时间的心理创伤性事件直接引起的精神病性障碍。以妄想、严重情感障碍为主，症状内容与应激源密切相关，较易被人理解。急性或亚急性起病，经适当治疗，预后良好，恢复后精神正常，一般无人格缺陷。

反应性精神病的诊断标准是：①病前遭受强烈精神刺激；②以妄想或严重情感障碍为主，症状内容与精神刺激因素明显相关，而与个体素质因素关系较小；③社会功能和自知力严重受损；④病程短暂，仅个别病例超过 1 个月；消除病因或改换环境（如解除拘禁）后症状迅速缓解；⑤排除癔症性精神病，以及其他非心因性精神病。

第五节　应激和应激障碍产生的影响因素

应激和应激障碍的产生与许多因素有关，但总体上可归纳为三大方面：一是刺激，即应激源；二是个体的心身状态，即人格特征、认知评价和应对防御方式；三是社会支持度。这三方面的因素有性质上的影响，也有数量上的影响，而且会发生相互作用。

一、应激源

应激源（Stressor）是导致应激或应激障碍的直接原因。应激源在人们的生活实践中是普遍存在的。应激源是否能够构成对个体的严重影响，使个体发生应激反应，取决于应激源的性质和程度。现实生活中比较常见的应激源有以下几个方面。

（一）应激性生活事件

重大的应激性生活事件（Stressful Life Event）主要有：家人或配偶的突然亡故或遭受意外的精神与躯体的严重创伤；家庭和婚姻问题，如父母离婚、夫妻感情破裂或离婚、遭受家庭暴力、失恋等；亲人违法犯罪受到法律制裁；就业升学问题，如就业困难、失业、突然被解雇、能力达不到从事职业的要求、高考落榜等；人际关系问题，如与上级或同事发生严重的矛盾冲突、受到中伤或人格侮辱、激烈争吵打骂；经济问题，如大量借贷无力偿还、财产严重损失或被盗、突然失去经济来源等。

（二）自然和社会性灾害

地震、洪水、泥石流、暴风雪、炎热、寒冷、火灾、传染病大范围流行等导致的伤害；战争、动乱、政治变革、生活环境的严重污染、核事故等。

（三）日常生活的困扰

上述重大的生活事件除了可造成即时性的影响以外，还会产生余波效应，也就是原发生活事件所引起的后续的日常烦恼。如工作、家庭和人际关系等方面的问题长期得不到解决而产生的生活困扰。

（四）职业性应激源

职业性应激源包括：工作环境恶劣，不喜欢所从事的工作，职业压力过大，从事风险性过大的工作，职务职称晋升遇到麻烦，工作单位效益差、工资待遇过低、工作负荷过重，职业性人际关系紧张，不被认可、包容和接纳，角色的变换，接受职业能力和业绩考核，面临退休或退职等。

二、神经类型和人格特征

神经类型人格特征是决定应激或应激障碍是否产生或产生的严重程度的关键因素。经验证明，神经类型过强或过弱、反应不灵活、兴奋与抑制不均衡的个体容易发生应激障碍。具有胆小退缩、性格脆弱内向、心胸狭隘、自我中心、敏感多疑、成就动机过强、自我概念消极、意志薄弱、情绪不稳定、竞争性过强、事事争强好胜人格特征的人容易发生应激障碍。

三、认知评价和归因模式

由于个体的生活经历不同、经验不同、经济和社会地位不同，以及心理状态和躯体状态不同，对生活事件的认识和评价也会有所不同。对同一事件的反应也会有所不同。倾向于对事件产生负性评估和倾向于高估事件对个体产生负性影响的人容易产生应激或应激障碍；头脑中存在各种不合理、不理智观念或信念的人容易产生应激或应激障碍；遇到挫折和失败常常把原因归结为自己内部、稳定和不可控制的因素的人也容易产生应激或应激障碍；对事件常常用自动化思维的模式来认识和评价的人也容易产生应激。

四、应对和防御方式

对事件的应对和防御方式也会影响应激的产生。那些习惯于采用消极的应对方式或用不成熟的防御方式应对事件的个体容易发生应激或应激障碍。对事物或生活持乐观态度的人在高度应激的情境下应激的耐受力要远远高于持悲观主义态度的人。因为乐观主义者致力于"问题集中应对",做出专门的规划对付应激源,他们经常积极地去寻求社会支持、他人的指引与帮助;而悲观主义者则常常采用放弃受应激干扰的目标,否认已经发生的应激性事件。Kobasa(1979)通过研究发现,对应激有高度耐受力的强者的特点是:做出对付应激源的专门的规划,并付诸事实实施;在问题解决和应激降低之前停止其他活动;取得别人的指引,与他人商谈存在的问题。而悲观主义者的策略是忽视问题与应激源,拒绝承认问题的存在或问题的重要性;放弃被应激阻挡的目标;不去为解决问题而工作,代之以说泄气话。

五、社会支持

在应激情境下,是否有社会的支持对应激承受者的影响极大。有了社会支持,不管是精神上的支持还是物质上的支持都会对应激承受者起到鼓舞信心、正确面对现实、减轻应激压力之作用。

六、其他因素

在应激影响下,个体的经历、经验、知识水平与结构、个性的倾向性以及身体的健康状态等都会影响应激的发生程度和性质。

第六节　应激障碍的应对与预防

一、应激障碍的应对

(一)心理咨询

对于严重的应激障碍,当事人如果不能靠自身的能力应对应激压力,产生了各种各样的心理反应或症状,就应该寻求心理咨询技术的帮助。心理咨询的目的是使求助者了解应激障碍发生的机制和影响因素;帮助求助者认识自身的优势和劣势,找到缓解压力度过危机的方法和策略。

（二）心理治疗

发生急性心因性反应或急性应激障碍者，要给予心理治疗。心理治疗的方法很多，心理治疗师要加以选择。一般以采用认知疗法最为适宜，如理性情绪疗法、认知暴露疗法、认知行为疗法等。也可以采用精神支持疗法或心理疏导疗法。治疗的目标是使求助者改变导致负性情绪和不适应行为的知觉错误和消极的防御方式，以严密的思维分析应激性事件，进行正确的归因，降低应激水平，将负性情绪转变为积极情绪，将不适应行为转变为适应性行为。

（三）危机干预

危机干预的对象是由于严重的急性突发性事件而导致的心理危机发生者，如亲人的意外伤亡、失业、失恋、高考落榜、名誉损毁、重症疾病等各种境遇性危机，特别是有自杀倾向的危机发生者。危机干预的目标是采取各种方法和策略，给予当事者以精神支持，稳定当事者的情绪，帮助其采纳有效的防御应对策略，提供各种社会支持，帮助危机当事者度过危机。

（四）社会支持

社会支持是减轻应激压力预防或消除应激障碍的有效途径和措施。争取到社会支持，包含精神支持和物质支持，对应激障碍发生者尤为重要。有了社会支持，个体的应激压力可以由他人或组织分担，减轻焦虑和紧张情绪，减缓应激障碍发展进程，增强战胜困难的信心。

二、应激障碍的预防

应激对每个人来说都是难以避免的，但是否发生应激障碍，与是否采取了预防措施有密切关系。因此，采取必要的预防应激障碍的措施是十分重要的。预防应激障碍的措施和途径主要包含以下几个方面。

（一）正确认识和处理生活事件

生活事件是产生应激的主要因素，也是难以避免的。对各种各样的生活事件能否正确认识和处理是影响应激障碍发生的重要因素。实践和研究结果证明，适当强度的生活事件的刺激和影响，对增强个体的适应能力、锤炼坚强的意志有积极作用。虽然过于强烈的、突发的或持久的重大恶性事件，有可能损害人的社会功能，降低对各种疾病的抵抗力，使人的免疫功能下降，造成身体对疾病的易患状态，或者导致心理障碍，但并不是每个人都是按照这样的程序发展的。因为生活事件对人的影响是不同的，同一事件对不同的人可产生积极的影响，也可以产生消极的影响。能否正确认识生活事件或对生活事件有恰当的反应与个体的文化素养、认识水平、对事件的评价、对事件的态度、个人的生活精力、自我防御反应方式、应付策略和人格特征关系紧密。因此，平时注意自己的文化修养，有意识地培养自己良好的个性，树立正确的人生态度，将会提高个体对生活事件冲击的耐受力。

（二）培养健康的人格

人格是决定个体认识问题、处理问题的态度和方法的关键因素。人格有稳定性的一面，也有可塑性的一面。个体要充分认识自己人格上存在的问题，利用个性的可塑性特点，努力克服个性中的消极方面，弥补个性中的不足方面。特别要注意纠正脆弱、退缩、刻板、敌意、冲动、依赖和自傲等不良个性特征。

（三）提高心理活动的强度

心理活动的强度是指个体对于精神刺激的抵抗能力。抵抗力弱的人可能因为一次精神刺激而导致反应性精神病或癔症，而抵抗力强的人虽然会有一些应激反应，但一般不会产生强烈的情绪反应或行为反应。这种抵抗力主要和人的认识水平有关，一个人对外部事件有充分理智的认识时，就可以相对地减弱刺激的强度。因此，要提高心理活动的强度，就必须提高个人的认识水平，保持理智的头脑，客观而冷静地认识和分析应激刺激。

（四）提高心理活动的耐受力

如果应激性刺激长期存在或反复地出现，久久地缠绕着人的心灵，就会对耐受力低下的人产生强烈的影响，出现心理异常、个性改变、精神不振，甚至产生心身疾病。而对于耐受力高的人来说，他可能将不断地克服这种精神刺激作为生活斗争的乐趣，当作一种标志自己是一个强者的象征。他们甚至可能在别人无法忍受的逆境中做出大的成绩来。因此，在现实生活中每个人都要不断地锻炼提高自己对于各种精神刺激的耐受力，在持续存在的应激压力下保持乐观向上的情绪，正确地面对生活中的各种挫折。

（五）增强对于环境的适应能力

人的心理是适应环境的工具。适应环境有主动和被动之分，即便是被动适应，对人的生活和工作也是必要的。适应环境就是在环境发生变化时，能够保持心理的适度平衡，情绪不被环境的变化所左右。与此同时，保持较强的心理自控力和自信心也是适应环境的必要条件。

第七节　急性应激障碍

案例 4-1

　　小李，男，23 岁，某部战士。小李平时开朗活泼，热情大方，乐于助人，喜欢社交。一次驻地发生地震，小李所在部队受命参与抗震救灾任务，小李的工作是掩埋地震中丧失生命的群众尸体。第一天，当他看到现场大量残肢断臂的尸体后，当即精神恍惚、全身发抖、呆在原地不知所措，面对战友的呼唤完全没有反应，只是不停地自言自语，没法开展工作。后来带队干部调整他做修理帐篷、分发食品等保障工作。之后，小李反复梦见那些残肢断臂的尸体，常常从梦中惊醒，大汗淋漓。在工作中，也经常会无缘无故地发呆、精神恍惚。这些症状持续了 3 天，班长将小李送到医疗队求助专业医生。

　　问题 1：小李的问题是什么？依据有哪些？

　　问题 2：你将如何治疗干预小李的症状？

一、概述

（一）概念

　　急性应激障碍（Acute Stress Disorder，ASD）是由于突然发生强烈的创伤性生活事件所引起的一过性精神障碍。

（二）特点

　　（1）多见于青年人，性别无差异。

　　（2）起病急骤，及时治疗预后良好。

　　（3）ASD 创伤人群 50% 以上会发生 PTSD。

二、临床表现

ASD 的临床特点可以概括为"急、多、短"。"急",指几分钟到几小时发病;"多",指症状多样;"短",指症状一般在几小时至一周消失。

(一)急性症状

(1)表现为反应性蒙眬,表现为定向障碍,注意力狭窄,紧张恐怖,难以交流,自言自语,语句凌乱,行为混乱,偶有冲动。

(2)表现为反应性兴奋,精神运动性兴奋,情绪激动,情感爆发,躯体症状、冲动、伤人、毁物。

(3)表现为反应性抑制,精神运动性抑制目光呆滞,表情茫然,情感迟钝,呆若木鸡,呼之不应,对外界刺激无反应。

(4)表现为急性应激性精神病,精神病性障碍,妄想,觉丧失自知力。通常 1 个月内恢复。

(二)一般症状

1. 侵入性症状

①对于创伤性事件反复的非自愿的和侵入性的痛苦记忆。②反复经历内容或情感与创伤性事件相关的痛苦的梦境。③分离性反应(如闪回),个体的感觉或举动好像创伤性事件重复出现。④对象征或类似创伤性事件某方面的内在或外在线索产生强烈或长期的心理痛苦或显著的生理反应。

2. 负性心境

持续地不能体验到正性的情绪(例如,不能体验到快乐、满足或爱的感觉)。

3. 分离症状

①对个体所处环境或自身的真实感的改变(例如,从旁观者的角度来观察自己,处于恍惚之中、时间过得非常慢)。②不能想起创伤性事件的某个重要方面。

4. 回避症状

①尽量回避关于创伤性事件或与其高度有关的痛苦记忆、思想或感觉。②尽量回避能够唤起创伤性事件或与其高度有关的痛苦记忆、思想或感觉的外部提示(人、地点、对话、活动、物体、情景)。

5. 唤起症状

①睡眠障碍(例如,难以入睡或难以保持睡眠或休息不充分的睡眠)。②激惹的行

为和愤怒的爆发（在很少或没有挑衅的情况下），典型表现为对人或物体的言语或身体攻击。③过度警觉。④注意力有问题。⑤过分的警觉。

三、诊断评估

（一）临床评估

（1）急性应激障碍访谈问卷（ASDI）；急性应激障碍量表（ASDS）；斯坦福急性应激反应问卷（SASRQ）；儿童急性应激反应问卷（CASRQ）。

（2）军人急性应激问卷（PSET，李权超）；军人负性应激事件量表（王好博，2017）。

（二）诊断要点

（1）应激事件：①直接经历创伤性事件。②亲眼看见发生在他人身上的创伤性事件。③获悉亲密的家庭成员或亲密的朋友身上发生了创伤性事件（注：在实际的或被威胁死亡的案例中，创伤性事件必须是暴力的或事故）。④反复经历或极端接触于创伤性事件的令人作呕的细节中。

（2）起病急：在应激事件出现3天到1个月出现。

（3）症状出现的时间：症状出现的时间与应激事件密切相关。

（4）临床表现特点：精神运动性抑制或兴奋。

（5）病程短：应激源消除后症状可在几小时至几天内迅速缓解，若应激源持续存在，一般最长不超过1个月。

☐ 资料卡片

急性应激反应（ASR）与急性应激障碍（ASD）

急性应激反应在 ICD-11 中被定义为由于暴露于具有极端威胁或恐怖性质（如自然或人为灾害、战斗、严重事故、性暴力、攻击）的事件或情况（短期或长期）而产生的短暂情绪，身体、认知或行为症状。急性应激反应症状可能包括焦虑的自主神经症状，如心动过速、出汗、脸红、发呆、困惑、悲伤、焦虑、愤怒、绝望、过度活动、不活动、社交退缩或昏迷。鉴于应激源的严重程度，对应激源的反应被认为是正常的，通常在事件发生后几天内或在脱离威胁环境后开始消退。

目前一些主流观点认为，ASR 与 ASD 的区别在于：前者是正常的反应，通常可以自行缓解，症状一般不超过 2 天。后者通常不能自行缓解，症状持续时间至少 3 天至 1 个月。

四、防治要点

研究证明,对急性应激障碍的患者提供治疗能够有效地预防创伤后应激障碍的发生。治疗可遵循及时、就近、期望、简单的原则,其目的是恢复正常功能、预防创伤后应激障碍。

(一)快速评估与处置

快速评估 ASD 患者并采取一些及时的处置措施是至关重要的,一方面可以减少ASD 患者与周围人受到伤害的可能,另一方面对于保证作业的正常实施也有重要作用(特别是特殊环境下的作业,例如抢险救灾、军事行动)。

在军事行动中的具体实施步骤如下:

(1)及时发现:情绪异常、行为异常。

(2)迅速检测:①自知力;②定向力;③反应力;④精细动作能力。

(3)快速分类:①继续作战;②火线调整;③暂时撤离。

(4)就近处置:①承诺:与其进行身体和情感接触(如拥抱、抚摸等),积极反馈(如"我们现在是安全的""我不会离开你"等),不呵斥。目标:对抗恐惧孤独。②交流:积极的行为指导(站起来、爬到这边来)、询问细节("你哪里不舒服")、解释并共情其感受。目标:对抗过激身心反应。③控制:逐步指导其行为,提供选择("你需要一个人待着还是我陪着你"),提供积极信息。目标:对抗无助感。④联结:明确其身份、职责和团队角色;建立定向、引导其表达。目标:对抗混乱。⑤补充:给予食物、水、香烟等,安抚其休息。目标:缓解疲劳、增加应对应激的生理资源,即生理支持法。同时适当使用心理干预技术,如情绪稳定化技术、正常化技术等。

(5)撤离:目的是能够带领、运送救助对象安全撤离战术区,撤离过程中注意心理支持、鼓励与陪伴。

(二)心理治疗

(1)暴露疗法:暴露疗法通常是处理创伤记忆的首选治疗方法,同时研究发现,在预防 PTSD 上其似乎比认知重构更为有效。在安全的环境下重复进行暴露可以减少恐惧、增加积极的心理暗示、促进认知评价的改变。

(2)团体疗法:在治疗期间,团体成员就应激及创伤相关的问题进行交流和讨论,团体成员自然形成一种亲近、合作、相互帮助、相互支持的关系和气氛,使团体中的个体得到改善。这种治疗可用于短期产生大量急性应激障碍患者的情况,如恐怖袭击、重大自然灾害、战争等。

（3）社会支持：目的是帮助来访者提高社会支持的利用度。

（4）认知行为疗法：认知行为治疗中的放松疗法对急性应激障碍的患者具有非常好的效果，如慢呼吸法在短时间内应对紧张与应激具有非常好的效果，而且方便实施，对场地、器材没有要求。

（三）物理干预

一些急性应激障碍的患者可出现过度兴奋、行为异常等一过性精神障碍，可能对自身与周围人员造成伤害，必要时可以采取人为的物理控制方法有效控制过度兴奋和行为异常的救助对象，避免伤害行为。

（四）药物治疗

对于极度亢奋的救助对象，救治人员有条件时可采用镇静药物进行控制：如肌肉注射氟哌啶醇 5～10mg，或肌肉注射齐拉西酮 20mg。

第八节　创伤后应激障碍

案例 4-2

　　小刘，男，27 岁，某部驾驶士官。小刘驾驶技术娴熟，做事胆大心细，积极阳光、乐于助人。去年夏季，小刘所在部队组织了一次野外驻训演练，小刘驾驶一辆大巴车前往驻训基地。路上突遇山体滑坡，坠落的山石砸向车窗，靠窗的多位战士受到不同程度的外伤。自此之后，小刘十分自责，总觉得战友受伤是自己造成的。此后他不愿再驾驶车辆，而且总会找各种理由回避参加野外驻训任务，在单位里远远看到那天受伤的战友也会刻意绕开。不仅如此，小刘还经常梦到山体滑坡，将他驾驶的大巴车掩埋，同车的战友全部牺牲，常常从梦中惊醒。平时工作生活中，一旦周围出现稍大的声响，他也会一惊一乍、疑神疑鬼，完全不能集中注意力做事，终日郁郁寡欢，对周围的人和事都提不起兴趣，总感觉不开心。这些表现持续了两个多月，严重影响了正常工作和训练。上级领导为小刘联系了心理医生进行诊疗。

　　问题 1：如果你是心理医师，你会为小刘做出什么诊断？依据是什么？

　　问题 2：你将如何帮助小刘解决问题？

一、概述

（一）概念

创伤后应激障碍（Post-Traumatic Stress Disorder，PTSD）又称延迟性心因性反应，是一种遭遇到与威胁性或灾难性心理创伤有关，并延迟出现和（或）长期持续的精神障碍。

（二）特点

（1）常出现创伤性体验反复重现、持续警觉性增高和持续性回避。

（2）大灾之后 PTSD 发生率为 10%。

（3）症状可持续数月、数年，甚至数十年。

（4）PTSD 患者自杀风险明显高于普通人。

二、临床表现

三大核心症状：闯入性症状、持续的回避、持续的警觉性增高。

（一）闯入性症状

又称闪回，容易诱发。以生动的侵入性记忆、闪回或噩梦的形式重新体验创伤事件或当前事件。这种重新体验可能在一种或多种感官上发生，通常伴随着强烈或压倒性的情绪体验，特别是恐惧或恐怖，以及强烈的身体感觉。

（二）持续的回避

回避对该事件的想法和记忆，或回避让人联想到该事件的活动、情景或人物。可导致人际疏离、格格不入、万念俱灰、自杀。

（三）持续的警觉性增高

持续感觉到当前威胁的加剧，例如表现为过度警觉或对意外噪音等刺激的惊吓反应增强。这些症状至少持续数周，并在个人、家庭、社会、教育、职业或其他重要功能领域造成严重损害，可导致持续焦虑、难以入睡、易受惊吓、注意力难以集中，约50%的个体一年内恢复。

（四）其他症状

与创伤性事件有关的认知和心境方面的负性改变，在创伤性事件发生后开始或加重；由于分离性遗忘症导致无法记住创伤性事件的某个重要方面；对自己、他人或世界持续性放大的负性信念和预期；对创伤性事件的原因或结果持续性的认知歪曲，导致个体责备自己或他人；持续性的负性情绪状态，不能体验到正性情绪；显著地减少对重要活动的兴趣或参与；产生与他人脱离或疏远的感觉。

三、诊断评估

（一）问卷评估

创伤后应激障碍量表平民版，结合生活事件量表；临床医师专用PTSD量表；PTSD症状会谈量表；创伤后应激障碍自评量表。

（二）诊断要点

（1）应激事件：应激事件具有严重性、灾难性。
（2）起病慢：症状持续1~6个月。
（3）三大核心症状，并伴负性情绪反应。
（4）病程较长：只有约一半的患者可在3个月内完全康复。

▢ 资料卡片

急性PTSD、慢性PTSD和延迟性PTSD

PTSD的症状和相对占主导的症状可以随着时间的变化而不同。症状持续时间也有差异，约有半数成年人可以在3个月内完全康复，而有些个体的症状持续超过12个月，有时会超过50年。对原始创伤提示物、不断的生活压力或新经历的创伤性事件的反应，可以使症状复发和强化。对于老年个体，健康状况衰退、认知功能恶化以及社会隔离可能加重创伤后应激障碍的症状。

按照PTSD症状的持续出现时间可将其分为：急性PTSD（症状持续3个月以内）、慢性PTSD（症状持续超过3个月）和延迟性PTSD（症状在创伤事件后至少6个月后发生）。

四、防治要点

PTSD 会给个人、家庭和社会带来严重的负担（包括心理、生理与经济方面），同时自杀与患其他精神心理障碍的风险增高，因此对 PTSD 的防治具有重要意义。防治的目的是缓解症状、预防共病与病程的迁延。

（一）心理治疗

（1）暴露疗法：一种很有效的预防与干预手段，有研究表明它的效果好于药物或支持性的疗法。暴露疗法可以分为现实暴露与想象暴露两种方法，如果条件允许，治疗师可以让来访者直接生动地暴露在应激源中；另一些可能对来访者造成伤害或难以复制的场景如性侵、虐待、战争等，治疗师可以让来访者回忆细节或使用虚拟现实的技术进行场景模拟。

（2）认知行为治疗：认知行为疗法包括一系列的治疗技术（如合理情绪疗法、贝克认知疗法、应激接种技术），它关注于不合理认知和行为的改变。它是一组以问题为中心，注重行动的治疗方法。例如应激接种技术也称为压力接种训练，对于一些使用暴露疗法可能加重其创伤后应激障碍的症状的来访者，或者不能忍受暴露在创伤情境中的来访者，那就可以使用应激接种技术。该技术分为概念、技能获得和复述、应用三个阶段，治疗师可以教给来访者技巧，以面对增加应激的问题。

（3）眼动脱敏与再加工（EMDR）：这是一种比较新型的治疗技术，最初由 Shapiro 创立，是目前国际创伤应激协会指定的一种 PTSD 治疗方法。Shapiro 认为在治疗过程中来访者可以进入一种类似快速眼动睡眠的状态，这可以帮助来访者减轻相关的记忆与负性情感。

（4）正念疗法：正念疗法广泛地用于缓解焦虑、压力等情绪反应。正念疗法帮助来访者专注于当下、全然地觉察与接受自我，但是不做任何的判断和分析。

（5）社会支持：社会支持是影响应激反应的重要中介因素之一，良好的社会支持和更高的社会支持利用度可以减轻应激反应的程度。治疗师可以帮助来访者建立和利用社会支持，同时给予来访者的家属指导。

（二）物理治疗

经颅磁刺激（rTMS）、经皮耳迷走神经刺激（taVNS）、经颅直流电刺激（tDCS）、经颅交流电刺激（tACS）的物理疗法可明显改善睡眠情况，帮助来访者更快入睡、减少夜间觉醒次数。同时对增加情绪稳定性、减少闪回症状、改善思维能力也有良好的作用。

（三）药物治疗

一般来说药物治疗使用较少，但是药物治疗对于急性期特别是患者处于极度焦虑或者相当痛苦的情况时是必不可少的，同时要注意到停止药物的使用的话，病情可能复发。选择性 5-羟色胺再摄取抑制剂（SSRIs）、三环类抗抑郁药物和苯二氮䓬类药物可以用于 PTSD 的治疗，能帮助缓解症状、减轻痛苦。

（四）预防措施

（1）平时教育训练：注重正确认识和处理生活事件的教育、提高人员的挫折耐受力、增强对环境变化的适应能力。

（2）特殊环境专项训练：提高战场环境适应性，在虚拟现实技术下进行趋避训练、战场环境脱敏训练等。如趋避训练：借助 VR 技术，呈现战场残酷、危险及血污场景，通过反复训练，降低军人在实战条件下面对战场血污场景的回避和恐惧倾向，提高战场环境适应能力，提升战场心理"免疫力"，达到战场环境"免疫接种"的目的。

（3）心理强化训练：心理韧性训练，如特种部队的"魔鬼周"训练等。

（4）预防性干预：对经历重大创伤者开展预防性干预，提供支持、接受、面对、表达、宣泄、寻找社会支持资源、学习新的应对方式等服务。例如紧急事件晤谈（CISD），在创伤事件发生的 72 小时内对相关人员（包括受害者及其家属）进行紧急干预，无论个体是否出现创伤及应激的相关症状。

思考题

1. 应激的概念。
2. 应激的主要心理行为表现有哪些？
3. 应激障碍的应对与预防措施有哪些？
4. ASD 和 PTSD 的临床表现有哪些？
5. 战时应激障碍的防治方法有哪些？

参考文献

［1］赵改，陈光辉，孔繁昌. 急性心理应激影响记忆效果：心理韧性的调节作用［J］. 心理科学，2018，41（2）：416-422.

［2］周晓斌，刘莉，刘群英，等. 支持性团体心理辅导对军人创伤后心理应激症状的作用［J］. 中华灾害救援医学，2019，7（1）：5-8.

［3］闫保华，刘延彤，安花花，等. 任务中期维和官兵心理应激及影响因素研究［J］. 西南国防医药，2019，29（5）：630-632.

［4］滑树红，王振国，何爽. 执行重大任务官兵应对方式对心理应激的影响和心理弹性的中介作用研究［J］. 人民军医，2021，64（4）：283-286，300.

［5］世界卫生组织. 国际疾病分类第十一次修订本［EB］. 2018.

［6］陆林. 沈渔邨精神病学［M］. 6版. 北京：人民卫生出版社，2018.

［7］任春华，陈效飞，潘日余. 社会支持及心理复原力与大学生创伤后应激障碍的关联［J］. 中国学校卫生，2023，44（03）：407-410.

［8］谢小良，何曼莉，张淑君，等. 研究生心理创伤后应激障碍预测模型与应用［J］. 中国卫生统计，2023，40（01）：90-94.

［9］唐秋碧，巢桂花，郑涛，等. 精神科医务人员急性应激障碍与心理弹性的相关性研究［J］. 全科护理，2022，20（20）：2818-2821.

［10］美国精神医学学会. 精神障碍诊断与统计手册［M］. 张道龙，译. 5版. 北京：北京大学出版社，北京大学医学出版社，2015：257-282.

［11］高幸，杨群，刘建军，等. 急性应激障碍治疗的研究进展［J］. 中国健康心理学杂志，2022（03）：471-475.

［12］张钦涛，马竹静，任垒，等. 作战人员核心心理素质的结构和内容分析［J］. 职业与健康，2020（13）：1841-1845.

［13］马竹静，张钦涛，任垒，等. 战时官兵心理危机干预的研究进展［J］. 职业与健康，2021（01）：132-136，140.

［14］余毅震. 医学心理学［M］. 武汉：华中科技大学出版社，2020：85-104.

［15］苗丹民. 临床心理学［M］. 西安：第四军医大学出版社，2004.

智力障碍

掌握智力障碍的分级分类及临床表现；理解智力及智力障碍的概念，以及智力障碍的诊断标准；了解智力的发展规律、影响因素，了解智力障碍的流行病学特点、病因及治疗原则。

第一节　智力与智力障碍概述

一、智力的概念

传统意义上讲，智力就是我们平时所说的一般能力，是人们在认识客观事物过程中所形成的认知方面稳定心理特征的综合。包括观察力、注意力、记忆力、思维能力与想象力五个基本因素。智力问题一直以来是心理学界最注目的问题，但是，关于智力的概念，众说纷纭，至今还没有一个比较一致的意见。

20 世纪 20 年代，美国《教育心理学》杂志特辟专栏，要求心理学工作者各抒己见，探讨智力的性质和含义，希望得出比较综合的意见。讨论结果可归纳为以下三种意见。

（一）智力是适应新情境的能力

该派的代表人物是德国心理学家 L. W. Stern，他认为"智力是指个体有意识地以思维活动来适应新情境的一种潜力"。

（二）智力是抽象思维能力

该派的代表人物是美国心理学家 L. W. Terman，他认为一个人应用抽象概念进行思维的能力就是他的智力发展水平，因此人与人之间的智力差异，不应从感觉、知觉、记忆等能力来衡量,而应从概念形成的相对能力以及应用概念解答各种情境的能力来衡量。

(三) 智力是学习的潜能

该派的代表人物是当时在这个领域中颇有众望的心理学家 W. F. Dearborn,他坚持智力是学习的一种潜在能力,是学习的前提和保证。

上述这些说法对我国开展智力研究是有影响的。我国心理学工作者对智力的含义,基本上倾向综合的描述,即智力属于认识范畴,它是由多种因素构成的,其中最基本的因素是观察力、注意力、记忆力、思考力和想象力,而思考力是智力的核心。可以这样说,智力是人们获得和运用知识解决实际问题的能力,是学习能力与适应能力的统称。

二、智力的发展规律与影响因素

(一) 智力的发展规律

智力作为大脑的一种机能,同世界上其他生命现象一样,具有一个发生和发展的过程。这一过程与年龄密切相关,随着年龄增长,智力按照一定的内在规律而发展变化。

从幼儿开始,随着年龄的增长,感官和神经系统,特别是大脑逐渐成熟起来,人的智力也随之日益发展。儿童从出生至 5 岁的智力发展最快,变化也最大;从 5 岁到15 岁智力继续增长,并逐渐得到巩固。大量的研究和实践证明,人的智力一般到 30 岁才能达到高峰,青春期后发展得比较缓慢。50 岁以前智力始终保持较高水平,50 岁以后一般人的智力开始逐渐下降,越接近老年,下降的速度越快。这种智力随年龄变化的趋势通常可以用智力-年龄曲线来表示(图 5-1)。

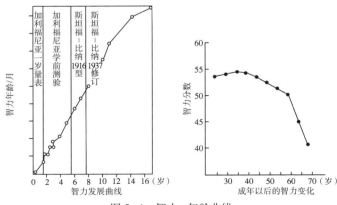

图 5-1 智力-年龄曲线

（二）智力形成与发展的影响因素

关于什么是智力发展的决定因素，长期以来一直存在着激烈的争论。表5-1列出的是许多研究者对不同遗传关系的被试的智力的相关研究结果。

表5-1　智力与遗传的关系

被试间的血缘关系与生活环境	研究次数	相关系数
无血缘关系而又自幼生活在不同环境者	4	−0.01
无血缘关系而又自幼生活在同一环境者	5	+0.24
养父母与养子女之间	3	+0.20
同胞兄弟姐妹自幼生活在不同环境者	33	+0.47
同胞兄弟姐妹自幼生活在同一环境者	36	+0.55
同卵孪生子自幼生活在不同环境者	4	+0.75
同卵孪生子自幼生活在同一环境者	14	+0.87
祖父母与孙子女之间	3	+0.27
父母与子女之间	13	+0.50

从上表可知，遗传关系愈相近，测得的智力愈相近，父母的智力和亲生子女的智力相关系数为0.50，养父母和养子女智力的相关系数为0.20。同卵双生子是由同一受精卵发育而来，遗传的关系很密切，智力之间的相关系数很高，为0.87。异卵双生子是由两个受精卵发育而来，其遗传的相似性类似于同胞兄弟姐妹，他们在智力之间的相关系数为0.55。分开抚养的同卵双生子，其智力的相关系数等于0.75，比在一起抚养的异卵双生子智力的相关系数高。这些研究一方面说明遗传对智力的重要影响，另一方面说明环境对智力的重要影响。因此，目前一般认为，个体智力的形成与发展，是多种因素交互作用的结果，既有先天素质的影响，也有后天环境与教育的作用，同时还有非智力因素的参与。

1. 遗传素质

智力是心理特质，它本身是不能遗传的。遗传对智力的影响主要表现在身体素质上，如感官的特征、发音器官的特征、四肢和运动器官的特征、大脑的形态和结构特征等。身体素质是智力形成和发展的自然前提。没有这个自然前提，任何智力都无从产生。例如，双目失明的人无法形成绘画能力，生来聋哑的人无法形成音乐能力。身体素质对智力发展的影响是不可忽视的，但身体素质却不等同于智力本身。具有相同身体素质的人，可能发展出几种不同的智力；而具有良好素质的人如果得不到应有的培养和训练，智力也不可能形成。这说明在智力形成问题上，遗传决定论是不对的，但良好的遗传素质却是智力形成和发展的一个必要条件或重要条件。

2. 后天环境与教育

个体的智力朝什么方向发展及发展水平的高低、速度的快慢，主要取决于后天的教育。特别是早期教育对儿童智力发展的影响，有着特殊的意义。后天教育包括家庭教育、学校教育及社会教育。

（1）早期教育。早期教育对儿童智力发展的影响早已受到心理学家们的重视。5岁以前儿童智力的发展最快，是人一生智力发展的关键时期。印度狼孩卡玛拉就是一个非常有力的例证。她出生后不久就被狼叼走，在狼群中生活了8年，养成了狼的生活习性。回到人类社会后，虽然经过精心训练，但直至17岁死以前，智力只相当于3岁半儿童的水平。据1955年不完全统计，世界各地发现由野兽哺育长大的儿童20起，其中熊孩5起、豹孩1起、狼孩14起。这些小孩和卡玛拉一样，都是由于某种原因自幼被野兽叼走，由野兽哺育长大。这些儿童因为早期离开人类社会，长期同野兽生活在一起，虽然有人的躯体和头型，但没有形成人的各种能力，智力也处于十分幼稚的状态。

人的大脑成熟和发展有一定的规律，即非匀速发展。从儿童大脑发展成熟的顺序来看，一般是枕叶—颞叶—顶叶—额叶。7岁的儿童颞叶已接近成人，额叶也基本成熟。据我国对4～12岁人脑电波发展的研究表明，大脑的发展有两个加速期，分别在5～6岁和13～14岁。而心理学研究表明，人的智力发展也不是始终匀速，一般可分为两个加速期。第一个加速期在学前期，第二个加速期在青春期。印度狼孩卡玛拉由于早期脱离人类社会，没有受到早期教育，尽管8岁后回到人类社会中，并经过精心的教育和训练，但要恢复一般人所具备的智力水平，仍非常困难。这充分证实早期教育的重要性。

（2）家庭教育。家庭是儿童出生后最早接受教育的环境，家庭教育在儿童智力发展的关键期起着决定性的作用。有人研究发现，母亲给孩子刺激的数量和质量，早在6个月的时候就对儿童的发展有重要影响。孩子6个月的智力水平和母亲与孩子交往所花时间的总量呈正相关。另外，父母的智力水平和受教育程度也影响儿童的智力发展。

（3）学校教育。学龄期儿童的大部分时间花在学校中。通过对知识和技能的掌握，人们的各种心理机能得到了锻炼。良好的教学可以促进能力发展，使学生变得更聪明，但不适当的教学也会妨碍能力的发展。

（4）社会教育。社会教育是指除了家庭和学校教育之外的其他社会因素对智力发展的影响。人们所处的社会环境不同，其所受的社会教育也不同，结果必然反映在他们智力发展方向和水平上的差异。

3. 实践活动

教育对智力发展的影响，是通过人的活动来实现的，即内在的心理活动和外在的实践活动。例如，音乐家的听觉差别感受性非常高，能在钢琴的两个相邻键之间分辨出 20～30 个中间音。这种惊人的能力的形成，是他们在长期的活动过程中，内部心理活动与外部实践活动不断相互作用的结果。关于这一点，我国古代思想家王充早就指出"施用累能"，即能力是在使用中积累的。他说：齐的都城世代刺绣，那里的平常女子都能刺绣；襄地传统织锦，即使不聪明的女子也变成了巧妇。这是因为天天看到，时时学习，手自然就熟练了。王充还提出"科用累能"，即从事不同职业的活动就积累了不同的能力。他说：谈论种田，农夫的能力高于一般人；谈论做买卖，商人的能力强于一般人。大量的事实资料表明，能力只有在实践活动中才能形成和发展，不通过实践活动，就谈不上能力的形成和发展。

4. 非智力因素

人在进行观察、记忆、想象、思维等智力活动时，必然有意识倾向性活动的存在，即有一定的动机、兴趣、情感、意志和性格等特征的存在，这些意向活动因素称为"非智力因素"。

非智力因素对于人的智力发展起着重要的作用，它是人的智力得以发展的主观原因与强大动力。一个具有崇高理想和信念的人，能够通过勤奋的学习和活动，使能力得到更好的发展。爱好与兴趣，是能力在某一方向发展的重要因素。

明确的动机、浓厚的兴趣、强烈的情感、顽强的意志和坚强的性格等，都能充分调动人的主观能动性，强化大脑皮质神经细胞的活力，加速智力结构的构成过程，使智力活动由被动状态变为积极的活跃状态，大大地促进智力的发展。所以，人的大脑经常处于积极的活动状态，是智力得以发展的重要因素。而饱食终日、无所用心、得过且过、逃避困难的人，他们的智力是不会得到充分发展的。如果缺乏一定的意向活动，即非智力因素不活跃，必然使人缺乏智力能源，影响人的智力发展。如果学习目的不明确、学习兴趣淡薄，见异思迁，浅尝辄止，懒惰、羞怯和自卑，就会大大影响智力的发展。

三、智力障碍的界定与分类

早在两千多年前，我国古代学者就把智力障碍称为"不慧""童昏""白痴"或"痴愚"，并提出了识别的标准。19 世纪以来，外国学者也曾用不同的名称来描述智力障碍：低能、痴呆、愚笨、智力不足、智力缺陷、智力发育不全等。这些都是指个体智力发展明显低于常态者的现象。

对于智力障碍的概念，各国学者有不同的解释。苏联学者认为，由于大脑器官损伤而引起的认识活动的持续障碍叫智力障碍。从这个定义不难看出，单从认识活动的障碍这一特征尚不能确定智力障碍，有些个体因为其他原因也可能出现智力发展落后、不够聪明等现象，但是只要他们的大脑器官没有损伤，神经过程是正常的，就不属于智力障碍；单就大脑器官损伤这一特征也不能确定智力落后，因为有些个体确实有过大脑损伤，但当这种损伤并未引起认识活动的障碍时，也不属于智力落后。因此，只有具备上述两个特征时，才算智力障碍。

美国学者认为，智商低于平均数的两个标准差以下，并在其发展过程中出现适应行为异常者叫智力障碍。自 1905 年 A. Binet 和 T. Simon 制订出第一个智力量表以后，通常用智商来描绘智力低下者。以韦氏量表来说，智商 70 以下为智力障碍（平均数为 100，标准差为 15，低于平均数的两个标准差即为 70），美国学者的定义是符合这一通常规定的。同时，这些智商低于 70 以下的个体，还伴有适应行为方面的障碍。

综合上述两种意见，可以认为，智力障碍是指由于大脑受到器质性损害或是由于大脑发育不全从而造成认识活动的持续障碍以及整个心理活动的障碍所表现出的适应行为方面的障碍。

一般将智力障碍分为两类：一类是由于各种有害因素导致的胎儿或婴幼儿的大脑不能正常发育或发育不完全，使智力活动的发育停留在某个较低的阶段，称为智力迟滞；另一类是在大脑发育成熟之后，由于各种原因使原来正常的智力受到损害，造成缺陷，称为痴呆。

四、智力障碍的流行病学

智力障碍者究竟有多少？许多国家都做过统计。在美国经常估计为 600 万左右，占美国总人口的 3%；苏联的报道是 1%～3%；英国的报道是 4‰。我国近 20 年进行过几次规模不一的普查，智力障碍的发病率不容忽视。单就痴呆的发病率来看，世界各国的统计率非常相似，占 60 岁以上人口的 5.7%左右，而且随年龄增加，发病率呈上升趋势。

中国科学院心理研究所早在 1977 年 1 月到 1978 年 1 月，曾对北京市的四条街道，即西城区丰盛胡同、东城区北新桥、宣武区牛街和崇文区体育馆路进行调查。心理所的研究人员与保健大夫、街道医务人员组成小组，先由街道医务人员提供病员名单，然后分别到街道医疗站和患者家里进行检查，着重了解病史和智力水平两个方面，同时对两岁以下的全部散居和集体儿童用 5%三氯化铁试剂进行苯丙酮尿症的初步检查。调查结果表明，四条街道平均发病率为 3.4‰，最高的牛街为 3.8‰，最低的是丰盛胡同

3.1‰。从男女发病的比例来看，北京四条街道的情况是 56：44，男性患者多于女性患者，这一情况与国内外资料是相符的。英国有一份材料男女之比为 9440：8015，大约 10 名男患者比 8 名女患者。我国四川医学院的材料显示男女之间的比例为 1155：720，大约是 10 名男患者比 6 名女患者。

据安徽、湖北、河北承德地区、四川、北京郊区等地的大面积调查判断，我国脑机能发育不全的患病率，随地区不同而有所差异，其范围可能在 3‰～30‰。

从 1987 年全国残疾人抽样调查材料看，其中智力残疾为 1040 万，占总人口的 1% 左右。

五、发生智力障碍的原因

智力障碍的发生追究其原因，十分复杂，因而有不同的分类方法。

有的按智力障碍发生的阶段分类，如我国心理学工作者将其分为产前因素、产程因素、产后因素和原因不明等。

也有的按病因性质加以分类，分为遗传因素、感染因素、化学因素、物理因素、母体本身因素和社会文化因素等。

世界卫生组织将智力障碍的病因分为十大类：

①感染和中毒；②外伤和其他物理因素；③代谢障碍和营养障碍；④产后的大脑疾病；⑤原因不明的产前因素或疾病；⑥染色体异常；⑦未成熟儿；⑧重性精神障碍；⑨心理社会剥夺；⑩其他和非特异性病因。

还有的将病因归结为出生前造成的先天性原因和出生后造成的后天性原因两类，认为两者的比例大致为 8：2，并按发生阶段列出具体病因，见图 5-2。

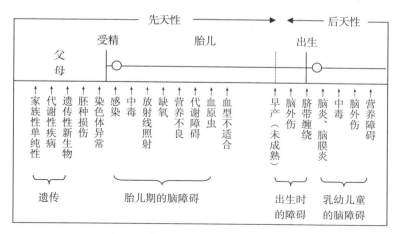

图 5-2　智力障碍先天性与后天性病因

综合以上各种研究，可以将发生智力障碍的原因大体归纳为以下几个方面。

1. 遗传

据我国的研究，遗传因素主要有两种：一种是家族性，占 25.52%；另一种是代谢性疾患。

（1）家族性。家族性是指先辈的遗传基因传给后代。这种基因如果是显性的，它的特点就几乎代代显现；如果这种基因是隐性的，就只在纯合的情况下才显现其特点。后一种情况，在近亲结婚的家族里最容易出现。由于近亲个体携带相同等位基因的机会高于远亲个体，因此近亲子女在不同等位基因上纯合的机会较其他婚姻所生子女为多。

例如，有一种幼儿性黑蒙性白痴，患者在 4~7 岁视力减退直至失明，接着感觉、智力和体力相继丧失。大约 10~12 岁后便死亡。在这类患者的父母中，亲堂表兄妹的频率大约为 15%。甚至还有一病例，发生在第三代堂表兄妹婚姻中。

（2）代谢性疾患。先天性代谢紊乱是因为缺少酶造成的。人所共知，蛋白质的代谢是在酶的作用下完成的。如果缺少促进蛋白质代谢的酶，蛋白质的代谢就会发生紊乱。而这种酶是由基因控制的，因此它也是一种遗传性疾病。

例如，有一种先天性碳水化合物代谢紊乱病，叫半乳糖血症，它是由于缺少一种作用于半乳糖的酶引起的。正常人拥有产生半乳糖－1－磷酸尿苷转移酶的基因，可将半乳糖的衍生物转化为葡萄糖衍生物。而该基因的异常等位基因纯合的儿童，因缺乏这种酶而使半乳糖的衍生物在体内积累，婴儿出生后立即遭到肝损害和智力损害。

又如，无氧糖酵解和糖原异生之紊乱、含硫氨基酸代谢障碍、脯氨酸和羟基脯氨酸代谢紊乱、有关甘氨酸代谢紊乱、组氨酸代谢紊乱也都是由于缺少相应的酶造成的。它们也都可能影响智力，表现为智力障碍。

当然，正如以前所提出的那样，这类疾病的发生也不是遗传因素单独起作用的结果。患有半乳糖血症的婴儿，可以通过从饮食中除去半乳糖而得救，患有苯丙酮尿症的婴儿，可以通过服用低苯丙氨酸食物而避免智力的衰退。

2. 染色体异常

在发生智力障碍的原因当中，染色体异常是较多的一种。例如，中国科学院心理研究所与遗传研究所、首都医院等单位协作进行研究，发现在 150 个病例中，就有 45 个属于染色体异常的。后来的研究发现，发病率高达 9.5%。

染色体异常包括染色体数目增多、减少，或者染色体缺失、重复、倒位、易位、镶嵌等结构上的改变，均可导致智力障碍。

染色体异常有许多种类型，如先天愚型、猫叫综合征等。先天愚型，即 Down 氏综合征，是人们最早知道的和遗传变异有关的典型的由于染色体异常所导致的智力障碍疾病。正常人有 46 条染色体，而他们有 47 条染色体，一般是 21 号染色体为三体，比正常儿童多一个。先天愚型的典型外貌是身材矮小、头围小、婴儿期常伸舌头、舌的沟纹粗而深、两眼间距离大、鼻梁平、耳壳小、高腭弓、指趾畸形、小指二节或三节、末节向内弯曲，语言不流利，抽象思维能力差。

患猫叫综合征的小儿，一般表现为染色体缺损。据放射自显影以及荧光或染色测定，该病是由于 5 号染色体短臂缺失引起的。该综合征的特征是哀伤的、持续的哭叫，有些像猫的叫声，故称为猫叫综合征。患者身体和智力都异常。

染色体异常是由多种因素造成的。据对先天愚型的研究，其原因也是包括遗传和环境两个方面。在环境的因素方面，一是高龄产妇，二是孕期不良的环境影响，如 X 线照射、病毒感染、化学物质中毒等。在遗传方面，是母体与胎儿间不利因素相互作用而引起的。

3. 胎儿期的不良影响

人的生命是从一个受精卵开始的。从生命开始，人的神经系统有一个发生、发展和成熟的过程。人脑成熟以后一般比较稳定，不易遭受内外环境的影响，但在脑发育阶段却容易受到不利环境的影响。

（1）感染。母亲怀孕初期患风疹，可能破坏胎儿的正常发育。有人曾观察了 78 个儿童的母亲，她们在怀孕最初三个月患风疹，结果这些儿童大部分患有先天性心脏病、白内障、智力障碍。母亲在孕期患流行性腮腺炎、水痘、传染性肝炎以及其他病毒传染病和细菌传染病，对胎儿发育都不利。

（2）中毒。母体的慢性中毒，如化学物质（汞、铅）、药物（包括农药）、酒精中毒，也会破坏胎儿的胎内发育，并最终影响儿童的智力，常可导致智力障碍。孕妇服用过量的化学药品，如麻醉药、抗肿瘤药和堕胎药等，也影响胎儿的正常发育。

（3）放射线照射。母亲怀孕期间，如果受到放射线的照射或 X 光照射，会对胎儿产生很大的危害。有人援引日本广岛和长崎经过原子弹轰炸后出生儿童的资料，证明这种照射使儿童智力发生障碍并伴小头畸形。

（4）母亲本身的因素。孕妇妊娠期间呕吐严重，或因饮食习惯，或因生活条件，以致造成某些主要氨基酸和维生素缺乏，常会引起胎儿发育不全。母体缺碘，婴儿常患有先天性呆小症。此外，母亲孕前或孕期患有内分泌病，如甲状腺亢进或不足，垂体、胰腺疾患，由于母体不正常代谢的结果常常造成胎儿中毒，也能出现上述情况。

（5）母体和胎儿血型不适合。许多文献都记载了母亲和胎儿的血型不适合而产生新生儿溶血病。据我国的调查，该病总发病率为 1.5%。这种患者常常出现不同程度的智力落后，伴有耳聋、锥体外系运动的障碍。

总之，母亲在怀孕期间，感染、中毒、受放射线照射，以及母体因素而造成的代谢障碍、营养不良、缺乏维生素、血型不适等不利的环境，都能影响胎儿大脑的正常发育，常常导致智力发育障碍。

4. 出生时的障碍

除了上面指出的产前因素外，还有产程因素对新生儿带来的各种大脑伤害。

（1）未成熟儿。根据世界卫生组织的规定，体重低于 2500 克的新生儿，或者胎龄不足 37 周而娩出者，被称为未成熟儿。研究发现，此类儿童神经系统发生异常的比率是正常儿童的 3 倍。追踪研究表明，6~7 岁的智力障碍儿童中，70% 原来是未成熟儿。此类儿童由于躯体发育不全，影响了他们智力的发展。特别是其中体重低于 1500 克者，发生智力障碍的可能性很大。

（2）脑外伤。分娩时产程过长、羊水早破、负压引产和产钳助产而造成的头部外伤，常伴有智力障碍。

（3）脐带缠颈。分娩时脐带缠颈而出现窒息缺氧。研究发现，凡是出生时有缺氧情况的儿童，智力落后，注意力不集中，认识能力差。而且缺氧的时间越长，对儿童的损害也越大。

以上几种情况，经常影响大脑机能的正常发育。但也有人认为，分娩时发生的颅内出血、窒息等情况，除了机械性产伤以外，常常是因胎儿大脑组织在胎内发育期间受到损伤而造成的。产程过程的种种情况，只是使病因复杂化、加重而已，并非发病的根本原因。

5. 儿童期的不良影响

（1）脑炎。患脑炎后，因大脑组织受到不同程度的损伤，常引起不同程度的智力障碍。

（2）脑外伤。婴幼儿期的头部外伤，也是智力发育迟滞的原因之一。

（3）感染。乳幼儿时期的各种感染，如梅毒感染等。

（4）营养障碍。出生后营养摄入量不足，或吸收、代谢方面的障碍而影响大脑细胞数量和质量的发育。

（5）社会-文化因素。与社会隔绝，特别是婴幼期不与社会接触，也是造成智力障碍的后天因素之一。如我们前面提到的野生儿、人为的早期与世隔绝实验，均属于社会-心理因素所造成的智力障碍。

（6）患有大脑进行性疾病。据苏联学者的研究，大脑患有进行性疾病，如神经系统的风湿性损害、癫痫、精神分裂、脑积水等，也能影响儿童智力的发展，成为发生智力障碍的后天因素之一。

6. 痴呆的病因

以上五个方面从不同的角度阐述了引起大脑发育不全的原因，这些原因使智力的发育停留在较低的阶段，造成不同程度的智力迟滞，这是导致智力障碍的一个方面。另一个重要方面就是在大脑发育完全成熟后，使智力受损形成痴呆的诸多因素。常见的病因归结如下：

（1）脑变性疾病。此类疾病包括皮克病、阿尔茨海默病、多发性硬化症等。

皮克病（Pick Disease），又称局限性脑萎缩症，多见于额叶及顶叶。显微镜检查可见神经细胞退变。发病年龄多在 40～60 岁。

阿尔茨海默病（Alzheimer Disease），又称弥漫性大脑萎缩症，镜下检查可见神经元纤维变化，神经元纤维缠结和嗜银染色的小体与老年斑。本病在中老年期发生。

（2）脑血管性疾病。比如多发性脑梗死痴呆就是其中之一。该病又称动脉硬化性痴呆。由于反复多次脑缺血发作或多发性脑梗死而引起的脑组织，特别是联络纤维的损坏，导致大脑机能受损而出现智能衰退。发病年龄多在 50～70 岁。

（3）脑外伤。脑外伤、脑挫伤、慢性硬膜下血肿而引起的，如拳击性痴呆，其又称 Homen 化综合征，或拳击手脑病综合征。因反复慢性脑外伤导致弥漫性脑皮质损害和基底节损害。

（4）感染。如麻痹性痴呆就是一种因梅毒螺旋体直接损害脑实质而引起的痴呆。潜伏期一般为 5～20 年。

（5）肿瘤。额叶、颞叶、胼胝体等肿瘤。

（6）脑积水。包括交通性（正常脑压性、高压性）和非交通性，正常颅压脑积水就是其中之一。

本病是在颅内压正常的范围内，因脑脊髓循环障碍导致脑室内压力增高、脑室扩大的一种弥散性脑病。多继发于脑外伤、蛛网膜下腔出血、脑膜炎等。亦可于无任何颅脑疾病情况下发生，这可能与脑老化有关。起病亚急性，经数周乃至数月，症状充分发展。

（7）中毒、缺氧和代谢障碍。如酒精中毒性痴呆就是其中的一种。该病由于慢性酒精中毒而产生明显的记忆力和智力障碍。

总之，机体内外的各种有害影响，使大脑机能出现全面而持久的障碍，是痴呆的致病原因。

可以看出，智力障碍的原因虽然多种多样，但概括起来都是由于生物因素与环境因素所造成的大脑机能发育不全或大脑机能损伤。这种智力障碍，同正常智力发展一样，也是由生物因素与环境因素两方面决定的，是二者间相互作用的结果。

第二节　常见的智力障碍的心理特点

我们已经提到，智力障碍包括两大类：一类是智力迟滞，另一类是痴呆。下面分别介绍这两种智力障碍的心理特点。

一、智力迟滞的分级与心理特点

（一）智力迟滞的分级

根据国际疾病分类第十次修订版（ICD-10，1986，WHO），智力迟滞可分为5级，见表5-2。

表5-2　智力迟滞分级

等级	智商（IQ）
边缘状态	70~79
轻度	50~69
中度	35~49
重度	20~34
极重度	20以下

1. 轻度

智商分数在50~69之间者，是智力迟滞者中人数占最多的一类，约占智力迟滞总数的80%，大致相当于"能教育"者。他们在学龄前期（0~5岁）能发展社会和交往技能，在感觉运动方面的损害不严重，一般难与正常儿童相区别；到10岁多时能进入学校学习，能读完六年级；成年后，一般能掌握社交与职业技能，从而达到低水平的生活处理，但在非常的社会或经济压力下，需要有指导和帮助。其中有些患者在精神因素作用下可出现行为障碍或精神病样发作。

表 5-3　美国精神病学综合教科书介绍的发育特征判定表（供分级参考）

程度	0～5岁	6～20岁	21岁以上
极重度	显著迟钝，感觉及运动方面的功能呈最低限度能力，生活完全需他人照料	具有一些运动功能，可接受极为有限的生活习惯及自我照顾的训练	有一些运动功能及少许语言功能，可达到极有限的自我照顾，终生需人照料
重度	运动发育不良，极少有自我表达能力，一般不能训练到自我生活照顾，很少或没有交际技巧	能说话，可学着表达自己的意思，能训练养成最基本的卫生习惯，可从系统性习惯训练得到好处	在全面监护下，可有部分自我照顾能力，也可发展最低水平的自我保护技巧
中度	能用语言表达自己的意思，运动发育尚好，经过训练可学会自我生活照顾，但仍需监护，社会意识也较差	经过训练可学会一些社交及职业技巧，不大可能超过小学二年级的成绩，在熟悉的地方可独自外出	在有保护的条件下，可以做些非技术性或半技术性工作来自己谋生，在轻度社会或经济压力下即需监护和指导
轻度	有社交及表达能力，感觉运动的迟钝极小，一般要到较大年龄才能发现其异常	到10岁以后可学会相当于小学六年级的成绩，在指导下可达到和社会要求相一致的适应水平	具有维持较低生活水平所需的社会及职业能力，但在不寻常的社会和经济压力下需要指导和帮助

2. 中度

智商分数在 35～49 之间者，人数约占智力迟滞者的 12%，大致相当于"能训练"者。他们在学龄前能学会说话及与人交往，但对社会习俗认识很差，在自助（生活自理）上可因训练而获益，能在中等程度的监护下照管自己。学龄期可部分接受社会与职业的技能训练，但在校学习到二年级后便难以升级。成年后，在保护性工厂可以从事一些非技术性的简单劳动，但在轻微的社会或经济压力下即需监护和指导，很难达到完全独立生活的程度。本组患者大多数可发现器质性病因，癫痫、神经系统和躯体障碍也很常见。少数出现儿童孤独症或其他精神障碍。

3. 重度

智商分数在 20～34 之间者，人数约占智力迟滞者的 7%。往往具有某些躯体畸形及神经障碍，以癫痫多见，因此常在出生后不久即被发现。年龄较大的儿童可有一些语言功能，可说些简短的语句和表达自己的意思，但极少交流性词语，并缺乏抽象概念。患者经过长期的训练可学会基本的卫生习惯，但即使经过训练也很难达到自理，仍需要他人照料，基本上丧失了学习能力。这类患者情感幼稚，情绪反应容易过头，但能够躲避明显的危险。长大以后，可在监督之下做些简单的体力劳动。

4. 极重度

智商分数在 20 以下者，在全部智力迟滞中不足 1%。多兼有明显的躯体畸形或神经障碍，他们通常不能分辨亲人，不能表示最简单的需要，情绪反应极为原始，只会在不愉快时发出喊叫声，基本上没有意志活动，不知道躲避明显的危险，终生生活需全部由他人照料。他们没有语言功能，顶多能说些简单的单词，如"爸""妈"等，但声音没有针对性，并不能真正辨识爸妈。感知觉明显减退，对周围一切视而不见、听而不闻，有时虽然遭到火烫或严重创伤也似乎无甚痛苦，运动功能也极差，有的甚至不会站立和走动。约 50%的患者有癫痫发作，常早年夭折，因此成年人很少见。

（二）智力迟滞的心理特点

智力迟滞者的心理活动存在较明显的障碍，其基本症状是智力低下与社会适应能力欠缺。实际上，智力迟滞的人其缺陷并不只限于智力，而是整个心理都有障碍。

1. 感知觉方面

智力迟滞者在感知觉能力方面通常是降低的，而且其降低程度与智力迟滞的程度成正比。严重者感知觉不仅极为迟钝，而且经常倒错，但感官并无病变。他们不能分辨刺激物，如食而不知其味；对于颜色就像幼儿一样只能辨认红色，听觉不但不及正常儿童灵敏、迅速，而且听觉分化程度也很低；痛觉迟钝，往往受伤不知其痛，就是生病时也较少表现出主观感觉上的不适感。有些人喜欢寻求强烈刺激，如痛觉刺激，故常会出现自伤行为。轻症病例的感知障碍较轻，但视觉及听觉的敏锐性不如常人，尤其视知觉缓慢、迟钝，对于环境中的细小变化、事物间的微小差别，则不能精确及时地察觉，给人以鲁钝笨拙之感。

2. 记忆方面

智力迟滞程度较轻者并不影响其记忆能力，但兴趣范围的狭窄、注意力不集中以及理解力的缺陷，使得这些儿童在记忆方面，无论识记直观材料或是文字材料，进展均很缓慢，再现不准确，遗忘却很快。有研究者让弱智学校一年级学生记知觉不太复杂的物体，然后令其凭借记忆再现图形，结果物体的许多带有特征性的部分都没有在图画上出现，多则旋转了 180 度。程度较重者的学习和记忆能力极差，其学习速度十分缓慢，只有在极其耐心和得当的训练之下，才会学到一些与人交往的技能，或掌握一些简单的语句。

3. 思维方面

重度智力迟滞者几乎全无思维能力。轻症患者对于事物的认识比较简单，其特点是受事物具体形象或表象的束缚，多集中于具体事物或感觉表象上，不能理解现象背后的本质特征。他们只有把各种事物同具体情境联系在一起时，才会理解其意义。智力迟滞者思维的另一个特点是缺乏明确的指向性，他们往往不能有的放矢地进行思维，某项活动或解决某个问题的过程一旦开始之后，便很容易"忘掉"活动的目的，不能坚持地进行连贯的思维，好像做事没有目的，犹如驾着一辆没有方向盘的车子，很快就偏离了最初的目标，往往使活动半途而废。

4. 情感方面

轻度智力迟滞者的情绪反应基本正常，但一般只有一些较原始而简单的情绪，缺乏复杂、高级的情感，在情绪、情感的表达上，常常采用粗俗、简单的方式；极重度者的情绪反应则表现为表情愚蠢、不辨亲疏，受刺激时只知道发怒、叫喊，或者情绪倒错，哭笑不定，容易冲动，有时会暴怒，他们常因些微小事件或似乎无缘无故的情绪激动，给人以喜怒无常的感觉。

5. 行为方面

智力迟滞者常常表现得很固执、刻板和墨守成规。很多患者从小就表现出行为方面的障碍，他们行为呆板，对外界事物缺乏好奇心，遇事缺乏灵活性，思维呆板，不会变通。在日常生活中，往往表现依赖性大，容易以自我为中心，对自己估计过高；他们喜欢别人夸奖自己的工作和人品，只要满足了他的某些微小的虚荣心和愿望，举止就十分温顺，听人支配；但这些人适应新环境的能力极差，缺乏自制力，容易轻信别人，故常会被人利用而进行犯罪行为，如被教唆去偷盗、窝赃、放火、攻击别人，或沦为娼妓，但由于其行为幼稚、笨拙，对外界环境变化反应迟钝，又极容易被人发现。

关于智力迟滞，还有一种罕见的情况，即所谓的"白痴学者"。其特点是在智力普遍低下的基础上，存在着个别突出的才能，这些才能甚至可以远远超出一般人的水平。以下是有文献记载的最好病历。

当 L. 11 岁的时候，他母亲第一次带他去进行心理学和神经精神病学的检查。这一个案从 1937 年随访到 1943 年。6 年中的医学检查表明他身体健康，躯体发育良好，没有发现任何神经系统障碍，其 EEG 是正常的。但是他的智力测验却发现了许多自相矛盾的地方。在比纳量表中智商为 50，属于中度智力迟滞。他在校功课始终不及格，对课堂活动几乎毫无兴趣。他的一般常识极度匮乏，他只认识很少的字。几乎完全缺乏逻辑推理和解决问题时的抽象能力。而另一方面，L. 具有一种不同寻常的能力。他能不加思考就说出从 1880 年至 1950 年间任何一天是星期几。他几乎可以迅速地顺序或倒序地拼出任何念给他的字，而不一定非要知道它的意思，也没有想知道的愿望。L. 的算术能力也是特别的，他能正确地加算两位数字，他也能迅速地做出加 16 的计算，如 1、17、33、49 等。这个孩子还有一种很发达却不同寻常的音乐能力，他能够用钢琴演奏许多他听过的曲子，例如贝多芬的《月光奏鸣曲》。另外，当给他播放几幕歌剧后，他可以伴随着用意大利语歌唱，他并不懂这种语言，只是在语言上模仿。

1988 年湖州市精神病院的刘坚白等人报告一例 19 岁男性患者，用韦克斯勒智力测验对其进行测试，结果发现：言语 IQ 为 91 分；操作 IQ 为 85 分；全量表 IQ 为 87 分。整个测验中，算术测验得了满分，且心算能力特别强。1990 年在南京发现一个男性青年，其 IQ 得分为 57 分，但对日历星期几乎可以对答如流；他能记住其父工厂里所有汽车的牌号，并将牌号与司机一一对上；家里的水费、电费，由他计算，从不出差错。该患者 10 岁时才开始摇摇摆摆地走路，12 岁才开始说出一些简单的词。

二、痴呆的特点

痴呆患者与智力迟滞者的不同之处在于其有过良好的智能而在后天某一时期逐渐发生智力减退。痴呆早期首先表现为创造性思维受损，对复杂多变的环境适应能力降低，继而抽象推理能力减退，言语动作趋向迟缓，判断常有错误。可有以下表现。

（一）记忆和定向障碍

痴呆患者的早期症状为记忆减退，其特点是近事遗忘先出现，记不住就近发生的事，易失落物品，如刚说过的话；做饭重复放佐料或忘放佐料，做完饭忘记关火，用水后忘关水龙头；出门忘锁门或门锁了走几步又回头去看看是否锁了，即古人所谓"忘前失后"。对原有的工作不能胜任。病情进一步发展，记忆力障碍也同时发展，远期记忆力也受到损害，记忆力部分或完全消失，如有时或长期不能正确回答自己和亲人、子女的姓名、年龄及成员间的关系和称呼，记不清自己的经历等。记忆障碍加重，可出现虚构症状。此外，可出现时间、地点的定向障碍，这种情况尤其多见于患者突然迁居之后，由于对环境陌生，不易辨认方向，因而显得失魂落魄，不知所措。

（二）思维和判断障碍

患者抽象思维能力下降，不能概括事物的特征。有时出现失语、失认、失用等皮层功能障碍，言语断续，几乎无法听懂其意义。此时患者更可出现透视图形的能力发生障碍，当令患者描画一个立方体图形时，他只能画一个平面，甚至是一条弯弯曲曲的线条。

（三）情感障碍

脑萎缩、痴呆最棘手最常忽视的临床表现是精神行为症状。人们常关注脑萎缩、痴呆的认知功能损害症状，如记忆力、智能和语言能力，对痴呆的精神行为症状，即偏执、情绪不稳定、无目地的漫游、攻击、破坏和吵闹等行为认识不足。情感障碍、性格行为的改变总发生率为 70%～90%，其中妄想的发生率为 20%～73%，身份识别错误为 23%～50%，幻觉达 15%～49%，抑郁多达 80%，躁狂为 3%～15%，人格改变多达 80%，行为问题达 50%，攻击/敌意达 20%。无故忧虑、抑郁、焦虑、烦躁、苦闷、悔恨、感情脆弱、易哭、易笑、强哭、强笑、欣快、妄想、幻觉等。

抑郁是老年期痴呆最常见最复杂的症状之一。以抑郁为痴呆的前驱症状，常发生在疾病的最初三年内。

有抑郁患者比无此症状的患者认知损害轻，且脑 CT 显示脑萎缩程度轻，提示认知功能保持较好的患者对其日渐加重的痴呆有较清楚的认识。脑卒中后抑郁与左侧大脑半球前部损伤有关。

抑郁多见于疾病的早期，幻觉、妄想多见于疾病的中期。老年期痴呆许多症状的发生是以认知症状为基础的，如被窃妄想多见于记忆力障碍时忘记将物品放置何处而续发的。同样，因人物定向障碍，不认识家人，而认为他们是骗子、是冒名顶替者。

40%的患者在整个疾病过程中有妄想症状。妄想内容较精神分裂症简单。妄想既可为原发性，又可为继发性（如出现在心境障碍、幻觉或记忆力障碍之后）。有趣的是有妄想的痴呆患者虽有健忘，但其妄想内容常常固定不变，似乎一个妄想内容被忘却，同一内容的妄想又继续再生。研究发现，妄想以被害妄想居首位，其次为被窃、嫉妒及夸大妄想。其他常见的妄想还有被遗弃妄想、配偶是冒名顶替者、住所不是自己的家等。研究发现妄想发生在老年期痴呆病程的早期到中期（起病后平均 2～4 年），即痴呆是轻度或中度的时候，当重度痴呆时妄想消失。妄想经常导致攻击行为，特别是对阻止患者不受妄想影响的护理人员进行攻击。伴妄想的老年期痴呆患者较无妄想的患者具有相对完整的注意力，但语言能力（命名）较后者差。核磁共振（MRI）显示妄想的患者皮层下损害明显分布于左侧，无妄想的患者皮层下损害则为双侧对称性。伴妄想的患者皮层损害为双颞叶明显，无妄想的患者双额叶明显损害。

老年期痴呆患者幻觉的发生率较妄想少，多数研究报道幻觉的发生率在7%～49%。有关报道幻视的发生率为 16%，幻听为 14%，幻触、幻嗅等为 5%。研究中发现幻听的出现率为 26.3%，幻视为 9.2%。幻觉常常发生在周围感觉丧失的痴呆患者中，如耳聋或视力减退。有幻觉的痴呆患者行为障碍的发生率较无幻觉者多。

焦虑激越和坐卧不宁。发生在许多老年期痴呆疾病的后期，认知障碍越严重，患者越有可能出现这组症状。可以作为原发症状单独出现，也可以继发于抑郁、妄想或幻觉。某些患者的这种焦虑、激越是继发于对丢失物品的关注，患者到处走动，无目

的地在抽屉和壁橱内搜索。躁狂痴呆的躁狂症状相对少见，老年期痴呆的患者中 3.5%
有躁狂症状，这些躁狂症状与大脑 CT 显示的半球间裂增宽相关，提示这类症状属于因
额叶病变所致。

淡漠和退缩。情感淡漠常见于额叶或皮层下受损的痴呆，痴呆患者参加活动少，回
避与人交往。当他们具有语言功能、视空间技能、听力、视力受损时，可以变得退缩、
孤独，因为他们没有与他人交往的能力。

（四）人格改变

常被家人发现而被重视。如患者变得孤僻，不主动或不喜欢与人交往，不愿意或
不多说话，没有理想或欲望，对周围事物逐渐淡漠，不关心、无兴趣。意志薄弱，对
生活缺乏信心。以个人为中心，表现自私、主观，如一切为自己着想，不让配偶上班、
不让子女回家而陪伴自己；自己喜欢吃的东西不让亲属吃（如老伴、子女）。对自己的
健康、安全特别关心，常因身体微小的不适或事情与他人争执不休、纠缠不清。行为
与其身份与原来的素质修养不相符，生活习惯刻板怪异、幼稚，如与孩子争吃东西，不
讲卫生，不洗手，不洗澡，衣帽不整；有的双手抓大便到处乱抹；有的过分干净，有
的常去厕所、常洗手、常刷牙等。过分关心与自己无关紧要的事，说话啰唆、重复，说
废话、假话，言语杂乱，自言自语或大声喧闹，重复做一件事或一样的动作。敏感多
疑见于痴呆不严重时期，疑心别人在议论他、有人拿他东西、东西被别人偷，把钱层
层包好收藏起来，有的放到枕头里、被子里、墙缝里、鼠洞里，最终连自己也找不到。
有的怀疑子女不让他吃好的，对他不好；有的刚吃饭，有人问时他说没有吃或说子女
不让吃，因此事而引起家庭或亲属间的矛盾，有的对某一子女变成敌对情绪，在他人
的参与下使矛盾激化，严重的让法院解决。有的患者认为自己很穷，明天就没有吃的。
多疑现象是短暂的，不系统的。随着病情（痴呆）加重，多疑减轻或消失，有时出现
一过性幻觉；羞耻感、光荣感减退，如在门前、大街随地大小便，无故骂人，拿别人
的东西，出现攻击性行为。睡眠障碍常见，表现为睡眠倒错，白天精神不振、瞌睡，夜
间兴奋不眠，深夜无故叫醒家人或夜里手打床、被，吵闹不安，有的到处乱跑（走）而
影响家人和邻居。有的因更换或突然改换环境、更换看护的人等，促发精神症状急剧
变化，发生意识模糊、躁动不宁等谵妄为主的性格改变。

人格改变发生于老年期痴呆早期，表现为固执、偏激、自私、依赖性、对亲人漠
不关心、情绪不稳、易激惹、因小事而暴怒、无故打骂家人，进而缺乏羞耻及伦理感，
不讲卫生，常常拾捡破烂、藏垢纳污以为奇世之宝，乱取他人之物据为己有，争吃抢
喝恰似孩童。病情严重时，可表现为本能活动亢进，当众裸体，甚至发生违法行为。

（五）行为症状

行为症状对患者的照料者构成极大的负担和威胁。这组症状发生在阿尔茨海默病病程的后期，随着痴呆程度的加重，行为障碍加重。痴呆患者常见的行为症状包括不停地徘徊、无目的的漫游、语言攻击、暴力行为、不适当的性行为、哭泣、喊叫、夜不眠、大小便失禁等。研究观察发现，老年期痴呆患者记忆障碍发生后，行为症状的潜伏期分别是：激动、活动过度为 39 个月，步态异常为 47 个月，哭泣为 48 个月，无目的的漫游为 50 个月，睡眠障碍轻微 51 个月，暴力行为 64 个月，便失禁为 67 个月。

对不停地哭喊研究发现，此症状与认知功能和自理能力损害的严重性有关。大声叫喊有时可能是未被人们发现的疼痛所致，因此要进行仔细全面的体格检查，包括关节、长骨等处的仔细的触诊，以明确是否由骨折所致，口腔及其他局灶部位也应做彻底检查。哭泣喊叫可能与患者难以进行语言表达及孤独感有关。难以控制的哭喊多见于血管性痴呆，而非老年期痴呆病。提示大声的哭喊可能由某种特殊的大脑局灶病变所致。对行为症状解剖相关部位研究，显示颞叶萎缩与攻击行为有关，漫游与额叶、颞叶萎缩及第三脑室扩大有关，性活动增强与额叶功能释放有关。

（六）智能减退（皮质高级功能障碍）

较早出现抽象思维能力，分不清时间、地点与方向，概括力、综合分析力、理解力、判断力、识别力、计算力等智能全面下降。已获得知识不能再组织和再用，看不出事物的本质，不能判断安危正误，如原为家庭主妇，把垃圾倒锅里、床上，在痰盂里洗手，叫画中人出来。计算力明显下降，数数常数错，不会简单计算，不知钱的单位；购物时多买东西、乱买东西，随意地与别人签约。把裤子套在头上，短裤穿在长裤外面，穿衣服分不清前后，不会系裤带、鞋带，以前用过的工具不会用。有的出现认识不能（失认），不能辨认亲属、朋友的面容，甚至不认识镜中的自己，叫镜中的人出来，把东西给镜中人吃。可是患者通过听取亲属、朋友的声音，能毫不费力识别这些面容的主人，如爱人、子女。有的认识亲友、物体，但叫不出姓名称呼或名称，甚至不认识亲属或认错人，如把儿子称为父亲或兄弟等。有的出现失读，如吃饭说成饭吃，电话说成话电。不主动进食、拒绝进食、异食、挑食、拣食，吃饭不知饥饱。拒绝就医，拒绝吃药；有的有服药的愿望；有的裸体，发生与性相关的问题，有炫耀金钱等财富的愿望；认为死去的故人依旧活着；不知道已从岗位上退休；对着电视节目或镜子讲话、发怒、指手画脚。拼命打电视、按电话键，撕毁衣服布料，敲打东西，开水龙头等。

对于身体识别错误，有人将此症状归为幻觉或妄想，但也有人认为痴呆患者的身份识别错误往往具有特殊性，应视为一种独立的症状类别。23%～50%的痴呆患者有此症状。患者往往混淆现实与视觉的界限，不能从面容辨认人物，将自己的妻子错认为自己的母亲，甚至将镜中的自己错认为陌生人。曾有患者面对镜中的自己询问"你是谁"，错认为窃贼侵入而一拳击碎镜子。身份识别错误是由于认知功能缺损引起的，可能有特定的神经病理学基础，可能涉及顶叶病变。研究发现年龄较轻和发病年龄较早者往往有此症状。

第三节　智力障碍的诊断与治疗原则

一、智力障碍的诊断

对智力障碍患者的诊断首先要区分是智力迟滞还是痴呆，也就是说要区分是智力发育时期各种因素引起的智力衰退，还是在智力发育成熟后由于各种因素导致的智力损害；其次需要详细收集患者的成长发育史，以及他们在各年龄阶段的言语、思维、计算、情感和行为动作的发育程度或与之相关的现病史；最后对其做详尽的精神和体检检查，并重点对智力活动进行检查，包括学习能力和适应社会生活各方面的能力。

（一）智力测评

智力的高低与是否正常，在一个人的生活、学习和工作中占有极为重要的地位。因而，对智力障碍的诊断是一个关系重大的事情，不可草率从事。

从20世纪初以来，为了鉴别智力发育是否迟滞，心理学家们创造并使用了心理测量的方法，其中主要的是智力测验量表。对于年龄较大的儿童，国内外一般采用比纳-西蒙智力量表、韦克斯勒学龄儿童智力量表以及韦克斯勒学前儿童智力量表；婴儿时期的智力情况不易检查，这一阶段的智力发育与神经系统、运动及语言的发育密切相关，因此对于婴儿的智力检查主要是观察婴儿的发育情况，目前常用的诊断工具有格塞尔发育量表、贝利量表和丹佛发育筛选量表。

（1）比纳-西蒙智力量表是给3～16岁每一年龄组的儿童制定若干项目，进行言语测验和操作测验，作为该年龄组在智力正常时所能达到的标准。然后根据被试所能达到的智力年龄，按照下列公式求得智商：

$$智商（IQ）=\frac{智力年龄（MA）}{实际年龄（CA）}×100$$

如果儿童的实际年龄与智力年龄正好一致，那么他的智商便是100。大多数人的平均智商是90～110。超过110，属于高智能；80～90，属于迟钝；70～80，属于临界状态；70 以下就是智力迟滞了。

（2）韦克斯勒智力量表包括韦克斯勒成人智力量表、学龄儿童智力量表和学前儿童智力量表。这些智力量表各包括若干分测验，组成言语和操作两部分，合起来的全量表分代表整个智力水平。韦克斯勒智力量表的一个重要特点是放弃了智龄概念，它所采用的智商不是智龄与实际年龄之比，而是离差智商。这是一种用平均数和标准差来计算的智商。

$$智商（IQ）=\frac{15\times（X-M）}{SD}+100$$

其中，X 为被试在测验中所得分数，M 为平均数，SD 为标准差。这一离差智商假定，每一年龄组的平均智商为 100，标准差为 15。当测验对象的 IQ 为 90～109 时，表示中等智力；高于 110，属于聪明、高智、超高智；80～89，属于迟钝；70～79，属于临界状态；70 以下就属于智力缺陷范围了。

（3）格塞尔发育量表是美国心理学家格塞尔（A. Gesell）所编制的，他根据数十年系统地对婴幼儿行为的观察，于 1940 年发表了格塞尔发育量表。这个量表适用于测量 4 个星期的新生儿到 3 岁婴儿的智力，测验内容包括运动、适应行为、语言能力和个人—社会交往 4 大方面的情况，分别在婴儿出生后的 4 个星期、16 个星期、28 个星期、40 个星期、52 个星期、18 个月、24 个月和 36 个月时进行测量。格塞尔认为上述 8 个月龄为关键月龄，婴儿在这 8 个月龄处于发育过程的转折关头，因而最具测量意义。

格塞尔量表共有 63 个项目，再按不同月龄分为 8 张分量表，测验时即以这些分量表为工具，其他月龄的测量可参照这 8 张分量表，从中选出与被试年龄最接近的那张进行诊断。测量的结果可以区分婴儿的智力发育是否正常，是否存在智力发育不全或智力迟滞。

（4）贝利量表的全称是贝利婴儿发育量表。该量表是贝利于 1933 年发表的，其适用范围为 2 个月到 30 个月的婴幼儿。本量表有 3 个分量表：智能量表，着重于测量适应性行为、语言能力和探究活动；运动量表，主要是大运动和精细动作的项目；婴幼儿行为记录，其中有每个月龄婴幼儿个性特征发育的记录。

贝利量表共有 244 个测量项目，其中智能量表 163 项、运动量表 81 项。通过测量可以得到被试的"智能发育指数"和"心理运动发育指数"，据此可判定被试的智能发育水平和运动发育水平，从而得知被试的智力发育是否正常。

（5）丹佛发育筛选测验是美国弗兰肯堡与多兹共同制定的一种筛选测验，发表于1967 年。此测验适用于初生到 6 岁的儿童，共有 105 个项目。分别测量大运动、精细动作、语言能力和个人−社会行为四大方面的行为。它的目的是进行智力筛选，而非诊断。筛选是筛出一个智力发育的大致范围，把被试区分为正常、可疑和异常三类，然后对可疑对象再使用其他智力量表进行诊断性检查，以便最后确定其智力是否正常及智力迟滞的等级。

（二）社会适应能力评定

标准化的智力测验用于测量儿童的智力发育水平虽然获得成功，但把智力测验看成万能的尺度是不正确的，企图通过一次智力测验决定被试的命运更是要不得的。一方面由于设计的测验项目只是心理学家认为能够反映智力的项目，另一方面被试在测验当时的心理状态、时间、条件等因素也有一定的影响，因此 IQ 所反映的情况不一定全面。因此，多数人主张评判智力的高低，除了使用智力量表外，还要加入其他因素作为参考，如独立生活和适应社会的能力，即社会适应能力。

对于儿童的社会适应能力的测定可采用文兰德社会成熟性量表，该量表由杜尔于1936 年所编制。它以个人独立性和社会能力为指标，共有 117 个测量项目，按年龄组排列，内容可分为 8 类：

（1）一般处理能力；

（2）饮食处理能力；

（3）穿着处理能力；

（4）移动处理能力；

（5）作业能力；

（6）沟通能力；

（7）自我指导能力；

（8）社会化。

下表是这个量表内容的简要介绍。

表 5−4 文兰德社会成熟性量表（内容举例）

年龄	项目
0～1	扶着东西站起来；不流口水
1～2	脱袜子；用羹匙吃饭
2～3	大小便自己会说；擦干自己的手
3～4	在幼儿园游戏时能与小朋友合作；能扣大衣或衣服上的纽扣
4～5	用铅笔或蜡笔画画；自己洗脸，无须帮助

续表

年龄	项目
5~6	用印刷体写简单的字；可以自己保管钱
6~7	用餐刀涂抹果酱；自己独自上床睡觉
7~8	能说出几点几分；能梳好头发
8~9	会用工具或烹饪器皿；自己主动地读书
9~10	购买一些零碎东西；自由自在地上街，毫无困难

这个量表虽然不是智力量表，但与斯坦福−比纳量表有很高的相关性，所以可作为社会适应行为的测量工具，这样通过兼顾智力测验结果和社会成熟性程度（社会适应行为能力高低）对被试的智力水平做出综合性的评价，其结果就会更加可靠。

二、智力障碍的治疗原则

（一）教育训练

要改善智力障碍儿童的心理、行为问题，家庭教育和学校教育都起着重要作用。家庭是儿童教育的启蒙地，对儿童一生的发展有着重要影响。智力障碍儿童的家长要努力改变家庭环境中的不合理因素，协调家庭内部矛盾及改进教育方式，既不能过度保护也不能不理不睬，要与智力障碍儿童建立信任和亲密的亲子关系，从小就培养他们克服困难的精神及活泼开朗的性格。学校是儿童接受系统、全面教育的主要场所，在注重文化教育的同时一定要重视智力障碍学生的道德教育。智力障碍儿童认知水平低下，缺乏主见，容易受人指使，因此更要加强他们明辨是非的能力，增强他们的道德行为规范意识，从而理性控制自己的行为。

（二）心理行为干预

家长、教师、学校心理辅导老师平时对待智力障碍学生都可采纳"支持性心理治疗"的原理方法进行多方位辅导，即多支持、鼓励、接纳、安抚，多听听他们的想法，并给予恰当的引导，加强他们的认知能力，以增强他们的自尊心和自信心，培养稳定的情绪，促进发展健全的人格。

（三）行为治疗

对一般行为问题可以采用行为矫正法，如标记奖励法、忽略消退法、暂时隔离、厌恶疗法、系统脱敏疗法、替代疗法等，或者进行专门训练，如感觉统合训练、认知训练等。应根据智力障碍学生行为问题的具体情况而选择不同的治疗方法或联合运用，有些方法在平时的教育过程中也很适用，如阳性强化、忽略、替代等。特殊教育学校也可以设置专门的训练室与治疗室，由经过专业培训的人员负责进行系统的训练与治疗。

（四）及时转介

严重情绪、行为异常难以控制或造成危害时，如严重的攻击行为、兴奋躁动，严重抑郁、焦虑情绪，或者智力障碍伴有重性精神病，应马上转介到医院，找专科医生进行治疗，如药物干预、住院隔离等。再者，智力障碍儿童由于大脑发育不完全，认知领悟水平低下、控制力差、心理辅导效果欠佳，有时也需要借助一定的药物来辅助治疗。

思考题

1. 简述智力的影响因素。
2. 简述智力发育障碍的心理特点及表现。
3. 简述智力障碍的诊断和治疗原则。

参考文献

［1］Deary I J. Intelligence［J］. Annual Review of Psychology, 2012（63）：453-482.

［2］Gibello B. Cognitive Dysharmon. Dyspraxia, Dysgnosia, Dyschronia: Anomalies of Thought Which Make It Possible to Combat Depressive Anxiety［J］. Revue de neuropsychiatrie infantile et d'hygiene mentale de l'enfance, 1976, 24（9）：439-452.

［3］Jia L, Quan M, Fu Y, et al. Dementia in China: Epidemiology, Clinical Management, and Research Advances［J］. Lancet Neurology, 2020, 19（1）：81-92.

［4］Maulik P K, Mascarenhas M N, Mathers C D, et al. Prevalence of Intellectual Disability: A Meta-Analysis of Population-Based Studies［J］. Research in developmental disabilities, 2011, 32（2）：419-436.

［5］Moeschler J B, Shevell M. Comprehensive Evaluation of the Child with Intellectual Disability or Global Developmental Delays ［J］. Pediatrics, 2014, 134 （3）: e903-e918.

［6］Nielsen J M. Congenital Dysgnosia ［J］. Bulletin of the Los Angeles Neurological Society, 1955, 20 （1）: 37.

［7］Nisbett R E, Aronson J, Blair C, et al. Intelligence: New Findings and Theoretical Developments ［J］. The American psychologist, 2012, 67 （2）: 130-159.

［8］Prince M, Ali G-C, Guerchet M, et al. Recent Global Trends in the Prevalence and Incidence of Dementia, and Survival with Dementia ［J］. Alzheimers Research & Therapy, 2016, 8 （1）: 23.

强迫症

掌握强迫症的临床表现；理解强迫症的概念、病因、发病机制及治疗方法；了解躯体症状及相关障碍的特点。

第一例强迫症病例是 1838 年由法国精神病学家 Esquirol 报告的，Esquirol 称之为怀疑病，并将其划为单狂（Monomania），因为那时以妄想为唯一症状的疾病被称为单狂，可见此时的强迫观念与妄想尚未明确区分。1861 年，Morel 描述了类似的病例并称之为情绪妄想，1866 年将其命名为强迫症（Obsession）。如今，在 ICD-11 精神、行为或神经发育障碍中，强迫症（Obsessive-Compulsive Disorder，OCD）属于强迫症或相关障碍，编码 6B20。

第一节　强迫症概述

强迫症以强迫症状为主要临床表现，是一种以反复持久出现的强迫观念（Obsession）或者强迫行为（Compulsion）为基本特征的神经症性障碍。其特点是有意识的自我强迫和反强迫并存，二者尖锐冲突使患者焦虑和痛苦，患者体验到观念或冲动系来源于自我，但违反自己意愿，虽极力抵抗，但无法控制。患者意识到强迫症状的异常性，但无法摆脱。患者的人格特点包括内向、胆小、认真、优柔寡断、严肃、刻板等。男女患病率相同，多童年或成年早期起病，就诊晚于发病 10 年以上。我国终生患病率为 2.4%，病程迁延者可以仪式动作为主而精神痛苦减轻，但社会功能严重受损。

第二节　强迫症的病因和发病机制

一、遗传

家系调查表明，强迫症患者的一级亲属中焦虑障碍发病风险明显高于对照组，患者父母中 5%～7% 的人患有强迫症，不过患强迫症的风险并不高于对照组。把患者一级亲属中有强迫症状但未达到强迫症诊断标准的人包括在内，则患者组父母的强迫症状发生（15.6%）明显高于对照组父母（2.9%）。家系研究发现，强迫症亲属中焦虑或恐惧相关性障碍、人格障碍或人格困难中突出的强迫性特征、Tourette 综合征等明显高于正常对照组，单卵双生子中的同病率高于双卵双生子，均提示强迫行为可能具有遗传性。

二、生化

下列证据提示 5-羟色胺（5-HT）能系统可能与强迫症发病有关：

（1）氯丙咪嗪与选择性 5-羟色胺再摄取抑制剂（SSRIs）等具有 5-HT 再摄取阻滞作用的药物，对强迫症有效。而缺乏 5-羟色胺再摄取阻滞作用的其他三环类抗抑郁药（如阿米替林、丙咪嗪等）则疗效不佳。

（2）采用 PET 发现，患者脑内 5-HT 递质释放减少，而用增高脑内 5-HT 能神经活动的药物如 SSRIs 和升高脑内 5-HT 的药物都可有效减弱和消除强迫症状。强迫症状减轻常伴有血小板 5-HT 含量和 5-HT 的代谢产物高于正常对照组。氯丙咪嗪治疗能降低脑脊液 5-羟吲哚乙酸（5-HIAA）的浓度。但是，5-HT 能低下并不能完全解释强迫症的发生机制，因为仍有 40% 左右的强迫症患者用 SSRIs 无效，即使是加用拟 5-HT 能药物（例如锂盐、丁螺环酮、芬氟拉明或色氨酸）有时也难以获效。已知拟多巴胺（DA）药苯丙胺和可卡因能引起强迫症状，而 DA 阻滞药氟哌啶醇能加强 SSRIs 的抗强迫效应，故推测强迫症患者与 DA 能亢进相关联。但是，单用 DA 受体阻滞剂对强迫症的核心症状无效，提示在强迫症的发生机制中，5-HT 能低下比 DA 能升高更重要。

（3）治疗前血小板 5-HT 和脑脊液中 5-HIAA 基础水平较高的患者，用氯丙咪嗪疗效较好。

（4）强迫症患者应用选择性 5-HT 激动剂甲基氯苯吡嗪，可使强迫症状暂时加剧。

（5）另有研究发现，强迫症患者有 25%～40% 地塞米松抑制试验阳性，有的患者多导睡眠图显示眼快动睡眠潜伏期缩短，有的静注可乐定后生长激素反应迟钝，这些生物学标记提示强迫症可能与抑郁障碍连锁。不过 5-HT 与强迫症的因果关系尚未最后证实，有些学者指出，药物阻断 5-HT 再摄取是纠正了其他神经生化系统的异常，而后者才是真正引起强迫症的原因。

（6）内分泌改变。有学者发现强迫症患者的血清催乳素增高，且女性明显。强迫症患者可有血皮质醇改变，但多数地塞米松抑制试验无脱抑制现象存在。

三、解剖

下列证据提示强迫症可能与基底节功能失调有关：基底节损害的疾病可伴发强迫症状，例如秽语多动症与基底节功能障碍密切相关，其中 15%～18% 的患者有强迫症状；脑外伤、风湿性舞蹈病等损及基底节的疾病可有强迫症状；脑 CT 检查可见到有些强迫症患者双侧尾状核体积缩小；切断额叶与纹状体的联系纤维，治疗强迫症有效。此外，PET、MRI 等影像学证据表明，尾状核代谢功能亢进，且与强迫症状严重程度呈正相关，药物治疗后，在强迫症状缓解的同时，尾状核代谢功能亢进现象也随之消失。基底节 5-HT 含量较高，应用 SSRIs 治疗强迫症有效，也间接说明强迫症可能与基底节功能异常有关。

四、生理

巴甫洛夫学派认为，强迫症是在强烈情感体验下，大脑皮层兴奋或抑制过程过度紧张或相互冲突，形成孤立病理惰性兴奋灶，因条件联系的形成，使强迫症状固定并持续存在。而强迫性对立思维与超反常相关。心理生理学说认为强迫症发病是在遗传和强迫型人格基础上，由于应激引发尾状核 5-HT 变化所致，从而形成了脑内 5-HT 能神经元活动减弱说。

五、心理

（1）强迫症与强迫型人格有密切关系。强迫型人格的核心特征是缺乏自信和完美主义，他们对自己要求严格、追求完美、胆小怕事、谨小慎微、一丝不苟、优柔寡断、严肃古板、做事按部就班、循规蹈矩、注意细节、酷爱清洁。有强迫型人格的个体在心理压力或生活事件应激下易发展为强迫症。有学者认为强迫症是强迫型人格的进一步发展，约有 2/3 的强迫症患者在发病之前存在强迫型人格。这种强迫型人格的形成也与遗传、家庭教育和社会环境有关。此外，童年期的创伤性经历、父母过于严厉的教育方式、功能失调的信念往往影响强迫症的发生。

（2）弗洛伊德认为强迫症的发生与肛欲期发展受阻有关，所以他把强迫型人格称为肛门人格，特征为爱整洁、吝啬和顽固。弗洛伊德学派的心理动力学理论，假定强迫型人格特性与强迫症明显的强迫动作或思维的症状之间存在一个连续谱，把强迫症视为强迫型人格的进一步病理性发展，由于防御机制不能妥善处理强迫型人格形成的焦虑，于是产生强迫症状。强迫症状形成的心理机制包括：固着、退化、孤立、反应形成等。

（3）行为治疗学派的学习理论认为强迫症产生分两个阶段：患者将焦虑与某一特定的心理事件联系起来；患者做出一些仪式行为来缓解焦虑。如果这个动作进行起来，又加强了仪式动作的重复，由此循环强迫动作便产生了。某些思维或想象也可能与缓解焦虑有关，却最后导致了认知上的强迫观念。

行为主义学派则以两阶段学习理论解释强迫症状发生和持续的机制。在第一阶段，通过经典的条件反射，由某种特殊情景引起焦虑。为了减轻焦虑，患者产生回避反应，表现为强迫性仪式动作。如果借助于仪式动作或回避反应可使焦虑减轻，则在第二阶段通过操作性条件反射，使这类强迫行为得以重复出现。中性刺激（如语言、文字、表象和思想）与初始刺激伴随出现，则可进一步形成较高一级条件反射，使焦虑泛化。不过，强迫症的流行病学研究表明，强迫症患者不必有强迫型人格特征，而具有强迫型人格特点的人更易于产生抑郁和偏执，多易发展成强迫症。强迫症和强迫型人格的基本区别是强迫症的症状是自我不协调性的，而后者是自我协调性的。

（4）认知学派认为人们经常有重复出现的想法是正常的，如人们经常思考一个问题，反复思考以求全面和细致。但如果一个人有不合理的信念，对己对物存在完美主义和过高的责任感要求，在思维方式上又有绝对化、片面性、夸大危险的想象等，则反复思考偏于负性的评价，使重复想法添加了情绪色彩，感到威胁和可能伤害自己而产生焦虑。患者为了避免威胁和伤害自己，采取反强迫回避，于是患者觉得有必要采取象征性的中和行为以缓解自身焦虑，这类行为被操作性条件反射强化，形成了持久的强迫症状。如此恶性循环，形成了强迫症患者强迫和反强迫自我搏斗的核心症状：强迫思维、强迫观念→焦虑→减轻焦虑的象征性中和行为及精神仪式→强迫思维、强迫观念。

（5）强迫症的发生也与社会因素有关。各种各样的生活事件、心理应激常是发病和症状加重的诱因。询问患者病史常可发现强迫症状与工作紧张、人际关系紧张、家庭不和、夫妻生活不协调、亲人死亡和意外事故等有关。

第三节　强迫症的临床表现

强迫症的基本症状是强迫观念、强迫行为，可以一种为主，或几种并存。强迫思维或强迫观念定义为反复和持续的思想、表象、冲动或渴望，这些思维是侵入性的、不必要的，且通常与焦虑相关。强迫行为既包括反复的行为，也包括重复的精神运动。强迫行为是对强迫思维的中和反应，目的是遵守一种严苛的规则或获得一种完整感。

一、强迫观念

常见有强迫怀疑、强迫联想、强迫性穷思竭虑、强迫回忆等。

（1）强迫怀疑是指患者对自己言行的正确性反复产生怀疑，明知毫无必要，但难以摆脱。如寄信时怀疑是否已经签名，丢进信筒后又怀疑是否写错住址等。

（2）强迫联想是指见到一句话或一个词，或脑海中出现一个观念，便不由自主联想起另一个观念或词句。如联想的观念或词句与原来意义相反，则称强迫性对立观念。

（3）强迫性穷思竭虑是指对日常生活中的一些事情或自然现象，反复思索，刨根问底，明知缺乏现实意义，毫无必要，但不能控制。如反复思考树叶为什么是绿色的，1+1 为什么等于 2 等。

（4）强迫回忆是指患者对经历过的事件，不由自主地在脑海中反复呈现，无法摆脱，感到苦恼。如果这种回忆达到表象程度，称为强迫表象。

（5）强迫意向是反复体验到想要做某种违背自己意愿的动作或行为的强烈内心冲动。知道没有必要，努力控制自己不做，但难以摆脱这种冲动。

二、强迫行为

常是强迫思想导致的不由自主的顺应性行为，企图由此减轻强迫思想引起的焦虑。临床常见：反复洗涤，强迫检查，强迫询问，强迫性仪式动作。如仪式动作或行为导致行动缓慢，称为强迫性迟缓。例如反复看书的第一行，不能继续往下阅读。

三、自知力

患者对强迫症状有一定的自知力，知道这类思维或行为是不合理的或不必要的，试图控制又未能成功。

四、症状特点

强迫症状应具备的特点为：必须被看作患者自己的思维或冲动；必须至少有一种思想或动作仍在被患者徒劳地加以抵制；实施动作的想法本身令人不快；强迫的思想或冲动必须令人不快地一再出现。但是，如为见于精神分裂症、Tourette 综合征、与分类于他处的障碍或疾病相关的继发性精神或行为综合征的强迫症状，应视为这些障碍的一部分。以强迫思维或穷思竭虑为主的患者可表现为观念、心理表象或行为的冲动。内容虽有变异，但总是令患者痛苦。强迫性穷思竭虑与抑郁的关系尤为密切，只有在没有抑郁障碍时出现或继续存在穷思竭虑，才可诊断强迫症。大多数强迫动作涉及清洗（特别是洗手）、反复检查以防范潜在的危险情境、保持有序和整洁。常有害怕的心情，如害怕自己遇到危险或害怕由自己引起危险。

五、人格特征

较多具有强迫型人格特征，表现墨守成规、优柔寡断、过分仔细、苛求完美、力求准确。但亦有 16%～36% 的患者没有强迫型人格。

六、病程与预后

强迫症多在青少年或成年早期无明显原因缓慢起病，病程迁延，症状可因某些应激因素而加重。症状随时间而波动，如果缺乏适当治疗，很少自发缓解。常有中度到重度的社会功能损害，生活质量降低，患者很少能建立和保持正常人际关系，而且苦于学习和职业功能受到干扰。约 15% 的患者表现为职业和社会功能逐渐恶化。一般而言，一年后约 2/3 的患者症状缓解，病程超过一年者，病情往往波动不已。对症状极重而住院治疗者随访发现，在 13～20 年后有 3/4 患者无变化。预后不佳的主要影响因素是：症状严重；病前人格有严重缺损；存在持续的心理社会应激。

第四节　强迫症的诊断与治疗原则

一、诊断的基本原则

强迫症在 ICD-11 中的编码为 6B20，表现为持续性的强迫观念和/或强迫行为。而强迫思维或行为必须是耗时的（每天耗费时间大于一小时），或在个人、家庭、社会、教育、职业或其他重要功能领域造成重大痛苦或严重损害。

二、治疗的基本原则

以足量足疗程药物治疗结合心理治疗效果较好。

（1）药物治疗以具有 5-HT 再摄取阻滞作用的氯丙咪嗪和 SSRIs 等疗效较好，一线药物包括氯米帕明、氟西汀、氟伏沙明、帕罗西汀、舍曲林。焦虑明显者可并用苯二氮䓬类如氯硝西泮。

（2）心理治疗以支持性心理治疗、行为疗法较常用，包括认知行为疗法、精神分析疗法、森田疗法、厌恶疗法、家庭疗法、催眠治疗。

（3）少数患者可做精神外科手术，指征为：症状严重、药物与心理治疗失败、自愿。

三、强迫症的治疗

（一）心理治疗

有多种心理治疗方法对强迫症有效。认知疗法通过与患者一同探讨一系列与发病原因相关的问题，包括人格特征、家庭互动模式、童年有无心理创伤等，使其对自己的病因有全新的认识。同时，帮助患者找出歪曲观念和失常的认知模式，通过改变认知达到改变情绪、行为的目的。对于有明显仪式性强迫行为的患者，反应阻止和暴露疗法结合的行为疗法疗效较好。高度结构化的心理治疗效果可能优于药物治疗。最近的研究表明，采用暴露反应预防（Exposure and Response Prevention，ERP）治疗强迫症有效。

（1）认知行为治疗是对强迫症治疗最有效的心理治疗方法。行为治疗主要运用两种方法，即暴露和反应预防。暴露是逐步的，与系统性脱敏相似，或者是更快捷的满灌法，逐渐延长患者在引起焦虑环境中停留的时间（如肮脏），直到患者不再对其敏感。暴露疗法用于缓解患者在害怕环境中的焦虑反应，而反应预防主要是让患者面对恐怖环境不做出强迫性反应。例如对于强迫怀疑的患者，教其学会停止反复思考出门是否锁门等问题。

（2）森田疗法：对强迫症治疗有效，特别在静卧期结束时患者症状改善幅度较大。患者对治疗精神领悟越深刻，远期疗效越好。

（二）药物治疗

三环类氯丙米嗪（氯米帕明）的有效率为 50%～80%，当前主要使用选择性 5-HT 再摄取抑制剂（SSRIs），如帕罗西汀等；还有 5-HT 和去甲肾上腺素再摄取抑制剂

（SNRI），如文拉法新；对伴有明显焦虑和失眠者可合并使用苯二氮䓬类药物。将药物治疗与心理治疗结合起来，可以取长补短。

（1）氯丙咪嗪治疗量平均每日 150～250 mg，必要时可予静脉滴注，剂量为口服用量一半左右，比较有效，价格便宜，但其抗胆碱能和抗肾上腺素能副作用限制了临床应用。另外，氯丙咪嗪过量有毒性作用，不宜用于有自杀危险的患者。故 SSRIs 成了治疗强迫症的主导药物。必要时可加用拟 5-HT 药物（例如锂盐、丁螺环酮、芬氟拉明或色氨酸），或者抗精神病药氟哌啶醇或利培酮，以提高疗效。

（2）强迫症需要较长的治疗时间，仅急性期一般需应用治疗剂量治疗 10～12 周。

（3）严重病例或难治病例，约 40% 患者对 SSRIs 治疗反应欠佳可考虑其他治疗方法，如静注氯丙咪嗪或转神经外科治疗。

（4）同时有抽动症状的强迫症患者，可用 SSRIs 联用氟哌啶醇或利培酮治疗。

思考题

1. 强迫症的概念与特点。

2. 强迫症的临床表现、治疗原则。

3. 请根据本节课学到的知识，想一想如何分辨正常和不正常的强迫症状。

4. 请结合《百例精神科疑难病远程会诊实录》病例 92，提出强迫症的诊断依据和治疗原则。

参考文献

［1］杨群，施旺红，刘旭峰. 临床心理学［M］. 2 版. 西安：第四军医大学出版社，2018.

［2］世界卫生组织. 国际疾病分类第十一次修订本［EB］. 2018.

［3］Dougherty D D, Brennan B P, Stewart S E, et al. Neuroscientifically Informed Formulation and Treatment Planning for Patients With Obsessive-Compulsive Disorder: A Review［J］. JAMA Psychiatry，2018，75（10）: 1081-1087.

［4］Pauls D L, Abramovitch A, Rauch S L, et al. Obsessive-compulsive disorder: an integrative genetic and neurobiological perspective［J］. Nat Rev Neurosci，2014，15（6）: 410-424.

［5］陆林. 沈渔邨精神病学［M］. 6 版. 北京: 人民卫生出版社, 2018.

［6］Huang Y, Wang Y, Wang H, et al. Prevalence of mental disorders in China: a cross-sectional epidemiological study［J］.Lancet Psychiatry, 2019, 6(3):211-224.

［7］Kessler R C, Berglund P, Demler O, et al. Lifetime prevalence and age-of-onset distributions of DSM-IV disorders in the National Comorbidity Survey Replication［J］. Arch Gen Psychiatry, 2005, 62（6）: 593-602.

［8］刘新民, 杨甫德. 变态心理学［M］. 3 版. 北京: 人民卫生出版社, 2018.

［9］肖茜, 张道龙. ICD-11 与 DSM-5 关于强迫及相关障碍诊断标准的异同［J］. 四川精神卫生, 2020, 33（3）: 277-281.

［10］Simpson H B, Reddy Y C. Obsessive-compulsive disorder for ICD-11: proposed changes to the diagnostic guidelines and specifiers［J］. Braz J Psychiatry, 2014, 36（1）: 3-13.

［11］王化宁, 张雅红, 崔龙彪. 百例精神科疑难病远程会诊实录［M］. 西安: 西北大学出版社, 2023.

躯体化障碍与疑病症

掌握躯体症状及相关障碍的临床表现；理解躯体症状及相关障碍的概念、病因、发病机制及治疗方法；了解躯体症状及相关障碍的特点。

在 ICD-11 精神、行为或神经发育障碍中，躯体不适障碍（Bodily Distress Disorder）属于躯体不适或躯体体验障碍，编码 6C20，疑病症（Hypochondriasis）属于强迫症或相关障碍，编码 6B23。但是，DSM-5 将二者归到躯体症状及相关障碍，对躯体不适障碍（DSM-5 中的命名为躯体症状障碍）、疑病症（DSM-5 中的命名为疾病焦虑障碍）的划分与 ICD-11 存在较大差异。另外，在 ICD-10 中，由于前者基本可以对应躯体化障碍，为叙述及理解方便，全文仍使用躯体化障碍。

第一节　基本概况

与《精神障碍诊断与统计手册（第五版）》（DSM-5）不同的是，躯体化障碍与疑病症虽然在 ICD-11 中被归到不同章节，但均是以持久地担心或相信各种躯体症状的优势观念为特征的神经症。患者因这些症状反复就医，各种医学检查阴性和医生的解释均不能打消其疑虑。即使有时存在某种躯体障碍，也不能解释所诉症状的性质、程度，或其痛苦与优势观念。经常伴有焦虑或抑郁情绪。尽管症状的发生和持续与不愉快的生活事件、困难或冲突密切有关，但患者常否认心理因素的存在。他们也拒绝探讨心理病因的可能，甚至有明显的抑郁和焦虑情绪时也同样如此。无论是从生理还是心理方面了解症状的起因，都很困难。患者常有一定程度寻求注意（表演性）的行为，并相信其疾病是躯体性的，需要进一步的检查，若患者不能说服医生接受这一点，便会愤愤不平，此时更易伴有寻求注意的行为。医学领域内普遍公认，这类现象在内外各科较为常见，躯体化障碍约占全科初诊患者的 20％，疑病症约占成年人群的 13％，男女均有，为慢性波动性病程。

一、临床表现

（一）躯体化障碍

躯体化障碍的核心特征是围绕躯体症状的思维、情绪反应及患病行为异常，主要表现多种多样、经常变化的躯体症状，症状可涉及身体的任何系统或器官，最重要的特点是应激引起的不快心情以转化成躯体症状的方式出现。

最常见的是胃肠道不适（如疼痛、打嗝、返酸、呕吐、恶心等）、异常的皮肤感觉（如瘙痒、烧灼感、刺痛、麻木感、酸痛等）、皮肤斑点，性及月经方面的主诉也很常见，常存在明显的抑郁和焦虑。可有多种症状同时存在。患者为此进行过许多检查，均没有阳性发现，甚至手术探察却一无所获。常为慢性波动性病程，并伴有社会、人际及家庭行为方面长期存在的严重障碍，很少能够完全缓解。女性远多于男性，多在成年早期发病，女性最早的症状可能与性方面的困难或婚姻、恋爱问题有关。有的患者因经常接受治疗，可致药物依赖或滥用（多为镇静剂和止痛剂）。

（二）疑病症

疑病症是指患者以担心或相信患严重躯体疾病的持久性优势观念为主（疑病观念），在精神病理学特征上是疑病性超价观念。对某种严重疾病的焦虑，害怕的是某些慢性致命的疾病（如癌症、艾滋病）。这是一种顽固的确信，只采信，甚至放大支持其推论的证据，而忽视、否认相反的证据。患者因此反复就医，各种医学检查阴性和医生的解释均不能打消其疑虑。医生的解释难以打消他们的顾虑，或仅在短时间里起作用，他们经常换医生。即使患者有时存在某种躯体障碍，但不能解释所诉症状的性质、程度，或患者的痛苦与优势观念，常伴有焦虑或抑郁。对身体畸形（虽然根据不足）的疑虑或优势观念也属本症。本障碍男女均有，常为慢性波动性病程。具体表现如下：

（1）常在躯体疾病或精神刺激诱因作用下发病，表现对身体健康或疾病过分担心，其严重程度与实际健康状况很不相称。患者为自认为罹患的某种疾病感到苦恼，而非对疾病的后果或继发性社会效应感到苦恼。

（2）常有敏感多疑、对健康过分关切并要求较高的个性特征，对日常出现的某些生理现象和异常感觉（如心跳、腹胀等）做出疑病性解释。

（3）患者的疑病观念很牢固，缺乏充分根据，但不是妄想，因为患者知道自己的疾病证据不充分，才迫切要求检查和治疗。

（4）患者的上述表现不尽相同。如疑病性躯体不适明显，伴有焦虑或抑郁者称为感觉性疑病症。疑病观念明显，但躯体不适，心境变化不明显的称为观念性疑病症。身体变形疑病症主要见于青少年，患者坚信自己的身体外表，如鼻子、嘴唇等部位存在严重缺陷，要求施行矫形手术，但实际情况远非如此。如果这类观念不为解释所动摇，带有明显情绪色彩，就患者文化背景而言并不荒谬，可以认为是一种病理性超价观念。患者对有关疾病的各种读物十分注意，阅读后往往对号入座，加强疑病观念。

（5）虽经反复就医或医学检查，但阴性结果和医生的合理解释不能打消其疑虑。

（6）起病大多缓慢，病程持续，症状时轻时重，常导致社会功能缺损。较好的预后往往与下列因素有关：急性起病；与某一躯体疾病相伴出现；病程在 3 年以内，无严重人格缺陷者；不存在继发性获益等。

二、影响因素

本组障碍的确切病因尚不明确。心理动力学理论认为，该病患者往往拙于探究自己内在的心理，因此常坚持某种躯体性病因，认为该组障碍主要由心理因素造成。

（一）躯体化障碍

（1）虽然神经影像学和神经递质的研究取得了长足的进步，但还是缺乏有效的生物学解释。目前所能提出的模型，是整合了情绪心理学、认知行为学神经生物学发现的生物-心理-社会模型，是 Freud 提出的"力图找到精神分析与生物学接点"的改进版。

（2）情绪心理学方面，基于 Panksepp 四种基本情绪理论，对应了各种表现，如奖赏机制来解释躯体化，并追溯到童年。

（3）认知行为理论方面，有学者总结了心理应激及身体疾病对个体认知的致敏，个体信息加工中的灾难化过程，社会反馈（病耻感与保护弱者）的强化作用……这为进行认知行为干预提出了很好的理论框架。

（二）疑病症

对疑病症的病因和发病机制的探讨大致如下：

（1）人格基础：孤僻、内向，对周围事物缺乏兴趣，对身体变动十分关注，具有自恋倾向的人格特征，可成为疑病症发病的人格基础。敏感多疑、易受暗示、性格内向的人，在患躯体疾病时易出现疑病症。

（2）社会心理因素：错误的传统观念，如对手淫危害的夸张或不良的医源性影响都可促成疑病观念。有人认为疑病症起源于直觉和认知异常。患者常夸大正常的感觉，对思想、情绪引起的躯体症状做出不当解释，导致疑病观念。Panksepp 四种基本情绪理论中，潜在的敌对情绪用来解释疑病。此外，应激事件往往是与死亡或疾病相关的事件，家庭成员患病较频繁，以及获得关注的需求。具有家族性，即焦虑易感；家庭影响表现为所关注的躯体不适经常是其他家庭成员曾经有过的。

（3）躯体因素：处于青春期或更年期的人，较易出现自主神经不稳定的症状，如心慌、潮热等。对这类生理现象过分敏感、关注，甚至曲解，可以促成疑病观念。对躯体不适的错误解释，是一种有强烈感情因素的认知性或知觉性精神障碍，异常的关注导致感觉更加灵敏。

（4）生物因素：功能磁共振成像提示，神经网络（旁中央小叶）可能介导发病，患者旁中央小叶功能连接减弱。

第二节　诊断与治疗

一、诊断

（一）ICD-11 对躯体化障碍的诊断

躯体化障碍表现为一个或多个躯体症状，导致个体的痛苦感以及对这些症状的过度关注，可表现为反复就诊。如果另一种健康情况能解释这些症状，则要求关注的程度明显超出该症状的性质和进展。这种对躯体不适的过度关注不会因适当的临床检查以及临床医师的保证而得到减轻。躯体的不适是持续性的，在至少数月的大部分日子里存在。躯体化障碍通常同时存在多个症状，这些症状可能随时间变化。偶尔也可有一个单独的症状（通常是疼痛或乏力），且这个症状与躯体化障碍的其他特征相关。此诊断分为轻度、中度、重度三个亚级诊断。

（二）ICD-11 对疑病症的诊断

疑病症表现为患者觉得自己可能患有某种严重威胁生命的疾病。患者将自己的症状进行灾难性的解读，例如轻微的躯体不适即认为是癌症。患者常出现与健康相关的过度行为，例如过度检查或回避行为。患者对健康的恐惧情绪超出了正常范围的担忧。

虽然已经完成了相关医疗检查，但仍然反复恐惧或有先占观念。这些症状导致个体显著痛苦或社会功能损害。

二、治疗

（一）基本原则

躯体形式障碍患者的治疗比较困难，应采取综合性治疗。

（1）心理治疗：患者常常拒绝接受症状的根本其实在于心理的可能性，因此，以提高内省力为目的的心理治疗可以帮助患者探究并解决引起症状的内心冲突。一旦内心冲突解决，症状常常自动消失。当然，有的患者对这种治疗有阻抗。

（2）对症治疗：对伴有明显焦虑、抑郁症状者，应予适当的抗焦虑药、抗抑郁药治疗；针对某些躯体症状，可予相应的内科药物治疗。

（3）其他：生物反馈及其他全身放松治疗技巧，均可帮助患者全身放松，控制焦虑、疼痛等。

（二）治疗

1. 心理治疗

（1）支持性心理治疗：给予患者解释、指导、疏通，令其了解疾病症状有关的知识，对于缓解情绪症状、增强治疗信心有效。

（2）心理动力学心理治疗：帮助患者探究并领悟症状背后的内在心理冲突，对于症状的彻底缓解有效。

（3）认知治疗：对于疑病观念明显且有疑病性格的患者，予以认识矫正治疗，有远期疗效。

（4）森田疗法：使患者了解症状实质并非严重，采取接纳和忍受症状的态度，继续工作、学习和顺其自然地生活，对于缓解疾病症状、提高生活质量有效。

2. 药物治疗

精神科药物往往是辅助，用于对症处置，患者对健康要求高，对躯体反应敏感，宜选用不良反应小的药物，且以小剂量治疗为宜。焦虑、抑郁症状明显者可予适量抗焦虑药物或抗抑郁药，往往用一种抗焦虑药（阿普唑仑、劳拉西泮、氯硝西泮等）小剂量治疗有效。对于躯体化障碍，抗抑郁药物能够缓解失眠、疼痛敏感，镇静药能够缓解激惹、反复思虑；对于疑病症，依然需要重复告知无病，或者详细解释患者症状的其他原因，适当使用抗焦虑药、抗抑郁药。另外，可针对躯体症状表现予以对症处理，如适量服用普萘洛尔、甲氧氯普胺，应短程给药。

3. 其他治疗

如频谱治疗、按摩治疗、体外反搏治疗等，有一定的辅助治疗效果。

思考题

1. 躯体化障碍与疑病症的概念与特点。

2. 躯体化障碍与疑病症的临床表现、治疗原则。

3. 请结合书本和参考资料，想一想哪些人群更容易患有躯体化障碍与疑病症。

4. 请结合《百例精神科疑难病远程会诊实录》病例 93，提出躯体化障碍的诊断依据和治疗原则。

参考文献

［1］杨群，施旺红，刘旭峰. 临床心理学［M］. 2 版. 西安：第四军医大学出版社，2018.

［2］世界卫生组织. 国际疾病分类第十一次修订本［EB］. 2018.

［3］陆林. 沈渔邨精神病学［M］. 6 版. 北京：人民卫生出版社，2018.

［4］肖茜，张道龙. ICD-11 与 DSM-5 关于躯体症状及相关障碍诊断标准的异同［J］. 四川精神卫生，2021，34（1）：83-86，96.

［5］Basavarajappa C，Dahale A B，Desai G. Evolution of bodily distress disorders［J］. Curr Opin Psychiatry，2020，33（5）：447-450.

［6］Stein D J，Kogan C S，Atmaca M，et al. The classification of obsessive-compulsive and related disorders in the ICD-11［J］. J Affect Disord，2016，190（1）：663-674.

［7］Grossi D，Longarzo M，Quarantelli M，et al. Altered functional connectivity of interoception in illness anxiety disorder［J］. Cortex，2017（86）：22-32.

［8］王化宁，张雅红，崔龙彪. 百例精神科疑难病远程会诊实录［M］. 西安：西北大学出版社，2023.

焦虑症

掌握焦虑症的概念、临床表现及诊断标准；理解焦虑症发生的机制；了解焦虑症的防治要点。

第一节　焦虑症概述

近年来，随着生活节奏的加快，社会竞争日趋激烈，学习和工作压力不断加大，焦虑症已成为人群中最常见的精神障碍之一。焦虑症也称为焦虑性神经症（Anxiety Neurosis），以广泛和持续性焦虑或反复发作的惊恐不安为主要特征，患者预感到似乎要发生某种难以对付的危险，常伴有自主神经紊乱的头晕、心悸、胸闷、呼吸急促、出汗、口干、肌肉紧张等症状和运动性不安。患者的焦虑并非由实际存在的威胁所引起，而是一种没有明确危险目标和具体内容的恐惧。

一、焦虑症流行病学

1982 年我国曾在 12 个省区市进行精神卫生流行病调查，焦虑症患病率为 1.48‰。1993 年，世界卫生组织（WHO）在全球 17 个国家和地区进行了调查及研究，欧美国家焦虑症的终身患病率为 13.6%～28.8%，年患病率为 5.6%～19.3%。

焦虑症的漏诊率很高。中华医学会有关专家于 2004 年到 2005 年期间在中国 4 个城市开展了"中国城市非精神科患者抑郁、焦虑及抑郁合并焦虑症状患病率研究"工作。此研究对 2400 名就诊者进行了调查与访谈，发现综合性医院患者中抑郁焦虑的患病率非常高，大约 1/5 的患者有抑郁或焦虑，综合性抑郁患者抑郁焦虑的未诊断率高达 90%。另外有关于上海中山医院心理门诊 1013 例患者的调查显示，就诊患者中伴发各种精神障碍者达 50%以上，漏诊率高达 90%以上，焦虑症的识别率 6.45%，漏诊率93.54%。

随着各地精神卫生工作者对焦虑症、抑郁症等情绪障碍的知识普及，识别率与诊断率有所提高，焦虑症患病率呈现逐步上升趋势。2019 年北京大学第六医院黄玉琴教授在 *Lancet Psychiatry* 上发表了中国人精神障碍流调结果，调查资料显示我国约有16.6%的居民存在各类精神障碍，其中焦虑障碍最高，终生患病率为 7.6%，12 月患病率为 5.0%；女性略高于男性。随着年龄的增长患病率逐渐增加，到 65 岁后开始降低；城市 12 月患病率略高于农村。这个流调结果不容乐观，每 6 个中国人就有一位患有精神障碍。

二、焦虑症的共病情况

焦虑症属于常见的精神障碍之一，其症状常与其他精神障碍如抑郁症、酒精滥用或依赖等合并存在，各种焦虑症也可能共同存在，使诊断和治疗更为困难。

焦虑症与情感障碍往往共病。全美共病调查（National Comorbidity Survey，CS）表明，3/4 的焦虑症患者在一生中至少会共病一种其他精神障碍。其中惊恐障碍的共病率为 92.2%，广泛性焦虑症的共病率为 91.3%。国内有研究对精神科门诊患者进行调查表明，精神分裂症与焦虑症的共病率为 32.5%。广泛性焦虑症与抑郁症共病情况最为常见，可达 67%；除此之外，广泛性焦虑症与心境恶劣的共病率为 39.5%，与双相障碍的共病率为 17%。

在心血管内科共病方面，姜甜等人在高血压伴焦虑症和抑郁症的研究进展中提到高血压患者中 11.6%~38.5%患有焦虑症。杜勤等人对老年性高血压患者进行调查发现，高血压伴焦虑症状的老年患者为 31%。正常人群中 5%患者有急、慢性焦虑症，高血压伴发焦虑的发病率高于正常人群。

中国人更倾向于用躯体症状来表达自己的情绪问题，而且更常将躯体症状与情感障碍联系在一起，这可能是因为担心被诊断为精神疾病而遭受歧视。因此焦虑症与躯体疾病的共病率也很高。有学者认为，至少有 1/3 的躯体形式障碍患者同时患有焦虑症。Cupepper 发现终生广泛性焦虑症或惊恐障碍患者的内科疾病发生率高于无焦虑个体，尤其是头痛、胃肠疾病、心脏病和呼吸障碍等。

焦虑症与其他疾病共病往往比单纯的焦虑症呈现出症状更重、病情慢性化、社会功能损害重、自杀率高和预后差等特征。由此可见普及焦虑症诊断的重要性。

三、焦虑症的危害

焦虑症对身体健康危害广泛。有研究表示焦虑与心血管死亡率风险增高显著相关。焦虑还可能是机体日后脑退化，发生阿尔兹海默病的一个特别重要的危险因素，即使是亚临床焦虑，也是痴呆发生的一个危险因素。除此之外，呼吸道症状与心理状态间具有极强的相关性。研究显示，所有的呼吸道症状，如气喘、呼吸困难和夜间不适症状，抑郁和焦虑的受试的发生率明显高于常人。而且焦虑症还会加速人体细胞的衰老。有研究数据显示，焦虑没得到缓解的患者的端粒长度较短，表示存在细胞加速衰老，但焦虑在缓解后会有部分衰老细胞可逆。

焦虑症除了对身体造成伤害，还会导致患者在健康、社会关系、职业、家庭生活等方面受损，是医疗资源的沉重负担。研究发现，焦虑症所花费的医疗费用大约是一般人口的 9 倍。据调查，在医疗资源利用率高的人群中，21.8％为广泛性焦虑症患者，12％为惊恐障碍患者。他们在获得正确诊断前，往往已经进行了许多不必要的检查和治疗，造成巨大的医疗资源浪费。国内焦虑症患者年人均疾病经济负担为 16509 元人民币，该数据高于欧洲部分国家的年人均经济负担。焦虑症合并抑郁患者，其治疗费用与其他精神障碍患者相比要高 3 倍以上。

第二节　焦虑症的类型与临床表现

《国际疾病与相关健康问题统计分类》第 11 版（ICD-11）将焦虑症主要分为两大类：一类是恐怖性焦虑障碍，包括广场恐怖、社交恐怖、特定的（孤立的）恐怖；另一类是其他焦虑障碍，包括惊恐障碍、广泛性焦虑障碍、混合性焦虑和抑郁障碍等。美国《精神障碍诊断与统计手册（第五版）》（DSM-5）中将焦虑障碍、强迫障碍、应激障碍划分为三大类，其中焦虑障碍包括分离焦虑障碍、选择性缄默症、特定恐惧症、社交焦虑障碍（社交恐惧症）、惊恐障碍、广场恐惧症、广泛性焦虑障碍、物质/药物所致的焦虑障碍、由于其他躯体疾病所致的焦虑障碍、其他特定的焦虑障碍、未特定的焦虑障碍。中国精神障碍分类与诊断标准第 3 版（CCMD-3）将焦虑症分为广泛性焦虑障碍和惊恐障碍两种主要形式。

本节主要介绍广泛性焦虑障碍和惊恐障碍。

一、广泛性焦虑障碍（Generalized Anxiety Disorder，GAD）

广泛性焦虑障碍又称为慢性焦虑，是一种以缺乏明确对象和具体内容为特征的担心，患者因难以忍受却又无法控制这种不安而感到痛苦，并伴有自主神经紧张、肌肉紧张，以及运动性不安。即使解决了引发焦虑的想法，关于另一问题的新想法又会引发新的焦虑，患者常因难以忍受，又无法解脱而感到痛苦。

（一）广泛性焦虑障碍的患病率

广泛性焦虑障碍终生患病率为 4.1%~6.6%，在普通人群中年患病率在 1.9%~5.1%，45~55 岁年龄组比例最高，女性患者是男性的 2 倍。广泛性焦虑障碍常为慢性病程，国外资料显示，在明确诊断前已经有 10 年病程的患者并不少见。

除此之外，广泛性焦虑障碍的共病率很高，全美共病调查（NCS）结果显示，43.5%的广泛性焦虑障碍患者伴有抑郁发作，其中 47.8%的广泛性焦虑障碍患者既往曾有抑郁史。

（二）广泛性焦虑障碍的临床表现

1. 精神性焦虑

持续存在的过度焦虑和担忧是焦虑症状的核心。表现为对未来可能发生的难以预料的某种危险或不幸事件经常担心。有的患者不能明确意识到他担心的对象或内容而只是一种提心吊胆、惶恐不安的强烈内心体验，称为自由浮动性焦虑（Free-Floating Anxiety）。有的患者担心的也许是现实生活中可能会发生的事情，但其担心、焦虑和烦恼的程度与现实很不相称，称为预期焦虑（Apprehensive Expectation）。

2. 躯体性焦虑

躯体性焦虑表现为运动性不安、肌肉紧张与易疲劳。运动性不安可表现搓手顿足、不能静坐、不停地来回走动、无目的的小动作增多。肌肉紧张表现为主观上的一组或多组肌肉不舒服的紧张感，严重时有肌肉酸痛，多见于胸部、颈部及肩背部肌肉。紧张性头痛也很常见，有的患者可出现肢体的震颤，甚至语音发颤。

3. 自主神经功能紊乱

自主神经功能紊乱表现为口干、出汗、恶心、腹泻、尿频、震颤等症状。有的患者可出现早泄、勃起功能障碍、月经紊乱、性欲缺乏等症状。

4. 其他症状

广泛性焦虑障碍患者还会出现睡眠障碍、注意力集中困难、警觉性增高等症状。具体可表现为难以入睡、睡中易惊醒、情绪易激惹、注意力易受干扰、对外界刺激敏感和易出现惊跳反应等。

（三）广泛性焦虑障碍案例

汪某，高二时有一次考试考了全班第一，特别激动想告诉妈妈，可是妈妈出差不在家，无法倾诉，当晚失眠，第二天头晕学不进去，担心下次考不上第一怎么办。从此以后再也没考过第一，每次到考试前就学不进去，失眠、头晕、生病。高三最后一学期症状更严重，一看书就头晕恶心，连晚自习都不能上。

大一第一学期开始住校生活，各方面都适应不良、失眠，频繁请假回家。有一天身体不适，在宿舍楼值班室躺了一会儿，管理员询问完状况后说看着像心脏病，帮她拨打了120，从此她认定自己有心脏病，在医院做了多次体检，结果一切正常，但她依然担心自己会心脏病突然发作而死去。

第二学期回家更频繁，甚至提出休学或让妈妈陪读，其母亲焦急万分。小汪几乎什么都不能做，上下楼梯、打水、快走、跑操、上体育课等稍微有点累，就觉得呼吸困难、心悸、头晕、浑身发抖、面色苍白，怕自己死了；在食堂、教室等人多的地方，觉得人们都在看自己，浑身不舒服；不能独自离开校园，怕自己突然晕倒，死在外面，也不敢独自乘坐公交或火车，人多的地方都会觉得不舒服；不敢独自行动，一个人走在校园里觉得腿上没有力气，人是飘着的，走起路来深一步浅一步。

上课时听到老师提问，马上有窒息感，想冲到外面去，但是全身发抖，软弱无力。一看书或电脑就头晕、发抖，在学校的大部分时间里，她都是躺在床上度过的，只有躺着才不会晕倒。在宿舍里，觉得舍友们都无视她、排挤她，从不主动和别人交往，等等，总在担心有不好的事情要发生。

二、惊恐障碍（Panic Disorder，PD）

惊恐障碍又称为急性焦虑，是一种反复的以惊恐发作为主要原发症状的神经症，这种发作不局限于特定的情境，因此具有不可预测性。惊恐障碍一般历时5~20分钟，伴濒死感或失控感。患者常体验到濒临灾难性结局的害怕和恐惧，并伴有自主神经功能失调的症状，如胸闷、心慌、呼吸急促或困难、头晕、头痛、全身发抖等。

患者一般认为自己的身体出了大问题，但医学检查通常证明患者并未患有与症状相对应的躯体病变，例如心跳加快时，检查心脏却证明正常。患者由于害怕再次发生类似症状，常出现躲避行为，如不敢出家门。在没有发生症状期间，患者的生活、学习、工作等情况大致正常。

（一）惊恐障碍的患病率

根据美国精神卫生研究院调查报告，惊恐障碍的终身患病率为 1.6%，女性终生患病率为 4.8%，是男性的 2～3 倍。惊恐障碍初始发病年龄呈双峰模式，第一个高峰出现于青少年晚期或成年早期，第二个高峰出现于 45～54 岁。儿童时期发生的惊恐障碍往往不易被发现，或表现出与教育相关的回避行为。除此之外，在正常人群中，有 3%～5% 的人偶然出现惊恐发作。

（二）惊恐障碍的临床表现

惊恐障碍的特点是莫名突发惊恐，随即缓解，间歇性有预期焦虑，部分患者有回避行为。

1. 惊恐发作

典型的表现常是患者正在进行日常活动，如看书、进餐、散步、开会或做家务时，突然出现强烈的恐惧感，好像即将死去。这种紧张心情使患者难以忍受。同时可能伴随数种以严重的自主神经功能失调为特征的躯体症状。如心悸，好像心脏要跳出来，胸闷，胸前区有压迫感，呼吸困难，喉头堵塞，好像透不过气来，即将窒息死去。患者一般会惊叫、呼救或跑出室外、抱头鼠窜，有的出现过度换气、头晕、面部潮红、多汗、步态不稳、震颤、手脚麻木、胃肠不适等自主神经症状，以及运动性不安。

2. 预期焦虑

两次发作中的间歇期，除了害怕再发作外没有明显的症状，部分患者常有害怕再发作的恐惧感，即预期焦虑，并可出现一些自主神经活动亢进症状。

3. 回避行为

多数患者因担心再发作时得不到帮助，主动回避一些活动，如不愿单独出门、不愿到人多的场所、不愿参加社交活动、不愿乘车旅行等。有些患者不敢独处，常过度地要求有人陪伴。

惊恐障碍发作通常起病急促，终止也迅速。一般持续 5～20 分钟，时间较短，发作期间始终意识清晰，高度警觉，发作后可自行缓解，缓解后患者自觉一切正常，但不久又可突然复发。

（三）惊恐障碍案例

41 岁的小南刚走进心理咨询室就开始哭诉："我真是倒霉！这叫什么病，都 5 年了也没有弄清楚。不发作时好好的，身体健康，发作时真是丢脸，脸色苍白、发抖出汗、心慌恶心、喘不过气，有时还尿失禁，每个月都有那么几次，没有固定的时间。不发作时情绪也不好，我担心它什么时候发作，担心我随时都会死去。没法和亲朋好友一起去玩、去旅游，没法和朋友一起打麻将，我天天只能一个人在家，哪儿也不敢去，因为在外面我怕没有人及时救助会死掉。老公在家时我会好点，可他要上班的。姐姐是医生，给我的心脏检查几次了，都没有问题，可是这个病不知道什么时候就会发作，我真是受够了这种担惊受怕的日子。"

第三节　焦虑症的理论解释

随着社会经济的发展，医学科学的进步，医学模式有了巨大的转变，已经由单纯的生物医学模式转向生物-心理-社会医学模式。从此模式来看，焦虑症的原因与发病机制应归为生物、心理和社会因素。

一、生物学因素

（一）遗传因素

遗传在焦虑症的发生中起一定的作用。家系调查发现，焦虑症的血缘亲属中患病率有 15%，高于一般居民的患病率（5%）。双生子调查显示，单卵双生儿的患病率（50%）远高于双卵双生儿的患病率（5%）。Gottschalk 等发现单胺能"风险"基因（SLC6A4、MAOA、5-羟色胺受体 1A）与焦虑特质等有关。李春波等的研究发现 5-HTTLPR 的超长等位基因可能是焦虑症的保护基因之一。Hettema 一项双胞胎研究显示，基因可以解释患广泛性焦虑障碍倾向的 15%~20%。

Slater 等将焦虑症的发生解释为环境与遗传因素共同作用的结果，认为环境因素的确存在，但只是对于具有"遗传易感性"的人才会发生作用。也有报告指出，在良好环境中也可发生焦虑症。Shields 报告了三对在不同环境中生活成长的单卵双生儿，到晚年均出现了焦虑倾向，这很难以环境因素来解释，证实了遗传因素在焦虑症发病中

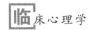

的作用。

（二）交感神经功能亢进说

神经系统中有两种相互独立的活动：自主神经系统和非自主神经系统。自主神经系统的肌肉运动执行着直接的命令，非自主神经系统调整除自主控制神经系统之外的一般的自动功能，比如心跳、呼吸和消化。非自主神经系统自身又可以划分为交感神经系统和副交感神经系统两个部分。当有情绪时，交感神经系统负责动员一系列身体反应。当个体属于平静状态时，副交感神经系统维持着内部器官正常平稳的功能。

焦虑症患者在发作时，交感神经系统快速而强烈地调动各种不同的身体反应。首先，它使肾上腺释放大量的肾上腺素，在几秒钟里，过多的肾上腺素会引发心跳加速，呼吸变得快而浅，大量流汗，颤抖哆嗦，手脚冰冷等。交感神经系统也会使肌肉收缩，使个体感到胸口发闷或喉咙发干，并有一种要死亡的恐惧感。交感神经系统引起的另外一些反应包括胃酸分泌过多、消化不良、脾脏产生血红细胞、肝脏释放储存的糖、新陈代谢速度加快、瞳孔放大。这种发作使身体反应的程度达到了一种极端的状态，以至于个体感受到不安、受惊并且有强烈的要逃跑的冲动。

临床研究表明，焦虑症患者的血浆去甲肾上腺素（NE）浓度显著高于正常对照组。另有假设提出广泛性焦虑症患者存在慢性中枢 NE 过多分泌，以至相应中枢突触后受体低反应。这些研究提示去甲肾上腺素与焦虑症发病有关。

γ-氨基丁酸（GABA）是脑内主要的抑制性神经递质，通过其特异受体 GABAA、GABAB 和 GABAc 介导，在控制神经元兴奋性方面发挥着重要作用。急慢性应激均可导致 GABAA 受体功能的快速下调，绝大多数焦虑患者的 GABAA 受体功能不正常。当苯二氮䓬激动剂与其受体结合时，会提高 GABA 结合位点的敏感性，进而产生抗焦虑的效应；相反，当苯二氮䓬拮抗剂占据了这个受体的位点时，就会降低 GABA 结合位点的敏感性，进而增加焦虑。焦虑症可能是由于苯二氮䓬受体的数量减少，或者是由于分泌了某种神经调质所导致，这种神经调质能够阻断苯二氮䓬与其在 GABAA 受体上的结合位点结合。

（三）脑内 5-羟色胺（5-HT）能神经活动障碍学说

有研究表明，5-HT 参与焦虑的产生，分别由不同亚型的受体介导，发挥着不同的生理作用。目前对于焦虑症 5-HT 功能紊乱存在不同的理论解释。

1. 5-HT 过多

5-HT 是一种抑制性神经递质，主要集中在脑桥的中缝核群中，这部分区域与焦虑相关。大脑内 5-HT 会抑制大脑产生的紧张情绪。当 5-HT 受体数量减少时，会出现 5-HT 分泌异常的情况。受体减少神经元功能表达困难，为了代偿，5-HT 的分泌会高于正常水平。焦虑症主要是因为对紧张情绪的抑制作用减弱，使大脑一直处于紧张不安的状态，产生焦虑，也就是说焦虑症患者 5-HT 释放增加。此理论可解释抗焦虑药物选择性 5-HT 再摄取抑制药（SSRIs）的起效时间。最初使用 SSRIs 引起突触间隙内 5-HT 再摄取受阻，突触间隙内 5-HT 水平增高，与超敏的突触后受体作用，结果引起焦虑性障碍症状加重；随着作用时间延长，受体活性逐渐降低，然后焦虑性障碍症状缓解。由此推测 5-HT 受体拮抗药可减轻广泛性焦虑障碍症状可能是由于降低突触后受体敏感性，减少 5-HT 释放。

2. 5-HT 缺乏

在某些大脑脑区给予 5-HT 可对抗焦虑，缺乏 5-HT 可引起焦虑性障碍症状，提示广泛性焦虑障碍患者可能存在 5-HT 的耗竭。此理论可解释 SSRIs 治疗后最初的症状加重：SSRIs 与突触前 5-HT1 等自主受体作用，引起 5-HT 释放减少，这些自主受体逐渐失敏，引起 5-HT 释放增加，从而缓解焦虑性障碍症状。

（四）脑内多巴胺（DA）能神经系统活化学说

近年来一些研究发现，多巴胺系统参与焦虑症的调节。例如，多巴胺 D2 样受体拮抗剂舒必利在焦虑症动物模型上显示出抗焦虑作用，还能减轻动物的防御行为，而多巴胺 D2 样受体激动剂则能增强动物的防御行为。杏仁核分布有多巴胺 D2/D3 受体，多巴胺可能通过激动该受体，抑制腺苷酸环化酶活性，引起 cAMP 减少，继而抑制蛋白激酶 A 和 CREB 活性，从而发挥对焦虑的调节作用。

（五）神经内分泌紊乱假说

身体内部的稳态需要神经系统和内分泌系统共同作用才能维持。神经细胞通过传导冲动在神经末梢释放神经递质直接作用于内分泌腺和内分泌细胞，分泌特殊的化学物质来对机体进行控制与调节。神经细胞和内分泌细胞的结构和功能是不同的。随着神经内分泌技术的进步，人们发现体内的某些神经细胞也具有内分泌的功能，这些神经细胞能把神经的活动转换为激素释放。人们把这种现象叫作"神经内分泌"。

研究发现焦虑症患者的下丘脑－垂体－肾上腺素轴（HPA 轴）功能活动增强，下丘脑通过分泌促肾上腺激素来调节肾上腺皮质激素，较高的肾上腺皮质激素抑制了下丘脑－垂体－甲状腺轴（HPT 轴）的功能，甲状腺功能与神经活动密切相关。甲状腺轴紊乱会对脑组织产生影响，使得精神出现异常。

二、心理学解释

（一）精神分析学派

早在 100 多年前，弗洛伊德开创了精神分析学派，"焦虑"一词无数次出现在的他的著作中。弗洛伊德最初认为焦虑是一种生理的紧张状态，起源于未获得解决的无意识冲突，自我不能运用有效的防御机制，便会导致病理性焦虑。弗洛伊德认为焦虑症是由于过度的内心冲突对自我威胁的结果。冲突的来源有三个：本我、自我和超我。本我是由基本的生物冲动组成，如饥渴、性冲动，按着快乐原则行事，不顾道德、安全、理性等因素。本我在无意识的层面运行，所以人们通常不能意识到它。自我按照现实原则行事，即它注意现实的结果和社会影响，属于意识层面运行，其让本我的欲望得到满足的同时，又要用理性的、社会认可的方式去完成。超我是利用一些是非对错的准则保证本我需的满足方案是道德的和合情合理的，如果个体的行为方式违反了这些准则，个体内心就会出现内疚。如果不被接受的本我欲望挤进意识并开始击败自我，个体就会变得很焦虑，但是人们通常不知道为什么会有这种感觉，因为产生焦虑的原因并没有完全进入意识。当这种状态存在时，人就会不舒服，产生焦虑。

自我为回应这一信号启动防御机制，阻止那些不能接受的想法进入意识，若信号不能启动有效的自我防御机制，那么将会产生更为强烈和持久的焦虑或其他神经症症状。那么防御机制是如何避开焦虑的？防御机制主要通过以下几种方式来消除自我和本我的冲突。

压抑（Repression）是各种防御机制中最基本的方法。此机制是指个体将一些自我所不能接受或具有威胁性、痛苦的经验及冲动，在不知不觉中从个体的意识中排除抑制到潜意识里去作用，是一种"动机性的遗忘"。如儿童期受到的性虐待的痛苦记忆类事件，可以多年来排除在意识之外。

否定（Denial）是一种比较原始而简单的防御机制，其方法是借着扭曲个体在创伤情境下的想法、情感及感觉来逃避心理上的痛苦，或将不愉快的事件"否定"，当作它根本没有发生，来获取心理上暂时的安慰。如一个被诊断患有癌症的患者否认自己患有癌症，并还像之前一样继续工作和生活，好像不知道自己的疾病一样。

投射（Projection）是个体自我对抗超我时，为减除内心罪恶感所使用的一种防御机制。所谓"投射"是指把自己的性格、态度、动机或欲望，"投射"到别人身上。如一个人不喜欢自己的同事，他可能将原因归为相互不喜欢，这样更容易表明自己不喜欢同事是正常原因。

反向（Reaction Formation）是指当个体的欲望和动机，不为自己的意识或社会所接受时，唯恐自己会做出相应行为，个体会将其压抑至潜意识，并再以相反的行为表现在外显行为上。如有人不能接受自己的性冲动，刻意表现得过分规矩，一本正经。

升华（Sublimation）是弗洛伊德最早使用的，他认为将一些本能的行动如饥饿、性欲或攻击的内驱力转移到一些自己或社会所接纳的范围时，就是"升华"。如将企业家支配他人的需要转变为组织慈善事业活动。

转移（Displacement）是指将情感从十分相关的人物、情景转移到不太可能的任务、情景身上。如一位男性在妻子身亡后责备医生没有尽全力救治，这样就可以避免责怪自己在妻子去世前没有好好照顾她。

退行（Regression）是指个体的心理活动或行为退回到发育较早的水平。如 50 岁的人发现自己丢了很多钱后在地上打滚。

合理化（Rationalization）是指对自己不能接受的行为无意识地采取虚假但是自己可以接受的方式进行解释。如丈夫因为不想和妻子一起外出，于是将妻子留在家中，以妻子害羞不喜欢外出来安慰自己，从而将把妻子留在家中的行为合理化。

（二）行为主义学派

行为主义理论认为焦虑症通过防患学习产生。当一个中性刺激与一个危险刺激同时出现时，中性刺激也会变成危险出现的标志。人们会本能地回避这些刺激，以缓解焦虑症状。这鼓励其形成回避的习惯，随着时间的推移，回避的范围也会不断扩大。回避的范围不断扩大导致自己的心理和生理活动范围变小，最后避无可避。

当焦虑情绪出现时还会伴有许多的躯体症状，这也可能成为患者新的担忧。比如，当焦虑情绪出现时，会出现心慌、心跳加快以及失眠等症状。这会使得患者担心自己是否患有生理上的疾病。这也会增加患者担忧的范围。随着时间的推移，患者会发现周围的环境充满了危险物与不安全感。患者当初所受到的危险刺激是现实的、情理之中的，但由于患者没有很好地疏导焦虑情绪并合理化之后的信念与行为，由原来的担心变为众多的担心。这时他们仅通过生理上回避某些特定刺激已无法寻找安全感。除了对实际情景中的危险事件的担心，其余的担心全是继发的。此时，即使消除了对原发事件的顾虑，患者仍处于焦虑之中，也就是说患者已陷入病态焦虑。

（三）认知学派

认知心理学派认为认知过程在焦虑症的发展过程中扮演着重要的角色，决定焦虑程度的不只是客观的危险，而且还有个人对危险的评估。正常的认知方式产生正常的情绪反应,异常的认知则产生异常的情绪反应。而焦虑症患者往往会高估实际情景中的危险程度,并且固执地依赖逃避的方式处理他们的恐惧。这是导致焦虑症发生的主要原因。

意识不仅仅作为大脑对客观世界的被动反映,而且意识对人体生理活动具有调节和控制作用。根据这一理论,心理因素完全可以成为疾病产生的原因。有研究显示,认知上容易焦虑的个体在面对实际情景中的危险刺激时会高估实际危险的程度。这类人的特点是会过度警惕威胁的征兆,产生有威胁的自发思想,且通过躲避这些危险的刺激无法找到安全感。由于是认知上的不理性认识,这使他们产生有威胁的自发思想,具有多种来源。这种无用的担忧会形成漫长的循环,以此来处理他们思想所导致的恐惧。这使得焦虑症患者难以把注意力集中到别的事情上。

此外,认知上容易焦虑的个体具有选择性偏向,他们会记住与危险刺激有关的词汇或图像,当这些词汇或者图像出现时,他们能迅速地发现它们,并感到害怕焦虑,即使刺激他们感到焦虑的并不是危险刺激本身。比如一朝被蛇咬,十年怕井绳。这种非理性的认知使他们比正常人更容易焦虑,且更不容易摆脱焦虑的困扰。长期的焦虑又导致患者无法理性地思考,以致患者陷入焦虑的漩涡中无法自拔。

(四)人本主义学派

人本主义学派认为每个人与生俱来地拥有自我实现和自我完善的能力,只是由于环境因素有形无形、有意无意地干扰与阻碍,才会使得这些潜力得不到合理的发挥,使个人的性格形成与认识格局出现歪曲和畸变。如当个人的自我观念与外界价值观念发生势不两立的冲突时,便会引起内心的焦虑。为了应对焦虑,人们不得不采取心理应对机制,这些心理应对机制限制了个人对其思想与感情的自由表达,削弱了自我实现,从而影响人的心理发育,这种状态的极端便是精神疾病。

三、社会因素

社会心理因素对焦虑障碍的发生发展的影响已引起人们极大的重视。由于近年工业化和城市化的飞速发展,人类把自己推向一种精神越来越紧张、体力活动越来越少的生活方式中。越来越激烈的竞争压力、时间的紧迫感、无休止地过度工作、社会地位的不稳定感、环境的不安全感、对现实生活的不满意感、对富裕生活无止境地追求,都使人处于难以摆脱的精神持续紧张状态中。这些都是导致焦虑症的社会因素。

第四节　焦虑症的诊断与鉴别标准

焦虑症可分为几种不同的疾病，本节介绍临床上常见的广泛性焦虑障碍和惊恐障碍在《精神障碍诊断与统计手册（第五版）》（DSM-5）中的诊断标准。

一、广泛性焦虑障碍

（一）广泛性焦虑障碍（DSM-5）的诊断标准

DSM-5 中有关广泛性焦虑障碍的诊断要点如下：

（1）对多种事件或活动（例如工作或学习）呈现出过分的焦虑和担忧（一种提心吊胆的等待和期待），至少持续 6 个月以上。

（2）个体难以控制这种担心。

（3）这种焦虑和担忧同时伴有如下 6 个症状中的至少 3 个有关（在过去的 6 个月中，至少一些症状在多数日子里存在。儿童只需一项表现）：①坐立不安或感到紧张。②容易疲劳。③思想难以集中或头脑一片空白。④易激惹。⑤肌肉紧张。⑥睡眠障碍（难以入睡或保持睡眠状态，或休息不充分的、质量不满意的睡眠）。

（4）这种焦虑、担心和躯体化症状造成了患者临床意义的痛苦，或导致患者的人际交往、工作等社会功能严重受损。

（5）这种障碍不能归因于某种物质（例如，滥用的毒品、药物）的生理效应，或其他躯体疾病（如甲亢）。

（6）排除发生在其他轴上精神障碍的焦虑和担忧，如惊恐发作时的焦虑和担心（惊恐障碍），在公众场合感到难堪（社交恐怖症），担心被污染（强迫症），害怕离家或离开亲人（分离性焦虑障碍），担心肥胖（神经性厌食症），多种躯体不适的主诉（躯体化障碍），担心患严重疾病（疑病症）以及创伤后应激障碍的焦虑和担心。

（二）广泛性焦虑症的鉴别标准

（1）抑郁障碍。抑郁障碍常伴有焦虑症状，而广泛性焦虑障碍也常伴有抑郁症状，因此需要进行区分。区分的方法可以根据抑郁症状和焦虑症状何者为先以及何者为重，如抑郁症状先出现，而且更严重，即可认为抑郁症状为原发，可诊断为抑郁障碍；如焦虑症状先出现而且更严重，即可认为焦虑症状为原发，可诊断为广泛性焦虑障碍。采用这种方法进行区分，一般不会错，但有可能将严重激越性抑郁障碍误诊为广泛性焦虑障碍。如果能常规地询问患者的抑郁情绪和抑郁性认知症状尤其是自杀意念，这类误诊就可以避免。如果焦虑症状和抑郁症状分别符合广泛性焦虑障碍和抑郁障碍应同时予以诊断。

（2）躯体疾病。很多焦虑障碍的躯体症状与躯体疾病的症状类似，因此首先要将它们区别开。焦虑时的心血管症状容易与心脏病症状相混。例如，焦虑时常有心悸或心跳加快，而这也是心脏病的常见症状，尤其常见于室上性心动过速、期前收缩或其他类型的心律失常和心功能不全等。焦虑与心脏病的鉴别主要通过病史、体征和检查，心脏检查尤其重要，如心电图和超声心动图可以将广泛性焦虑障碍与心脏病区别开。焦虑时的呼吸症状也容易与哮喘或其他急慢性肺部疾病相混，这也可以通过患者的病史、体征或检查将它们区别开。焦虑时的有些躯体症状也容易与内分泌疾病相混，如常见的出汗和震颤，有可能由低血糖引起；甲状腺功能亢进症和嗜铬细胞瘤的症状也类似焦虑症状。根据病史和体格检查可以进行区别，而实验室检查尤其有帮助。甲状腺功能亢进症有甲状腺素水平升高，而嗜铬细胞瘤有血和尿肾上腺素及其代谢产物水平升高，而且它们的升高呈发作性，与焦虑症状的发作有一致性。

（3）物质所致焦虑。饮茶或咖啡过多可以出现焦虑症状，这容易根据患者饮茶或咖啡的量进行判断。某些物质如苯丙胺类物质也可以引起焦虑症状，根据用药史可以做出诊断，而实验室检查可提供相关证据。

（4）惊恐障碍。广泛性焦虑障碍患者可以偶尔出现惊恐发作，而惊恐障碍患者到后期也可出现持续性焦虑，因此需要进行鉴别。两者的区别是广泛性焦虑障碍是慢性持续性焦虑，只是可偶尔发生急性焦虑发作；如果反复发生非预期性惊恐发作，应诊断为惊恐障碍。广泛性焦虑障碍可以与惊恐障碍同病，如果既有慢性持续性焦虑，又反复发生非预期性惊恐发作，则应给予两个诊断。

（5）其他焦虑障碍。其他焦虑障碍各有自己的特点，社交恐怖症感到在公众场合发窘或出丑，强迫障碍怕污染，分离障碍怕离开家和与亲人分离，因此容易鉴别。广泛性焦虑障碍也可以与这些焦虑障碍同病，如果符合标准，应同时予以诊断。

（三）广泛性焦虑症的病程和预后

很多患者在 6 个月内缓解，但大部分患者的病程更长，其中约 80% 的患者在 3 年之后仍有症状。症状严重以及有晕厥、激动、现实解体、癔症特征和自杀意念者预后差。如果患者诉说很多焦虑的躯体症状，并将这些症状归之于躯体疾病，则这些患者的治疗更为困难。一个对患有焦虑障碍的内科患者进行的调查发现，2/3 的患者在 6 年内明显改善或恢复，其余 1/3 的患者症状持续。

二、惊恐障碍

（一）惊恐障碍（DSM-5）的诊断标准

（1）反复出现不可预期的惊恐发作。一次惊恐发作是突然发生的强烈的害怕或强烈的不适感，并在几分钟内达到高峰，发作期间出现下列 4 项及以上症状（这种突然发生的惊恐可以出现在平静状态或焦虑状态）：①心悸、心慌或心跳加速；②出汗；③震颤或发抖；④气短或窒息感；⑤哽噎感；⑥胸部疼痛或不适感；⑦恶心或腹部难受；⑧感到头晕、站立不稳或晕倒；⑨发冷或发热感；⑩皮肤感觉异常；⑪现实解体（感觉不真实）或人格解体（感觉脱离了自己）；⑫害怕失去控制或"发疯"；⑬濒死感。

（2）至少在 1 次发作之后，出现下列症状中的 1~2 种，且持续 1 个月（或更长）时间：①持续地担忧或担心再次惊恐发作或其结果（例如，失去控制、心脏病发作、"发疯"）；②在与惊恐发作相关的行为方面出现显著的不良变化（例如，设计某些行为以回避惊恐发作，如回避锻炼或不熟悉情况）。

（3）这种障碍不能归因于某种物质（例如，滥用的毒品、药物）的生理反应，或其他躯体疾病（例如，甲状腺功能亢进、心肺疾病）。

（4）这种障碍不能用其他精神障碍来更好地解释（例如，像未定的焦虑障碍中，惊恐发作不仅仅出现于对害怕的社交情况的反应；像特定恐怖症中，惊恐发作不仅仅出现于对有限的恐惧对象或情况的反应；像强迫症中，惊恐发作不仅仅出现于对强迫思维的反应；像创伤后应激障碍中，惊恐发作不仅仅出现于对于创伤事件的提示物的反应；像分离障碍中，惊恐发作不仅仅出现于对与依恋对象分离的反应）。

（二）惊恐障碍的鉴别标准

首先要与躯体疾病引起的惊恐样症状相区别，再与各种可以出现惊恐发作的疾病鉴别。惊恐发作可以发生于广泛性焦虑障碍、场景恐怖症、社交恐怖症、特定恐怖症、抑郁障碍和急性器质性疾病，中枢兴奋剂如可卡因、苯丙胺、咖啡因也可以引起惊恐发作，因此需要逐一予以鉴别。

（1）躯体疾病。低血糖、甲状腺功能亢进、甲状旁腺功能亢进、嗜铬细胞瘤、前庭功能紊乱、癫痫、心脏病（如心律不齐、室上性心动过速）等可以引起惊恐症状，甚至类似惊恐发作。病史，尤其是适当的实验室检查或体格检查有助于做出鉴别。例如，发作时血糖明显降低可能是低血糖，血甲状腺素（T3、T4）水平升高支持甲状腺功能亢进，血钙水平升高支持甲状旁腺功能亢进，癫痫患者有脑电图异常，前庭功能紊乱患者有迷路功能异常，心电图和B超检查可识别心脏病。

（2）广泛性焦虑障碍。广泛性焦虑障碍的主要特征是持续而广泛的焦虑，容易与惊恐发作鉴别。有些患者偶尔也发生一次惊恐发作，此类患者不诊断为惊恐障碍。如果患者反复发生非预期性惊恐发作，应附加惊恐障碍的诊断，即诊断广泛性焦虑障碍和惊恐障碍同病，给予两个诊断。

（3）场景恐怖症（广场恐怖症）。场景恐怖症和惊恐障碍都是以急性焦虑发作为主要表现的，因此需要鉴别。这两类急性焦虑发作的区别在于：场景恐怖症的主要特点是反复发生场景恐怖，这类焦虑发作与场所或情景有密切的关系，引起急性焦虑发作的场所或情景通常是人多拥挤的地方、感到行动受限制的地方，以及离家或独处，为强烈焦虑。焦虑发生的原因是因为害怕惊恐发作或惊恐样症状即所谓的"怕害怕"或"恐恐惧"，发生焦虑的场所或情景属于难以迅速离开、令人发窘或得不到帮助的地方，进入这类场所或情景几乎肯定会发作，有明显的预期焦虑。而惊恐障碍的主要特点是反复发生非预期性惊恐发作，这类惊恐发作没有原因，没有固定场所，可以在任何场所、任何时间甚至睡眠中发作，而且发作时恐惧强烈。

（4）社交恐怖症。有场景恐怖的惊恐障碍与社交恐怖症有相似之处，都是在某种场合发生惊恐发作，因此需要进行鉴别。它们之间的鉴别可能很困难，尤其是只回避社交场合时。恐惧的类型和恐惧的原因有助于鉴别。例如，以前不害怕对公众讲话的个体在一次对公众讲话时发生惊恐发作，其后害怕在公众面前讲话，仅由此很难确定是社交恐怖症还是伴场景恐怖的惊恐障碍。如果此人只是在社交场合讲话时发生惊恐发作，则可诊断为社交恐怖症。如果此人在其他情景继续发生非预期性惊恐发作，则诊断为伴场景恐怖的惊恐障碍。社交恐怖症患者害怕被人注视，单独一人时很少发生惊恐发作，而伴场景恐怖的惊恐障碍患者，在无可靠同伴陪同时可能更加焦虑。此外，夜间惊恐发作也是惊恐障碍的特征。

（5）特定恐怖症。伴场景恐怖的惊恐障碍与情景型特定恐怖症也有相似之处，都出现惊恐发作，因此需要进行鉴别。它们之间的鉴别可能很困难，因为两者都可以在类似的情景发生惊恐发作和回避类似的情景，如驾车、飞行、公共交通或密闭空间。典型的伴场景恐怖的惊恐障碍以非预期性惊恐发作开始，然后才回避多种认为可能激发惊恐发作的情景，而典型的情景型特定恐怖症的特征，是没有非预期性惊恐发作而回避多种情景。有些患者可能处于这两种典型表现之间，在选择诊断时需要认真地进行临床判断。有4个因素有助于做出临床判断：恐惧的原因、惊恐发作的类型和次数、回避情景的数目以及惊恐发作之间的焦虑水平。例如，一个以前从来不害怕或回避电梯的人在电梯内发生一次惊恐发作，从此开始不去上班，因为上班需要乘电梯才能到达24 层楼的办公室，而他害怕乘电梯。患者的诊断可以做如下考虑：如果这个人以后只在电梯内发生惊恐发作（或者害怕电梯），应诊断为特定恐怖症。如果这个人在其他情景也发生惊恐发作，而且由于害怕惊恐发作而回避其他情景，则应诊断伴场景恐怖的惊恐发作。如果他在不接触恐怖性情景时，广泛性担忧发生惊恐发作也支持伴场景恐怖的惊恐障碍。如果他在其他情景另有非预期性惊恐发作而无另外的回避行为，则应诊断为不伴场景恐怖的惊恐障碍。如果回避的原因与惊恐发作无关，只是担心严重后果（如由于电缆断裂导致自己受伤或死亡），则可以考虑附加特定恐怖症的诊断。

（6）物质所致焦虑。中枢兴奋剂如可卡因、苯丙胺、咖啡因可以引起惊恐发作，一般发生在中毒时。大麻或中枢神经抑制剂（如乙醇、巴比妥类）也可以引起惊恐发作，这类惊恐发作发生在戒断时。用药史有助于识别物质所致的惊恐发作。

（三）惊恐障碍的病程和预后

本病通常为慢性，而且病情波动。有些患者在发作一段时间后可缓解多年，另一些患者为持续病程。有报告表明，6～10 年的随访结果为约 30% 的患者无症状；40%～50% 的患者病情改善，但遗留有症状；余下 20%～30% 的患者症状与原来差不多或稍恶化。

第五节　焦虑症的防治要点

一、心理治疗

自 20 世纪 80 年代后期，焦虑症的非药物治疗取得了巨大的进步。很多心理疗法，如支持性心理疗法、经典心理分析、行为疗法都可以用于治疗焦虑症。

（一）认知疗法

焦虑症患者之所以会产生过度的、不切实际的紧张和担忧，是因为对世界存在不合理的认知。因此，若消除这些症状，必须纠正其错误的信念，构建其对世界的合理认知，需挑战患者的灾难性思维，通过改变其认知，减少其对情绪状态的影响或减少惊恐发作的时间。认知疗法的实施分两步：引出患者的非理性思维和重建理性思维。

1. 引出非理性思维

焦虑症患者常常有非理性思维，而且这类思维在焦虑症的发病中起着重要作用。例如广泛性焦虑障碍患者，常常认为焦虑的躯体症状是自己患有严重躯体疾病的证据而反复去医院检查。

认知治疗的首要任务是帮助患者找到使其疾病维持下去的非理性思维。通过仔细交谈可以引出患者的不合理思维，主要是详细询问患者在发作时的体验。例如，对惊恐障碍患者，可以询问惊恐发作时的感受和当时的想法："在发作时你最难受的是哪一时刻？""当时你最难受的是什么？""当时你怎么想？"医生应当分清患者所说的是感受还是对感受的解释。例如，惊恐障碍患者可能诉说"心慌"和"心脏病发作"；显然，前者是患者的感受，而后者则是患者对感受的解释。在交谈时也可以要求患者解释自己行为的理由，哪些因素可以使自己的行为恶化。例如，社交恐怖症患者参加一个小组社交活动，他会怎么样？此外，也可以通过日记了解患者的不合理思维，如要求患者记录每天症状增强时体验到的思想。

2. 重建理性思维

认知治疗的第二步是在引出患者的非理性思维之后，医生应帮助患者改变非理性思维，重建理性思维。患者常常知道自己的思维不合理，但也常常难以建立理性思维。鼓励患者对自己的非理性思维进行反思和争辩，可能有助于患者认识自己的非理性思维和接受理性思维。焦虑症患者可以通过类似于我的这种想法的依据是什么，还有其他可能或解释吗，我的判断主要是根据自己的感觉，实际结果是这样吗，考虑问题是不是太绝对了等方面考虑自己的非理性思维。

认知疗法治疗焦虑症案例：

> 我（克莱尔）总是感到焦虑和紧张。这种状态是从高中开始的，我是一个优等生，总是担心考试成绩，担心老师和同学是否喜欢我，担心上学迟到等诸如此类的事情。现在我每个星期都会用吸尘器清扫房间 4 次，每天打扫卫生间。好几次因为房子需要打扫，我答应和丈夫外出吃饭又反悔。
>
> 我会因诸多芝麻小事而心烦意乱，发脾气。还担心自己不能准时去教堂做礼拜，担心约会迟到。现在整天担心丈夫，他的工作要求他经常出差，有时驾车，但大多数时间需要坐飞机。因为他在东部海岸工作，冬季频繁出门，我怕他会被恶劣天气所困，发生交通事故或坠机。
>
> 我还担心儿子。他刚进入大学橄榄球队，所以他肯定会受伤，观看他的比赛太让我提心吊胆，因此我不敢去看他的比赛。我敢肯定儿子失望了，但那实在让我无法承受。

治疗对话实录：

治疗师：克莱尔，你担心儿子在橄榄球比赛中受伤，具体担心什么？

克莱尔：我担心他会受伤，他的球队参加了去年的州冠军赛，所以你知道那些男孩又高又壮。

治疗师：你担心儿子具体会受什么伤？

克莱尔：背部或颈部骨折，那会导致瘫痪或死亡。去年有两个NFL的球员就出现了这样的事，你还记得吗？

治疗师：你儿子打比赛时受过什么伤？

克莱尔：那倒没有，那天下午回家时大拇指痛，但是一会儿就好了。他说他有一个触地得分，还有一个成功截击，我想他发挥得不错。

治疗师：所以你以为他会在比赛中受伤，但实际上没有发生。我们在感到焦虑时，经常会犯一个常见的认知错误，叫作"高估概率"。换句话说，我们高估了一件不太可能发生的事情发生的可能性。过去，当你感到焦虑和担心时，从0到100%之间，你觉得你儿子受伤的概率是多少？

克莱尔：大概75%吧。

治疗师：那么，现在你儿子在今后的比赛中受伤的概率是多少？

克莱尔：照你这么说，我想受伤的概率是50%左右。

治疗师：也就是说，你儿子每打两场比赛，就会有一次受伤，对吗？

克莱尔：不，我想没有那么严重，也许30%左右吧。

治疗师：那就是每打三场比赛受伤一次。你儿子打球的经历中有没有什么依据使你相信他每三场比赛就会受伤一次？

克莱尔：这倒没有，夏季训练时他扭伤了脚踝，但是也就这样了。

治疗师：那么，你是说，你根本没有什么依据可以证明你儿子在比赛中受伤的概率是30%。

克莱尔：哎呀，我从来没有这样想过。

（二）行为疗法

行为疗法是一种采用实验心理学方法改变个体的症状和行为的心理疗法，这种方法也称为行为矫正或行为心理疗法。行为疗法的目的是直接纠正患者的行为或症状，即当患者的症状表现为异常行为或与行为相关，如不敢进行某种行为时，鼓励患者进行这种不敢进行的行为，从而改变患者的适应不良行为。

行为治疗需要采用各种行为技术，通常采用呼吸训练、松弛训练、暴露疗法、想象脱敏疗法等。

1. 呼吸训练

深而缓慢的呼吸对身体有放松效应，还可防止呼出太多的二氧化碳，从而避免引起某些焦虑症状。这是一种最简单的放松方法，也最容易练习。焦虑症患者在面临情绪紧张时，做深呼吸有助于舒解压力、消除焦虑与紧张。

正确的呼吸训练方法如下：

（1）通过鼻子吸气，让你的胃部鼓起来，这意味着你用全肺呼吸，尽量使上胸部活动最少，保持缓慢地吸气；

（2）屏住呼吸 2～3 秒钟；

（3）缓慢、均匀地将气从鼻子呼出；

（4）呼气时，让你的双肩和下颚下垂，使你的双手和双臂感到放松。

2. 松弛训练

人类通过松弛疗法治疗某些疾病已有很长的历史了。我国的气功疗法、印度的瑜伽术、日本的坐禅，以及近代德国斯库尔兹的自我训练法、美国雅克布松的渐进性放松训练等，都是以放松为主要目的的自我控制训练。实践表明，这些松弛训练可以使机体产生生理和心理方面的变化，对于一般的精神紧张、神经症有显著的疗效。松弛疗法是治疗焦虑症最常用的一种治疗方法，因其简单易学，所以放松技术被许多焦虑症患者接受和采用。

第一次松弛训练应在心理治疗医师的指导下进行，后来可以采用磁带播放松弛训练指导语进行训练。可以一人单独训练，也可以小组为单位进行训练。训练应当规律地定时进行，每天训练 2～3 次，每次 20～30 分钟。

选择安静、光线柔和、陈设简单的房间（训练一段时间后可选择使人紧张的场合进行），让受训者舒服地躺靠在沙发上，双臂自然放在沙发扶手上（也可仰卧在床上）。第一次松弛训练前，心理治疗医师对松弛训练做简单扼要的介绍。然后再开始训练。下面是松弛训练的指导语。

现在进行肌肉放松训练。先学会收缩和放松不同部位的肌肉，在练习时请仔细体验肌肉紧张和放松的感觉。请将背靠在椅子上，尽量使自己保持舒服的体位。我们从手臂开始。请用力屈曲你的前臂，保持一会儿，请仔细体会双上臂肌肉的紧张感（约 7 秒钟，下面肌肉紧张的时间类似）……好，现在请慢慢伸直双臂，将双手臂放在沙发扶手上，让双上臂放松，请仔细体会双上臂肌肉的放松感（约 15 秒钟，下面肌肉放松的时间类似）。下一步，请将双手用力握拳，保持一会儿，请仔细体会双前臂肌肉的紧张感……好，现在请慢慢放松你的手指，将手放在沙发扶手上，让前臂放松。请体会前臂肌肉的放松感。现在咬紧牙齿，请仔细体会咬肌的紧张感，咬紧，使劲咬……好，放松，再放松，完全放松时下巴是会下垂的，请仔细体会下巴的放松感。

现在练习颈部肌肉。请笔直地坐着，不要背靠沙发，请仔细体会背部和颈部肌肉的紧张感……好，现在放松背部肌肉，靠在沙发上；再放松颈部肌肉，让头自然下垂，任其前倾或后仰，请体会背部和颈部肌肉的放松感。

现在练习抬肩和举臂，请仔细体会肩肌的紧张感……好，放松肩部肌肉，让肩和上臂自然下垂，请仔细体会肩部肌肉的放松感。

现在练习胸部和腹部肌肉。先慢慢深吸气，然后慢慢地用力将气呼出去……请重复一次深吸气和深呼气，同时仔细体会胸部肌肉的紧张和放松感……好，现在慢慢收缩腹部肌肉，然后慢慢放松腹部肌肉，感觉内脏下垂感……请重复一次收缩和放松腹部肌肉，仔细注意腹部肌肉的紧张和放松感。

最后，我们练习下肢。请将双脚的脚趾往上翘起，然后将双腿伸直，用劲伸直，双脚抬起来，请仔细体会大腿部肌肉的紧张感……好，将脚放下，放松双腿，体会大腿的放松感。再将脚趾往下勾起来，并往下压，将膝关节弯曲，用力弯曲，请体会腓肠肌（俗称腿肚子）的紧张感……好，现在放松下肢，完全放松，请仔细体会腓肠肌的放松感。

已经练习完了一遍，请仔细回忆一下头部、面部、颈部、背部、胸部和腹部以及上、下肢肌肉紧张和放松的感觉。现在请同时握拳、皱眉、咬牙，使劲，坚持……好，请同时放松，完全放松……好啦，你已经完全明白什么是紧张、什么是放松了，现在开始正式练习放松。先放松双手，接着放松双腿，接着放松胸、腹、肩、背，再放松颈部和头面部，请尽量放松，同时，自然呼吸，呼吸要均匀和缓慢，脑子保持平静，不要考虑任何问题……完全松弛时，可以达到思维停滞、万籁俱寂、似睡未睡的状态……好，你已经完全放松了。

（三）正念疗法

1. 正念疗法的起源与方法

"正念"一词源于佛教冥想，也常被称为"观禅"或者"内观禅修"，是佛教徒最为常用的"安心"之法。20 世纪 70 到 80 年代，正念被介绍到西方，为心理学界所注意，经过乔·卡巴金等学者的系统研究，渐渐改良和整合为当代心理治疗中最重要的概念和技术之一。研究已经证明，正念修习的过程可激活左前额叶皮质，从而减少焦虑；正念治疗还可改善睡眠状况。目前，正念疗法已被广泛运用于焦虑症、抑郁症及其他心理障碍的辅助治疗。

正念疗法是以一种特定的方式来觉察，即有意识地觉察、活在当下及不做判断。首先，正念意味着"有意识地觉察"。以进食为例，若在进食时保持正念，我们将主动感觉吃的过程，并留意吃的感受以及我们的反应。我们还会注意到自己是否正在专心吃饭，一旦发现自己走神了，就有意识地把注意力带回到进食的过程。若没有保持正念，表面上我们知道自己正在做什么，但也许我们同时在思考一百零一件无关的事情，也许还在看电视、谈话或阅读，甚至同时在做这三件事情。这样，我们并没有在用心吃东西。我们也许只是隐约地感觉到身体，而对心念和情感知之甚少。

2. 正念疗法的行为准则

正念关注的是呼吸、旁观、接纳以及培养不做评判的态度，一般情况下包含下面的行为准则。

（1）有节奏地呼吸。深深地、从容地和专注地呼吸会降低心率，并且让人平静下来。

（2）集中注意力。通过集中注意力，能够集中精力于此时此刻，会激活前额叶皮质，并增强它抑制杏仁核和交感神经系统过度活跃的能力。

（3）安静的环境。安静的环境可以更好地集中注意力。以后如果不能处于一个安静的环境时，个体在学习重塑大脑时有一个有利的开端，因为个体已经在一个安静的环境里修习过了。这为以后避免分心做好了准备。

（4）接纳一切和不做评判的态度。从对某事钻牛角尖的态度脱离出来并转变成一种接纳一切的态度，个体会对真实的现实做出正确评价而不是害怕它可能会是什么样子。结果无论发生什么事情，个体都具有更大的复原力来加以调节。

需注意的是，正念所说的接纳并不是被动接受无法容忍的东西，它不是"放弃"，也不是听天由命或者懦弱无能。而是让我们的心智和身体达到一种好奇、开放和接受的状态，让我们活在当下，不再做无意义的挣扎。也就是说，正念所说的接纳是鼓励我们的思想去拥抱真实深刻的现实认识，是暂时的停顿、一定时间的包容、顺其自然和清晰的认知，是让我们避免陷入千钧一发的艰难境地，不会被迫硬着头皮做出反应，赋予我们更多的反应空间和时间，让我们充分认识面临的困难，了解它们可能造成的所有痛苦，并以最巧妙的方式做出回应。

（四）精神分析疗法

精神分析疗法认为焦虑是神经症的核心症状，许多神经症的症状不是焦虑的"转换"，就是焦虑的"投射"。通过精神分析，解除压抑，使潜意识的冲突进入意识，症状即可消失。

1. 自由联想

自由联想是精神分析疗法最基本的治疗技术。具体方法是咨询师要求来访把陆续浮现上心头的念头、意象或想法都说出来。不用意识指导思维，不对浮现于脑海的内容进行任何评判，即时说出这些想法。无论这些想法看起来多么荒谬，不合逻辑，违反习俗，令人感到难堪、羞愧，都要毫无保留地讲出来。

咨询师从来访自由联想中得到的材料虽然是无意识的材料，但这些材料不一定就是以无意识的本来面貌出现的，因为压抑和抵抗的力量即使是在自由联想的情况下也在起作用。它们会对无意识材料事先进行"化装"，然后才被允许出现于意识。因此，咨询师要判断联想材料被歪曲的程度，找出其本来的面貌。

2. 梦的解析

梦的解析在精神分析疗法中是另一个了解无意识内容或内在冲突的途径。弗洛伊德在分析梦的改装变形时，把梦分为显梦和隐梦。对梦的解释并不是就其对梦的表面内容做解释，而是探查梦里头所隐藏的思想内容。显梦是指说出来的未经分析的梦，而隐梦是指其背后隐含的意义，由分析联想得到。

弗洛伊德假设每个人在其心灵内均有两种心理步骤。第一个步骤是在梦中表现出愿望的内容，而第二个步骤扮演检查官的角色，它促成了梦的伪装变形。凡能为我们所意识到的，必须通过第二个步骤的认可。否则，第一心理步骤的材料是无法通过第二关的，无从为意识所接受，它必须由第二关加以各种变形到它满意的地步。因此我们的梦是欲望冲动在自我的监督力量下伪装后表现出来的，梦的解析就是要通过显梦来揭示其隐梦。

3. 澄清

澄清就是对来访所讲的，而咨询师觉得不清楚、不明确的地方，要求来访做进一步说明，其目的是进一步深入了解来访的生活详情和详尽的内心活动，丰富自由联想和梦的解析中所获得的材料，便于咨询师进行综合分析。

二、药物治疗

焦虑症是一种常见的、慢性的、一般需要长期治疗的障碍。药物治疗可以通过作用于与焦虑症有关的病理生理机制，使症状得到较快的改善，并能通过对症状的控制，使焦虑症患者进入后期心理治疗的程序，帮助焦虑症的复发得到较好的控制。治疗焦虑症的常用药物有苯二氮䓬类药物（BZDs）、芳香族哌嗪类抗焦虑药、选择性 5-羟色胺再摄取抑制剂（SSRIs）类药物与三环类（TCA）药物。

（一）苯二氮䓬类药物

苯二氮䓬类药物是常用的抗焦虑药物。尽管此类药物有滥用、戒断综合征、认知损害等诸多缺点，但它们可以有效缓解焦虑症状。如阿普唑仑、劳拉西泮、氯硝西泮和地西泮与安慰剂相比已经表现出对焦虑症的有效性。

开始用苯二氮䓬类药物治疗焦虑症时，最初应用低剂量（如地西泮 2～5mg，1 日 3 次），以评估患者对药物的敏感性及避免开始即产生过度镇静。剂量可以慢慢加至疗效出现。作用时间长的药物（如地西泮、氯硝西泮）应该进行得更慢，因为药物达到稳态水平需要几天的时间。作用时间短的药物（如劳拉西泮），剂量可以增加得更快些（如 2 天后）。

接下来应该问到患者的不仅是疗效，还有副作用。抱怨过度镇静的患者暂时减量可能会更好些，过一段时间大部分患者就会对镇静的副作用产生耐受。用短效药如阿普唑仑的患者应被问到间歇剂量反弹焦虑症状，这可以通过更频繁地加量或用缓释剂型解决。对苯二氮䓬类药物耐受或无效，可能是由于药物动力学因素，如镇静或间歇剂量反弹。这样的患者换用另外一种药物（如阿普唑仑换为氯硝西泮）可能会使病情得到改善，或者换用另一大类的药物（如抗抑郁药）。

苯二氮䓬类药物可以迅速起作用，可以在 15～20 分钟减轻焦虑症状。抗焦虑药物需要有规律地服用，而苯二氮䓬类药物却不像其他抗焦虑药物一样，它通常会根据需要而选用。比如即将参加一个面试或者其他挑战性情景时，服用小剂量的阿普唑仑或者氯硝西泮。对很多人来说，苯二氮䓬类药物往往比抗抑郁药的副作用少（尤其是三环抗抑郁药）。有些人不能服用抗抑郁类药物，那么就可以选择苯二氮䓬类镇静剂。

但是苯二氮䓬类药物往往有成瘾性。药剂量越大、服用的时间越长就越容易产生生理上的依赖。生理的依赖意味着一旦突然停止服用药物就很可能出现严重的焦虑症状。很多服用阿普唑仑高剂量达一个月或者低剂量长达数月的患者报告称自己很难摆脱药物依赖。突然停药是危险的，可能会引发惊恐发作、严重焦虑、困惑、肌肉紧张、易怒、失眠，甚至是焦虑症。只有逐渐减少剂量，用几个星期或者甚至是几个月的时间来停药才能够摆脱对药物的依赖。人们摆脱阿普唑仑依赖性的难易程度是不同的，但总的原则是最好能在用药指导下用 1～4 个月的时间逐渐减少药量。在这个戒断阶段，人们仍然还是可能会受到惊恐发作或者其他焦虑症状的侵扰。

（二）芳香族哌嗪类抗焦虑药

丁螺环酮（Buspirone）对于苯二氮䓬类药物滥用具有高风险的广泛性焦虑障碍患者是很好的首选药物。丁螺环酮可作为 5-HT1A 受体的部分激动剂激动受体来减少 5-HT 的释放，从而降低焦虑。

丁螺环酮只有在规律服药时才有效，服药 1～2 周后开始表现出作用，4～6 周后才能达到最大效应。因为丁螺环酮起效需要一个时程，在急救或者需要快速抗焦虑的情况下不能使用。丁螺环酮的起始用量为 5mg，1 日 3 次。在大多数试验中，每天 20~30mg 的剂量分成 2~3 次服用已有效。但是要达到最理想的效果，每天的总量可能需要达到 60mg。

丁螺环酮最大的优点就是没有镇静作用，没有任何严重的戒断症状，过量似乎也没有很大的毒性。但是它与苯二氮䓬类药物相比，在治疗上只对一少部分焦虑症患者有效。而且丁螺环酮偶尔会产生静坐不能，还有另外一些最普遍的副作用如头晕、头疼、眩晕、胃肠道应激、恶心、失眠、感觉异常和困倦。

（三）SSRIs 抗抑郁药物

SSRIs 抗抑郁药物包括氟西汀、舍曲林、帕罗西汀、氟伏沙明和西酞普兰等。SSRIs 类药物可以通过抑制突触间（神经细胞之间的空间）5-羟色胺的再吸收而提高脑中 5-羟色胺类神经递质的水平。随着 5-羟色胺量的增加，神经细胞中 5-羟色胺受体的数量会减少（尚不会减少到所需的水平）。5-羟色胺受体数量的减少会在服用 SSRIs 的第一至两个月内发生，这在专业上被称为"向下调节"。"向下调节"让 5-羟色胺受体系统中数以百万计的细胞变得对由压力而形成的神经化学环境不太敏感了，也即意味着情绪上不会有大起大落的变化，对焦虑情境变得不那么敏感从而降低焦虑。

SSRIs 对于各种类型的焦虑症或者抑郁症都很有效，尤其是那些惊恐症、广场恐惧症或者强迫症。对于厌恶服用药物的人或者老年人来说，SSRIs 是比较容易接受且安全的。它们是非成瘾性的，长期服用不会造成任何问题。而且，在大多情况下，它也不会导致体重的增加。

但是 SSRIs 也会给一些人带来一定的负面影响，包括神经过敏、易激动、烦躁不安、犯困、头痛、晕船反胃、肠胃疾病以及性功能紊乱等。这些负面的效果通常在两周之后消失。所以安全度过治疗的早期阶段是很重要的。所有的负面效果都可以通过最初服用小剂量，再逐渐增加剂量直至达到治疗效果的办法予以改善。

尽管 SSRIs 很有效，在服用 4~5 周之后就能出现重要的转机，但要充分实现治疗效果，一般还需要 12 周甚至更长时间（也有些证据显示还有需要一年方能显示出效果的情况）。如果是严重且障碍性的恐慌症，建议在等待 SSRIs 起作用期间，搭配使用苯二氮䓬类药物来应对严重的恐慌症状。

（四）TCA 类药物

TCA 类药物包括丙咪嗪、氯米帕明、阿米替林、多虑平等。阿米替林和多虑平对广泛性焦虑障碍的疗效很好，丙咪嗪和氯丙咪嗪对惊恐障碍和场景恐怖症的疗效很好，氯丙咪嗪还有抗强迫效应。TCA 的抗焦虑机制可能是通过阻滞突触前膜对单胺类神经递质主要是 5-HT 和 NA 的重摄取，提高突触间隙可利用的 5-HT 和 NA 的浓度，从而增强神经传递而发挥抗焦虑效应。

TCA 类药物很少引起药物依赖和滥用，适用于伴有抑郁的焦虑障碍，而且对难治性焦虑障碍也可能有效，但一般是在其他药物治疗均失败的情况下使用。它们的副作用很大，最常见的副作用是小剂量即可引起口干、便秘、视物模糊、视力调节障碍、手颤、尿潴留和心动过速等，随着剂量的增加会更明显。多数患者的副作用会随着治疗时间的延长而逐渐减轻。也有少数患者会更严重，如出现严重便秘、排尿困难或尿潴留、眼内压升高等。除此之外，TCA 还可能引起反射性心动过速、直立性低血压、头晕和体重增加。TCA 多有镇静作用（丙咪嗪例外），少数患者会出现焦虑甚至激越（丙咪嗪更容易引起）。部分患者可出现感觉异常如麻木或针刺感，出现肌肉颤动者颇常见，个别患者发生癫痫发作、出现幻视或精神症状恶化。用药量过大或药量增加过快会引起谵妄，尤其是老年人。TCA 可加重原有的心脏疾病，如加重心肌缺血、缺氧，诱发心绞痛和恶化心肌梗死。对性功能的影响颇为常见，如性欲减退、阳痿、射精延迟或抑制、快感缺失。约 2% 的服药者出现皮肤不良反应，如麻疹样皮疹、荨麻疹、过敏性皮炎、多形性糜烂性红斑和血管神经性水肿等。偶尔报告骨髓抑制、粒细胞减少或缺乏、紫癜、血小板减少和贫血。

思考题

1. 焦虑症患者的大脑是否发生器质性病变？
2. 如何运用所学知识对焦虑症患者进行治疗？

参考文献

［1］Jin Lu，Xiufeng Xu，Yueqin Huang，et al. Prevalence of depressive disorders and treatment in China: a cross-sectional epidemiological study ［J］. The lancet. Psychiatry，2021，8（11）：981-990.

［2］任垒，郭力，马竹静，等. 军人广泛性焦虑症状的网络分析研究［J］. 职业与健康，2020，36（10）：1336-1341.

［3］胡盼，吕龙琴，毛善平.广泛性焦虑障碍相关认知缺陷的机制及治疗进展［J］.神经疾病与精神卫生，2021，21（11）：817-822.

［4］王晶晶，张远，邹志礼.惊恐障碍、广泛性焦虑障碍病因学对比研究进展［J］.实用医院临床杂志，2022，19（1）：181-184.

［5］杨一帆.焦虑症发病机制与治疗方法研究［J］.运动精品，2018，37（08）：95-96，99.

［6］许天红.焦虑障碍［M］.北京：中国医药科技出版社，2006：2-3.

［7］杨权，张献.焦虑障碍的诊断和治疗［M］.成都：四川科学技术出版社，2006：107-110.

［8］莱希.抑郁和焦虑障碍的治疗计划与干预方法［M］.2版.北京：中国轻工业出版社，2014：188-193.

［9］伯恩.焦虑症与恐惧症手册［M］.邹枝玲，程黎，译.重庆：重庆大学出版社，2018：37-40.

［10］莫里森.实用DSM-5［M］.天津：天津科学技术出版社，2020：205-235.

［11］刘新民.变态心理学［M］.北京：人民卫生出版社，2007：146-150.

［12］吴敏.焦虑症的调适与综合疗法［M］.上海：上海科学技术出版社，2011：15-27.

［13］苗丹民，王家同.临床心理学［M］.西安：第四军医大学出版社，2004：283-287.

抑郁症

本章要点

掌握抑郁症的概念、临床表现和诊断标准、心理学理论解释和心理治疗方法；理解抑郁症发生的心理社会因素；了解抑郁症发生的生物学因素、抑郁症的药物治疗和物理治疗。

第一节 抑郁症概述

一、抑郁症

（一）概念

抑郁症（Major Depressive Disorder）又称抑郁发作，是以显著而持久的情感低落、抑郁悲观为主要特征的心理障碍。患者通常经历了一次或多次的抑郁发作，期间没有躁狂发作，又称为单相障碍（Unipolar Disorder）。这种疾病是最严重的心理障碍之一，发病率高、容易复发。

（二）流行病学特征

2019 年，据《柳叶刀》杂志报道，抑郁症终生患病率为 3.9%，12 月患病率为 2.3%；中国的调查数据显示，中国抑郁症终身患病率达到 6.8%，约有 9500 万患者；2020 年我国青少年的抑郁检出率为 24.6%，重度抑郁为 7.4%；《2022 年国民抑郁症蓝皮书》显示，我国青少年的抑郁症患病率为 15%～20%。在全世界的十大疾病中，抑郁症排到第二位。

（三）危害

抑郁症全球疾病负担沉重，且对人的劳动能力的损害严重。在世界上十种致残或使人失去劳动能力的主要疾病中，有五种是精神疾病，它们是抑郁症、精神分裂症、双相情感障碍、酗酒和强迫性神经症。1995 年，研究者调查了一家美国大公司填写健康声明的 15153 名职员的健康和职员档案资料，分析比较了抑郁症和其他四种情况——心脏病、糖尿病、高血压、衰退问题的心理卫生支出、药费、病假和总医药费的关系。用回归模型来控制人口统计学和分工的影响，结果发现，该公司职员每年治疗抑郁症的医药费为 5415 美元，远远多于高血压，而与其他三种情况近似。职员同时患抑郁症和其他任何一种疾病的费用比单独患这种病多 1.7 倍。抑郁症患者平均每年病假 9.86 天，显著高于其他疾病。40 岁以下患抑郁症的职员比那些 40 岁或以上的职员每年多休 3.5 天病假。抑郁症的支出，特别是工作日的损失，是与许多其他疾病一样大或更大的花费，尤其是当抑郁症与其他疾病合并出现时更是如此。

（四）临床表现

既往将抑郁症的表现按心理过程内容概括为"三低症状"，即情绪低落、思维迟缓和意志活动减退。目前将抑郁症归纳为核心症状、心理症状群与躯体症状群三个方面。

1. 核心症状

抑郁的核心症状包括情绪低落、兴趣缺乏、精力减退。

（1）情绪低落：可以从闷闷不乐到悲痛欲绝，生活充满了失败，一无是处，对前途失望甚至绝望，存在已毫无价值（无望和无用感），对自己缺乏信心和决心（无助感），十分消极。

（2）兴趣缺乏：对以前喜爱的活动缺乏兴趣，丧失享乐能力。

（3）精力不足，过度疲乏：感到疲乏无力，精力减退，活动费力，语调低沉，语速缓慢，行动迟缓，严重者可整日卧床不起。

2. 心理症状群

（1）焦虑。常与抑郁伴发，可出现胸闷、心跳加快和尿频等躯体化症状。

（2）自罪自责。患者对自己既往的一些轻微过失或错误痛加责备，认为自己给社会或家庭带来了损失，使别人遭受了痛苦，自己是有罪的，应当接受惩罚，甚至主动去"自首"。

（3）精神病性症状和认知扭曲。

（4）注意力和记忆力下降。

（5）自杀。抑郁症患者中有自杀观念和行为的占 50％以上。有 10％～15％的患者最终会死于自杀。偶尔出现扩大性自杀和间接性自杀（曲线自杀）。

（6）精神运动性迟滞或激越。

（7）自知力受损。

3. 躯体症状群

（1）睡眠紊乱。多为失眠（少数嗜睡），包括不易入睡、睡眠浅及早醒等。早醒为特征性症状。

（2）食欲紊乱。表现为食欲下降和体重减轻。

（3）性功能减退。

（4）慢性疼痛。不明原因的头痛或全身疼痛。

（5）晨重夜轻。患者的不适以早晨最重，在下午和晚间有不同程度的减轻。

（6）非特异性躯体症状。如头昏脑涨、周身不适、心慌气短、胃肠功能紊乱等，无特异性且多变化。

二、抑郁情绪

抑郁症和抑郁情绪是有区别的。实际上，每一个人在生活中都感到过哀伤、沮丧、悲观甚至是绝望，这种状态程度没有抑郁症重、持续时间短、不频繁。

抑郁情绪本身不足以使抑郁症的诊断成立，与此相反，在遇到可悲伤的事件时，如果没能感到抑郁，反而可能存在问题。只要在遭遇令我们感到悲哀的生活事件后能够尽快地从抑郁状态中走出来，生活没有受到过度的困扰，那就不需要寻求干预。情绪本身并没有正常或异常之分，可以说，抑郁、焦虑、恐惧等情绪是负性的，高兴、快乐、兴奋、自豪等情绪是正性的，但不能就此认为负性情绪就是异常的。抑郁本身的体验是不愉快的，但这并不意味着它就是异常的。就像疼痛，固然是令人痛苦的，但也是对人的一种保护性措施，人如果没有了疼痛感，则很容易在受伤害时不能及时采取保护性反应。同样，抑郁本身也有积极作用：轻度的抑郁从长期来看有适应性的功能；抑郁可以使人面对一些平常试图避开的思考和感受。

因此，抑郁应该和其他负性情绪一样，是从正常到异常的一个连续体，而且在正常和异常之间并没有绝对的界限。大体上当抑郁达到了某一特定的严重程度，严重影响到了人的正常生活和社会功能时，我们说这是异常的，需要治疗。但这种界限有时连有经验的精神科医师和临床心理学家也不能完全区分清楚。科学和严格的区分需要临床医生通过临床观察、病史采集、精神检查，根据统一的诊断标准才能做出。即使是这样，有时也还不能得到肯定的判断。

那么，什么样的抑郁是正常的抑郁情绪呢？通常我们认为经历了近期的应激后出现的抑郁情绪（如遭受挫折，居丧反应等）被视为是一种适应性的反应，大多情况下，这种抑郁能在短期内自行缓解，因此不需要寻求专业的治疗。下面具体讨论一些较轻微的正常抑郁。

（一）哀伤

通常被视为人失去所爱的人后所经历的心理历程。其他形式的丧失，如地位的丧失、分居或离婚、经济的损失、失恋、退休、第一次离家、失去友谊，甚至包括宠物的走失也会使人产生类似的情绪。不管是由于以上什么原因，这些事件通常都会引起当事人一段时间的悲伤期。在这段时间内，他对外界发生的事情失去了兴趣，借此避免再度受到伤害的可能。与此同时，他往往会沉浸于对美好过去的回忆中。最初自然会很痛苦，但在这些回忆不断重复后，将会渐渐失去引发痛苦的能力，这就是一种反应消除的历程。

弗洛伊德在 1917 年发表的论文《悲伤和忧郁》中，对哀伤和抑郁进行了区分，他认为前者是对丧失的正常的和有意识的反应，而后者则被假定是由于把对所失去的人的无意识的矛盾和敌对情感转向自己的结果。在典型的案例中，经过几周或几个月不定的时期后，个体对外界的反应能力逐渐恢复，哀伤减退，重新恢复对生活的乐趣。一般认为居丧反应在半年到一年内可以完成。如果哀伤的症状持续超过一年，则应寻求专业治疗。

（二）其他正常的抑郁

还有一些情景也可能引起抑郁的感觉，比如有些母亲（甚至是父亲）在婴儿出生后出现产后抑郁反应（Postpartum Depressive Reaction）。有研究者指出，有 50％的女性在婴儿出生后曾体验到至少是轻微的抑郁发作，其中 10％出现严重的抑郁反应。研究者认为，怀孕和分娩过程后激素的重新调整是产生这种现象的原因。但心理因素也起了重要的作用，它可能反映了长期的预期及努力后的一种失望，或是作为父母的个人对婴儿的预期没有包括某些现实的层面，如对婴儿的照料、婴儿对母亲的依赖等，因而导致了抑郁。但并不是所有的产后抑郁反应都是正常的。如上所述，有 10％的产妇会出现严重的抑郁反应，这时应被诊断为产后抑郁症，并应予以积极的治疗。

三、抑郁症的特殊类型

（一）隐匿性抑郁症（Masked Depression）

隐匿性抑郁症是一组不典型的抑郁症候群，其抑郁情绪不十分明显，突出表现为持续出现的多种躯体不适感和自主神经系统功能紊乱症状，如头痛、头晕、心悸、胸闷、气短、四肢麻木及全身乏力等。患者因情绪症状不突出，多先在综合医院就诊，抗郁药物治疗效果好。

（二）更年期抑郁症（Involutional Melancholia）

首次发病于更年期阶段的抑郁症，更年期首次发病，女性更年期一般在绝经期前后，45～55 岁，男性在 55～65 岁，女性多见，发病率约为男性的 2～3 倍。常有某些诱因，多有消化、心血管和自主神经系统症状。早期可有类似神经衰弱的表现，如头昏、头痛、乏力、失眠等；而后出现各种躯体不适，如食欲缺乏、上腹部不适、口干、便秘、腹泻、心悸、胸闷、四肢麻木、发冷、发热、性欲减退等。生理方面的变化常出现在心理症状之前。典型者有明显抑郁，常悲观地回忆往事、对比现在和忧虑未来，总觉得自己"会吃饭，不会做事，生不如死"。在此基础上认为自己无用又有罪过，感到人们一定会厌恶她或谋害她，进而形成关系妄想和被害妄想。焦虑、紧张和猜疑突出成为本病的重要特点，而思维与行为抑制不明显。宜用抗焦虑或抗抑郁药物治疗，可配合性激素治疗。

（三）季节性抑郁症（Seasonal Affective Disorder）

这是一类与季节变化关系密切的特殊类型，多见于女性。一般在秋末冬初发病，常没有明显的心理社会应激因素。表现抑郁，常伴有疲乏无力和头疼，喜食碳水化合物，体重增加，在春夏季自然缓解。本病连续两年以上秋冬季反复发作方可诊断，强光照射治疗有效。

（四）产后抑郁症（Postpartum Depression）

指产妇在产后 6 周内，首次以悲伤、抑郁沮丧、哭泣、易激怒、烦躁、重者出现幻觉、自杀甚至杀人等一系列症状为特征的抑郁障碍。发病率国内报道为 17.9%，国外最低 6%，最高达 54.5%。本症的诱因可能是多方面的，如分娩（或手术产后）的痛苦、产后小便潴留、出院日期推迟等，产妇因为无乳汁或者乳汁分泌少，不时要喂奶影响睡眠，丈夫对其关心和体贴不够，或家庭负担过重等。大多数产后抑郁症患者不需要住院治疗，一般持续几周后逐渐缓解。最主要的是心理治疗，可使用小剂量抗抑郁药。

第二节　抑郁症的诊断

目前，在第五版的《精神障碍诊断与统计手册》中，关于抑郁的诊断标准如下：

标准 A：在同一个 2 周时期内，出现 5 个以上的下列症状，表现出与先前功能相比不同的变化，其中至少 1 项是心境抑郁或丧失兴趣或愉悦感。

（1）几乎每天大部分时间都心境抑郁，既可以是主观报告（例如，感到悲伤、空虚、无望），也可以是他人的观察（例如，表现流泪）（注：儿童和青少年可能表现为心境易激惹）。

（2）几乎每天或每天的大部分时间，对于所有或几乎所有活动的兴趣或乐趣都明显减少（既可以是主观体验，也可以是观察所见）。

（3）在未节食的情况下体重明显减轻，或体重增加（例如，一个月内体重变化超过原体重的 5%），或几乎每天食欲都减退或增加（注：儿童则可表现为未达到应增体重）。

（4）几乎每天都失眠或睡眠过多。

（5）几乎每天都精神运动性激越或迟滞（由他人观察所见，而不仅仅是主观体验到的坐立不安或迟钝）。

（6）几乎每天都疲劳或精力不足。

（7）几乎每天都感到自己毫无价值，或过分地、不适当地感到内疚（可以达到妄想的程度，并不仅仅是因为患病而自责或内疚）。

（8）几乎每天都存在思考或注意力集中的能力减退或犹豫不决（既可以是主观的体验，也可以是他人的观察）。

（9）反复出现死亡的想法（而不仅仅是恐惧死亡），反复出现没有特定计划的自杀意念，或有某种自杀企图，或有某种实施自杀的特定计划。

标准 B：这些症状引起有临床意义的痛苦，或导致社交、职业或其他重要功能方面的损害。

标准 C：这些症状不能归因于某种物质的生理效应，或其他躯体疾病。

标准 D：这种重性抑郁发作的出现不能用分裂情感性障碍、精神分裂症、精神分裂症样障碍、妄想障碍或其他特定的或未特定的精神分裂症谱系及其他精神病性障碍来更好地解释。

标准 E：从无躁狂发作或轻躁狂发作。

注：若所有躁狂样或轻躁狂样发作都是物质滥用所致的，或归因于其他躯体疾病的生理效应，则此排除条款不适用。

注：诊断标准 A—C 构成了重性抑郁发作。

注：对于重大丧失（例如，丧痛、经济破产、自然灾害的损失、严重的躯体疾病或伤残）的反应，可能包括诊断标准 A 所列出的症状：如强烈的悲伤，沉浸于丧失，失眠、食欲缺乏和体重减轻，这些症状可以类似抑郁发作。尽管此类症状对于丧失来说是可以理解的或反应恰当的，但除了对于重大丧失的正常反应之外，也应该仔细考虑是否还有重性抑郁发作的可能。这个决定必须要基于个人史和在丧失的背景下表达痛苦的文化常模来做出临床判断。

不过，值得注意的是，对抑郁症的诊断标准随着研究和认识的深入还在不断地变化，一个明显的趋势是被诊断为抑郁症的患者越来越多。20 世纪 50 年代，情感障碍患病率为 3%～4%，到了 80 年代就上升为 3%～9%，如今就更高了。这种现象很大程度上应归因于诊断标准的变化，也就是说对抑郁症诊断的标准放宽了，因而纳入抑郁症诊断的疾病增加了。

第三节　抑郁症的病因

一、生物学研究

（一）遗传因素

多年来，有关情感障碍患者的家系研究，双生子、寄养子研究和基因连锁研究等发现抑郁症与遗传有关，患者家族遗传倾向明显，遗传是发病的重要因素。

1. 家系研究

抑郁症患者有家史者高达 30%～41.8%，远高于一般人群，且血缘关系越近，患病概率越高。抑郁症患者一级亲属的患病率可达 10%～16.3%，是一般人群的数十倍。

2. 双生子研究

研究发现，同卵双生子重性抑郁的同病率是 50%，而异卵双生子重性抑郁的同病率是 10%～25%。尽管每一研究结果有所不同，但均发现同卵双生子的同病率显著高于异卵双生子。

3. 寄养子研究

寄养子的调查支持情感障碍具有遗传学基础。

（二）神经生化研究

1. 5-羟色胺假说

情感障碍的 5-羟色胺（5-HT）假说认为，5-HT 直接或间接调节人的心情，该功能活动降低与抑郁症患者的抑郁心境、食欲减退、失眠、昼夜节律紊乱、内分泌功能失调、性功能障碍、焦虑不安、活动减少等密切相关；而 5-HT 增高与躁狂有关。有研究发现自杀者和一些抑郁患者脑脊液中 5-HT 代谢产物（5-HIAA）含量降低，5-HIAA 水平降低与自杀和冲动行为有关。单相抑郁症中企图自杀者或自杀者脑脊液中 5-HIAA 含量比无自杀企图者低；另外，脑脊液 5-HIAA 浓度与抑郁严重程度有关，浓度越低，抑郁越严重。

2. 去甲肾上腺素说

研究表明，抑郁症患者中枢甲肾上腺素（NE）能系统功能低下。抑郁症患者尿中 NE 代谢产物 3-甲氧基-4-羟基苯乙二醇（MHPG）排出降低；而躁狂患者中枢 NE 能系统功能亢进，NE 受体部位的 NE 增多，患者尿中 MHPG 排出升高。

3. 多巴胺假说

研究发现，某些抑郁症患者脑内多巴胺（DA）功能降低，尿中的 DA 的降解产物高香草酸水平降低；而躁狂发作时 DA 功能增高。降低 DA 水平的药物可导致抑郁，提高 DA 功能的药物则可缓解抑郁。

4. 乙酰胆碱假说

乙酰胆碱能与肾上腺素能神经元之间张力平衡可能与抑郁障碍有关，脑内乙酰胆碱能神经元过度活动，可导致抑郁；而肾上腺素能神经元过度活动，可导致躁狂。

（三）神经内分泌功能失调

1. HPA 轴

研究发现，抑郁症患者存在下丘脑-垂体-肾上腺皮质轴（HPA）功能异常，包括：①高可的松血症，皮质醇昼夜分泌节律改变，即不出现正常人的夜半时分的谷底；②地塞米松脱抑剂，即地塞米松不能抑制皮质醇分泌，地塞米松抑制试验（DST）远高于正常人。

2. HPT 轴

下丘脑-垂体-甲状腺轴（HPT）的功能特点与 HPA 轴相似，促甲状腺激素释放激素（TRH）兴奋试验曾用于协助诊断抑郁症，40%左右的抑郁症患者 TRH 阳性，但它与 DST 不完全重叠，将两个试验结合，阳性率可达 70%左右。

3. 其他激素

生长激素 GH 的分泌存在昼夜节律，在慢眼动睡眠期达到高峰。抑郁症患者这种峰值变得平坦。

（四）神经病理学研究

1. 脑室扩大

CT 研究发现，情感障碍患者的脑室较正常对照组大，部分抑郁相严重且伴精神病性症状的双相障碍患者右侧脑室扩大，无精神病症状者仅有第三脑室扩大。但也有学者认为，脑室扩大可能是情感障碍的易感因素而非结果。

2. 脑区萎缩

CT 和 MRI 均发现抑郁障碍患者有大量的脑部异常表现，较为一致的发现有颞叶和额叶的体积缩小、海马体积缩小、基底节体积减小等萎缩性改变。在慢性温和性刺激所致抑郁症动物模型中，也发现海马神经元萎缩及海马神经再生受损，而抗抑郁剂可以通过激活促进神经可塑性的细胞内信号传递途径，逆转这种病理改变。

3. 脑血流和代谢改变

功能影像学研究（fMRI、PET、SPECT）已发现抑郁发作患者脑代谢和脑血流的改变，大脑皮层尤其是额叶皮质血流量减少。脑血流通常和代谢量高度相关，研究发现，大脑代谢率低下仅限于单相抑郁组，而躁狂症患者大脑代谢率旺盛。

二、社会心理因素

（一）生活事件

压力与精神创伤是精神障碍的病因中影响最显著的。素质－压力模型描述了可能的遗传和心理的易感性，那么是什么启动了这种易感性（素质）呢？我们通常会询问患者在他们逐渐变得抑郁或产生其他精神障碍之前，有无重大的精神创伤生活事件。大多数患者报告了失业、离婚、生子、找工、亲人丧亡等。但是，事件发生的背景及其对个体的意义对个体而言更加重要。比如，失业对大部分人来说都具有很大的压力，对一部分人来说也许会很严重，但有的人也许会将它视为一种恩惠。如果你是一个有抱负的作家或艺术家，曾经没有时间去追求你的艺术，成为失业者也许是你期待已久的一个机会。特别是，如果你的配偶对你富有想象力的追求能够给予充分的理解和支持的话。然而，由于在记忆事件时出现的偏差问题，对生活压力事件的研究需要方法学的保障。如果你问一个正处在抑郁状态的人，5 年前他第一次体验抑郁时发生了什么，得到的将是不准确的答案，因为患者当前的心境会歪曲记忆。

尽管几乎所有的抑郁发作患者都经历过重大的压力事件，但大多数人在经历这类事件后并未发展成抑郁发作。尽管有 20%～50%的个体在经历了压力性事件后变得抑郁，但仍有 50%～80%的个体并未发展成抑郁或其他的精神障碍。同时，数据支持了压力性生活事件和特定的易感性——遗传的、心理的或者更可能是两种影响的结合——之间很强的交互作用。

（二）婚姻

对婚姻的不满和抑郁之间存在很强的相关。有研究指出，婚姻关系可以作为将来抑郁发作的预测指标。有些研究强调将婚姻冲突与婚姻支持分开的重要性。换句话说，较高的婚姻冲突与较高的婚姻社会支持可能会同时出现或同时缺失。高冲突、低支持，或两者同时存在，对引发抑郁而言尤其重要。

有研究指出，抑郁，尤其是持续的抑郁，会显著破坏婚姻关系，其中的原因很好理解。因为对于任何人而言，和一个消极、脾气不好、总是悲观的人相处一段时间后，总会感到无法忍受。但婚姻内的冲突似乎对男性和女性具有不同的影响。抑郁会使男性从婚姻关系中退缩，或结束这种关系。而对于女性而言，婚姻关系中出现的问题会导致她们患上抑郁。因此，对于男性和女性，抑郁和婚姻关系中的问题是存在一定相关的，但是，因果关系的方向是不同的。因此，治疗师在治疗抑郁障碍的同时，还应该处理混乱的婚姻关系，以确保患者康复到较高的水平，从而减少并防止将来复发。

（三）性别

流行病学数据显示，抑郁症存在明显的性别差异，有70%的抑郁症和恶劣心境患者是女性。尽管这种总的比率在不同国家有所不同，但这种性别的失衡比例在世界范围内变化不大。还有研究表明，在许多文化中，女性具有的更可能遭受身体暴力、性虐待或身处贫穷且又需要抚养年幼的孩子和年长的父母等经历，都可能使女性更容易罹患抑郁症。

这些性别差异是具有文化性的，来源于社会对男性和女性持有不同的性别角色期望。一个男性被期望成为独立的、能干的和果断的，而一个女性则被期望成为顺从的、敏感的和有很强依赖性的。尽管这些旧的观念正在慢慢改变，但它们在很大程度上描述了当今的性别角色。越来越多的证据表明，鼓励旧有性别角色的教养方式与抑郁和焦虑的易感性有关。

有研究认为，女性对亲密关系的重视也会使她们身处危险。婚姻关系的破裂以及伴随着这种破裂产生的无助感，对女性意味着更多的伤害。还有学者认为，存在另一种潜在的重要性别差异：女性比男性更倾向于沉思她们的处境，并为自己的抑郁状况感到自责；男性则倾向于忽略这些感受，他们或许会通过参加一些社会活动来摆脱这些想法。男性的这种行为是具有治疗效果的，因为"活跃"（总是忙着有事做）是成功治疗抑郁的关键因素。

（四）社会支持

社会支持包括三个层面：①社会关系存在与数量；②社会关系的结构；③社会关系所提供的情感交流、相互关心、实际帮助等。

良好的社会支持本身对个体的生理、心理健康和应激情境有保护和缓冲作用；社会支持对已经出现情感或精神问题的个体有治疗作用，如缩短病程、减轻症状。一般来说，一个人的社会关系越融洽，和社会接触的次数越多、频率越高，他的寿命也会越长。同样，社会因素也会影响一个人是否患抑郁。Brown 和 Harris 研究指出：社会支持在重性抑郁的发作中占有重要意义。在对大量经历过严重生活压力的女性所做的研究中发现，在那些有值得信赖的朋友的女性中，仅有 1%发展成抑郁；而那些缺乏亲密支持关系的女性的患病率高达 37%。其他研究也揭示，社会支持在抑郁康复过程中具有重要作用。

三、心理学理论解释

（一）心理动力学观点

1. 对丧失的反应：自我惩罚

以弗洛伊德为代表的心理分析学家认为，抑郁不是器质性损害的症状而是自我对内心冲突的防御的表现。弗洛伊德在其经典的论文《悲伤和抑郁》中明确指出，抑郁是对丧失（显义的和象征的）的反应。如果一个人面对丧失时的悲痛和愤怒没能发泄出来仍处于无意识中，那么就会弱化自我。而抑郁则是对自我的一种惩罚形式。一个表面上看起来是因为失去丈夫而极度抑郁的妇女，实际上是在为她对自己丈夫以往怀有的恶感而自我恼怒。抑郁和躁狂症状是一个人为想象中的罪恶而惩罚自己的手段。

这一理论为弗洛伊德的一个学生——K. Abraham 所发展。Abraham 认为，当一个人具有矛盾（正性的和负性的）的感情对象时，抑郁便产生了。面对失去所爱的对象，负性的感情转化为强烈的愤怒。与此同时，正性的情感引起内疚，他会感到自己对刚失去的东西没有做出恰当的行为反应。由于这种内疚，内疚的人就把他的愤怒内投（anger in，又译"指向自身的愤怒"）而不是外泄了，这就造成了自罪和绝望，即我们所说的抑郁。在自杀的案例中，患者确实试图去杀死那个不会合作的对象，愤怒的内投变成了对自己的谋杀。

这些理论也得到了一些实验的支持。Hauri 把已经恢复了的抑郁患者的梦与正常成年人的梦进行了比较，两组被试都间断地被唤醒，结果发现患过抑郁症的人有较多带有愤怒的自我惩罚的梦。

现代的心理分析对经典的理论又有了新的发展和修正。现在有许多关于抑郁的心理分析理论，但这些理论也有一些共同的和核心的观点。

（1）一般认为，抑郁源于先天的缺陷，常常源于早年的丧失。

（2）个体早期的创伤被现在的事件（如失业或离婚）所激活，这将患者带回到了婴儿期的创伤。

（3）这种退行的一个重要的后果是无望感和无助感。这反映了一个婴儿在面临伤害时的无能为力。由于无法控制自己的世界，抑郁者便产生了退行。

（4）许多理论家不再认为愤怒的内投是抑郁的核心，而认为对对象的矛盾心理是抑郁者心境困扰的基础。

（5）自尊的丧失是抑郁的主要特征。

2. 对丧失的补偿

长程的心理动力学治疗一般通过揭示抑郁的童年期根源，来揭示对先前和目前失去的东西的矛盾心理。但现代的心理动力治疗家们趋向于用比他们的前辈更直接的方式进行治疗，他们更关注患者目前的环境而不是过去的经历，因此，他们更注重当前抑郁的原因以及患者是怎样以抑郁的方式来处理与他人的人际关系的。Kierman 和他的同事发展出了一种 12～16 个单元的治疗方案。这一方案主要针对 4 个核心的问题进行治疗，即悲伤、人际关系的纠纷、角色转换（如退休）和缺乏社交技能。治疗师和患者一起积极努力解决上述问题。研究表明，这种动力学的人际关系的治疗方法对防止未能坚持药物治疗的抑郁症患者的复发是有效的。

（二）行为主义观点

行为主义者对抑郁的解释主要有两种，一种强调外界的强化，另一种关注人际关系过程。

1. 消退

许多行为主义者将抑郁看作是消退的结果，认为抑郁是一种不完全或不充分的活动。消退的含义是指人的某种行为一旦不再被强化，人再表现出这种行为的概率就会逐渐减少甚至消失。他们会变得不参与活动并出现退缩情况，也就是说出现了抑郁。

是什么导致了强化的减退呢？ Lewinsohn 指出，一个人所获得的阳性强化物的数量主要依靠三个因素：①强化刺激的数量和范围；②环境中这些强化物的可利用性；③人获得这些强化的能力。人的环境的突然改变，会导致对上述因素的影响。例如，新近并不情愿的退休者会发现，办公室以外的环境缺乏真正的强化物；一个妻子刚去世的男人会发现，虽然他具有营造一个成功婚姻的社会能力，却又困惑于怎样去开始新的约会。在新的环境中，这些人很少知道如何去获得强化，因此就产生了退缩行为。最后，某些抑郁者可能开始将死亡而非生存看作强化物，因为这会使得别人感到后悔和内疚。在这种情况下，抑郁将导致自杀。

许多研究支持了 Lewinsohn 的观点，研究证明，如果抑郁者和正常人一样学会了降低不愉快事件的频率、增加愉快事件的频率的话，他们的心境也许会改善。而抑郁者正是缺乏获得强化和与他人交往的能力。一项对企图自杀而住院的青少年的研究表明，与虽然抑郁但没有自杀行为的青少年相比，自杀组的被试在遇到问题时更容易采用社会隔离（Social Isolation）的方式来应对。自杀者更喜欢回避问题，把问题看得不紧急，用更情绪化的方式来做出反应。显然，这种糟糕的应对方式导致他们难以获得帮助。

2. 回避型社会行为

研究发现，抑郁者较非抑郁者更容易对他们接触的人做出负性的反应，这一发现构成了抑郁症的人际关系治疗的基础。根据这一观点，抑郁者有着一种令人讨厌的行为风格。他们总是迫使那些他们感到对自己不再充分关照的人"关照"自己，但抑郁者从他们的家庭和朋友那儿得到的往往不是爱而是拒绝，也就是说抑郁是一种呼救，但又很少起作用。另一种人际理论认为抑郁是在寻求拒绝，因为对抑郁者来说，拒绝那些比较积极的反馈对他们来说是自己更熟悉的，这样做，他们能在事先对结果更好地进行预测。

同样有许多研究支持抑郁的人际关系理论。例如有研究发现，同样是抑郁症患者，在治愈后的 9 个月中常被其配偶批评的比获得配偶的接受的患者更易复发。但现在人们还不能说这种人际关系风格导致了抑郁的发作，因为有研究证明，这种风格的人际关系只在抑郁发作时出现，在抑郁治愈后便消失了。但无论怎样讲，抑郁者的糟糕的人际关系是抑郁持续存在的重要因素之一。

3. 强化

行为主义认为，个人所获得的社会奖励取决于他们的个人能力和要求、社会经济地位及与他们相互影响的"依恋"的人数。当这些强化因素中的任何一个发生变化，如朋友去世、能力或财产、地位的丧失，强化的频率和量都会减少。一旦这些强化减弱，依赖行为也随之减少，进而较低级的反应水平（例如情绪低落）则可以由社会奖励（如同情）所强化。因此一方面是正常的情感的强化量不断减少，另一方面对异常的情绪症状的奖励量增加，由此出现了异常情绪的恶性循环。

Werner 和 Rehm 检验了行为主义的理论观点，他们对 96 名女大学生进行了情感评定。随后，根据评定结果将她们分为高强化和低强化两组。被试不了解研究的真正目的，以为自己在参加一个智力测验。对于低强化组故意只给予 20% 的强化奖励（即告诉被试反应正确），而高强化组则给予 80% 的强化。结果显示，通过心理测验自我评分和对反应速度的行为指标的测定，低强化组表现出明显增多的抑郁行为。某些起初只有轻微抑郁的被试，往往低估强化的数量（即被试感觉被告知其正确的次数少于实际次数），而且也变得更加抑郁了。

（三）人本主义和存在主义观点

存在主义者认为，抑郁是源于未能完整和真实地生活而产生的一种非存在感。如果抑郁者说他们感到很内疚，人本主义和存在主义者会解释说这是由于他们没有能够做出正确的选择，发挥自己的潜能，以及对自己的生命负责。总之，抑郁是对一种非真实存在的可理解的解释，自杀是这种非真实感达到极致后的选择。

这种不真实感的一个方面可能是对孤独的恐惧。抑郁者常常是高度的依赖者，Fenichel 把他们称为"爱的成瘾者"。因此孤独感可能是抑郁的一个重要的组成部分。从存在主义的观点来看，孤独本身不是需要避免或治疗的，而是应被人们所接受的。正如抑郁者应接受孤独一样，自杀者应懂得死亡的重要性。Rollo May 认为，死亡给予生命以绝对的价值。由于死亡是不可避免的，这使得我们珍惜生命。

（四）认知理论的观点

认知理论的主要论点是，个体的想法和信念是引发和影响情绪状态的关键因素。在理解抑郁方面，Aaron Beck 的认知模型是目前最具影响力和实践性的。

1. Beck 的理论

Beck 起先是一位经过了心理分析训练的精神病学家，在临床实践中，他发现患者在报告中常常歪曲事实，充满了自我否定和悲观消极的思想。由此，他提出抑郁者之所以抑郁，是因为他们的思维有消极的歪曲（见图 9-1）。

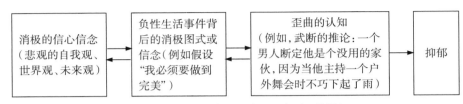

图 9-1　Beck 的抑郁理论中的三个层面的认知

依照 Beck 的理论，我们每个人都拥有各种各样的图式（Schema），通过这些图式，我们规范着自己的生活。抑郁者在童年或青少年时，因为种种的原因，如父母的去世、被同龄人的小团体拒绝、老师的批评、父母的抑郁态度等，发展出消极的图式或信念——消极地看待周围世界的倾向。此后，一旦遇到和以往学到的图式的情境相类似的新情境，可能只有一点点类似之处，这些消极图式就会自动地发挥作用，严重地影响抑郁者的生活。譬如，一个自我非难的图式令抑郁者时常陷入无意感的深渊，一个负性的自我图式会导致无价值感。

抑郁者还有许多认知歪曲，这些认知歪曲使他们不能真实地认识现实世界。认知歪曲和消极图式相互作用，更进一步加深了抑郁者的消极倾向，并发展出 Beck 所谓的消极的三联征（Negative Triad），即负性的自我观、世界观和未来观。

以弗洛伊德为代表的许多理论家认为，人只能被动地承受情绪，智慧很难控制感受。Beck 却相信，人的情绪是其逻辑判断的产物。我们的情感反应主要取决于我们是怎样看待这个世界的，而实际上抑郁者的解释与大多数人对世界的看法并不一致。Beck 将抑郁看作是抑郁者的不合逻辑的自我判断的胜利。

大量的证据支持 Beck 的观点。人们根据 Beck 的抑郁理论编制了评估抑郁的认知偏差的问卷，如自动思维问卷（ATQ）、抑郁体验问卷（DEQ）、认知偏差问卷（CBQ）等。许多研究表明，经过治疗后抑郁者在这些问卷上的得分都出现了显著的降低。但是，也有研究不支持 Beck 的观点，并不认为抑郁者的认知被扭曲了。譬如，认为抑郁者对成功有恰当的期望，而普通人则倾向于高估成功的可能。另一个挑战 Beck 的理论是：究竟是抑郁导致消极的认知，还是消极的认知导致抑郁。实验心理学的众多研究表明，一个人对事件的诠释影响着他的心境，但心境反过来也可以改变一个人的想法。现在还没有直接证据证明抑郁的情感和生理方面是负性的图式和偏差的二级症状和功能。

2. 无助感和无望感的三种理论

除了 Beck 以外，其他研究者从不同的角度对抑郁的产生及持续进行了解释。其中最具影响的是关于无助感和无望感的三种理论。无助感和无望感是抑郁症的一个重要症状，人们对它的认识和理论解释走过了一条从最初的习得性无助理论，到更具认知色彩的归因和习得性无助理论，乃至目前的无望感理论的道路。

（1）习得性无助理论（Learned Helpness）。该理论认为，个体的消极状态和无法有所行动、无法控制自己的生命的感觉来自个体的不成功的控制尝试的经历和心理创伤。

习得性无助感的研究始于 Seligman 对实验室里狗的行为观察。研究者首先将狗置于一个完全无法逃脱的情景，然后给予电击。电击引起了狗的惊叫和挣扎，但它无法摆脱电击。然后将狗置于中间有隔板的房间中，隔板的一边有电击设备，另一边没有。隔板的高度是狗不费力就能跳过的。然后将狗置于有电击的一边，并给予电击。电击开始后，狗只要跳过隔板就能够摆脱痛苦。实验结果发现，狗除了在接受电击的最初半分钟内有一阵惊恐外，一直就躺在地板上，接受电击的痛苦，纵有逃脱的机会也不去尝试。Seligman 提出，动物在面对不可控制的痛苦情景时产生了"无助感"。这种无助感此后变得越来越严重，有害地影响到了它们在可以控制的应激情境下的行为表现，以致失去了学习有效地对痛苦情景进行反应的能力和动机。

在此研究的基础上，Seligman 认为，无助感可以用于解释抑郁的某些症状。和许多抑郁的患者一样，这些产生了无助感的动物出现了厌食、进食困难、体重降低等表现，并且脑内的去甲肾上腺素也下降了。

习得性无助感的实验研究的结果获得后来很多学者对其他动物和人类被试研究和观察的支持。那些面对无法摆脱的噪声、打击或无法解决的问题的人，在此后面对摆脱噪声、打击和解决简单问题时会出现失败。此外，那些根据 BDI（贝克抑郁量表）评定为抑郁的大学生在完成任务时的表现，类似于那些刚经历了同样的产生无助感情景的不抑郁的大学生。

（2）归因和习得性无助理论（Atrribution and Learned Helplessness）。随着研究的深入，无助感理论的不充分和无法解释的方面渐渐显现出来。1978 年，Abramson, Seligman 和 Teasdale 对无助感理论进行了修正。这一理论的本质是以归因（Atrribution——人如何解释自己的行为）来解释抑郁的产生，这种解释中包括了认知和学习的因素。抑郁不仅仅在消极的、不可控的事件发生时才产生，而且取决于人是否将它归因于自身的相对稳定的内部特征以及生活的其他方面。

这一理论受到维纳归因理论的影响。按照归因理论，在个体经历了失败的情境中，个体会将这种失败归结为某些原因。按照其归因的不同情况，可区分出个体不同的归因方式：①失败是由于内在（自身），还是外在（环境）原因造成的；②导致这类问题产生的原因是稳定的，还是不稳定的；③导致这类问题产生的原因是特殊的，还是一般的。下表的例子有助于了解抑郁者的归因倾向。

表9-1　抑郁者对于自己在重要的英语考试中失败的归因

程度	内在（自身）		外在（环境）	
	稳定的	不稳定的	稳定的	不稳定的
一般	我太笨了	我今天太累了	考试都是不公平的	今天是个坏日子（不是黄道吉日）
特殊	我缺乏学好外语的能力	我讨厌学英语	英语考试不公平	英语考试对我来说就是倒霉

　　归因和习得性无助理论认为，人对失败的解释方式决定了失败的影响作用。一般性的归因会使失败的影响泛化。归因于稳定的因素会导致失败对个体产生长期的消极影响。将失败归因于内在的自身的原因，会导致个体自尊的下降。从归因和习得性无助理论出发，抑郁是因为人们将负性的生活事件归因于一般的和稳定的原因。人的自尊是否会崩溃，取决于人是否将失败归因于自身的缺陷。抑郁者被认为有着一种"抑郁的归因方式"，即将坏的结果归因于自身的、一般的、稳定的特质。当具有这种归因方式的人遇到不愉快的、痛苦的经历时，他们就变得抑郁，自尊就被摧毁了。

　　许多研究支持了归因和习得性无助理论，魏立莹等人对 46 例抑郁症患者和 46 例正常人的对照研究表明，抑郁者在 ASQ（一种用于测量个体归因特点的量表）坏事件上的归因，稳定性、一般性、无望感和总分均明显高于对照组。

　　（3）无望感理论（Hopelessness）。20 世纪 80 年代以后，无助感理论又有了新的发展。一些形式的抑郁被认为不是由于无助感而是由于无望感造成的。即个体存在一种对自己所希望的结果不会发生或自己不希望的结果将会发生的预期，并因此不再做出任何行动以改变这种情境的心理反应。

　　在归因理论的公式中，负性的生活事件（应激源）被看作是与素质（Diathese）相作用，产生了无助的状态。归因方式就是一种素质，将负性的生活事件归因于稳定的和一般性的因素。

　　无望感理论考虑的则是另一种素质，即一种认为负性的生活事件将会有严重的消极结果和倾向于对自己做出消极的推论（Negative Inference）的倾向性。无望感理论的优点在于能够解释抑郁和焦虑障碍的共病问题，即抑郁常常与焦虑障碍同时存在。个体对无助的预期会导致焦虑的产生。当对无助的预期产生时，包含了焦虑和抑郁的症状就随之而来了。最后当负性事件发生时，无望感就产生了。

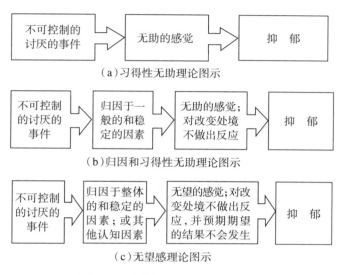

（a）习得性无助理论图示

（b）归因和习得性无助理论图示

（c）无望感理论图示

图 9-2　无助感和无望感的三种理论

（五）综合模型

临床上的发现表明，大多数个案在抑郁发作之前都经历过生活压力事件。近期比较流行的观点认为生活应激事件激活了应激激素，这种激素对神经递质系统具有广泛影响，尤其是涉及 5-羟色胺和去甲肾上腺素的递质系统。还有证据表明，如果应激激素活化的时间较长，可能会导致某些基因的"打开"，引起脑内长期的结构和化学变化。比如，长期处于压力状态下，也许会导致具有调节情绪作用的海马萎缩。这些结构改变也许会持续影响患者神经系统的调节活动，更广泛的可能会扰乱个体的昼夜节律，使其具有环性心境障碍的易感性。

心境障碍的易感者同时还具有一种心理易感性，主要表现在应对困难时感到自己的能力不足。许多证据表明。这些态度和归因与应激和抑郁的生化标志有关，如去甲肾上腺素的副产品、大脑半球的横向不对称性和大脑某些特定回路。这种易感性的原因可以追溯到早年的不幸经历，早期的压力经验可能在心境障碍发作之前就留下了一种较为持久的认知易感性，强化了以后对应激事件的生化和认知反应。

很明显，有些因素（如人际关系）会保护我们免受压力的影响，从而避免情感障碍的发作，或者使我们从这些障碍中尽快恢复。

总之，生物的、心理的和社会因素都会影响情感障碍的发展，它是一种整合模式，如图 9-3 所示。

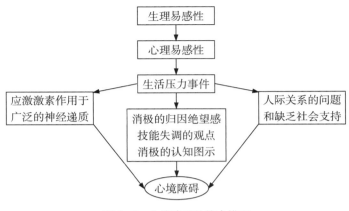

图 9-3　心境障碍的综合模型

第四节　抑郁症的治疗

对抑郁症的治疗，一般首先强调的是对症状和体征的控制，因为严重的抑郁患者可能有自杀或自残的危险，因此人们一般认为首先应该运用医学手段，包括抗抑郁药治疗、适当的监护和必要时的住院治疗，甚至在紧急情况下应用电抽搐治疗，以及时控制住病情，度过危险期。在病情较稳定以后，即症状和体征缓解后，应积极恢复患者的职业和心理社会角色和功能，并通过给予适当的心理治疗和教育以及必要的药物维持治疗，使患者复发、再发的危险降低到最低的程度。

一、药物治疗

（一）三环类抗抑郁剂（TCA）

1957 年 Kuhn 首先发现丙米嗪有抗抑郁作用，其后一大批结构类似的药相继问世。常用的有丙米嗪、阿米替林和多虑平等。临床研究中发现，这类药物对于抑郁发作的疗效能达到 60%～75%，但其抗抑郁疗效均须 3～4 周才能达到高峰，安全性较差和毒副作用比较大。

（二）选择性 5-羟色胺再摄取抑制剂（SSRIs）

20 世纪 90 年代以来，SSRIs 类药物逐渐成为抗抑郁的主力军。这类药物主要有氟西汀、帕罗西汀、舍曲林、氟伏沙明和西酞普兰等。这类药物的抗抑郁作用与三环类药物相当，起效时间需要 2～3 周，但由于其药理作用的高选择性，安全性较传统药物有显著提高，且副作用小，用法简便，对患者日常生活影响较小。

（三）心境稳定剂

研究发现，碳酸锂不仅能治疗躁狂发作，而且对双相心境障碍的抑郁也有良好的作用，盐治疗能有效地预防对锂盐治疗有效者抑郁的复发，在单相抑郁发作维持治疗中，锂盐的辅助治疗也能有效地防止其复发。

抗抑郁药物的进展十分迅速，目前广泛应用于临床的药物还有 5HT 与 NE 再摄取抑制剂（SNRI）文拉法辛、特性 5H 能抗抑郁剂（NaSSA）米氮平、5-HT2 受体拮抗剂（SARI）尼法唑酮、神经肽类抗抑郁剂 RP67580 等。

二、心理治疗

抑郁患者常存在各种各样的心理和社会问题，抑郁症又进一步影响了患者的人际交往、家庭和工作能力。因此，对抑郁症患者进行心理治疗是十分必要的。

（一）心理动力疗法

对抑郁的心理动力学治疗强调工作的重点是支持和再保证，通过减少患者的焦虑，使他们感到安全，获得支持、舒适和轻松来缓解症状。待患者情绪稳定后，再揭示其症状的根源。值得指出的是，心理动力学的以解决内心冲突为中心的心理治疗不是对每一个抑郁症患者都适用的。抑郁症患者的压力、负担和心理冲突，主要产生于抑郁体验。而进行心理动力学治疗可能加重抑郁症患者的负担，并可加重其罪恶感。特别是在无把握或患者有较大的自杀可能性时，这种治疗可能带来危险。

（二）人际关系疗法

人际关系疗法源于精神分析学派的 Sulivan 以及 Fromm 的相关疗法。人际治疗研究发现，抑郁发生与应激和社会生活事件相关，特别是人际交往丧失、缺乏社会支持、人际关系紧张和婚姻关系不良等因素，而抑郁的发作使人际关系进一步恶化。人际治疗的目标是通过帮助患者改善由于抑郁所引起的人际关系问题从而减轻抑郁症状。人际治疗着重解决四类问题：①患者由于亲人亡故或其他原因造成人际交往中断而引起的情绪抑郁，这种悲痛如果持久（超过 2～4 周）影响患者的正常生活和工作，就应加以干预。人际治疗帮助患者采取适当的方式寄托哀思，重新建立新的兴趣与人际交往，替代已丧失的人际关系，重新适应环境。②当患者与某人缺乏满意的关系，特别是对患者有重要意义的人际关系失败，如婚姻、亲子、上下级、较亲密的朋友关系等。人际治疗帮助患者确定矛盾焦点，矫正其适应不良的社交方式，重新评价和调整患者对他人的期望值，协调患者与他人之间的关系。③当个人情况变化，如上大学、参加工作、结婚、生子等，而不能适应角色改变时，需要帮助患者认识新的角色，进行必要的社交技能训练，指导患者积极适应环境，建立适当的人际交往，鼓励患者恢复自信。④社会关系缺乏或有社会隔离的抑郁患者，抑郁程度重且不易恢复，人际心理治疗帮助患者分析过去的成功经验，建立起正常的人际交往，并维持这种交往。

（三）认知治疗

认知治疗试图消除患者逻辑上的思维和错误，即认知治疗是通过认知和行为技术来改变患者的认知歪曲和思维上的习惯性错误，以达到治疗的效果。认知治疗强调此时此地的困扰，不讨论较远的起因。已有充分的证据表明其治疗效果不逊色于药物治疗。抑郁症患者常会歪曲自己对事件的解释，这样他们就会保持对自身、环境和将来的负性观点，这些歪曲的认知是偏离人们正常的思维逻辑的。例如当丈夫回家比平时晚时，患抑郁症的妻子会得出这样的结论——他一定是有婚外恋了。即使并没有其他证据支持这一结论，她仍然这样想。这个例子就是所谓的武断推论，患者没有经过有效的证据的检验就得出了结论。其他的认知歪曲，包括全或无的想法、过度概括化、选择性概括和夸大等。

贝克提出，患者会习惯性地用一些消极的句子来描述自己，这些毁灭性的自动思维会维持抑郁症。认知疗法可以帮助人们确认这些自动思维。当患者学会确认这些自动思维后，认知治疗师就要和患者进行对话，以便找到有哪些证据支持、反对了这种想法。当抑郁症患者面临不幸事件时，他们倾向于将原因归咎于自己，即使他们本不该对此负责任。为了抵消这种不合理的自责，治疗师需要和患者一起重新对这些事件进行审视，从而对责任进行正确归因。这样做并不是为了消除患者的自责，而是为了让患者看到除了自己的因素，还有很多因素会导致这个不幸事件发生。

认知治疗的最终目标是帮助患者重建认知，其中包括矫正患者对现实个人经历以及对前途做出预测的系统偏见，帮助患者澄清和矫正认知歪曲和功能失调性假设治疗过程中或纠正否定认知过程中应注意强化肯定性认知。具体而言，认知治疗的目标是改变抑郁性的想法，这些改变通过行为实验、逻辑辩论、证据的检验、问题解决、角色扮演、认知重建等途径得以实现。其中认知重建是用积极的、符合现实的认知替代那些消极的、与现实不相符合的认知，这是认知治疗最为重要的方面。

（四）行为治疗

行为治疗注重增加强化刺激和改善社交技巧。依据消退理论，行为治疗通常聚焦于增加患者的强化刺激，治疗的目标是让患者重新学会快乐。首先，鼓励患者去做一些有趣的事，比如吃一支冰激凌、读一个侦探故事；其次，帮他们制订活动计划表，当时间到时，无论喜欢或不喜欢，他们必须做一些事情。患者反复操练，坚持记录自己对这样的快乐旅行的反应。这样不仅可增加患者与强化物的接触，而且可以训练其体验快乐。

对抑郁进行行为治疗的另一种重要措施是借助于一种社交技能训练（Social-Skills Training）的技术来帮助患者，这些技术包括渐进的达成目标训练、决策训练、自我强化训练、社交技能训练以及放松训练等。治疗师通过这些训练直接教给患者一些基本的人际交往技能或其他应对技能。治疗时可以根据患者的不同问题，通过行为训练来达到治疗的目的，如，治疗师可以示范怎样开始会谈，怎样保持目光接触，怎样做一个简短的交谈，怎样结束会谈，这些都是社会交往的核心问题。示范之后让患者通过角色扮演来练习这些技巧。

实际上，行为治疗师在运用这些行为治疗技术时往往是将上述方法结合起来运用的。例如行为治疗家 Lewinson 的治疗方案中包括心境和行为的自我监控，对应对技能、社交技能、时间管理等的训练，以此来达到降低不愉快的体验、增加快乐体验的目的。

（五）人本－存在治疗

人本和存在主义治疗家在治疗中尝试帮助抑郁的患者认识到，他们的情感痛苦是一种真实的反应。患者要学会不能通过过分地依赖他人来获得满足感，真实的生活是自己追求的目标。人本和存在主义治疗家力图引导患者发现实现个人生活目标是获得更好生活的理由，在治疗过程中，治疗者努力应用所提倡的心理治疗原则，通过共情、理解去倾听抑郁患者的心声。实际上，这种方法也被自杀热线的志愿者所使用，即不加评论，而仅仅是倾听。

（六）团体治疗

如果说心理治疗与药物治疗的结合是治疗抑郁障碍的一个主要趋势的话，那么团体心理治疗（Group Therapy）则是另一个治疗的主要趋势。与个别心理治疗相比，团体心理治疗的主要优点有两个：一是高效，一般的团体治疗能同时对 8～12 个患者进行治疗，因此治疗的效率较高；二是通过团体治疗可以激发和运用患者之间的积极的互动作用。同一种疾病甚至不同疾病的患者，他们具有许多相同的症状、病感、体验、相似的病程和治疗反应（包括服用药物的副作用），正所谓"同病相怜"。这些相同之处，可以成为患者之间互相交流、互相鼓励、互相启发的基础，通过团体治疗者的引导和治疗，可以促进这些互动向正性积极的方向发展，不再仅是同病相怜，而且是"同病相励""同病相治"，从而提高治疗的效果和患者对治疗的信心和依从性。

因为操作性比较强的特点，认知行为团体治疗常被运用于抑郁症患者。通过心理教育，帮助组员了解抑郁症的症状特点、发病率和复发率、治疗的过程和特点。通过集体讨论、小组互动、角色扮演、分组练习的方式，帮助组员识别自动思维，与负性自动思维辩论，相互帮助，相互督促，在日常生活中运用应对引起心境波动的负性自动思维，重建积极认知。

三、其他治疗

（一）无抽搐电休克治疗

无抽搐电休克治疗（Modified Electric Convulsive Treatment，MECT）源于传统电休克治疗（Electric Convulsive Treatment，ECT），又称为改良电痉挛治疗、无痉挛电痉挛治疗。是先适量使用肌肉松弛剂，然后用一定量的电流刺激大脑，达到无抽搐发作而治疗精神疾病的一种方法。用于急性重症躁狂和锂盐治疗无效时，可单独应用或合并药物应用。对严重的内源性抑郁疗效最佳，对有严重自杀企图以及拒食拒饮处于木僵状态者可作首选。

（二）重复经颅磁刺激（repetitive Transcranial Magnetic Stimulation，rTMS）

在某一特定皮质部位给予重复经颅磁刺激的过程，能更多地兴奋水平走向的连接神经细胞，产生兴奋性突触后电位总和，使皮质之间的兴奋抑制联系失去平衡。rTMS不仅影响刺激局部和功能相关的远隔皮质功能，实现皮质功能重建，而且产生的生物学效应在刺激停止后仍将持续一段时间，是重塑大脑皮质局部或整体神经网络功能的良好工具。在抑郁症治疗方面，常用的刺激脑区为左前额叶背外侧区和右前额叶背外侧区。研究发现，rTMS高频率刺激左前额叶背外侧区或者低频率刺激右前额叶背外侧区，均可对抑郁症起到治疗效果。相比于传统电刺激治疗，rTMS具有更容易实现颅脑深部刺激、人体不适感很小、与人体无接触、对人体的伤害小等优点。但国外也有患者接受 rTMS 治疗无效而接受 ECT 治疗有效的报道。

（三）睡眠剥夺

此法用于抑郁症的治疗是近十几年的事。就时间上说，睡眠剥夺的起效最快，可在 24 小时内使抑郁症状戏剧般地减轻。许多人就此进行探索，此法逐渐成为治疗抑郁症简便有效的方法之一。睡眠障碍在抑郁症患者中常见，有人发现有意让患者一夜不眠后，患者的抑郁症状明显减轻。有学者通过样本量约 2000 人的研究发现，有 54% 的人在一夜睡眠剥夺后症状改善。而被诊断为内源性抑郁的患者 67% 有效，神经症性抑郁患者 48% 有效。对许多内源性抑郁症患者而言，白天的睡眠与情绪的改善有关，此类患者在早晨醒来时常伴有严重的抑郁症状，经过一个白天后症状逐渐减轻，到了晚上可从症状中相对解脱出来，这一变化与睡眠剥夺后症状减轻相似。一些研究表明，具有晨重夜轻的患者对睡眠剥夺疗法反应较好。

（四）光照治疗

光照治疗对于具有连续两年，每年均在秋末冬初发作，体内抗黑变激素昼夜节律紊乱（正常分泌是昼少夜多，冬天昼短夜长，故夜晚分泌更多而节律失调）特征的季节性心境障碍有效。方法是将患者置于人工光源中，光强度为普通室光的 200 倍，每日增加光照 2~3 小时，共 1~2 周。

四、维持治疗和预防复发

抑郁症的复发率较高。研究指出，首次抑郁发作后约 50% 的患者不久后可能会出现再次发作，第二次发作会有 75% 复发，第三次 100% 复发。因此对抑郁症复发的预防是一个重要环节。第一次发作且经药物治疗临床缓解的患者，药物维持治疗时间需 6 个月至 1 年；第二次发作维持治疗 3~5 年；第三次发作需长期维持治疗，甚至终生服药。但在临床实践中还应根据患者的病情严重度、工作及生活情况、服药的方便程度等综合考虑。其中病情严重程度是一个重要因素。如果抑郁发作伴有明显的自杀倾向，应考虑较长时间的维持治疗。如果两次发作间隔少于 2.5 年，也应考虑较长时间的维持治疗，如 5 年。维持治疗应尽量采用半衰期长、服用方便、不良反应较少的抗抑郁药。

心理治疗和社会支持对预防本病复发具有非常重要的作用，应予以尽量考虑和实施。目标为解除或减轻患者过重的心理负担和压力，帮助患者解决生活和工作中的实际困难及问题，学习应对方法和措施，提高应对能力，为患者创造良好的环境。

思考题

1. 如何区分抑郁症与正常的抑郁情绪？
2. 如何看待抑郁症产生的心理学原因？
3. 在部队如何开展抑郁症的防治工作？
4. 如何判断身边的战友是否患有抑郁症？

参考文献

［1］钱铭怡. 变态心理学［M］. 北京：北京大学出版社，2015：135-171.

［2］王建平，张宁，王玉龙. 变态心理学［M］. 2 版. 北京：中国人民大学出版社，2013：164-183.

［3］刘新民，杨甫德. 变态心理学［M］. 3 版. 北京：人民卫生出版社，2018：149-161.

［4］马晓梅，王瑾瑾，徐学琴，等. 中国居民 1990 年与 2019 年抑郁症疾病负担情况比较［J］. 中国公共卫生，2022，38（10）：1345-1347.

［5］徐健捷，张一一，林德堃，等. 亲子依恋与儿童抑郁症状的关系：儿童对环境的生物敏感性的作用及父母差异［J］. 心理学报，2023，55（3）：469.

［6］吴慧攀，干敏雷，尹小俭，等. 青少年抑郁症状影响因素研究进展［J］. 中国学校卫生，2023，44（5）：786-790.

［7］Fried E I, Flake J K, Robinaugh D J. Revisiting the theoretical and methodological foundations of depression measurement［J］. Nature Reviews Psychology, 2022, 1（6）: 358-368.

［8］Kropp D R, Hodes G E. Sex differences in depression: An immunological perspective［J］. Brain research bulletin, 2023.

［9］Ross R E, VanDerwerker C J, Saladin M E, et al. The role of exercise in the treatment of depression: biological underpinnings and clinical outcomes［J］. Molecular Psychiatry, 2023, 28（1）: 298-328.

［10］Al-Abri K, Edge D, Armitage C J. Prevalence and correlates of perinatal depression［J］. Social psychiatry and psychiatric epidemiology, 2023: 1-78.

双相及相关障碍

掌握双相及相关障碍的概念、临床表现及诊断标准；理解双相及相关障碍发生的机制；了解双相及相关障碍的防治要点。

第一节 双相及相关障碍概述

双相障碍又称双相情感障碍（Bipolar Disorder，BPD）是指躁狂（或轻躁狂）与抑郁以反复间歇交替或循环发作为表现的一类心境障碍（Mood Disorder）。历史上患有双相情感障碍的名人众多。无论是政治家如拿破仑、丘吉尔，还是艺术家如舒曼、海明威，更或者像健康专家凯·杰米森都无法避免，所以双相情感障碍也被称为"天才病"。双相情感障碍与抑郁障碍存在明显的差异，疾病和相关健康问题的国际统计分类第 11 版（The International Classification of Diseases version11，ICD-11）把心境障碍分为双相情感障碍与抑郁障碍。美国精神障碍诊断与统计手册第五版（The Diagnostic and Statistical Manual of Mental Disorders-Fifth Edition，DSM-5）中，双相情感障碍与抑郁障碍这两类疾病也是作为独立的章节被纳入。双相情感障碍一般呈发作性病程，躁狂（或轻躁狂）和抑郁症状或反复循环或交替出现存在，每次症状发作往往持续一段时间，对患者的日常生活质量和社会功能产生不良影响。

一、历史及发展

公元前 1 世纪希腊医生 Soranus 发现在一次发作中同时存在躁狂和抑郁，并有交替发作的倾向。1854 年法国医生 Falret 将同一患者身上交替出现躁狂和抑郁命名为环性精神病（Folie Cirulaire）。1882 年德国精神病学家 Kahlbaum 率先提出躁狂和抑郁不是两个独立疾病，而是同一疾病的两个阶段，并命名为环性精神障碍（Cyclothymia）。

1896 年，Kraepelin 按病程特点首次将躁狂和抑郁归为一种疾病，命名为躁狂抑郁性精神病（Manicdepressive Insanity，MDI）。20 世纪中叶，德国医生 Leonhard 提出单、双相情感障碍的概念，其中只出现躁狂或抑郁发作称为单相情感障碍，既有躁狂又有抑郁发作称为双相情感障碍。1970 年 Dunner 等人将双相情感障碍分为 3 型：双相 I 型，患者因躁狂入院；双相 II 型，患者仅因抑郁入院，并有无须治疗的轻躁狂病史；双相 III 型，患者因抑郁入院，并有无须治疗的轻躁狂发作。1980 年，美国疾病诊断与分类手册用双相情感障碍取代躁狂抑郁症这一诊断。

二、流行病学

双相情感障碍是一种反复发作、致残率高的严重慢性精神疾病。研究调查显示，全球患病率约为 4%，复发率高达 90%。我国的发病率约 0.07%～0.17%。双相情感障碍的男女患病率比例约为 1:1，男女患病无差异在各种文化和各种族人群中是一致的，但是女性更容易出现抑郁症状，男性更容易出现躁狂症状，这可能与激素、妊娠、分娩、心理社会应激事件及应对方式等有关。起病的年龄主要在青春期结束时或成年早期，15～25 岁。

三、病因及发病机制

目前本病病因和发病机制尚不清楚，研究发现，本病的发生发展与遗传、生物学和心理社会因素等有关。

（一）遗传因素

家族研究、双生子与寄养子的研究结果提示遗传因素在双相情感障碍中的作用，但是具体以何种方式遗传仍有待进一步探索。通过标记染色体水平（细胞核脱氧核糖核酸）的研究还不能确切证明一种或者几种基因的介入。总之，关于本病的遗传方式，有单基因常染色体显性遗传、性连锁显性遗传、多基因遗传和异质性遗传等假说，但目前均未获得证实。现阶段较认同的观点是双相情感障碍可能是一个复杂的、多基因、多因素的遗传模式。

1. 家族研究

研究发现双相情感障碍患者的生物学亲属患病风险明显高于一般人群，患病率为一般人群的 10～30 倍。血缘关系越近，患病风险越高，以及有早发遗传现象（即发病年龄逐代提早、疾病严重性逐代增加）。

2. 双生子与寄养子研究

研究发现，同卵双生子的患病率为 60%～70%，异卵双生子为 20%，同卵双生子的患病率明显高于异卵双生子。寄养子研究也表明，亲生父母是双相情感障碍患者的寄养子患病率高于亲生父母是健康人群的寄养子。进一步说明遗传因素在双相情感障碍发病中发挥的作用远高于环境因素。

3. 分子遗传学研究

分子遗传学研究涉及多条染色体和基因，目前虽然有不少发现，但缺乏肯定的证据。双相情感障碍的基因或易感基因仍在探索中。

（二）生物学因素

双相情感障碍的生物学因素包括了神经化学和神经内分泌。神经化学的假设较丰富，在下文中进行了列举：

1. 5-羟色胺（5-HT）假说

该假说认为抑郁发作可能与 5-HT 功能降低有关，躁狂发作可能与 5-HT 功能增高有关。在一些抑郁发作患者的脑脊液中发现 5-HT 的代谢产物 5-羟吲哚乙酸含量降低，并且抑郁程度随着 5-羟吲哚乙酸含量降低而加重。伴有自杀行为的患者比无自杀企图的患者 5-羟吲哚乙酸含量低。

2. 去甲肾上腺素（Noradrenaline, NE）假说

该假说认为抑郁发作可能与 NE 功能降低有关，躁狂发作可能与 NE 功能增高有关。

3. 多巴胺（Dopamine, DA）假说

该假说认为抑郁发作可能与 DA 功能降低有关，躁狂发作可能与 DA 功能活动增高有关。

4. 肾上腺胆碱平衡失常理论假说

该假说认为抑郁发作可能与胆碱分泌减少有关，躁狂发作可能与肾上腺素分泌增加有关。

5. 内分泌腺特征

研究发现双相情感障碍患者的甲状腺机能失调更加频繁出现，尤其是在双相情感障碍快速循环中的患者。但目前仍无研究表明双相情感障碍特定的内分泌腺特征。

（三）心理因素

1. 个体心理学因素

关于人格特征与双相情感障碍之间联系的假说主要有：人格特征是否导致双相情

感障碍；双相情感障碍发病是否改变了人格并提高了患病的易感性；人格障碍是否是双相情感障碍急性发作期的残留症状。普遍认为双相障碍患者间歇期的人格特征中的外向性包括冲动性、社交性和强迫性三个维度。另外有学者认为个体因素可能是生活事件和双相情感障碍的中间因素，这就解释了在同一事件中不同个体的反应不同。

2. 易感性压力模型

普斯特的易感性压力模型提出环境压力包括昼夜节律异常、哀伤、不和谐的夫妻关系、离异、工作争端等会使个体变得敏感、脆弱，激活了某些引起生物神经变化的基因，进而导致双相情感障碍的发生。

3. 环境因素

心理应激，负性生活事件如丧偶、失业等因素可能导致双相情感障碍的发生。

（四）脑电图改变

研究发现抑郁发作时脑电图多倾向于低α频率，总睡眠时间减少，觉醒次数增多，快眼动睡眠潜伏期缩短。躁狂发作时多倾向于高α频率或出现高幅慢波。

（五）神经影像改变

双相情感障碍患者的神经影像学改变主要涉及额叶、基底节区、扣带回、杏仁核、海马等与认知和情感调节关系较密切的神经环路，也涉及这些脑功能区皮质下白质的微观结构变化，从而导致双相情感障碍的情感症状发作。

双相情感障碍患者的年龄越小，大脑结构异常表现得越明显，主要表现在前额叶、边缘系统前部和中部脑区局部灰质的容积减少及白质结构变化，非特异性的脑室扩大、白质高信号增加等异常表现。

正电子发射计算机扫描（Positron Emission Tomography，PET）和单光子发射计算机断层扫描（Single-Photon Emission Computed Tomography，SPECT）发现双相情感障碍患者抑郁发作时全脑血流/代谢弥漫性降低，以额叶和前扣带回更为明显；躁狂发作时全脑血流有增加和代谢亢进的倾向。大多数功能性磁共振成像（Functional MRI，fMRI）研究提示与情绪调节相关的皮质边缘系统通路（包括前额叶皮质部分、前扣带回皮质、杏仁核、丘脑和纹状体等）过度激活可能导致了双相情感障碍患者的情感症状发作。多数磁共振波谱（Magnetic Resonance Spectroscopy，MRS）结果提示双相情感障碍患者前额叶皮质 N-乙酰天门冬氨酸（NAA）浓度减低，前额叶皮质的脂质水平和谷氨酸/谷氨酰胺水平增高。弥散张量成像（Diffusion Tenor Imaging，DTI）研究发现双相情感障碍患者的前额白质纤维束结合性降低，皮质和皮质下神经纤维功能连接异常。

四、临床表现

双相情感障碍患者的临床表现为躁狂发作、抑郁发作或躁狂和抑郁交替的混合发作。其中躁狂发作根据发作的程度可以分为轻躁狂发作和躁狂发作。

（一）躁狂发作

躁狂发作以情绪高涨、思维奔逸和意志行为增强症状为特征，每次至少持续 1 周（如是被送到医院治疗症状，则可少于 1 周）。在发病期间个体变得乐观热情、兴高采烈，语速加快，滔滔不绝，活动明显增加，睡眠减少，每天大部分时间处于精神高度亢奋或极度易激惹状态。

1. 情绪高涨

情绪高涨是躁狂发作的最主要原发症状。典型表现为患者整天兴高采烈、无忧无虑、自我感觉良好、得意扬扬、笑逐颜开。言语诙谐风趣，具有一定的感染力，常引起周围人的共鸣，欢笑连连。因此症状轻时可能不被视为异常，但熟悉患者的人能发现患者的异常。部分患者情绪高涨不典型，以易激惹、愤怒、敌意为特征。具体表现为容易因为小事而暴跳如雷、怒不可遏，甚至出现破坏及攻击行为。通常早期表现为情绪高涨，后期为易激惹。

2. 思维奔逸

思维奔逸指患者的思维联想速度明显加快，思维内容丰富多变。患者语速加快，口若悬河，自觉语速跟不上大脑转速。语量增多，滔滔不绝，即使声音嘶哑仍然高谈阔论。注意力常因为周围环境变化的影响而出现变化，如突然改变话题，谈话的内容常从一个主题很快转到另一个主题，出现随境转移。思维联想丰富，严重时可出现"音联"和"意联"。自觉非常聪明，有的患者还可达到妄想程度，甚至在夸大妄想的基础上出现被害体验，但持续时间较短。

3. 意志行为增强

意志行为增强表现为精力旺盛，活动明显增多、难以安静。热爱交朋友、凑热闹、爱管闲事、爱接近异性，容易冲动，往往不计后果地行动，造成不良后果，呈现成事不足败事有余的状态。

4. 伴随症状

患者常表现为瞳孔轻度扩大，两眼有神，面色红润，心率加快，少有躯体不适体诉。躁狂发作时患者自觉精力充沛，睡眠需要减少，没有疲倦感。有的患者性欲亢进，对配偶的性要求增加，甚至在公共场合对异性过分亲热，严重者出现不良后果的性行为。

（二）轻躁狂发作

轻躁狂发作是临床表现较轻的躁狂发作。轻躁狂发作虽然与躁狂发作相似，但症状只需要连续持续 4 天（而不像躁狂发作至少是 1 周）。患者表现为持续情绪高涨、精力充沛、活动增多，注意力不集中，自我感觉良好。也有些患者表现为易激惹，行为较鲁莽，但不伴有幻觉妄想等精神病性症状。社会功能轻度损害，一般人不易觉察，但熟悉患者的人能发现异常。

（三）抑郁发作

抑郁发作以情绪低落、思维迟缓、意志活动减退为特征，伴随睡眠较少、体重减轻等症状，发作至少持续 2 周，会造成患者不同程度的社会功能损害，给患者带来不良后果。

1. 情绪低落

情绪低落是抑郁发作的最主要原发症状。患者终日眉头紧锁、愁眉苦脸、郁郁寡欢，对任何事没有兴趣，感到高兴不起来，甚至悲观绝望，产生活着没意思的想法。大部分还伴有焦虑症状，表现为过度的担忧。情绪低落具有晨重夜轻节律改变的特点。

2. 思维迟缓

患者表现为思维联想速度减慢，患者常自我感觉大脑反应迟钝，像是生锈了，或者像是被糨糊糊住了，决断能力降低，变得优柔寡断，甚至对一些日常小事也很难做出决定。言语变少，语速变慢，声音低沉，严重的患者甚至无法与他人进行交流。同时受到情绪低落的影响，患者常出现消极悲观思维，产生无用感、无助感、无希望感、无价值感。经常自责，严重时产生妄想，出现自杀念头。

3. 意志活动减退

患者表现为行为迟缓，生活懒散，经常独坐一旁或卧床不起，不愿意与人交流沟通，不想做事如不愿意上班工作、不愿意清洁卫生，常常不修边幅、蓬头垢面。病情严重的患者整日不动、不语、不食，呈亚木僵或木僵状态。伴有焦虑的患者则会出现坐立不安、搓手、徘徊等症状。

4. 伴随症状

患者出现睡眠障碍、乏力、食欲减退、体重下降、便秘、肌肉疼痛、性欲减退、阳痿、闭经等。自主神经功能失调的症状如恶心、呕吐、心慌、胸闷、出汗等也较常见。睡眠障碍主要表现为早醒，通常比平时早醒 2~3 个小时，醒后不能再入睡。早醒对抑郁发作具有特征性意义。有的患者表现为入睡困难、睡眠浅易醒，少数患者表现为睡眠过多。

五、双相情感障碍主要分型

目前双相情感障碍在不同指南分型不一样，不同的学者根据不同的标准细化出很多分型。本节介绍的是临床主要分型。

（1）双相Ⅰ型。双相Ⅰ型是双相情感障碍中常见的类型。特征是至少有一次躁狂发作，前后可以有轻躁狂或重性抑郁发作。

（2）双相Ⅱ型。特征是存在轻躁狂和重性抑郁发作，但无躁狂发作。

（3）环性心境障碍。环性心境障碍是双相情感障碍中较轻的形式。特征是有多个周期的轻躁狂症状，但不符合躁狂或轻躁狂诊断标准，并有多个周期的抑郁症状，但不符合重性抑郁发作的诊断标准。

第二节　双相及相关障碍的诊断

正确诊断双相情感障碍关系到患者的治疗和预后。双相情感障碍的诊断原则是根据病史、精神检查发现的临床症状群、病程、体格检查和实验室检查。典型病例诊断一般不困难，结合患者的横、纵向主要症状特点，可以减少双相情感障碍患者的漏诊、误诊。目前国际上通用的诊断标准有 ICD-11 和 DSM-5，将分别在本节中介绍。

一、诊断要点

（一）临床症状群识别的困难

躁狂发作以显著而持久的情绪高涨为主要表现，伴有活动增多、思维奔逸、夸大观念及妄想、睡眠减少、性欲和食欲增加等。轻躁狂发作的患者常感到愉悦，社会功能损害较轻，没有痛苦的体验感。因此患者常否定或忽略躁狂发作的症状，尤其是轻躁狂发作的患者很少及时就诊和治疗，即使就诊也可能被漏诊。有些患者如儿童、青少年和老年人早期躁狂或轻躁狂发作常不典型，很容易被漏诊。此外双相情感障碍患者首发抑郁发作时，如不规范检查患者是否有躁狂发作，常被误诊为单相抑郁障碍，在随后的抗抑郁药物治疗出现躁狂发作时，如果不及时识别和改变诊断，会加重患者病情，造成不良后果。

双相Ⅱ型障碍是双相情感障碍各种类型中最易被漏诊和误诊的。双相Ⅱ型障碍通常以抑郁发作为首次发作，且抑郁病程持续的时间和发作的次数都远远多于轻躁狂发作。抑郁发作以显著而持久的情绪低落为主要表现，伴有活动减少、兴趣缺乏、快感缺失、思维迟缓、自责自罪、自杀观念和行为、早醒、食欲和性欲减退等。但是双相抑郁发作在临床特征上有别于单相抑郁发作。双相抑郁发作的患者常表现突然起病或病程迁延，嗜睡，食欲增加或贪食，情绪不稳、易激惹，双相情感障碍家族史等。

部分躁狂和抑郁的混合发作患者因没有规范检查和识别，常被误诊为激越型抑郁障碍。部分破坏性症状和易激惹性患者常被看成异常人格障碍。儿童期躁狂常被诊断为注意缺陷与多动障碍。躁狂发作时伴发的精神病性症状有时被当成精神分裂症进行诊治。

（二）病程

双相情感障碍的临床表现隐匿，从首次出现症状到被确诊平均需要 7～10 年以上的时间。发作间歇期患者的精神状态可恢复到病前水平。诊断时要注意既往是否有类似的发作，或病程中出现躁狂与抑郁的交替发作。

（三）躯体和神经系统检查以及实验室检查

家族中特别是一级亲属有较高的同类疾病的阳性家族史，要注意患者是否有患双相情感障碍的可能。同时可参考脑影像学检查结果。

二、ICD-11 中对双相情感障碍的诊断标准

（一）双相障碍Ⅰ型

定义为出现至少 1 次躁狂发作或混合发作。躁狂发作是一种极端的心境状态，持续至少 1 周（或经治疗干预而缩短），表现为心境的欣快、易激惹或扩张，以及活动增多或主观感受的精力充沛，并伴有其他特征性的症状，如言语增快、有压迫感，思维奔逸，自尊提高或夸大，睡眠需要的减少，注意力不集中，行为鲁莽、冲动，以及心境状态的快速变化（即心境不稳）；混合发作定义为在至少 1 周的大多数时间内明显的躁狂症状和抑郁症状混合或快速交替出现。虽然仅需躁狂或混合发作即可诊断双相障碍Ⅰ型，但一般情况下，抑郁发作与躁狂或混合发作在病程中交替出现。包括以下类型：双相障碍Ⅰ型，目前为不伴精神病性症状的躁狂发作；双相障碍Ⅰ型，目前为伴精神病性症状的躁狂发作；双相障碍Ⅰ型，目前为轻躁狂发作；双相障碍Ⅰ型，目前为轻

度抑郁发作；双相障碍Ⅰ型，目前为不伴精神病性症状的中度抑郁发作；双相障碍Ⅰ型，目前为伴精神病性症状的中度抑郁发作；双相障碍Ⅰ型，目前为不伴精神病性症状的重度抑郁发作；双相障碍Ⅰ型，目前为伴精神病性症状的重度抑郁发作；双相障碍Ⅰ型，目前为未特定严重程度抑郁发作；双相障碍Ⅰ型，目前为不伴精神病性症状的混合发作；双相障碍Ⅰ型，目前为伴精神病性症状的混合发作；双相障碍Ⅰ型，目前为部分缓解，最近一次发作为躁狂或轻躁狂；双相障碍Ⅰ型，目前为部分缓解，最近一次发作为抑郁；双相障碍Ⅰ型，目前为部分缓解，最近一次发作为混合性；双相障碍Ⅰ型，目前为部分缓解，最近一次发作未特定；双相障碍Ⅰ型，目前为完全缓解；其他特定的双相障碍Ⅰ型；双相障碍Ⅰ型，未特定。

（二）双相障碍Ⅱ型

定义为至少出现 1 次的轻躁狂发作，同时至少出现 1 次抑郁发作。轻躁狂发作是一种持续的心境状态，表现为心境的欣快、易激惹或扩张，以及活动增多或主观感受的精力充沛，并伴有其他特征性的症状如夸大、睡眠减少、思维奔逸、注意力不集中、行为鲁莽冲动，这些症状持续至少数日。抑郁发作表现为一段时间内几乎每天的情绪低落或对活动的兴趣减少，持续至少 2 周，并伴有其他症状，如睡眠或食欲的变化、精神运动性的激越或迟滞、注意力集中困难、乏力、无价值感、过度且不适当的自罪内疚、自杀倾向。既往无躁狂或混合发作。包括双相障碍Ⅱ型，目前为轻躁狂发作；双相障碍Ⅱ型，目前为轻度抑郁发作；双相障碍Ⅱ型，目前为不伴精神病性症状的中度抑郁发作；双相障碍Ⅱ型，目前为伴精神病性症状的中度抑郁发作；双相障碍Ⅱ型，目前为不伴精神病性症状的重度抑郁发作；双相障碍Ⅱ型，目前为伴精神病性症状的重度抑郁发作；双相障碍Ⅱ型，目前为未特定严重程度抑郁发作；双相障碍Ⅱ型，目前为部分缓解，最近一次发作为轻躁狂；双相障碍Ⅱ型，目前为部分缓解，最近一次发作为抑郁；双相障碍Ⅱ型，目前为部分缓解，最近一次发作未特定；双相障碍Ⅱ型，目前为完全缓解；其他特定的双相障碍Ⅱ型；双相障碍Ⅱ型，未特定。

（三）环性心境障碍

环性心境障碍表现为持续性的（至少 2 年的）心境不稳定，并且在多数时间有轻躁狂症状（例如，心境的欣快或扩张，精神运动性活动）及抑郁症状（例如，情绪低落，活动兴趣减少，乏力）。轻躁狂症状群可满足或不满足轻躁狂发作的定义性需求（见双相障碍Ⅱ型），但既往无躁狂或混合发作（见双相障碍Ⅰ型）。抑郁症状群的严重程度和持续时间不足以满足抑郁发作（见双相障碍Ⅱ型）的诊断需求。这些症状导致个人、家庭、社交、学业、职业或其他重要功能领域显著的痛苦。

三、DSM-5 中对双相情感障碍的诊断标准

（一）躁狂发作

（1）在持续至少 1 周的一段时间内，在几乎每一天的大部分时间里（或如果有必要住院治疗，则可以是任何时长），有明显异常且持续的心境高涨、膨胀或易激惹，或异常且持续的有目标的活动增多或精力旺盛。

（2）在心境紊乱、精力旺盛或活动增加的时期内，存在 3 项（或更多）以下症状（如果心境仅仅是易激惹，则为 4 项），并达到显著的程度，且代表着与平常行为相比有明显的改变。①自尊心膨胀或夸大。②睡眠的需求减少（例如，仅 3 小时睡眠就精神饱满）。③比平时更健谈或有持续讲话的压力感。④意念飘忽或主观感受到思维奔逸。⑤自我报告或被观察到的随境转移（即注意力太容易被不重要或无关的外界刺激所吸引）。⑥目标导向的活动增多（工作或上学时的社交或性活动）或精神运动性激越（即无目的非目标导向的活动）。⑦过度地参与那些很可能产生痛苦后果的高风险活动（例如无节制的购物、轻率的性行为、愚蠢的商业投资）。

（3）这种心境紊乱严重到足以导致显著的社会或职业功能的损害，或必须住院以防止伤害自己或他人，或存在精神病性特征。

（4）这种发作不能归因于某种物质的生理效应（例如滥用毒品、药物，其他治疗）或其他躯体疾病。

（二）轻躁狂发作

（1）在至少连续 4 天的一段时间内，在几乎每一天的大部分时间里，有明显异常且持续的心境高涨、膨胀或易激惹，或异常且持续的活动增多或精力旺盛。

（2）在心境紊乱、精力旺盛或活动增加的时期内，存在 3 项（或更多）以下症状（如果心境仅仅是易激惹，则为 4 项），它持续存在并且与平时行为明显不同，且达到显著的程度。①自尊心膨胀或夸大。②睡眠的需求减少（例如仅 3 小时睡眠就精神饱满）。③比平时更健谈或有持续讲话的压力感。④意念飘忽或主观感受到思维奔逸。⑤自我报告或被观察到的随境转移（注意力太容易被不重要或无关的外界刺激所吸引）。⑥目标导向的活动增多（工作或上学时的社交或性活动）或精神运动性激越（无目的非目标导向的活动）。⑦过度地参与那些很可能产生痛苦后果的高风险活动（例如无节制的购物、轻率的性行为、愚蠢的商业投资）。

（3）这种发作伴有明确的功能改变，这些改变在没有症状时不是个体的特征。

（4）心境紊乱和功能改变能够被其他人观察到。

（5）这种发作没有严重到引起社交或职业功能方面的显著损害或需要住院。如果存在精神病性特征，根据定义则为躁狂发作。

（6）这种发作不能归因于某种物质的生理效应（例如滥用毒品、药物，其他治疗）。

（三）重性抑郁发作

（1）在同一个 2 周时期内，出现 5 项（或更多）下列症状，代表着以往功能出现了明显改变，至少其中 1 项是①抑郁心境或②丧失兴趣或愉悦感。

①几乎天大部分时间都存在抑郁心境，既可以是主观的报告（例如感到悲伤、空虚、无望），也可以是他人的观察（例如表现为流泪）（注：儿童和青少年可能表现为心境易激惹）。②每天或几乎每天的大部分时间内，对于所有或几乎所有的活动兴趣或愉悦感都明显减少（既可以是主观陈述，也可以是观察所见）。③在未节食的情况下体重明显减轻或体重增加（例如一个月内体重变化超过原体重的5%），或几乎每天食欲都减退或增加（注：儿童则可表现为未能达到应增体重）。④几乎每天都失眠或睡眠过多。⑤几乎每天都精神运动性激越或迟滞（由他人看得出来，而不仅仅是主观体验到的坐立不安或变得迟钝）。⑥几乎每天都疲劳或精力不足。⑦几乎每天都感到自己毫无价值或过分地、不适当地感到内疚（可以达到妄想程度），而且并不仅仅是因为患病而自责或内疚。⑧几乎每天都存在思考能力减退或注意力不能集中或犹豫不决（既可以是主观的陈述，也可以是他人的观察）。⑨反复出现死亡的想法（而不仅仅是恐惧死亡），反复出现没有具体计划的自杀观念，或有某种自杀企图，或有某种实施自杀的具体计划。

（2）这些症状引起有临床意义的痛苦，或导致社交、职业或其他重要功能的损害。

（3）这些症状不能归因于某种物质的生理效应，或是由其他躯体疾病所致。

按照上述标准，诊断双相 I 型障碍需满足：至少一次符合了躁狂发作的诊断标准；这种躁狂或抑郁发作的出现不能用分裂情感性障碍、精神分裂症、精神分裂症样障碍、妄想障碍或其他特定的或未特定的精神分裂症谱系及其他精神病性障碍来更好地解释。

双相 I 型障碍的编码与记录步骤：双相 I 型障碍的诊断编码是基于目前或最近发作的类型，目前严重程度的状态，是否存在精神病性特征及缓解状态。只有目前符合躁狂或抑郁发作的全部诊断标准时，才能表明目前的严重程度和精神病性特征。若目前不符合躁狂、轻躁狂或抑郁发作的全部诊断标准，才能做出缓解的标注。记录诊断名称，应按以下顺序：双相 I 型障碍，目前或最近的发作类型，严重程度/精神病性/缓解标注，接着是使用于目前或最近的没有编码的下述标注，需要几个就用几个。双相 I 型障碍增加了 10 个标注：伴焦虑困扰特征、伴混合特征、伴快速循环、伴忧郁特征、伴非典型特征、伴心境协调的精神病性特征、伴心境不协调的精神病性特征、伴紧张症、伴围产期发生、伴季节性模式。

按照上述标准，诊断双相 II 型障碍需满足：至少一次符合了轻躁狂发作和至少一次抑郁发作的诊断标准；从未有过躁狂发作；这种轻躁狂发作和抑郁发作不能用分裂情感性障碍、精神分裂症、精神分裂症样障碍、妄想障碍或其他特定的或未特定的精神分裂症谱系及其他精神病性障碍来更好地解释；轻躁狂和抑郁发作交替常不可预测，且抑郁症状引起具有临床意义的痛苦，导致社交、职业和其他重要功能的损害。

编码与记录步骤：双相 II 型障碍只有一个诊断编码。它表明目前的严重程度、精神病性特征的存在、病程和其他不能被编码但应书面注明的标注（如双相 II 型障碍，目前为抑郁发作，严重程度为中度，伴混合特征；双相 II 型障碍，最近为抑郁发作，部分缓解）。标注目前或最近的发作：轻躁狂、抑郁发作。双相 II 型障碍增加了 8 个标注：伴焦虑困扰特征、伴混合特征、伴快速循环、伴心境协调的精神病性特征、伴心境不协调的精神病性特征、伴紧张症、伴围产期发生、伴季节性模式。

诊断环性心境障碍需满足：

（1）至少 2 年（儿童和青少年至少 1 年）的时间内有多次轻躁狂症状，但未符合轻躁狂发作的诊断标准，且有多次抑郁症状，但未符合重性抑郁发作的诊断标准。

（2）在上述的 2 年（儿童和青少年为 1 年）的时间内，轻躁狂期和抑郁期至少有一半的时间，且个体无症状的时间每次从未超过 2 个月以上。

（3）从未符合重性抑郁、躁狂或轻躁狂发作的诊断标准。

（4）诊断标准（1）的症状不能更好地用分裂情感性障碍、精神分裂症、精神分裂症样障碍、妄想障碍或其他特定的或未特定的精神分裂症谱系障碍及其他精神病性障碍来解释。

（5）这些症状不能归因于某种物质的生理效应（例如滥用毒品、药物），或其他躯体疾病（例如甲状腺功能亢进）。

（6）这些症状引起有临床意义的痛苦或导致社交、职业或其他重要功能的损害。

四、鉴别诊断

（一）继发性心境障碍

脑器质性疾病、躯体疾病、某些药物和精神活性物质等均可引起继发性心境障碍。

鉴别要点是继发性心境障碍有明确的器质性疾病、某些药物或精神活性物质使用史且时间上与精神症状关系密切，体格检查有阳性体征，实验室检查有相应指标改变。继发性心境障碍可出现意识障碍、遗忘综合征及智能障碍，而双相情感障碍不会出现意识障碍、遗忘综合征及智能障碍。继发性心境障碍症状会随着原发疾病好转或有关药物停用后症状相应好转或消失，双相情感障碍不会。继发性心境障碍既往无心境障碍的发作史，双相情感障碍有既往史。

（二）精神分裂症

伴有幻觉、妄想、冲动行为等严重精神病性躁狂发作的双相 I 型障碍需要与精神分裂症进行鉴别。鉴别要点为：双相 I 型障碍以情感高涨为原发症状，而精神分裂症的情感症状是继发症状，思维障碍为原发症状；双相 I 型障碍的情感症状与患者的思维、意志行为通常是协调的，而精神分裂症患者的思维、情感和意志行为通常是不协调的；双相 I 型障碍是间歇发作性病程，间歇期基本正常，而精神分裂症的病程多为发作进展或持续衰退，缓解期常残留精神症状，社会功能缺损。

（三）重性抑郁发作

重性抑郁发作的特征是既无躁狂发作，也无轻躁狂发作。鉴别重点是确定症状能否符合躁狂或轻躁狂发作的诊断标准，以决定是双相情感障碍还是重性抑郁发作。

（四）分裂情感性障碍

分裂情感性障碍的特征是躁狂和（或）重性抑郁发作的周期与分裂情感性障碍的活跃期症状同时存在，在没有躁狂或重性抑郁发作时，至少有 2 周的妄想或幻觉，且躁狂和（或）重性抑郁发作占疾病总病程的多数时间。如果精神病性症状仅在躁狂和重性抑郁发作时出现，则诊断为双相情感障碍伴精神病性特征。

（五）注意缺陷综合征与多动障碍

注意缺陷综合征与多动障碍特征是持续的注意力不集中、多动和冲动症状，这些症状可能类似于如随境转移、活动增多、冲动行为的躁狂发作的症状并起病于 12 岁之前，相比之下，双相情感障碍中的躁狂症状出现在各次发作中，并通常开始于青少年晚期或成年早期。

（六）人格障碍

人格障碍可以出现心境不稳定和冲动等症状，这些症状持续发生且在成年早期出现。然而双相情感障碍中的心境症状出现在各次发作中，与发病前有明显改变，中间还有缓解期。

第三节　双相及相关障碍的治疗

一、治疗原则

双相情感障碍的治疗可以分为药物治疗、物理治疗和心理治疗。无论哪种治疗方式，都建议遵循以下原则：

1. 安全原则

必须在保证患者安全的情况下进行药物治疗。双相情感障碍患者在急性期常常出现冲动性、攻击性的行为，暴力、自伤甚至自杀的风险较大，对自己或他人的安全造成威胁，这类患者应选择住院治疗。同时这类患者通常拒绝住院，不服从治疗，治疗时要注意安全，防止患者外逃。在患者的缓解期，要注意监测药物的不良反应，保证患者安全。

2. 综合治疗原则

采用药物治疗、物理治疗、心理治疗等手段综合治疗，更有利于提高依从性，提高疗效，预防复发和自杀，有助于患者的康复。

3. 个体化原则

个体对各种治疗的反应存在差异，制定治疗方案时需要考虑患者的性别、年龄、症状、躯体情况、是否合并使用药物、首发或复发、既往治疗史等多方面因素，选择合适的治疗方法。同时，医生要密切观察患者的治疗效果、是否出现不良反应并及时调整治疗方案。

4. 联合用药原则

由于双相情感障碍病情具有复杂性的特点，目前没有单一药物可以满足患者各个治疗阶段、各种临床症状群的所有治疗需求。因此绝大多数双相情感障碍患者的药物治疗往往是联合用药治疗。但是在联合用药时，心境稳定剂始终是基础用药，并且即便联合用药，药物种类还是宜少不宜多。此外在联合用药时，必须密切观察药物的相互作用、不良反应，监测血药浓度。

5. 长期治疗原则

双相情感障碍几乎会伴随患者终生，需要坚持长期治疗原则。治疗常分为急性治疗期、巩固治疗期和维持治疗期三个阶段。

二、药物治疗

药物治疗可分为急性治疗期、巩固治疗期和维持治疗期三期治疗。急性治疗期是在药物治疗开始的 6～8 周，目的是保证患者安全、消除精神病理症状。一般情况下，应在治疗开始的 1～2 周内，将治疗药物调整到患者可以耐受的有效治疗剂量之内。巩固治疗期是在急性治疗期目标达成之后的 3 个月的时期之内，目的在于防止已经消除的各种精神症状复发。因此药物治疗的种类和剂量与急性治疗期应大致相同。同时此阶段患者的精神症状已经得到控制，自知力和社会功能也逐渐恢复，此阶段是开展心理治疗的黄金时期。维持治疗期是巩固治疗期平稳过渡后的阶段。目的是预防复发。此期可以酌情减少药物的种类，但主要治疗药物的剂量仍应维持在巩固治疗期的水平，逐步恢复患者的社会功能，提高患者的生活质量。

1. 双相躁狂发作

各类躁狂发作均以药物治疗中的心境稳定剂为主。目前比较公认的心境稳定剂包括锂盐、抗癫痫药卡马西平和丙戊酸盐。研究发现，非典型抗精神病药物（如富马酸喹硫平、奥氮平、利培酮等）也具有一定的稳定心境作用，临床上现通常采用心境稳定剂联合第二代抗精神病药物治疗，以提高疗效。

（1）锂盐：锂盐是治疗躁狂发作的首选药物，临床上最常用的锂盐是碳酸锂，具有确切的防治抑郁、躁狂发作的作用，同时不会增加抑郁、躁狂的发生风险。碳酸锂既可用于躁狂的急性发作，也可用于缓解期的维持治疗。碳酸锂一般从小剂量开始，3～5 天内逐渐增加至治疗剂量，急性治疗期碳酸锂的治疗剂量一般为 1000～2000mg/d，维持治疗剂量为 500～750mg/d。一般 7～10 天起效。碳酸锂的治疗剂量与中毒剂量较接近，急性治疗期血锂浓度应维持在 0.6～1.2mmol/L，维持治疗期在 0.4～0.8mmol/L，血锂浓度上限不宜超过 1.4mmol/L，以防锂中毒。老年患者血锂浓度不宜超过 1.0mmol/L。碳酸锂的不良反应较多，如恶心、呕吐、腹泻、多尿、多饮、手抖、乏力、心电图的改变等。碳酸锂中毒可出现意识障碍、共济失调、高热、昏迷、反射亢进、心律失常、血压下降、少尿或无尿等，必须立即停药，及时抢救。因此治疗时要定期监测血锂浓度，有无不良反应，并根据治疗情况和血锂浓度调整剂量。

（2）抗癫痫药：目前临床上主要使用丙戊酸盐（钠盐或镁盐）和卡马西平。这些药物的不良反应发生率较低且较少引起认知功能损害。抗癫痫药物在治疗时具有选择性，针对不同类型的患者选择相应疗效更好的药物，可提高治疗效果。丙戊酸盐对躁狂患者、快速循环发作的患者治疗效果较好。丙戊酸盐成人用量可缓增至 800～1200mg/d，最高不超过 1800mg/d，维持剂量 400～600mg/d，推荐治疗血药浓度为 50～120μg/ml。常见不良反应如胃肠道症状、震颤、体重增加等。卡马西平成人用量可缓增至 1000mg/d，最高 1600mg/d，维持剂量为 200～600mg/d，推荐治疗血药浓度为 4～12μg/ml。卡马西平适用于锂盐治疗无效、快速循环发作或混合发作的患者。常见不良反应有恶心、视物模糊、皮疹、再生障碍性贫血、肝功能异常等。

（3）非典型抗精神病药物：主要包括如富马酸喹硫平、奥氮平、利培酮等。这些药物对躁狂症状疗效较理想，安全性较高，较少产生锥体外系症状，患者耐受性较好，可以提高患者治疗的依从性。

2. 双相抑郁发作

（1）心境稳定剂：研究发现心静稳定剂对双相抑郁患者的疗效很好，可有效降低患者的自杀风险。研究发现碳酸锂治疗双相抑郁的平均有效率为 76%，丙戊酸盐治疗双相抑郁的总有效率约为 30%，与锂盐相比，丙戊酸盐的不良反应更少，安全性更高。卡马西平抗躁狂效果显著，但对抑郁症状的疗效较差，且预防抑郁复发的作用不理想。另外卡马西平的安全性较低，不良反应的发生风险较高，与锂盐联合使用还可能引发严重的神经毒性反应。需要谨慎使用。

（2）第二代抗精神病药物：研究发现奥氮平能有效治疗急性双相抑郁发作并预防其短期内转躁。利培酮可以平衡拮抗多巴胺与 5-羟色胺，有效缓解患者的抑郁症状。富马酸喹硫平可作用于海马、杏仁核等大脑系统及脑干网状结构，调节情绪反应，对抑郁、躁狂具有一定的治疗作用。

（3）治疗中抗抑郁药物的使用问题：治疗双相抑郁障碍时是否加用抗抑郁药物需要慎重决定，虽然抗抑郁药物可以缓解患者的抑郁症状，但也会促使患者的情感状态转向另一个极端。文献报道与抗抑郁药物相关的转躁率为 10%～70%，因此目前有关心境障碍治疗指南均建议轻中度的双相抑郁应避免使用抗抑郁药物，只需要单用心境稳定剂。对那些重度或持续的双相抑郁患者，在使用抗抑郁药物至症状缓解后则应尽快撤用抗抑郁药物。

三、物理治疗

临床用于双相情感障碍患者的物理治疗有电休克治疗、重复经颅磁刺激治疗、迷走神经刺激、脑深部电刺激等。物理治疗常常与药物治疗或心理治疗联合使用，几乎不单独使用。

1. 电休克治疗

电休克治疗（Electroconvulsive Therapy，ECT）是利用适量的电流快速刺激患者的大脑，引发患者的意识丧失，皮层广泛性脑电发放和全身抽搐，从而达到控制精神症状的治疗方法。改良电休克治疗是指在电抽搐前加用静脉麻醉药和肌肉松弛剂，从而明显减轻患者的抽搐和恐惧感。

（1）适应证。①躁狂发作。建议用于药物治疗等其他治疗方式的充分治疗后仍然无效的、伴严重症状和（或）存在生命危险的患者的快速起效治疗。比如药物治疗无效的少数难治性躁狂发作；极度兴奋躁动、冲动伤人的患者。可用于治疗有下列情况的躁狂发作：如致死性紧张症或恶性高热等存在生命危险的患者；伴有内科并发症或不能耐受药物治疗的躁狂发作。②抑郁发作。电休克治疗是所有抗抑郁治疗中缓解速度最快和有效率最高的治疗，文献报道电休克治疗抑郁发作的有效率高于抗抑郁药物治疗。尤其适合有强烈自伤、自杀行为或明显自责自罪或由于拒绝进食威胁到生命安全的重度抑郁发作患者。重度抑郁发作患者，存在下列情况时可以考虑电休克治疗：抑郁性木僵；有明显体重减轻、早醒和明显的精神运动性迟滞患者；抑郁性幻觉和妄想。电休克治疗可以针对心理治疗和/或药物治疗无效，特别是多种药物治疗无效且功能严重损害的抑郁症患者，及伴有躯体疾病且不适于服用抗抑郁药的患者。

（2）临床应用。①急性治疗。电休克治疗通常为 1 周 2～3 次，更多的治疗次数可能对患者造成更多的认知损害。急性患者可每日 1 次，连续治疗 3～6 次后根据病情可改为隔日 1 次。疗程视病情而定，一般为 6～12 次，通常不超过 20 次。一般在第 2 次或第 3 次电休克治疗前没有明显的疗效，在这之后患者的病情会逐渐改善，在第 6 次治疗后可以发现起效明显，完全发挥疗效需要至少 10 次治疗。如 6～8 次治疗后仍无治疗效果，则应放弃电休克治疗，此种情况继续治疗也不会产生疗效。次数较少的电休克治疗认知损害小，但产生治疗效果的间隔也长。电休克治疗须持续至症状缓解，过早停止电休克治疗容易出现病情反复。电休克治疗用于治疗躁狂症的时间间隔短于治疗抑郁症的时间间隔，但没有证据说明这一方案是必需的或者可以加快显效。②联合治疗。电休克治疗通常可联合药物治疗，联合药物治疗的患者适当减少药量。药物联合使用的目的是在结束电休克治疗前和取得充分疗效这个阶段，防止复发的危险，同时不会增加药物的不良反应。锂盐和电休克合并治疗有可能会导致谵妄延长、认知损害加重，故不可联用。有抗痉挛作用的药物，在电休克治疗时最好停用或减量，因为它们对抽搐发作有影响。苯二氮䓬类药物能明确减低电休克治疗的治疗效果，特别是右侧单侧半球的电休克治疗，因此应暂时停药或减量。多数抗抑郁药物，除 MAOIs，在 ECT 治疗期间是安全的。③维持治疗。对难治性抑郁症患者，电休克治疗 1 年后的复发率高达

50%，因此电休克治疗后仍需药物维持治疗，以预防复发。建议电休克治疗后不要继续使用之前无效的同种药物，应换用不用种类的抗抑郁药或锂盐作为维持治疗使用的药物。有少数患者采用电休克治疗效果很好，但此后采用多种药物维持仍然会复发，此时医生可能会降低频率进行电休克治疗维持治疗，如隔周 1 次或每月 1 次，但临床指南并不推荐降低频率。

（3）不良反应及处理。电休克治疗非常安全，没有绝对禁忌证。一般来说，电休克治疗致病和死亡的危险性与单独麻醉相当。但电休克治疗会出现某些躯体症状相关的不良反应。①少数患者出现头痛、肌肉疼痛、恶心、短暂定向障碍及意识模糊，不必特殊处理。②心血管不良反应：由于电流刺激自主神经系统和随后出现的癫痫发作引起暂时性的心率加快和血压上升，增加心脏负荷和颅内压。心律失常一般是暂时的，如果不能自行缓解的话，可以用抗心律失常药物有效治疗。如有麻醉意外、延迟性窒息、严重心律不齐，应立即给予心肺复苏。③认知损害：顺行性遗忘可在电休克治疗结束后恢复，常常持续 2～4 周。可出现一定程度的逆行性遗忘，尤其是近期记忆，多表现在与个人无关的事情方面，一般在 6 个月内恢复，也有些患者报告记忆不能完全恢复，尤其是与治疗时期有关的事情。认知不良反应是常见的，虽然大多数是暂时的，但有些为长期效应。记忆下降可以通过右侧单电极放置、减少刺激量以及增加治疗间隔来减轻。缩短脉冲波可能同样有效。

2. 重复经颅磁刺激治疗

重复经颅磁刺激治疗是将特殊设计的刺激线圈放置于头皮上，在刺激线圈上通以高强度的脉冲电流以产生一个短暂的磁场，磁场穿过头骨，在神经组织中诱发感应电流或使神经元去极化，对大脑皮层神经细胞产生电刺激，从而产生神经心理学效应。适当形状的线圈会在主要的特殊皮质区域产生局部刺激。TMS 脉冲被有节律的连续应用，则称为重复性 TMS。

（1）适应证。①躁狂发作。右前额叶 20Hz 与 1Hz 的重复经颅磁刺激治疗对照研究结果显示，对抗躁狂疗效好且患者耐受性高。目前研究认为，重复经颅磁刺激治疗高频刺激（＞5Hz）可以激化局部神经元活动，提高大脑皮质的可兴奋性；低频刺激（≤1Hz）可以抑制局部神经元活动，降低大脑皮质的可兴奋性。有研究认为，对躁狂发作患者的右侧背外侧前额叶皮质进行重复经颅磁刺激治疗的效果明显优于左侧背外侧前额叶皮质。②抑郁发作。临床研究证实，重复经颅磁刺激治疗对抑郁发作（包括难治性抑郁症）有明确疗效，但亦有研究结论对此提出质疑。meta 分析的结论支持左侧背外侧前额叶皮层高频率 TMS 的抗抑郁作用且急性期治疗效果好。将 TMS 与功能影像学相结合，通过直接监控 TMS 在大脑中产生的作用，发现 TMS 能增加大部分抑郁症的扣带回及其他大脑边缘区域的活动。

（2）临床应用。重复经颅磁刺激治疗每天 1 次，时间约 30 分钟，10 次为 1 个疗程，一般连续治疗 1~2 个疗程。

（3）不良反应。重复经颅磁刺激治疗所诱导的痉挛比电休克治疗更聚集，能让大部分大脑避免不必要的电流刺激，重复经颅磁刺激治疗的耐受更好。轻微的不良反应包括肌肉紧张性头痛和由设备产生足够强度的噪音所致的短期听力阈值改变，可通过使用耳塞来预防。重复经颅磁刺激治疗最主要的危害是存在诱发癫痫的危险，故有高危因素（如癫痫家族史）不建议进行重复经颅磁刺激治疗。

3. 迷走神经刺激

迷走神经刺激（Vagus Nerve Stimulation，VNS）是指通过植入性治疗，刺激颈部的迷走神经从而达到治疗目的。此技术将一个发生器植入左侧胸壁，一根导线连接至左侧颈部迷走神经，传入迷走纤维投射至多个与神经精神疾病相关的脑区，包括边缘系统，作用机制包括单胺神经功能递质的改变、继发于抗癫痫效果的抗抑郁效果以及大脑解剖学的长期改变等。

（1）适应证。迷走神经刺激作为癫痫的治疗手段已被广泛应用。有研究发现，迷走神经刺激治疗抑郁发作患者一年后预后优于接受常规抗惊厥药物（如卡马西平）治疗的患者。迷走神经刺激有显著的抗抑郁作用，且有远期治疗效果。2005 年美国 FDA 批准迷走神经刺激用于难治性抑郁症患者的慢性治疗。暂无研究表明迷走神经刺激有快速治疗效果，因此不用于抑郁症的急性期治疗。心理治疗、药物治疗甚至电休克治疗可以轻易开展，若无效也可以立即放弃，然而迷走神经刺激需要植入仪器，因此它的治疗开始前需要经过慎重考虑。

（2）不良反应。最常见的不良反应是嗓音改变或嘶哑，通常很轻并与输出电流强度有关。出现初期抗抑郁治疗抵抗是可能发生不良反应的征兆。

4. 脑深部电刺激

脑深部电刺激（Deep Brain Stimulation，DBS）是一种神经外科手术疗法，最具侵入性，它需要将刺激器或刺激电极植入大脑深部的基底神经核区或背侧丘脑或底丘脑核区，并且连接到位于胸壁内的发生器上，由发生器持续不断地发送电流进入大脑。目前仅有一项小样本研究探讨前扣带回脑深部电刺激治疗难治性抑郁的疗效，由于抑郁症的功能性神经解剖尚不清楚，故脑深部电刺激相关研究进行缓慢。

5. 光照治疗

光照治疗（Light Therapy）是指通过引起昼夜节律提前从而产生抗抑郁治疗的效果，足够强度的亮光能抑制人类褪黑素的分泌而发生治疗作用。

（1）适应证。①季节性情感障碍：是本治疗的主要和最佳适应证，此类患者常出现冬季抑郁症。②非典型抑郁症：临床表现表现为睡眠增加、渴求糖类食物（碳水化合物）、精力缺乏等。光照治疗对非典型抑郁症更为有效。当患者有更加典型的抑郁症状时，如失眠、体重减轻，即使情感症状有季节性特征，单用光照疗法的效果不佳。③对其他以抑郁心境和食欲改变为特征的障碍（如经前综合征和神经性贪食）也有效。

（2）临床应用。光照治疗冬季抑郁症在早上患者清醒后数分钟内开始效果最好，治疗时间多在清晨 6：00—8：00。一般应用白色光，使用 10 000lux 的光照治疗 30~45 分钟，或 2500lux 的光照治疗 1~2 小时，10 天为 1 疗程。患者距离光照盒荧光屏 30~40cm，患者不直接注视屏幕，而应以 45 度角面对并每分钟扫视 1~2 遍。亮光的抗抑郁作用一般 2~5 天起效，对 50% 以上的复发冬季抑郁障碍患者有效。为避免复发，光照治疗通常维持至自然缓解，即早春。

（3）不良反应。①通常光照治疗的耐受性较好，但在治疗早期约有 45% 的患者可能出现轻度不良反应：包括头痛、视疲劳、视物模糊、眼睛刺激感和血压升高，还可能出现失眠，特别是在晚上接受治疗的患者，故治疗不宜在晚间进行。②罕见的不良反应：包括躁狂性心境不稳和自杀未遂，可能是由于光诱导的警觉性和活跃反应在心境改善之前就出现的缘故。通常可通过减少暴露时间减少不良反应。

四、心理治疗

药物治疗虽然能很好地控制双相情感障碍患者的症状，但如何有效地预防复发、减少发作循环仍然是难题。研究发现，即使使用最理想的药物治疗，双相情感障碍患者的复发率也很高，在一次急性发作之后，1 年复发率为 40%，2 年复发率为 60%，5 年复发率为 75%。并且药物维持治疗的脱落率也不低，1 年内对药物治疗的脱落率达 30%~47%，随访发现只有不足半数的患者在其症状缓解阶段还能够继续服从于药物治疗。随着研究的深入，发现即使依从性很好的患者仍然无法摆脱复发的困扰。这些发现表明，药物治疗是不足的。心理治疗逐渐走入研究者眼中。心理治疗是药物治疗精神疾病的重要辅佐手段。研究表明，在双相情感障碍治疗中施以心理干预治疗，可以降低治疗后的复发风险，改善患者的躁狂、抑郁等不良情绪，提高患者对药物治疗的依从性，改善患者对生活事件的应对策略，预防疾病复发，改善患者的社会功能。心理治疗主要有心理教育干预、家庭焦点治疗、认知行为治疗、人际和社会节奏治疗等。

1. 心理教育干预

心理教育干预因为其直接效果和费用较低被推荐为干预双相情感障碍心理治疗的

首选方法。心理教育干预的目标是帮助患者成为管理双相情感障碍的专家，通过学习了解自身的症状和治疗方案，采取积极的方法管理疾病。心理教育干预可以针对患者及其家属，通常包括以下内容：治疗师介绍并解释治疗指南、告知保密问题、签署心理教育协议、解释双相情感障碍的概念、解释双相障碍的生物学本质、解释躁狂和抑郁发作症状、与疾病相关的社会耻辱感，强调坚持药物治疗和定期复诊的重要性。另外还需要介绍复发的危险因素如中断服药、应激事件等，识别复发的预兆如脾气暴躁、花钱大手大脚、睡眠减少等，使患者了解哪些情况可能导致病情复发，帮助患者学会如何应对复发如多与家人沟通、参与体育活动等。心理教育干预是双相情感障碍最具基础性和普适性的心理干预，它能帮助患者了解疾病，配合治疗，控制复发，是药物治疗的必要辅助疗法，也是心理治疗的首选。研究显示，心理教育干预在坚持治疗和减轻情绪症状以及降低复发风险方面都显示了强大的效果。

2. 家庭焦点治疗

家庭焦点治疗是基于患者的家庭对其病程的影响以及双相情感障碍这一疾病对患者家庭成员的影响程度。目的是通过心理教育，帮助患者及家属识别和解决家庭内部的困难和冲突，减少家庭环境中的关系紧张，让患者拥有良好的康复环境。内容包括双相情感障碍的相关知识普及、家庭成员间沟通的技巧训练以及提高协同处理问题的能力。家庭焦点治疗需要患者最少一个主要家庭成员（父母、配偶、监护人）陪同参与，一般分为三个部分：①家庭心理教育：使用症状手册整理患者的情况，关注双相情感障碍的症状和病因，重点教授患者及家属双相情感障碍的相关知识，制订预防复发的计划。②沟通技能训练：协助患者和家人掌握良好的沟通技能来应对家庭关系问题。例如如何主动倾听、提供反馈等。③问题解决技能训练：识别家庭问题、头脑风暴形成解决方案、选择最佳解决方案以及在实施后对解决方案进行评估。研究表明，家庭焦点治疗是药物治疗的一个有益辅助，能帮助家庭成员理解患者以及更好地对待患者和病情，减轻双相障碍患者的情绪症状以及降低住院率。尤其是对儿童期的患者特别有帮助。

3. 认知行为治疗

认知行为治疗通过让患者记录他们的想法、感受和行为，识别引发自身情绪低落的情景或触发物，对患者歪曲的想法进行认知重构，改变其负性想法和不恰当的行为，建立积极的思维模式，从而改变行为。通过这种方式打破患者思维和行为之间的关系，帮助患者减少症状和复发的风险，有助于患者的医治和康复。认知行为治疗具体包括教导患者监测躁狂或抑郁症状的发生和严重程度的方法、督促患者坚持药物治疗、提供心理策略管理干扰治疗或导致症状发作的压力因素、减少疾病带来的创伤和耻辱感。

研究发现，认知行为治疗在降低复发率、改善抑郁躁狂严重程度和恢复心理社会功能方面效果很好，追踪报道即使发病 5 年后，患者的症状仍得到极大缓解，社会职业功能恢复较好。

4. 人际和社会节奏治疗

人际和社会节奏治疗基于人际关系心理治疗和社会授时假设（指个体、社会需求或任务所设定的生物钟），重点在于解决人际关系压力对情绪的影响，通过行为调整来稳定日常节律。这个理论认为社会授时的丧失可能会导致不稳定的生物节律，在脆弱的个体身上导致躁狂或抑郁的发作，睡眠不足或睡眠过多，一天当中没有足够的身体活动，这些都会使个体产生负性情绪。人际和社会节奏治疗是结合简短家庭心理治疗的 16～18 疗程个人治疗。干预的重点是稳定社会和睡眠习惯，通过基于人际关系的方法处理可能加剧日常情绪干扰和情绪失调的社会心理压力。一般分三个阶段：第一阶段治疗师需要对既往的症状发作和他们的人际关系进行详细的记录，回顾既往的药物治疗，提供心理教育，评估社会节律，介绍社会节律指标，确定患者主要的人际关系问题并实施治疗。第二阶段治疗师的工作重点是调整患者的日常生活，解决与事件相关的人际问题（主要是人际纠纷和角色转换）。第三阶段治疗师评估治疗的效果，增强患者的独立功能并制订预防复发的策略。

五、病程与预后

双相情感障碍多为急性或亚急性起病，一般呈发作性病程，好发于春末夏初。多数患者出现躁狂和抑郁或反复循环或交替出现症状，10%～20%的患者仅出现躁狂发作。躁狂发作和混合发作的病程是数周到数月，平均持续 3 个月左右。也有的患者发作只持续数天，个别可长达 10 年以上。部分患者的病程可呈自限性，轻度发作即使不给予治疗，也可以在一段时间后自行缓解。躁狂和抑郁的发作没有固定的顺序，可连续多次躁狂发作后有一次抑郁发作，也可连续多次抑郁发作后有一次躁狂发作，或躁狂和抑郁交替发作。发作间歇期症状可完全缓解，也有 20%～30%的双相 I 型和约 15%的双相 II 型患者持续存在情绪不稳。间歇期的长短不一，可从数月到数年。随着年龄增长和发作次数的增加，正常间歇期有逐渐缩短的趋势。首次发作通常继发在应激性生活事件后，但以后的发作与精神应激的关系不大。首次发病起病年龄较早，平均发病年龄一般不到 30 岁，可见于任何年龄，但大多起病于 50 岁以前。发作频率、复发与缓解的形式均有很大变异。中年之后，抑郁变得更为常见，持续时间也更长。虽然双相障碍有自限性，但如果不加治疗或治疗不当，复发率是相当高的。未经治疗的患者中，50%能够在首次发作后的第一年内自发缓解，其余的在以后的时间里缓解的不足

1/3，终身复发率达 90％以上，约 15％的患者自杀死亡，10％转为慢性状态，而长期的反复发作可导致人格改变和社会功能受损。过去一般认为几乎所有躁狂患者都能恢复，现在经过治疗最终能使 50％的患者完全恢复，所以仍有少数患者残留轻度情感症状，社会功能也未完全恢复至病前水平。在最初的 3 次发作后，每次发作间歇期会越来越短，以后发作的间歇期持续时间不再改变。对于每次发作而言，显著和完全缓解率约为 70％。

六、典型病例

　　小 A 硕士毕业后因为就业不顺利逐渐出现情绪低落，自卑，总感觉自己不如别人，工作没有同学找的好，同学看不起自己。每天觉得疲惫、提不起劲，不想出门上班，也不想继续找工作，每天在家里唉声叹气，眉头紧锁，什么事都不想做，称自己是个没有用的人。小 A 的睡眠自找工作以来一直不好，不仅入睡困难，而且每天 4 点就醒了，醒后再也睡不着。家人一直未予重视，在家休息半年左右小 A 状况好转，认为自己能力挺好，积极出去找工作。两个月后，小 A 开始出现话多，喜欢和人聊天，爱凑热闹，自己感觉精力旺盛，睡眠减少，常说自己的脑子转得特别快，特别灵活，和家里人说自己这么多年白活了，以后要干大事，要做大生意，将来可以赚大钱，要给家人买别墅，买汽车。小 A 每天不怎么回家，请人吃饭、喝酒，称都是朋友。在大街上见到乞丐，觉得乞丐太可怜，称见不得这样的，给乞丐 100 元。过后没几天又出现心情低落，认为活着没有意思，自己是个无用的人。持续一段时间以后再次开始出现兴高采烈、每天浑身干劲……心情时好时坏，家人无法护理送去医院。

　　考虑双相情感障碍。

思考题

1. 简述双相障碍的概念。
2. 简述双相情感障碍的主要临床表现。
3. 简述双相情感障碍的治疗。

参考文献

［1］Wynter E，Perich T. Use of self-care strategies in the management of bipolar disorder and their relationship to symptoms，illness ntrusiveness，and quality of life ［J］. Clin Psychol，2018，23（2）：1-11.

［2］Carvalho A F，Firth J，Vieta E. Bipolar Disorder ［J］. N Engl J Med，2020，383（1）：58-66.

［3］Fletcher K，Foley F，Thomas N，et al. Web-based intervention to improve quality of life in late stage bipolar disorder（ORBIT）：randomised controlled trial protocol ［J］. BMC Psychiatry，2018，18（1）：221.

［4］IsHak W W，Brown K，Aye SS，et al. Health-related quality of life in bipolar disorder ［J］. Bipolar Disorder，2012，14（1）：6-18.

［5］Zhang L，Cao X L，Wang S B，et al. The prevalence of bipolar disorder in China： A meta-analysis ［J］. J Affect Disorder，2017（207）：413-421.

［6］World Health Organization. ICD-11 Beta Draft ［EB］. 2017-07-27.

［7］美国精神医学学会. 理解精神障碍：你的 DSM-5 指南 ［M］. 夏雅俐，张道龙，译. 北京：北京大学医学出版社，北京大学医学出版社，2021：40-51.

［8］Christine Mirabel-Sarron. 理解与治疗双相情感障碍 ［M］. 2 版. 上海：上海社会科学院出版社，2021：5-39.

［9］弗斯特. DSM-5 鉴别诊断手册 ［M］. 张小梅，张道龙，译. 北京：北京大学出版社，北京大学医学出版社，2016：136-140.

第十一章

人格障碍

掌握人格障碍的分类和临床表现；理解人格障碍的概念、特征和诊断标准；了解人格障碍的心理社会因素和环境遗传交互作用。

人格（Personality）也叫个性（Character），是指人的心理特征的综合表现，表现为固定的行为模式以及待人处事的习惯。每个人都有一定的人格特点，是各种发展因素综合作用的结果。当某个人的行为方式明显偏离正常，而且已经根深蒂固地形成某种偏差，就称为人格障碍（Personality Disorder）。人格障碍患者的人格可能在结构上、功能上都是异常的，不仅自身遭受痛苦，还会给他人带来不良影响。

人格障碍通常开始于童年、青少年或成年早期，并一直持续到成年乃至终生，部分患者在成年后有所缓和。目前看来，我国的人格障碍发病率与西方国家相比较低，这可能是中西方对人格障碍的理解和诊断工具的不一致及文化差异造成的。人格障碍的病因及发病机制迄今尚未完全阐明，一般认为，人格障碍是在有遗传因素的基础上遭受环境因素的影响而形成的。童年生活经历对个体人格的形成具有重要作用，教养方式不当是人格障碍的重要因素。好发于亲属中有精神障碍者、幼年有不良成长环境或早期创伤经历者。

人格障碍的治疗通常是通过药物控制症状、控制情绪、帮助稳定情绪、帮助改变不适应模式、心理治疗等改变患者心理发展上的问题。

第一节　人格障碍概述

一、概念

人格或称个性，是一个人固定的行为模式及在日常活动中待人处事的习惯方式，是全部心理特征的综合。人格的形成与先天的生理特征及后天的生活环境均有较密切的关系。童年生活对于人格的形成有重要作用，且人格一旦形成具有相对的稳定性，但重大的生活事件及个人的成长经历仍会使人格发生一定程度的变化，说明人格既具有稳定性又有一定的可塑性。

人格障碍是指明显偏离正常且根深蒂固的行为方式，具有适应不良的性质，人格的异常妨碍了其情感和意志活动，破坏了其行为的目的性和统一性，给人以与众不同的特异感觉，在待人接物方面表现尤为突出。

病态人格原是广义的概念，泛指所有类型的人格不正常。后来一些学者发现病态人格的最初定义，符合现今称谓的反社会人格，从而又出现了病态人格的狭义的概念，专指反社会人格，提出以人格障碍代替广义的病态人格。根据人格障碍者的不同表现，可将人格障碍分为不同类型。世界卫生组织的《国际疾病分类》第九版，将其分为偏执型、情感型、分裂型、暴发型、强迫型、癔症型、无力型、反社会型或不合群型等。

二、人格障碍与人格改变

人格障碍通常开始于童年、青少年或成年早期，并一直持续到成年乃至终生。部分人格障碍患者在成年后有所缓和。人格障碍与人格改变不能混为一谈。人格改变是获得性的，是指一个人原本人格正常，而在严重或持久的应激、严重的精神障碍及脑部疾病或损伤之后发生，随着疾病痊愈和境遇改善，有可能恢复或部分恢复。人格障碍没有明确的起病时间，始于童年或青少年且持续终生。人格改变的参照物是病前人格；而人格障碍主要的评判标准来自社会、心理的一般准则。

三、人格障碍与精神疾病

人格障碍可能是精神疾病发生的素质因素之一。在临床上可见某种类型的人格障碍与某种精神疾病关系较为密切，如精神分裂症患者很多在病前就有分裂性人格的表现，偏执性人格容易发展成为偏执性精神障碍。人格障碍也可影响精神疾病对治疗的反应。

对于人格障碍和疾病的区分并不总是容易做到，区别的关键是不正常行为持续的时间。如果一个人原来行为正常，后来在生活的某一阶段出现异常，就可以认为是疾病；如果其行为由幼年起一直不正常，则说明是人格障碍；如果行为隐渐发生改变（偏执性精神障碍），则不容易区分。

关于人格障碍的概念，过去曾有人认为人格障碍是精神病的轻症表现，与神经症是同一反应过程，但近年研究不支持以上见解，认为"人格障碍"是"行为的根深蒂固的适应不良类型"，在少年阶段或更早阶段即可发现，并贯穿整个生命过程。

与创伤后应激障碍或其他类型的神经症不同，几乎所有的人格障碍都与冲击性的创伤无关，而是起源于个体的成长过程中的某种僵化而扭曲的人际互动模式和行为模式，而且这些模式是长期存在的，它构成个体的早期养育环境，作用于未成熟的个体并对其感知、思考、体验与行为方式构成持续的影响，从而造就个体的人格和行为特征。

四、流行病学调查

迄今为止，有关人格障碍患病率的资料较少。1982 年和 1993 年，我国部分地区精神疾病的流行病学调查结果是人格障碍的患病率均为0.1‰。目前国外的调查结果显示，人格障碍的患病率大部分在 2% ~ 10%。从得到的有限资料来看，中国人格障碍的发病率与西方国家相比较低。

五、人格障碍与"大五人格模型"

"大五人格模型"全称为"人格结构五因素模型"（Five-Factor Model），是 20 世纪 80 年代由科斯塔和麦克雷提出来的。这一人格结构模型一经问世，便得到了许多研究者的证实、支持和广泛认同，也被众多的心理学家认为是人格描述的最好范型。

人格结构中的五因素后来被称为"大五"，强调该人格模型中每一维度的广泛性。这五个维度因素分别是：神经质（N）、外倾性（E）、开放性（O）、随和性（A）、谨慎性（C）。

五种人格特质的具体描述维度是：

（N）神经质（情绪稳定性）：焦虑、敌对、压抑、自我意识、冲动、脆弱。

（E）外倾性：热情、合群、果断、活跃、冒险、乐观。

（O）开放性：想象、审美、情感丰富、活动、思想、价值感。

（A）随和性：信任、直率、利他、依从、谦虚、移情。

（C）谨慎性：胜任、条理、尽职、成就、自律、谨慎。

利用这一模型对个体进行人格评估的方法基于问卷调查。科斯塔等人根据对 16-PF 的因素分析和自己的理论构想，编制了"NEO人格量表"（NEO-PI Five-Factor Inventory）。该量表为包括 300 个项目的五点量表。

通过大五人格测试，得出 DSM-5 体系中 10 类人格障碍患者的具体人格特质，可作为临床评估的参考依据。详见表 11-1：

表 11-1

人格维度	偏执 PAR	分裂样 SZD	分裂型 SZT	反社会 ATS	边缘 BDL	表演 HST	自恋 NAR	回避 AVD	依赖 DEP	强迫 OBC
（神经质）										
焦虑			高		高			高	高	
敌对	高			高	高		高			
压抑					高	高		高		
自我意识			高			高	高	高	高	
冲动					高					
脆弱					高			高	高	
（外倾性）										
热情		低	低			高			高	
合群		低	低			高		低		
果断								低	低	高
活跃										
冒险				高		高		低		
乐观		低	低			高				
（开放性）										
想象			高			高	高			
审美										
情感丰富		低				高				
活动			高							
思想			高							

续表

人格维度	偏执 PAR	分裂样 SZD	分裂型 SZT	反社会 ATS	边缘 BDL	表演 HST	自恋 NAR	回避 AVD	依赖 DEP	强迫 OBC
价值感										低
（随和性）										
信任	低		低		低	高			高	
直率	低			低						
利他				低			低		高	
依从	低			低	低				高	低
谦虚							低		高	
共情				低			低			
（谨慎性）										
胜任					低					高
条理										高
尽职				低						高
成就							高			高
自律				低						
谨慎				低						

第二节　人格障碍的成因

一、遗传因素

　　已有研究证明，部分人格障碍如反社会人格障碍、冲动型人格障碍、边缘型人格障碍等具有攻击和冲动特点的行为特征与染色体畸形、基因的多态性及等位基因变异等相关。Shields（1962）的单卵双生儿研究指出，出生后即分开养育的双生儿人格测验记分与在一起长大的记分相似，可为佐证。另外，精神分裂症谱系研究结果表明，寄养子直系亲属中分裂型人格障碍患病率明显高于对照组寄养子直系亲属（10.5％对1.5％），偏执型人格障碍患病率也明显高于对照组（3.8％对0.7％）。意大利犯罪心理学家 Rombroso 曾对众多罪犯的家庭进行大样本的调查，发现许多罪犯的亲族患有反社会人格障碍，犯罪的比率远远高于其他人群，亦有学者发现人格障碍的亲族中，患人格障碍的比率显著高于正常人群。

二、神经生化因素

边缘系统的γ-氨基丁酸能、谷氨酸能、胆碱能环路的过度反应可能间接导致情绪的不稳定；杏仁核过度反应、前额叶抑制降低、前额叶控制的 5-羟色胺释放减少可能与边缘型人格障碍及反社会型人格障碍的冲动攻击性阈值呈较低相关；前额叶皮质的多巴胺能和去甲肾上腺能活性降低可能与分裂样人格障碍患者的认知缺陷有关。

三、病理生理因素

人格障碍患者的双亲中，脑电图异常率较高。人格障碍的脑电图发现有慢波出现的比例约50%，与儿童脑电图近似，故有学者认为人格障碍是大脑发育成熟延迟的表现。大脑皮质成熟延迟在一定程度上说明其冲动控制和社会意识成熟延迟。感染、中毒、孕期及婴幼儿的营养不良、出生时或婴幼儿时的脑损伤和传染病、病毒感染等可能是大脑发育不成熟的原因。

异常人格也可以由疾病造成，主要是脑额叶的疾病（如脑外伤、脑炎等）。精神分裂症也可以出现人格障碍症状，也可能是额叶功能障碍所致。认知/知觉结构是反映一个人对刺激的领悟和注意，并根据自己过去经验予以信息加工，适当选择反应的能力，分裂型人格障碍和精神分裂症即属于此维谱带的两极，注意/信息过程的测验显示二者有类似的障碍（Kendler 等，1981）。眼球运动功能障碍不仅见于慢性精神分裂症患者及其亲属（Holzman 等，1984），亦出现于分裂型人格障碍患者（Siever 等，1984），且多与分裂型人格的缺陷症状相关。分裂型人格、精神分裂症患者和其亲属均可发现视或听注意的损害，如倒行掩盖试验、持续操作试验、感觉闸门试验等，结果均与缺陷症状一致。

四、心理发育因素

幼儿心理发育过程中的重大精神刺激或生活挫折对幼儿人格的发育存在不利影响。父母教育态度的不一致、反复无常，家庭成员对事物一贯的苛求、固执，父母对孩子粗暴、放纵溺爱、过分苛求，以及父母酗酒、偷窃或本身有精神疾病等对儿童起到了不良示范作用等环境因素，对人格的正常发育会产生不利影响。

由此可见，幼年有不良成长环境或早期有创伤经历、有错误或不良认知、监护人有不良的情绪和行为模式的儿童、青少年更易发生人格障碍。

第三节　人格障碍的类型与特征

一、人格障碍的分类

ICD-11 与 DSM-V 的人格障碍分类不尽相同，这反映了人格障碍问题的复杂性，也说明了当前此领域研究的活跃。

（一）ICD-11 人格障碍分类

ICD-11 包含的精神和行为障碍，包括人格障碍和持久的人格改变的类别。它们被定义为根深蒂固的模式，与普通人的感知、思考和感觉有很大不同，特别是在与他人的关系上。

具体的人格障碍是：妄想型人格障碍（F60.0）、分裂型人格障碍（F60.1）、反社会性人格障碍（F60.2）、情绪不稳定性人格障碍（F60.3）、剧化性人格障碍（F60.4）、强迫性人格障碍（F60.5）、焦虑性人格障碍（F60.6）、依赖性人格障碍（F60.7），此外还有其他的特异性人格障碍（F60.8）、未明确的人格障碍（F60.9）、混合性和其他人格障碍（定义为通常很麻烦但没有表现出所述障碍中特定症状的状况）、并非归因于脑部损伤和疾病的持久的人格变化（这是针对在灾难性或长期压力或其他精神疾病后未诊断出人格障碍的成年人中出现的情况）。

（二）DSM-V 人格障碍分类

人格障碍在 DSM 体系中构成一个独立的分类。

DSM-V 将人格障碍分为三族十类加两个临时分类，共 12 个小的类别。它们分别是：

A 族（3 类）：偏执型、分裂样和分裂型人格障碍。此族人格障碍的个体显得古怪或怪癖，行为异乎寻常，包括不信任、猜疑和社会隔离等。

B 族（4 类）：表演型、自恋型、反社会型和边缘型人格障碍。此族人格障碍个体大都具有戏剧性、情绪化及反复无常等行为倾向。

C 族（3 类）：回避型、依附型和强迫型人格障碍。与其他两组不同，这类人格障碍总是伴随有焦虑或恐惧。

D 临时类别（2 类）：抑郁型、被动攻击型人格障碍。

二、各类型人格障碍的临床特征

（一）共同临床特征

人格障碍的特征，国内资料将其归纳为：

（1）早年开始，一般在青春期开始，男性可以更早表现。

（2）严重的人格缺陷，人格严重偏离正常，不协调，且性格的某些特征过分发展。

（3）人格偏离的牢固性一旦形成后不改变，矫正困难，预后不良，但到40～50岁以后可渐趋缓解。

（4）对人格缺陷缺乏自知力，不能从过去生活经验中吸取教训。

（5）行为的目的和动机不明确，行为大多受情感冲动，偶然动机所驱使，缺乏目的性、计划性和完整性。

（6）适应不良，自己感到痛苦又影响周围人群。

（二）临床分型特征

1. 偏执型人格障碍

偏执型个体对他人怀有弥散性的、广泛性的猜忌和怀疑，因而总是导致人际交往困难。他们倾向于把自己看成是无可指责的（我总是对的），将所有的错误归咎于他人，甚至认为是他人恶意所致。因此，他们会花大量的时间和精力去揣度、防备他人的恶意（"揣度恶意"倾向），并寻求线索来验证自己的判断或预期，同时又无视那些显而易见的相反证据。他们对配偶和朋友的忠诚或善意充满怀疑，绝不轻易向他人吐露心迹。或许由于过度敏感，他们常常试图并且能够从他人温和的言辞中解读出威胁性的含义（若对方采取讽刺意味的幽默，就更麻烦）。他们总会抱有怨恨，对已经觉察到的侮辱和蔑视绝不轻饶，并且会报之以愤怒的攻击。

2. 分裂样人格障碍

分裂样个体通常无法建立良好的社会交往关系，并且对建立关系缺乏兴趣（无所谓），因此往往被认为不合群或者性格内向。除至亲之外，他们基本没有朋友。他们无法表达自己的情感（尽管可能拥有丰富的想象），这一人格特征会被人视为缺乏热情、冷漠，甚至不太友好。他们喜欢独立从事工作或完成任务，不习惯与人配合。许多涉及他人的活动他们都不愿参加，他们对来自他人的表扬与赞美也漠不关心或无动于衷，情绪反应不强烈，正因如此，也很少体验到强烈的积极或消极情绪。

3. 分裂型人格障碍

此人格在社会特征上与分裂样人格类似（仅一字之差），也有人将其合并到分裂样人格类型中，但两者还是有显而易见的差异的。分裂型人格者是高度内向的个体，他们普遍存在社会交往和人际接触缺陷。除此之外，他们通常还存在认知扭曲、感知觉异常以及交流与行为上的怪癖。虽然他们基本能够与现实保持联系和接触，但是基于一些扭曲的感知，他们对现实事件往往持有高度个人化的迷信思维。在遭遇极度应激时，他们可能会经历瞬时或短暂的精神病状态。大多数分裂型人格障碍患者都相信自己是有某种"魔力"的，并且可能会选择参与到某种魔法仪式中去。典型的情况是，他们通常会有一些类似于"牵连观念""影响妄想"或"关联妄想"的东西，譬如觉得他人的话语、姿势与行为有特殊含义或个人意义。这些古怪的信念往往类似于精神分裂的症状，这也是此类人格极易被精神科直接诊断为精神分裂症的原因。分裂型人格障碍患者不必然发展为精神分裂个体。这种人格障碍可能终身稳定保持。

4. 表演型人格障碍

表演型人格的关键特征是戏剧化、情绪化和过分寻求关注，所以又名"寻求注意型人格"。如果他们不处于人际注意的中心，就会觉得自己不受重视。不过，他们具有的生动的、戏剧性的以及过分外向的行事风格，通常也有能力有效地吸引他人的注意力。他们普遍缺乏内在化的人格品质，难以建立稳定而令人满意的情感关系，并可能因为过分的"表演性"而令人厌烦。由于引人关注始终是第一需要，他们戏剧性的、夸张的、情绪化的、诱惑性的，甚至是挑逗性的言谈举止，往往因缺乏细节的而显得肤浅。与表面上的诱惑、亲密、乖巧相反，他们其实无意与人发展深厚的情谊，表面上的关系总是比实际的关系显得更为亲密。大多数表演型人格障碍患者被认为是以自我为中心的，他们爱慕虚荣，十分在意他人对自己的评价与认可。

5. 自恋型人格障碍

自恋型个体有一种缺乏证据的、包括自我重要性在内的"夸大感"，他们沉迷于来自他人的赞美（认为这理所当然），对他人的境遇缺乏同理心和同情心。在对自恋型人格障碍进行诊断评估时，"夸大感"或者"缺乏依据的自我感觉良好"是运用广泛的标准，它是一种对自身能力和成就的高估或钟爱，而不是"反向形成"所致（不会因为自卑而反过来拔高自己，而是真的自我感觉良好）。同时他们也常常低估他人的能力和成就。这种特别的优越感经常让他人惊讶不已。不过，他们不断地自我吹嘘和展示是一种刻板的行为，以满足自己对想象层面的成功、权力、美貌或才华的无限幻想。他们坚信自己非常特别。当遭遇现实挫败时，他们会将挫败归因于他人和外部环境因素，而非自身能力不足，或者启用"贬抑"机制（如鄙视他人）来降低某种成功或事物对自身的价值，以维持一种原始的自尊。

6. 反社会型人格障碍

反社会型人格障碍的另一名称是"精神变态人格障碍"，"操纵和摧毁他人"是这一人格障碍的主要特征。他们会不断地通过欺骗、攻击或反社会的行为侵犯他人的权利，满足自己的私欲，并表现出对他人权利的蔑视，且对此缺乏任何悔过之意，也不会对任何人保持忠心（除非利益所致而结盟）。他们冲动、易激惹、好斗、冷酷而缺乏同情，信奉权威、力量和强力，挑战社会规则，行动胜于言语（其极端表现多见于：黑老大、骗局设计者、变态杀人狂等）。他们会以一种总体上不负责任的行为模式（而非具体事情上不负担责、不计后果）应对外界。这种行为模式可能始于青春期，但一般来说在更早的幼年就存在品行障碍，譬如：攻击他人或弱小动物、破坏财产、欺骗或偷盗、违反家规和校纪等。反社会个体并不大都曾经生活在极其贫困的、被边缘化的环境中，某些所处的社会地位属于中、上条件的社会阶层。

7. 边缘型人格障碍

"边缘"一词，既可以用于指代某一人格水平层级，以区别于神经症和精神病水平，也可以用于描述单独的人格类别，DSM体系依据后者将边缘型人格障碍与其他人格障碍并列。

边缘型人格障碍患者的主要临床表现是"分裂防御"与"不稳定"的行为模式，涉及人际关系、自我形象和精神状态。"情绪像过山车""好起来像天使，坏起来像恶魔"，这些都是对此类人格的不稳定性的生动描述。边缘型个体一般都曾有过很强烈但不稳定的人际关系历史，或者曾经处于一种爆发性的、情绪波动很大的家庭环境，他们经常体验到被动、沮丧的情绪。同过去所经历的一样，他们往往对朋友或情人先是过度理想化，然后经历难以接受的幻想破灭和沮丧失望情绪。尽管如此，他们可能还是会不顾一切地去努力避免一切真实或假象的"遗弃"或"分离"，因为他们对于这种结局充满了恐惧。他们总是以极端化的心境变化为特征，例如，可能因为一点点的刺激（不满意）而表现出强烈的愤怒，而且难以控制怒气。他们有极高的冲动性，当这种冲动性与情绪的不稳定性结合，就具有极高的行为风险和自我毁灭性，包括危险驾驶、赌博狂欢、性滥交、大吃大喝或其他鲁莽行动。作为一种操控他人的极端方式，自杀或胁迫他人自杀都是边缘型人格患者可能的行为。大多数情况下，边缘型人格障碍患者存在着长期的心理空虚感，这种感觉一般与无法忍受的孤独状态密切相关。

8. 回避型人格障碍

回避型人格障碍的个体表现出极端的社会羞怯和内向性格，导致其社会交往关系终身受到性格限制，而且他们也拒绝参与社会互动。他们对来自他人的拒绝高度敏感，并且非常恐惧，所以不会主动寻求与他人的交往。尽管如此，他们的内心仍然渴望被关爱，渴望被人理解，常常会觉得孤独而空虚。与分裂样人格不同的是，回避型人格障碍患者并不享受这份孤独，具有"既回避又渴望"的双趋心理，他们常常因缺乏与他人建立舒适关系的能力而感到极大的焦虑，并伴随有低自尊和过度的自我意识（敏感于来自他人评价）。由于他们对任何拒绝或贬低都极其在意，因此很容易觉察到无意的嘲笑与蔑视，但不会像偏执型人格那样采取攻击性的姿态。

9. 依赖型人格障碍

依赖也称依附，依附型人格障碍的个体极度需要被关怀，这会导致他们的过度依赖与顺从。在自体心理学框架内，"依附型人格"被视为自恋型人格的一种亚型而与"自我中心型人格"对应。依附型个体大都存在分离焦虑，他们在独处时会感到不适或恐惧，因此渴望与自己的亲密关系对象保持"随手可及"的关系。他们通常会把自己的生活建立在"重要他人"的周围，缺乏主见、独立和自信，并感到无助。很多时候，他们不得不压抑自己的需要，克制自己的欲望，以此来建立与他人的"围绕依附"关系（因此也常常觉得自己活得"缺乏自我"或很委屈，特别是依附关系遭遇威胁时），因此，他们可能总是以"是否可依赖"作为重要标准而做出草率的人生决定。当他们失去重要他人的关怀时，会感到沮丧和愤怒。为了维持这种依附关系，他们甚至可能让自己处于心理或身体的受虐状态而难以自拔。

10. 强迫型人格障碍

完美主义、过分在乎秩序与控制，这是强迫型人格障碍的典型特征。他们非常专注于维持对精神（思想观念）与人际关系的控制，这部分表现为他们对规则、秩序及计划的周到考量。他们为人处世十分谨慎，尽量避免犯错。他们过分关注事物的琐碎细节，刻板而缺乏灵活性。强迫性人格障碍患者的"完美主义自我要求"往往并不会产生优良的工作结果，反而造成相当程度的功能不良和效率低下，甚至完成不了任务。某些强迫型人格障碍患者，将自己所有的时间和精力都奉献给了工作，甚至成为"工作狂"，无法放松或消遣娱乐。在人际关系层面，他们无法放心地将任务交给他人，表现出刻板和事无巨细。所以人们常常将此类人格者视为刻板、拘谨而冷酷的代名词。

11. 被动攻击型人格障碍（临时分类）

被动攻击型人格障碍又叫"抗拒型人格障碍"，这一人格障碍的诊断是否成立目前还存在争议。不同的看法是，此类人格的违抗行为更多地属于一种情境性反应，而非一种人格特质，即违抗行为只存在于特定情境中，因为他们憎恨被限制，拒绝遵守各种各样的规则和指令。在面对社会或工作情境的相关要求时，他们会表现出一种广泛

"被动拒绝"反应模式（习惯性逆反），甚至可能批判和藐视权威。这种被动拒绝模式会表现在很多方面，从单纯拒绝完成日常工作到闷闷不乐或是喜欢争论，或者在违抗与顺从两种态度之间更替。他们会抱怨自己的不幸，例如被误解或不被尊重。由于他们通常不会主动攻击他人和社会，而是采取拒绝违拗的态度，最终使自己的生活一团糟，因此被称为"被动攻击型"人格障碍。

12. 抑郁型人格障碍（临时分类）

此类人格障碍的个体会表现出符合"抑郁驱力特征"的认知与行为模式，常常表现出苦恼、忧郁或沮丧的心境。他们感觉自己不满足、没有价值、无望、悔恨或内疚，或者呈现出一种悲观、不快乐及"疑病性抱怨"人格特质，并且这种认知及行为模式无处不在。尽管如此，抑郁型人格的个体并不会真正陷入极其糟糕的"心境恶劣"状态，也不会出现抑郁症的症状反应（譬如嗜睡、实施自杀）。他们的悲伤或抑郁往往不是当下的悲哀显现，而是基于扭曲认知及个人情绪或情感体验的表达风格。因此，抑郁型人格障碍的个体在主观上无意接受任何积极乐观的暗示，也难以改变自己的抑郁特质，这明显有别于抑郁症及心境恶劣的诊断标准。

第四节　人格障碍评估与诊断

一、一般诊断

人格障碍的诊断和其他精神疾病的诊断一样，一般分为临床用诊断和研究用诊断两种。

（一）临床诊断

依靠病史收集，检查（物理检查、神经系统检查和精神检查）和对照诊断标准。收集病史除询问本人外，收集知情者提供的情报也非常重要。人格障碍的诊断与寻常精神病诊断不同之处是要系统了解患者人格的重要方面，即其固定的行为模式。评估人格的提问大约包括以下内容：

（1）生活安排，向患者了解如何安排自己的日常生活，特别是在闲暇时间是独居在家还是出外会友，有什么兴趣和爱好。

（2）社会关系包括与上级，同级和异性相处情况。是否容易获得友谊？亲密朋友多吗？值得信赖并保持持久友谊的朋友多吗？

（3）惯常的心绪如何，是愉快的或忧郁的？是稳定的或易变的？如易变会持续多久？变化是自发的还是与环境有关？遇有不满，是流露出情感还是掩盖情感？

（4）性格是人格的重要组成部分，首先要患者概括说出自己是怎样的人，许多人可能难以描述，可提问帮助，问题列举如下：

你遇到问题过分苦恼吗？

你为人是严格的还是宽厚的？

你感到自己值得人喜欢，有信心和有能力吗？

你是否过分关注别人的意见或者因被人拒绝而感到受了伤害？

你是否易于激动而与人争吵？

你的行为是否具有冲动性？

你是否关心他人？

你倾向于寻求别人的注意吗？

你感觉自己是否依赖他人？

（5）态度和准则。涉及患者的宗教信仰，询问其是否为宗教团体的成员，遵循的道德标准是什么，了解他对健康和疾病的态度。

精神检查主要是在晤谈和检查过程中观察患者的行为。某些人格特质如多疑、嫉妒和缺乏信任等往往不为患者本人觉察，需借助对周围知情者的询问。

ICD-10（1992）和 DSM-Ⅳ（1994）均为人格障碍做出明确的诊断标准，这些分类系统要求诊断人格障碍应符合一般标准和相应类型人格障碍的症状指标（CCMD-Ⅱ-R和 ICD-10 规定至少符合 3 条）。

（二）研究诊断

当人格障碍诊断用于临床研究和流行学调查，需要两类评定工具，即问卷和晤谈。

问卷工具即自陈或调查，常用的工具有与 DSM-Ⅲ-R 匹配的 SCID-ⅡPQ（SCID-Ⅱ Patient Questionnaire，Spitzer 等，1990），人格诊断问卷-修订（PDQ-R，Hyler 等，1992），密隆临床多轴调查表（MCMI，Millon 等，1985）等，问卷的功能在于筛查出可疑的人格障碍对象。

晤谈工具为定式或半定式，对筛查出的可疑对象由精神科医生运用以确定人格障碍患者，常用的有国际人格障碍检查（IPDE，WHO，1994），DSM-Ⅲ-R 人格障碍定式检查（SCID-Ⅱ，Spitzer 等，1989），DSM-Ⅲ人格障碍晤谈（PDI-Ⅳ，Thomas 等，1994）等，SCID-Ⅱ、PDI-Ⅳ亦可用于临床诊断，目前 IPDE、SCID-Ⅱ、SCID-ⅡPQ 和 PDI-Ⅳ已在国内译为中文。

（三）诊断复杂性及原因

人格障碍的诊断与研究比较复杂，面临一些特殊性的问题，因而属于临床误诊较多的精神障碍类别。之所以出现这个问题，主要有三方面的原因：

（1）人格障碍的诊断标准并不像大部分的疾病那么定义清晰，大部分描述是模糊而多元的，部分原因是临床研究不充分，也因为人格障碍的临床表现（人格特质和行为模式）比较复杂，难以制定简明的诊断标准。

（2）人格障碍的诊断类别之间并非相互排斥，某一个体经常会表现出不止一种人格障碍的行为特征，"共病"是普遍现象而非特例。

（3）不仅某一人格障碍中的人格特征是多维度的，与别的人格类型有重叠，譬如全能控制感，不仅反社会人格障碍者有，自恋型人格和偏执型人格也有这一人格特征，内摄型抑郁人格者也有这一倾向，而且某一人格特征在程度上也是多水平的，从轻微、严重到病理性程度不等。其中，很多人格特征在正常人身上也十分常见，只是表现得不那么强烈而已。譬如一个人喜欢深究工作或事物的细节并富有责任心，这并不意味着就是强迫型人格障碍，可能仅仅说明他关注细节与态度认真；有人在经济上依赖配偶挣钱，但这并不必然表明就是依附型人格，更不能就此认定为依附型人格障碍。

二、诊断实践

（一）DSM-5诊断标准

（1）明显偏离了个体文化背景预期的内心体验和行为的持久模式，表现为下列两项（或更多）症状：①认知（即对自我、他人和事件的感知和解释方式）；②情感（即情绪反应的范围、强度、不稳定性和适宜性）；③人际关系功能；④冲动控制。

（2）这种持久的心理行为模式是缺乏弹性和泛化的，涉及个人和社交场合的诸多方面。

（3）这种持久的心理行为模式引起有临床意义的痛苦，或导致社交、职业或其他重要功能方面的损害。

（4）这种心理行为模式在长时间内是稳定不变的，其发生可以追溯到青少年或成年人早期。

（5）这种心理行为模式不能用其他精神障碍的表现或结果来更好地解释。

（6）这种持久的心理行为模式不能归因于某种物质（如滥用的毒品、药物）的生理效应或其他躯体疾病（如头部外伤）。

（二）ICD-11 诊断标准

（1）个人的特征性和持久的行为模式明显偏离文化规范，伴随认知（如感知和解释事物的态度和方式）、情感、冲动控制、欲望满足、与人相处的方式等领域中一种以上发生偏离。

（2）这种偏离广泛存在，行为难以矫正，以及在大多情境中社会适应不良或功能障碍；有个人痛苦或对他人有不利影响。

（3）这种偏离稳定而长期存在，通常开始于儿童晚期或青春期；偏离行为不是因为其他精神障碍所致。

（4）偏离行为不是因为脑损伤、疾病或功能障碍。

（三）诊断应注意的问题

人格障碍包括各种具有临床意义的个人习惯和行为模式，这种习惯和行为模式一般具有持久性，是个人的特征性精神活动的一种模式，这些行为模式多数在个体发育的早期阶段开始出现，以后作为体质因素和社会经历的双重结果而成型。

在关于人格障碍的诊断中应把握以下几点：

1. 年龄因素

因为特定的人格障碍是由根深蒂固的和持久的行为模式所组成，表现为对广泛的人际关系和社会处境表现出固定的反应，这些反应表现在特定的文化背景中，与一般人的感知、思维、情感，特别是待人接物方式上稳定、持久和明显的异常偏离，结果导致在心理功能和社会功能的多方面均有不良影响，并伴有不同程度的主观苦恼。人格障碍多在儿童后期或青春期出现，持续到成年并渐渐显著，因此，在 16 岁或 17 岁前不应诊断人格障碍。

2. 症状把握

诊断时要注意必须有明显不协调的态度和行为，通常涉及几方面的功能，如情感、兴奋唤起、冲动控制、知觉与思维方式，以及与他人交往的方式等；这种异常的行为模式是持久、固定的，并不局限于精神疾患的发作期；其异常行为模式是泛化的，与个人及社会的多种场合不相适应，这一障碍会给个人带来相当大的苦恼，并通常会伴有职业及社交的严重问题，在诊断时，应该考虑到人格功能的各个方面，应当注意只有当人格的偏向或特征已到严重界限时，才可做出诊断。

3. 排除诊断

诊断必须排除广泛性大脑损伤或病变，以及其他精神科障碍所直接引起的状况，必须注意人格障碍或人格改变应与 CCMD-3 中的其他类别的障碍区分开，在诊断时可采用精神障碍与人格障碍或改变的多轴诊断，可根据人格障碍所表现出的最常见、最突出的特点群进一步分类，有关亚型是为人们普遍承认的人格偏离的主要形式，这些亚型并不相互排斥，在某些特征上有所重叠。

人格障碍与人格改变有所不同，人格障碍是在发育过程中人格发展产生了稳定、持久和明显的异常偏离，在儿童期或青春期出现，延续到成年，并不是继发于其他精神障碍或脑部疾病的。相反，人格改变是继发的获得性异常，通常出现在成年期，在严重的或持久的应激、极度的环境隔离、严重的精神科障碍、脑部疾病或损伤之后发生。采用精神障碍与心理社会因素相结合的多轴诊断系统，有助于记录这类情况。诊断应注意，人格改变表现为行为模式和社会功能的持久和稳定（至少已两年）的适应不良，以及主观感到痛苦，这种人格上的改变一定破坏了患者的自我形象。

第五节　人格障碍的干预与治疗

一、认知-行为疗法

（一）自恋型人格障碍的治疗

1. 解除自我中心观

首先要分析患者婴儿化的行为，改正这些认知和行为，还可以设置监督者，在其出现自我中心行为时给予警告和提示，督促其及时改正。

2. 学会爱别人

将自恋型的幼儿的爱转化为成熟的爱，生活中最简单的爱的行为就是关心别人。

（二）回避型人格障碍的治疗

1. 消除自卑感

引导患者正确认识自己，提高自我评价；正确认识自卑感的利与弊，提高克服自卑感的自信心；进行积极的自我暗示、自我鼓励。

2. 克服人际交往障碍

如按梯级任务作业的要求制订一个交朋友的计划。起始的级别比较低，任务比较简单，以后逐步加深难度。例如：

第一个星期，每天与同事（或邻居、亲戚、室友等）聊天 10 分钟。

第二个星期，每天与他人聊天 20 分钟，同时与其中某一位多聊 10 分钟。

第三个星期，保持上周的交友时间量，找一位朋友不计时地随意谈心。

第四个星期，保持上周的交友时间量，找几位朋友在周末小聚一次，随意聊天，或家宴、或郊游。

第五个星期，保持上周的交友时间量，积极参加各种思想交流、学术交流、技术交流等。

第六个星期，保持上周的交友时间量，尝试去与陌生人或不太熟悉的人交往。

一般说来，上述梯级任务看似轻松，但认真做起来并不是一件轻松的事。最好找一个监督员，让他来评定执行情况，并督促坚持下去。其实，第六个星期的任务已超出常人的生活习惯，但作为治疗手段，在强度上超出常规生活是适宜的。在开始进行梯级任务时，患者可能会觉得很困难，也可能觉得毫无趣味，这些都要尽量设法克服，以取得良好的治疗效果。

（三）依赖型人格障碍的治疗

1. 习惯纠正法

破除依赖习惯，清查行为习惯，区分出哪些是习惯性地依赖别人去做，哪些是自己做决定的。每天做记录，将这些事件按自主意识强、中等、较差分为三等，每周进行小结。对于自主意识强的事件，应该坚持自己完成。对于自主意识中等的事件，应该提出改进方法，并在以后的行动中逐步实施。

2. 重建自信法

第一步，消除童年不良印迹。回忆童年时他人对其说过的产生不良影响的话，将这些话语整理出来，一条一条加以认知重构，并将这些话语转告给那些人，让他们不要用这些话语指责他，而要对其热情地鼓励、帮助。第二步，重建勇气。选择一些略带冒险性的事，每周做一项，通过这些事情增加勇气。

（四）反社会人格障碍的治疗

由于反社会型人格障碍的病因相当复杂，目前对此症的治疗尚缺乏十分有效的方法。但在实践中发现，对那些由于环境影响形成的、程度较轻的患者，实施认知领悟疗法有一定疗效。可以帮助患者提高认识，了解自己的行为对社会的危害，培养患者的责任感，使他们担负起对家庭、对社会的责任；提高患者的道德意识和法律意识，使他们明白什么事可以做，什么事不可以做，努力增强控制自己行为的能力。这些措施对减少患者的反社会行为不失为有效的方法。

（五）偏执型人格障碍的治疗

1. 认知提高法

由于患者对别人不信任、敏感多疑，不会接受任何善意的忠告，所以首先要与他们建立信任关系，在相互信任的基础上交流情感，向他们全面介绍其自身人格障碍的性质、特点、危害性及纠正方法，使其对自己有正确、客观的认识，并自觉自愿产生要求改变自身人格缺陷的愿望。这是进一步进行心理治疗的先决条件。

2. 交友训练法

鼓励他们积极主动地进行交友活动，在交友中学会信任别人，消除不安感。交友训练的原则和要领是：①真诚相见，以诚交心。②交往中尽量主动给予知心朋友各种帮助。③注意交友的"心理相容原则"。

3. 自我疗法

要改变偏执行为，偏执型人格患者首先必须分析自己的非理性观念。如：①我不能容忍别人一丝一毫的不忠。②世上没有好人，我只相信自己。③对别人的进攻，我必须立即予以强烈反击，要让他知道我比他更强。④我不能表现出温柔，这会给人一种不强健的感觉。然后对这些观念加以改造，以除去其中极端偏激的成分：①我不是说一不二的君王，别人偶尔的不忠应该原谅。②世上好人和坏人都存在，我应该相信那些好人。③对别人的进攻，马上反击未必是上策，而且我必须首先辨清是否真的受到了攻击。④我不敢展示真实的情感，这本身就是虚弱的表现。

每当故态复萌时，就应该把改造过的合理化观念默念一遍，以此来阻止自己的偏激行为。有时自己不知不觉表现出了偏激行为，事后应重新分析当时的想法，找出当时的非理性观念，然后加以改造，以防下次再犯。

4. 敌意纠正训练法

①经常提醒自己不要陷于"敌对心理"的旋涡中。事先自我提醒和警告，与人相处时注意纠正，这样会明显减轻敌意心理和强烈的情绪反应。②要懂得只有尊重别人，才能得到别人的尊重的基本道理。要学会对那些帮助过你的人说感谢的话，而不要不疼不痒地说一声"谢谢"，更不能不理不睬。③要学会向你认识的所有人微笑。可能开始时你很不习惯，做得不自然，但必须这样做，而且努力去做好。④要在生活中学会忍让和有耐心。

（六）分裂样人格障碍的治疗

1. 社交训练法

旨在纠正孤独不合群性，一般按照以下步骤进行：①提高认知能力，懂得孤独不合群、严重内向的危害，自觉投入心理训练。同时讲清训练的方法、步骤、目的和注意事项，要求患者积极配合实施。②制定社交训练评分表。自我评分，每天小结，每周总结。8～12周为一个疗程。施治者（医生、专业人员、家长等）每周核对记录，并做出评价（自我评分标准：0分——训练无变化；1分——稍有进步，愿意参加社交，与人接触交谈，但接触交谈仍比较勉强和刻板；2分——明显进步，能够主动与人接触交谈，孤独不合群的倾向改变程度在50%以上；3分——孤独不合群现象基本消失）。③评分计算和奖励措施。每日最低分为0分，最高分为3分，每周最高分为18分。如果以8周为一个疗程，总分144分。一般以奖励表扬为主，对点滴进步都要加以肯定，并给予强化，以增强其自信心，这一点很重要。奖励方式通常可采用奖励现金、奖励代币、赠送喜爱的生活学习用品、允许定期外出旅游等。切忌因为无进步或进步微小而批评责备，以免造成患者心理反感和对自己丧失信心。④训练内容和目标。训练内容从简到繁，从易到难。开始时由施治者和患者共同商定，以一位朋友（同学或同事）为交谈对象，每次要求主动与他交谈5分钟，交谈内容和方式不限，逐渐做到主动、比较融洽地随便交谈。进而逐步增加交谈的时间（从5分钟增加到20分钟，再增加到半小时）；对象由1人增加到5人。训练成功后，改变训练内容，鼓励其积极参加集体活动，投入现实生活。

2. 兴趣培养法

兴趣是指积极探究某种事物而给予优先注意的认识倾向，并具有向往的良好情感。因此兴趣培养有助于克服兴趣索然、情感淡漠的人格。具体做法如下：①提高认知。要求本人有意识地分析自己，确定积极人生的理想追求目标。②社会实践。要创造条件，有意识地接触社会实际生活，促使兴趣多样化。③参加兴趣小组活动。这是培养兴趣的较好形式，内容有绘画、歌咏、舞蹈、艺术、体育锻炼、科技活动等。

（七）攻击型人格障碍的治疗

1. 培养正确对待挫折的态度

要使患者正视挫折，总结经验，找到遭受挫折的原因并加以分析。通过各种手段培养他们的承受能力，才能对挫折采取积极的富有建设性的措施。

2. 运用行为治疗的系统脱敏技术

治疗师需找出一系列让患者感到冲动的事件，让患者给出他对这些情境事件感到的主观干扰程度，即 SUD。治疗师按各事件的 SUD 将它们排列为一个等级，这个级被称为冲动事件层次。治疗开始，先让患者放松三五分钟。治疗师可以用语言暗示帮助求治者放松。当患者感受到放松后，再反复之前的过程，如果患者对这一冲动事件报告的 SUD 逐渐下降至某一较低水平且不再下降时，则可以认为患者对这一事件的冲动已经消失。治疗师便可换用冲动事件层次中的诊断和治疗方法。

二、药物治疗

关于人格障碍的药物治疗的设计严格的临床试验研究很少见。高共病率使得临床试验中样本选择和对照试验很难进行（比如，难以选取足够规模的单一类型的人格障碍患者）。Tyrer 和 Bateman 在系统回顾了有关人格障碍药物治疗的文献后指出，对于人格障碍而言，药物治疗被很多人认为只是辅助性的而非基本治疗选择。现有的临床对照试验基本上以边缘型人格障碍为对象（也有个别研究选择分裂型），而偏执型和分裂样型极少被作为研究对象，因为临床医生们大多认为这些患者不会接受药物治疗。总的来说，现有研究证据认为，针对人格障碍患者的精神症状使用抗精神病药物，针对情感不稳和焦虑症状使用抗抑郁药物，针对冲动和攻击行为使用一些心境稳定剂和抗惊厥药物是有效的。首先要明确，药物不能改变人格结构，但对人格障碍的某些表现可能有一定效果。目前精神药理学研究认为，抗精神病药、MAOI、锂盐、卡马西平、BZ 类药物、抗癫痫药、β受体阻滞剂、5-HT 类药物等对人格障碍有疗效。其中，研究最多的是分裂型人格障碍及边缘性人格障碍的药物治疗。抗精神病药对分裂型人格障碍有效，主要对患者的精神病性症状、抑郁、焦虑、人格解体及社会隔离等症状有改善作用。

人格障碍的精神生物脆弱性包括认知、情感、冲动控制和焦虑调节等四个方面，从而与不同类型的人格障碍相连。药物治疗可针对这些方面开展：

（1）认知/知觉障碍与古怪组（偏执型、分裂样型、分裂型）相连：氯丙嗪、甲硫哒嗪、氟哌啶醇、匹莫齐特（哌迷清）、哌嗪类等抗精神病药曾用于这一组人格障碍病例。人格障碍患者在应激影响下发生急性精神病时亦可使用抗精神病药。

（2）情感不稳定是边缘型、冲动型人格障碍的主要特征：碳酸锂、丙戊酸钠、卡马西平、苯妥英等心绪稳定剂可改善症状。冲动与 5-羟色胺水平低有关，而且这些情绪不稳定人格障碍患者常伴发抑郁，则抗抑郁剂可发挥有益影响，特别是5-羟色胺再摄取阻断剂（SSRIs），如氟西汀、舍曲林。

（3）冲动/攻击性、边缘型、反社会型、冲动型人格障碍患者有较高的冲动性和攻击性，用 SSRIs、碳酸锂、卡马西平等药物有效。对冲动性人格障碍伴有脑电图改变者可试用苯妥英（苯妥英钠）或卡马西平，并可合用普萘洛尔。反社会性人格障碍出现兴奋躁动时，可给予抗精神病药。

（4）焦虑、强迫型。焦虑型（回避型）人格障碍患者伴有明显焦虑，可用抗焦虑药改善之。既往曾用氯氮卓（利眠宁）、地西泮（安定）、奥沙西泮（去甲羟安定）等治疗此类人格障碍，目前多采用阿普唑仑。

（5）强迫型、表演型、依赖型人格障碍可试用胰岛素低血糖治疗。

（6）偏执型人格障碍如考虑与双相情感性精神障碍有关，可给予碳酸锂。

（7）其他。早年曾用苯丙胺治疗反社会人格，但收效有限。哌甲酯（哌醋甲酯）对成人 MBD 有效。对冲动控制不良者可用抗痉药，特别是脑电图示每秒 14～16 阳性棘波者。电休克治疗仅限于改善人格障碍患者伴发的焦虑和抑郁。对兴奋、激动可给予吩噻嗪类药物。精神外科已为日益发展的药物治疗和精神治疗所取代。

三、精神外科治疗

大脑一定部位（杏仁核、扣带回、内束前肢、尾状核下）定向破坏手术，可改善某种类型的人格障碍症状，如冲动行为明显者，手术可改善明显的冲动行为，但手术可导致不可逆脑局部损伤，故外科治疗应采取慎重态度。

四、心理社会治疗

心理治疗对人格障碍是有益的，通过深入接触，同患者建立良好的关系，以人道主义和关心的态度对待他们，帮助他们认识自己个性的缺陷，进而使其明白个性是可以改变的，鼓励他们树立信心，改造自己的性格，重建自己健全的行为模式。如遇到困境可进行危机干预。成立治疗性社区或称治疗性团体。营造一种健康的生活和学习环境，让人格障碍者在团体中，针对患者偏离常态的行为模式和人格特征，采用学习疏导等方法，通过参加其中有益的活动，控制和改善他们自己的偏离行为，逐渐纠正那些既往习得的不良习惯，校正他们的不健康心理。与参加这一活动的其他成员的相互交往，探索新的和较适合的恢复的方法和途径。Craft（1965），Mile（1969）都证明这种集体治疗方式较个别精神治疗有效。

多数学者指出，惩罚对这一类人是无效的，需要多方面紧密配合对他们提供长期而稳定的服务和管理，特别是卫生部门和教育系统的配合，以精神科医生为媒介组织各种服务措施。丹麦有处理此类人的特殊中心，由精神科医生、社会工作员和律师组成，由一全日工作的管理人员主持日常工作，并经常与精神病福利官员、社会治安部官员、职业介绍所官员等取得密切联系。管理人员根据不同情况召开会议请部分有关人员参加。这类中心不仅起矫正诊室（Clearing House）和整顿中心（Sorting Center）的作用，而且提供全日门诊咨询服务，给这类人以持续的关照和支持。

Bateman 和 Fonagy 系统地回顾了有关人格障碍的心理治疗研究文献之后指出，现有研究存在种种方法学问题，如案例的确认、共病、缺少随机对照和控制组、各种心理治疗方法同时混用，等等。受这样一些方法学问题限制，治疗的效果很难准确估计和解释。另一个问题是不同的研究者之间缺乏统一的效果评价标准。认知治疗对于边缘型和反社会型人格障碍的某些症状有改善作用；辩证行为治疗（Dialectic Behavioural Therapy，DBT）对于边缘型人格障碍的自我伤害的治疗效果得到随机对照试验（RCTs）的证实，虽然究竟是 DBT 的何种治疗元素起了作用尚不清楚。总体上说，心理治疗对人格障碍是有效的，只是不同治疗方法以及不同人格障碍类型的效果会有差异。

五、干预效果评价

过去认为人格障碍是无法治愈的，只能给予适当的管理和处理症状。人格障碍患者中发生自杀未遂的概率高于一般人口，人格障碍患者有较高的伴发酒精中毒和物质滥用的风险。偏执性人格障碍的病程是漫长的，有些患者可持续一生。有的可能是偏执型精神分裂症病前人格特征。随着年龄的增长，人格趋向成熟或应激减少，偏执性特征可能会有所缓和。反社会人格障碍一旦形成后呈持续进程，在少年后期达到高潮。随着年龄增长，一般在成年后期违纪行为即趋减少，情况有所缓和。

目前一些学者认为，不仅药物治疗和环境治疗能改善人格缺陷，而且随着年龄增长，无论类型如何，一般均可逐步趋向缓和。

Sturup（1918）指出，经过综合治疗后，住在 Herstedvester 刑事机构中的冲动型和攻击型人格障碍患者 87% 可获得满意恢复并出狱，适应社会良好。McCord 等（1956）认为环境治疗可改善少年精神病态的行为，增强内在的羞愧感，从而提高对反社会行为的控制能力。Rappoport（1961）追踪 Henderson 医院经治疗性社区（Therapeutic Community）处理后出院的人格障碍患者，一年后 41% 恢复工作，适应社会和环境的能力得到改善。Maddock（1970）对人格障碍进行五年追踪，他发现这类人的犯罪随年龄增长而减少，但到晚年仍有 3/5 需建立适当的社会功能。Whitley（1970）指出有以下情况者人格障碍的预后往往良好：①既往学习成绩良好者；②既往工作和人际关系良好者；③伴有情感体验能力者；④参与其所属的社区各项活动者。

六、国内的人格障碍研究

人格障碍研究在国外已取得丰硕成果，从诊断到流行学研究，再到病因学和治疗研究，形成了连贯的研究体系。相比之下，国内长期以来严重忽视了人格障碍研究的重要性，仅近年来才开始在临床和研究领域关注人格障碍患者这一庞大的群体。长期以来，在我国精神科临床工作中，人格障碍很少被确认或做出正式诊断，人格障碍者常常处于被忽略的境地。近年来已有学者认识到在我国开展人格障碍研究的重要性和迫切性，也开始做了一些实际性的工作。归纳起来，国内的人格障碍研究主要集中在以下几个方面：

（一）诊断和评估工具的介绍和引入

1996 年杨坚首次将人格诊断问卷（Personality Diagnostic Questionnaire，PDQ）介绍到中国，建立 PDQ-4＋的中文修订版，从此该问卷便成为国内人格障碍筛查的主要工具。其他学者对该问卷在中国人群中使用的信效度做过较系统的研究。此外，戴云飞等翻译引进了 DSM-IV 轴 II 人格障碍定式临床访谈（SCID-II），钟杰等修订了用于边缘型人格障碍筛查的米氏边缘性人格障碍检测表。

（二）针对大学生群体的人格障碍筛查

国内有几项较大规模的大学生人格障碍阳性率筛查研究，如采用 PDQ-4＋对全国 21 个城市 26 所高校的 4811 名大学生的调查发现，12 种人格障碍类型的阳性检出率在 1.2％～27.6％之间，最高为表演型（27.6％），其次为强迫型（19.2％）、边缘型（17.7％）和自恋型（14.5％），最低为分裂样型（1.2％）。

采用 PDQ-R 对北京某大学 2205 名一年级学生进行筛查，同时结合国际人格障碍检查表（International Personality Disorder Examination，IPDE）进行临床诊断，55 人被确诊为人格障碍，总患病率为 2.5％。

采用 PDQ＋4 作为筛查工具，筛查阳性者再以 PDI-IV 进行诊断性晤谈。结果显示，在 3140 名大学生样本中有 38 例符合 B 群人格障碍 PDI-IV 半定式晤谈的定标准，总患病率为 1.21％，其中，符合反社会型人格障碍评定标准的大学生 1 例；边缘型 21 例，患病率 0.67％；自恋型 20 例，患病率 0.64％；表演型 8 例，患病率 0.25％。

（三）心理社会风险因素研究

这方面的研究涉及一系列人格障碍的相关因素，如童年期创伤、父母养育方式、早期依恋、完美主义人格特质、功能不良信念等。总的来说，目前尚无法对人格障碍的心理社会风险因素的复杂交互作用及致病机制做出系统说明。

（四）未来研究方向

在借鉴和吸取国外研究经验和研究成果的同时，以下几个方面是未来研究和实践中需要迫切注意和解决的问题。

第一，建立和完善标准化的人格障碍评估工具和诊断标准。国内精神医学临床实践中长期以来对人格障碍不做诊断或独立诊断，相应的诊断标准也不完善。建立符合中国社会文化特点的标准化诊断标准对于深入开展人格障碍研究具有重要意义。

第二，加强病因学研究的整合。人格障碍的病因学研究主要涉及生物学因素、心理社会因素、个体人格和认知因素，目前的研究缺少整合，盲人摸象，各执一端，难以对人格障碍的形成和发展做出有说服力的病因学解释。

第三，加强人格障碍的治疗研究。人格障碍曾经被认为是"不可治"的，但这一观点现在已经过时。大量证据表明人格障碍是可以治疗的，只是需要治疗师和患者双方的耐心。看待人格障碍的治疗效果应有长远的眼光而不能操之过急。需要开展严格设计的随机临床对照试验，针对特定类型的人格障碍采用特定的心理治疗方法，以明确治疗效果以及效果的来源。

第四，普及人格障碍的科学知识。现实生活中，有些人特别难以相处，或常常做出一些"惊人之举"，或许正是人格障碍所致。在我国现阶段，应对大众广泛宣讲有关人格障碍的科学知识，让普通民众对人格障碍有正确的了解，对一部分治疗难以见效的人格障碍患者给予理解。

七、人格障碍的预防及青少年人格

人格障碍一旦形成不易矫正，故应贯彻预防原则，从幼儿开始教育。强调培养青少年的健康人格是一个不容忽视的重要问题。具有健全理想的人格，能够更好地适应社会生活，保持内心的和谐和人格的完整，对于个人和社会都具有重要意义，是青少年健康成长的基础之一。

弗洛姆曾说："人生的主要使命是自我成长，成为与潜能相符的人，人生奋斗目标最重要的成果，就是自己的人格。"

中国青少年的理想人格特征应为：

（1）具有积极健康的主体意识，能够客观评估自己，不抬高夸大自我，也不过分贬低自己。美国心理学家罗杰斯曾指出："积极的自我观念为我们正确对待生活提供了极大的有利条件，它是形成伟大的人格力量的基础。"

（2）具有较强的独立性、能动性，成为"自己的主人"。能独立自主地认识、处理事情，"使自己成为衡量一切生活关系的尺度，按照自己的本质去估计这些关系，去选择个人成长的目标，独立地、自由地塑造自己的人格"（武斌《现代中国人——从现在走向未来》），能通过积极的主体的活动，把各种影响"内化"为自己的心理意识。

（3）具有较开放的态度。这种开放不仅是对自身经验体会的开放，而且是对新的观察方法、新的存在方式、新的思想概念的开放。青少年须对先进的科学技术思想文化等以积极的态度加以吸收，并将其整合融化为自我信息，同时，青少年又必须能把这些经验体会及各类信息在现实生活中灵活地加以利用。

（4）具备适应能力与应变能力。人是在不断地适应中完善成长的，适应现实就意味着跟上时代的节奏，与变化的世界保持和谐的节拍。

（5）关注社会生活和他人，有爱心和同情心。人是社会的人，人不仅仅为自己活着，这个特征是对"自我为中心"的反省和拓展。

（6）不迷信权威，有判断能力和鉴别能力。能较理智地分析问题，不感情用事，能接受不同的观点，能接受科学客观正确的意见和建议，形成自己的是非观，对自己认为非正当的规范不盲目遵从。

（7）探寻精神生活，不过分看重物质利益。追寻更高层次的需求，使价值追求多样化，努力寻找某种大于个人的意义和目的，过一种内心和谐宁静的生活。

（8）初步掌握成人所具备的较强的知识面和信息量，掌握有关的工作技能，并且有承担义务的责任心和对工作的献身精神。

当然，并不是这些人格特征每个青少年都完全具备，但可以以此为目标不断地进行自我塑造，去努力和升华，健全适宜自己的健康人格。

健康人格在一定程度上是个人选择的结果，社会、学校、家庭应针对青少年群体和个体的不同特征与实际情况，引导青少年参照健康人格模式积极主动、独立自主地确立适合于自己（群体或个体）的人格模式，并通过自我塑造和社会培养相结合来升华青少年的理想健康人格。

思考题

1. 什么是人格障碍？

2. 简述表演型人格障碍的特征。

3. 案例分析。下列案例表现出了哪一个人格障碍类型的临床特征？请结合诊断标准详细说明。

案例一

刘某，男，25岁，机关工作人员

我从小学习成绩相当好。但平常我总觉得同学们嫉妒我的才能，总是用一种异样的目光看我，他们虽然否认，但我觉得他们说的不是真话，是在为自己辩解。我也爱顶撞班主任，觉得他的想法经常是错误的。我认为我在别人眼中属于人见人恨的那种人。他们也一定认为我思想简单，最好欺负。

从读书时起，任何人做什么事，说什么话，我都从心底怀疑。我为什么要信任他们呢？如果信任他们，说不定哪天他们就会利用我的信任加害于我。

案例二

张某，男，19岁，待业

我在家排行老大，从小就很懂事，对自己要求极为严格，一点时间也不许自己浪费，深得老师喜欢。父亲曾给我买了块表作为奖励。一次早操中我将表弄丢了，我极度内疚，时常到处努力寻找，但始终未找到，成绩也开始下降。

平时我喜欢坐在家里的新沙发上看书。一次母亲说，别把沙发坐坏了。从此我果真再也不敢坐沙发，后来竟看见椅子也害怕了。

我最苦恼的，是担心小便失禁，老想去厕所，但又自觉不该去。越想控制则想去厕所的念头越强烈。近段时间以来，我老是在想椅子该不该坐、泡在盆里的衣服是现在洗还是过一会儿洗，反复检查电灯开关，出了门要反复看门是否关好锁好，等等。如今什么事也做不了，真是苦不堪言。

案例三

李某某，男性，26岁，个体卡车司机

自幼好动、顽皮，读小学时就喜欢欺负同学、逃学、撒谎，经常偷拿父母的钱和同学的文具，多次留级。初中时曾因斗殴伤人和强奸未遂两次被拘留。20岁时因盗窃被劳动教养。期满回家后被街道照顾到纸箱厂工作，但因不遵守厂规，经常无故旷工，到处惹是生非，不久即遭辞退。以后曾在多家单位做临时工，但要么被提前解雇，要么自己不辞而别，要么因为被司法机关处理而中断工作。家人凑钱助其学习驾驶，以后替人运输货物，但经常鲁莽驾驶或酒后开车，并多次违章受罚。

在初中阶段就与女同学"谈恋爱"并发生性关系，以后曾与多名女性同居，但交往时间均不长，常常是对方难以忍受其打骂而分手。24 岁时曾与一饭店女服务员结婚，仅半年后就离婚。平时尽管经常在聚众斗殴时替人"出头"，却从未有过亲密朋友。

参考文献

［1］曹中秋，张晨阳，王婕. 大学生人格障碍成因分析［J］. 河南理工大学学报（社会科学版），2020（1）.

［2］胡佳，仇剑崟. 人格障碍诊断与评估的研究进展［J］. 上海交通大学学报（医学版），2020（8）.

［3］拉玛尼·德瓦苏拉. 为什么爱会伤人亲密关系中的自恋型人格障碍［M］. 吕红丽，译. 杭州：浙江大学出版社，2022.

［4］肖泽萍. 性格，决定命运方向：重视人格障碍对身心健康的影响［J］. 心理与健康，2021（10）.

［5］伊芙·卡利格，奥托·F. 科恩伯格，约翰·F. 克拉金，等. 人格病理的精神动力性治疗：治疗自体及人际功能［M］. 仇剑崟，蒋文晖，王媛，等译. 北京：化学工业出版社，2021.

［6］赵天宇，王学义. 童年期创伤与边缘型人格障碍［J］. 神经疾病与精神卫生，2022（2）.

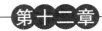

睡眠障碍

掌握常见睡眠障碍的临床表现、特征；理解睡眠障碍的概念和各类睡眠障碍的鉴别诊断；了解睡眠障碍的影响因素和防治要点。

良好的睡眠是人类心身健康的基石。充足的睡眠、均衡的饮食和适当的运动，是国际社会公认的三项健康标准。为唤起全民对睡眠重要性的认识，2001 年国际精神卫生和神经科学基金会主办的全球睡眠和健康计划将每年的 3 月 21 日定为"世界睡眠日"。2013 年 *Nature* 撰文指出，为了研究睡眠的本质，亟须开展一个多学科共同参与的"人类睡眠计划"，从而有效改善人们的健康状况，提高人类生活质量。美国"国家睡眠障碍研究计划"以及中国基于"一体两翼"战略的"脑科学与类脑科学研究"，均为致力于推动脑科学与睡眠科学发展而做出的国家重要战略决策。受益于此，新兴脑科学与信息科学技术的发展为人类深入探索生命本质提供了重要契机，也为开拓睡眠脑功能及其相关机制研究创造了无限可能，例如光遗传学技术和荧光探针成像应用于观察脑细胞活动，以及双光子显微成像和无创脑刺激技术应用于捕捉脑信息等。睡眠医学作为一门方兴未艾的综合交叉学科，拥有广阔的发展前景，它以正常睡眠生理研究为基础，着眼各类睡眠−觉醒障碍的防治策略，与相关临床医学学科互通有无，内容不断丰富，呈现出勃勃生机。具体来说，正常睡眠及其生理功能是怎样的？临床有哪些常见睡眠障碍？心理社会因素在睡眠障碍的发病过程中扮演何种角色？睡眠障碍是如何评估，又是如何实施心理干预的？本章节将主要围绕上述问题进行阐述。

第一节　正常睡眠及其生理功能

如果将人的一生标注成时间轴，睡眠大约占据人类一生中三分之一的时间。这意味着，假如一个人的寿命为 90 岁，那么将会有 32 年的时间完全用于睡眠。从某种程度而言，这 32 年的时间跨度体现了睡眠的重要性。自古以来，人们一直在努力探索，占据了如此长时间的睡眠，对人类而言，究竟有何意义。若想了解这个问题，首先需要明白何谓正常睡眠，睡眠如何分期以及睡眠的生理功能有哪些。

一、睡眠与觉醒

根据简单行为学的定义，睡眠是指机体对周围环境失去知觉和反应的一种可逆性行为。与此同时，睡眠是一个以中枢神经系统、血流动力学、通气和代谢动态波动为特征的复杂生理与行为过程。

所有哺乳动物都存在睡眠状态，大多数无脊椎动物也不例外。从果蝇到人类，睡眠是一种相当保守的行为。睡眠的组成方式一般依赖于动物本身所面临的实际问题。捕食性动物一般具有连续性睡眠，而那些为了生存而时刻保持警惕的动物则缺乏连续性睡眠，例如，兔子和长颈鹿的睡眠时间很短，一般持续数分钟；地鼠（最小哺乳动物）几乎完全不睡；海豚和海狮为了保持警惕，采取两个半球交替睡眠的方式。

睡眠是一个自然的阶段性过程，表现为意识的暂时中断，机体相对静止，对外界刺激的反应性降低，代谢减缓。与之相对应，觉醒是一种有目的地进行活动、适当应对环境刺激的能力。睡眠−觉醒周期是人体最重要的生物节律之一，通常以 24 小时为一个周期。

二、正常脑电波分类

人类对睡眠的认识是随着脑电技术的发展而逐渐深入的。1875 年，英国生理学家 Richard Caton 第一次从家兔和犬脑表面记录到了脑电活动波。1929 年，德国精神病学家 Hans Berger 在其儿子的头皮上首次记录到了人类的脑电波（EEG），并观察到睡眠和觉醒状态下的脑电图有显著不同。这是人类首次将利用脑电观察心理活动的理想变为现实，是脑电发展的里程碑。1937 年，美国学者 Loomis 首次描述了非快速眼动（Non-Rapid Eye Movement，NREM）睡眠期。20 世纪 50 年代早期，美国芝加哥大学的教授 Aserinsky 和他的学生 Kleitman 首次发现睡眠周期中的快速眼动（Rapid Eye Movement，

REM）现象，从而揭开了人类研究睡眠科学的大幕。1968 年，Rechtschaffen 和 Kales 发表了基于脑电图（EEG）、肌电图（EMG）和眼电图（EOG）的睡眠分期标准，将 NREM 期分为 4 期，即赫赫有名的 R&K 标准。直到 2007 年，美国睡眠医学学会（American Academy of Sleep Medicine，AASM）制定新标准，将 R&K 标准 NREM 睡眠期中两个以慢波为主要特色的 3、4 期合并，即现在广泛采用的 AASM 睡眠分期标准。

脑电图（Electroencephalogram，EEG）是通过精密的电子仪器，经头皮放大并记录脑部自发性生物电位而获得的图形，即通过电极记录脑细胞群的自发性、节律性电活动。脑电图分为常规脑电图、动态脑电图监测、视频脑电图监测。代表性的正常脑电波按照不同频率可分为 4 种类型：

δ（Delta）波：小于 4 Hz，振幅为 20～200μV，清醒时不出现，只有在睡眠时可见。深度麻醉、缺氧或大脑有器质性病变时出现。

θ（Theta）波：4～7 Hz，振幅为 100～150μV，成人困倦时出现此波，表示皮层处于抑制状态。

α（Alpha）波：8～13 Hz，振幅为 20～100μV，清醒安静闭目时出现，在睁眼或接受其他刺激或做意识性活动时消失。

β（Beta）波：14～30 Hz，振幅为 5～10μV，清醒的时候出现，其出现代表皮层处于兴奋状态。

1929 年 Hans Berger 首先描述α波，是清醒状态下闭眼时，后脑区记录到的 8～13 Hz 的波。通常在 8 岁时在低值 8 Hz。大多数成人的α波频率介于 9 Hz 和 11 Hz 之间，随年龄增长而下降。在安静清醒闭眼状态下最容易观察到α波。睁眼、脑活动增加、听觉或触觉刺激均可弱化或阻断α波。其中δ波和θ波统称为慢波，其特征是高幅低频，β波为快波。

三、睡眠分期及其特征

按照睡眠各时期脑电波频率的不同，睡眠时相可分为慢波睡眠（Slow Wave Sleep，SWS）和快波睡眠（Fast Wave Sleep，FWS）。慢波睡眠又叫非快速眼动睡眠，其脑电活动变化与行为变化相平行，脑电波呈同步化慢波的时相。快波睡眠又称异相睡眠（Paradoxical Sleep）或快速眼动睡眠，其脑电活动变化与行为变化相分离，脑电波呈现去同步化快波的时相。REM 期睡眠呈现低幅高频的β波，眼电图可记录到间断的快速眼球运动。随着特征性的睡眠纺锤波、K 复合波及高振幅慢波的出现，NREM 睡眠又依次分为 1、2、3 三期。通常一个完整的睡眠包括睡眠起始、NREM 睡眠期和 REM 睡眠期。

（一）睡眠起始

正常成人的睡眠总是先从 NREM 睡眠开始，婴儿除外。这也是判别正常睡眠和异常睡眠的一个重要区别点。异常睡眠，譬如发作性睡病的睡眠是从 REM 开始。对于睡眠起始一词，很难下一个确切的定义，因为睡眠的起始并不是突然出现，而是通常在觉醒和睡眠之间摇摆不定，也不能凭单一指标清晰地界定睡眠起始。脑电图的变化同个体对睡眠的知觉并不完全一致。在实际操作中，常结合多导睡眠描记和行为变化共同判断睡眠起始：

（1）睡眠起始前，肌电图（Electromyogram，EMG）显示肌张力逐渐降低，眼球出现缓慢的侧向运动。

（2）其后紧跟着 2、3 期或 REM 睡眠时，1 期睡眠才能被认为是睡眠起始。

（3）睡眠起始可以是 1 期睡眠，也可以是 2、3 或 REM 睡眠，但必须持续 3～5min 才能确认是睡眠起始。

（4）睡眠起始后"自动"行为停止。在睡眠起始前如持续简单的行为动作，动作会在脑电图 1 期波形出现后数秒停止。当脑电图出现觉醒波形时，此动作会重新开始。这样就能解释打瞌睡的司机为什么仍能沿着高速路继续驾驶。

（5）睡眠开始后，视、听觉反应减弱，对有意义刺激和无意义刺激的反应不同。例如，与其他人名字相比，个体对自己名字唤醒阈值更低。同理，睡着的母亲听见自己小孩的哭声时更容易醒来。Williams 的研究表明，当无意义刺激在睡眠时被有意义执行时，如大声喊叫、闪光和电击，机体也会做出适当反应以避免受到伤害。从这些例子可以看出，睡眠开始时，感觉反应在某种程度上仍然存在。研究表明，机体在睡眠过程中，大脑对不同刺激的激活区域不同。当受到有意义（如听到自己的名字）刺激时，大脑颞中回区被激活；当受到无意义（如听到铃响）刺激时，大脑双侧眶额皮质区被激活。

（6）睡眠起始时（清醒－睡眠过渡期）的记忆会随着睡眠起始时间增长而被遗忘。例如，人们通常难以记起睡眠起始瞬间发生的事，或者会忘记夜间醒着时别人告诉他的新闻。

（二）NREM 睡眠 1 期（N1 期）

该期是继清醒转入睡眠的过渡阶段（3～7min）。此时睡眠极浅，唤醒阈值低，容易被轻轻的听觉或感觉刺激所惊醒，如悄悄关门、轻轻抚摸等。肌张力较觉醒时开始降低，坐姿入睡时颈部肌肉最先松弛，引起头部下垂，下巴撞击胸口，出现"打盹"的典型表现，因而又称为瞌睡期或"打盹"。这时机体可以听到外界声音，但意识蒙眬，半醒半睡，通常不会想应答。大脑仍然可理解外界的语言对话含义，暂显片段性思维活动。某些人会有一些奇异的体验，如躯体麻木感、颤动、膨胀感、沉浮感。脑电图特征：α波比例下降到 50% 以下，开始出现以频率 4~7Hz、波幅 50~75μV 的 θ 波活动为主的低幅混合频率。眼球运动：清醒时快而不规则的眼球活动变为一种缓慢的侧向运动。

（三）NREM 睡眠 2 期（N2 期）

第一个睡眠周期中 N2 期持续 10~25min，脑电图在 θ 节律下出现睡眠纺锤波和 κ 复合波。睡眠纺锤波呈串状，波幅逐渐增高后又逐渐减少，像织布机上的纺锤梭形，故名纺锤波。κ 复合波为先负向后正向的高幅慢波。一般把纺锤波和 κ 复合波的出现作为真正入睡的标志。此期肌张力进一步减低，但仍有一定紧张性，仍能听到外界声音，但不能理解，意识逐渐消失但有短暂不连贯的思维活动。和 N1 期相比，此时需较强刺激唤醒。

（四）NREM 睡眠 3 期（N3 期）

在睡眠纺锤波和 κ 复合波出现 10~25min 后，脑电图开始出现高幅慢波，即 δ 波。当 δ 波占比大于 20% 以上时，称为睡眠 3 期，也叫慢波睡眠。在睡眠 3 期中，意识完全消失，不会听到外界任何声音，像与外界切断联系一样。全身肌肉放松，无眼球活动。

（五）快速眼动睡眠（REM 睡眠）

在一段深睡眠后，睡眠由深睡期逐渐返回浅睡眠期（N1 期或 N2 期），进而发生 REM 期睡眠。此时出现阵发性快速眼球往复运动，每分钟 60 次左右。脑电图呈 θ 波和 α 波低幅高频的混合波。肌张力完全消失，每次 REM 睡眠近结束时，会出现大的翻身运动，睡眠唤醒阈值明显提高，睡眠深度比睡眠 3 期更深，体温较低，但脑电非常活跃，故又将 REM 睡眠称为异相睡眠。脑电活动为极不规律的低幅快波，类似清醒期和慢波睡眠 1 期的脑电变化。脑的温度、脑血流量、脑耗氧量迅速增加。呼吸心率也时而突然加快，甚至一些支气管哮喘患者在此期睡眠中可突然发作哮喘；心脏病患者也可能发作心绞痛。在脑桥、外侧膝状体和枕叶皮层中可记录到周期性的高幅放电现象称为 PGO 波。PGO 波被认为是 REM 睡眠时发生的快速眼球运动、中耳肌活动、小肌肉抽动、心率增快及冠状动脉血流突然增加的启动信号。从异相睡眠中唤醒后，80% 以上的人声称正在做梦，尚可陈述梦境的故事情节，形象生动以视觉变幻为主。研究表明，REM 期肌张力消失可避免生动梦境中的动作对自己、对他人造成伤害。如若此期发生睡眠行为障碍如 REM 睡眠行为障碍（RBD），肌张力未消失，则会发生梦中打人、翻滚落地等行为。在 NREM 睡眠时被唤醒，只有 7% 的人报告做梦，梦境平淡、生动性弱，概念性和思维性较强。梦魇或噩梦惊醒者多发生在慢波睡眠第四期。此时睡梦者醒后只能陈述恐惧感，以及被追捕或掉入深渊等危险境界，不能陈述梦境的全部故事情节。

四、睡眠结构

睡眠的各期分布在夜晚并非一成不变。通常来说，成年人一整晚会经历 5~7 个睡眠周期，在前 1~4 小时，慢波睡眠占比较高，即大多为熟睡阶段（3~4 期），此时梦境很少，到后半夜，REM 期睡眠逐渐增多，睡眠深度变浅，不再达到 3 期，这也可以很好解释为何早上很容易在梦中醒来。

人一生的睡眠周期在不停地变化。总睡眠时间、睡眠周期时间和各期分布随年龄变化而不同。总的来说，婴儿期总睡眠时间和 REM 期占比均较成人及老人多，新生儿每天睡眠时间超过 16 小时，6 月龄儿睡眠时间减少至 12 小时，正常成年人睡眠时间约为 7.5~8.5 小时，老年人睡眠时间约为 6 小时甚至更短。婴儿 REM：NREM 为 50：50，1 岁时此比例降至 20：80，此后这一比例保持相对稳定直至成年。婴儿睡眠周期较短，一般为 50~60 分钟，成人及老人睡眠周期为 90~110 分钟。老年人的睡眠更加片段化，夜间觉醒和微觉醒增多。

五、睡眠的生理功能

人类对睡眠功能的研究始于睡眠剥夺实验。睡眠剥夺（Sleep Deprivation）是指人因环境的或自身的原因丧失正常睡眠的量和状态。从广义来说，所有的睡眠缺失状态（包括失眠）都可称为睡眠剥夺。而狭义的概念主要指人为造成的睡眠缺失状态。通常认为，24 小时内睡眠少于 6 小时被认为是睡眠剥夺。近年来许多研究发现，睡眠剥夺导致多种机体功能受损，降低细胞寿命，影响心理功能。

（一）维护机体功能

慢波睡眠中，高振幅同步化慢波使大脑皮质处于休息状态，从而保护大脑，恢复精力，即使是短睡者，只要 N3 期深睡眠绝对时间与普通睡眠者相同，即可表现为精力充沛、思维敏捷；深慢波睡眠时机体基础代谢维持在最低水平，副交感神经系统活动增强，体温下降，能耗下降，合成代谢加强，有助于适应生存、消除疲劳、恢复和保持体力。近期研究发现，睡眠剥夺可加快毒性的 tau 蛋白团块在大脑中扩散，这正是大脑损伤的前兆，也是痴呆症产生的一个决定性步骤，从而加速阿尔茨海默病中的大脑损伤。睡眠不足会增加炎症性白细胞产生，从而导致动脉粥样硬化，增加心脏病死亡风险。代谢方面，睡眠剥夺导致其睾酮以及皮质激素之间的平衡被打破，进而导致胰岛素耐受性的产生，增加代谢综合征的发生，使机体体重增加，未成年人患肥胖症风险增加。

（二）增强免疫力

睡眠可提升 T 细胞整合素激活水平，增强 T 细胞反应效率。T 细胞是一种对机体免疫反应至关重要的白细胞。当 T 细胞识别特殊的靶标后，它们会激活整合素这类黏附蛋白使得它们黏附在靶细胞上面（例如被病毒感染的细胞）并进行杀伤。体内肿瘤坏死因子α和白细胞介素1β均在深慢波睡眠期达到峰值。失眠会使免疫系统会受到影响，从而更容易受到感染。

（三）促进生长发育

深慢波睡眠时垂体前叶生长激素分泌和释放达到高峰。生长激素能促进儿童骨骼生长，影响物质代谢，加强蛋白质合成，有利于成年人体力恢复并维持人体新陈代谢处于年轻状态。

（四）改善记忆

在人类的历史长河中，诸多文明得以留存、发展，都依赖于大脑的记忆，而记忆的产生与保存机制也是神经科学的一个关键问题。最早在 1971 年，出现了第一项相关的研究，研究者在小鼠的大脑海马体内发现，当新记忆形成，海马神经元会形成短暂的、稳定的连接。由此，海马成为备受研究者关注的脑部区域之一。海马已被证实与记忆、情绪等多个重要脑功能相关，尤其是记忆，包括空间记忆、学习记忆和情景记忆等。然而海马的大小是有限的，我们不能在有限的空间内存储一个无限大的数字。已经有足够的研究结果表明，海马并不是记忆的存储体，它仅仅作为新记忆的诞生地，之后新记忆将会转移到新皮质形成长久的记忆，而海马则被"格式化"一空，来迎接下一段新记忆。在动物和人类中进行的研究都显示，在这个重置的过程中，睡眠起着至关重要的作用。在慢波睡眠状态下，海马会自发释放瞬间的高频振荡，研究者把这种特殊的脑波称为尖波涟漪（SWR）。尖波涟漪与新记忆神经元激活有关，并且也参与记忆的整合，擦除记忆缓存，帮助新记忆产生。当人进入深度睡眠时，大脑神经元会长出新的突触，加强神经元之间的联系，从而巩固和加强记忆。睡眠可精细地修剪我们白天学习产生的记忆，从而将记忆变得更加清晰。睡眠不足或睡眠剥夺可引起记忆力和注意力下降。

（五）维护心理健康

不同个体之间的睡眠模式差异很大，但每个个体却又保持着自己相对稳定的睡眠模式，即每个个体在每个夜晚的睡眠几乎重复着各自稳定的相同模式。研究表明，不同睡眠模式的个体在觉醒时可表现出心理和行为的差异。因此，良好的睡眠对于维护个体心理行为特征的稳定具有重要作用。

第二节　睡眠障碍的测量与评估

造成睡眠障碍的原因众多，因此在临床工作中充分、准确地评估睡眠障碍，对其治疗有重要的指导意义。失眠是临床上最常见的睡眠障碍，失眠的评估主要包括靶症状评估，躯体症状评估，情绪、认知与行为评估，心理应激评估和社会功能评估。

一、诊断性会谈

诊断性会谈主要是通过询问病史收集与睡眠障碍有关的疾病信息，并同时建立一种良好的治疗关系。通过围绕患者主诉，逐步实施有技巧的提问，了解睡眠障碍的靶症状及有无引发躯体症状、认知和行为有无改变、睡眠障碍的原因，以及患病后社会功能有无损害，进而进行诊断和鉴别诊断，这将有助于指导治疗方式及疗效评估。睡眠障碍的主诉往往为以下几种类型的一种或多种：失眠，白天过度困倦，睡眠时间段异常，睡眠中出现异常现象。下面就分别以这几种主诉为线索，来讨论睡眠障碍的评估流程。

（一）主诉失眠

当一个患者主诉失眠时，首先要准确了解患者是入睡困难，还是夜间不断觉醒，睡眠无法持续，或是清晨早醒，缺乏睡眠感，经常被噩梦困扰等。进而询问患者的睡眠习惯，如晚上几点卧床，几点入睡，卧床与入睡之间有无看手机等其他活动，夜间醒来几次，分别在什么时间，早上几点醒来，几点起床。白天活动如何，有无午睡，有无摄取咖啡因及饮酒。患者主诉症状是否与日常生活习惯有关，还是有特定情况特殊事件，出现频率如何，是否与季节有关。如为女性患者，是否与月经周期有关。患者是否有影响睡眠的躯体疾患如慢性疼痛、身体瘙痒或是尿频尿急。最近有无服用过有引起失眠副作用的药物，如降压药利血平、普萘洛尔，抗溃疡药西咪替丁等。

（二）主诉过度困倦

睡眠过多症状可伴有易疲劳、倦怠、注意力不集中、乏力、食欲不振、抑郁等身心症状。尽管困倦在日常生活中常见，但如果影响到工作和学习，就要考虑有疾病的可能。问诊时要注意询问是否有服用引起嗜睡的药物。一般来说，催眠药、抗抑郁药、抗精神病药、有抗组胺作用的感冒药和抗过敏药均可不同程度地引起白天困倦。另外要注意患者有无精神疾病，抑郁症患者有时会出现嗜睡症状，要诊断睡眠障碍，应从临床上排除抑郁症的可能。此外，由各种原因引发的夜间睡眠不足，睡眠呼吸暂停综合征等也可造成白天过度困倦，应注意区别。

（三）主诉睡眠时间段异常

正常人类社会中，人们日出而作，日落而息，这是由体内的生物钟决定的。如果在正常的睡眠时间段无法入睡，而在不适当时间段入睡的人，可能患有昼夜节律性睡眠障碍。因此，问清具体睡眠时间段对于诊断很有帮助。如果每天都是深夜入睡，中午起床，无法坚持工作及学习，无法适应社会生活要求，可诊断为睡眠时相延迟综合征；如果每天傍晚入睡，黎明觉醒，则被称为睡眠时相提前综合征，老年人多见；如果每天入睡时间逐步向后推，一般一天 30 分钟到 1 小时不等，被称为非 24 小时睡眠觉醒综合征；如果睡眠形式不规则，睡眠时间段无法确定，则诊断为不规则睡眠觉醒型障碍。

（四）主诉睡眠中出现异常现象

睡眠中出现异常现象的原因大致分为以下几类：

（1）因不完全觉醒而引起的朦胧状态，例如梦游、夜惊症、夜间谵妄、睡眠时相延迟综合征等。这些疾病可以使患者处于不完全觉醒状态并伴异常行为出现。

（2）梦中的行动表现到现实中来，如 REM 睡眠行为障碍，由于中枢神经系统异常导致 REM 期肌张力升高，梦中的逃避行为、攻击行为以实际的躯体行为表现出来。

（3）癫痫发作、不随意运动、不适感觉带来的异常行为，如不宁腿综合征，是由于神经系统功能紊乱引起的不随意运动，感觉异常。

（4）身体疾病引起异常现象，如睡眠呼吸暂停综合征引起的严重打鼾，反复呼吸停止。

当主诉为以上几类时，首先要询问这种异常现象是否因药物引起，例如碳酸锂、三环类抗抑郁药都会引起患者在朦胧状态下来回游走，左旋多巴和β受体阻滞剂可引起噩梦。洋地黄、干扰素、麻黄碱、类固醇、抗胆碱药、抗帕金森药可引发谵妄状态。药物服用量的变化与症状出现时间的对应关系是诊断关键。其次应排除躯体疾病所引起的睡眠异常现象，如丛集性头痛，患者常在未完全觉醒的状态下走动，类似梦游。排除以上两种情况后，再根据患者症状及检查结果诊断为相应睡眠障碍性疾病。

（五）诊断性会谈技巧

诊断性会谈和问诊不同，除了要收集患者的疾病相关信息，同时还要和患者建立融洽的医患关系。会谈技术对其后的心理治疗有直接重要意义。不同医师由于提问方法的不同，获取的信息会有很大差异。会谈技巧运用得好，可使评估更加完整准确，减低患者就诊时的焦虑情绪。诊断性会谈技巧包括逐步提问法、嵌入性提问法、带领性提问和投射性提问等。

（1）逐步提问法的核心技术在于逐步缩小问题的范围。先使用开放式提问，提出范围较广问题，然后逐步缩小，指向问题核心。例如，以临床上最常见的睡眠障碍失眠为例，"出现失眠前你的状况怎么样？""失眠前有什么特殊的事情发生吗？"这种提问技巧可避免突然涉及核心问题，使患者紧张而回避隐瞒有利于诊断的重要信息。

（2）嵌入提问法是把真正想问的问题嵌入一系列例行问题中，避免因直接询问患者而可能引起患者因不愿回答而产生的情绪波动或者撒谎行为。例如，当发现患者的失眠可能与夫妻感情问题有关时，可使用嵌入提问法。如"通常什么情况下失眠会加重""白天工作过于紧张""饮食有没有影响""家务过于劳累有影响吗""丈夫晚回家时是否睡得更不好"这些问题。这样能使患者觉得敏感的问题没有什么特别之处，从而更容易接受及回答。

（3）带领式提问的核心在于在患者对某些问题的肯定回答觉得有不利后果时，使患者消除疑虑，明白医生关心的并不是他的行为的好坏，而是他处理问题的态度和方法。例如，直接询问患者人际关系怎么样，可能患者会有所顾虑，不将真实情况说出。而换一种问问题的方式，如"遇到和他人冲突时你会怎么处理？"进而再问是否经常发生这样的冲突，使患者觉得医生关心的不是他的行为的好坏，只是在询问症状，这样更利于医生得到有用信息。

（4）投射式提问是在患者不愿提及涉及的内容时，用另一对象取代提问。比如临床上严重抑郁症伴长期失眠患者常有自杀倾向，为了确定患者是否有自杀意念，常采用投射性提问。如"我很理解你的痛苦，有些人因为长期失眠会产生自杀的想法"。如果患者有类似意念，会主动说出自己也有同样想法。

二、行为观察

研究发现，失眠者对入睡时间的报告常与实际有较大差异，所以对失眠及相关睡眠障碍的观察评估有助于帮助临床医师获取更为准确的数据。在失眠的治疗中，常常以安排患者填写睡眠日记的方式引导患者注意一些易被忽视的行为，帮助识别睡眠时间和不良睡眠卫生。通常先在治疗前一周填写，主要记录两个方面：一为靶症状，如上床时间、入睡时间、夜间醒来次数、是否做梦及梦境内容、是否午睡及持续时间等。二是其他条件性因素，包括是否使用催眠药物、有无特殊生活事件、白天活动量、睡前心理状态等。填写睡眠日记可以帮助医师了解患者失眠的性质、频率和强度，将其作为基础数值来评定治疗效果。治疗过程中也需每天填写睡眠日记，以便及时反馈治疗信息，了解治疗效果。

三、心理测量

在睡眠障碍诊断评估中，通常还会用到心理测量为诊断提供依据，对睡眠障碍的诊断和鉴别诊断提供重要价值。

（一）失眠评估量表

失眠评估量表主要对睡眠质量进行评估，来判断患者失眠的严重程度及治疗效果。目前常用的有匹兹堡睡眠质量指数量表（Pittsburgh Sleep Quality Index，PSQI）、阿森斯失眠量表（Athens Insomnia Scale，AIS）等。

1. 匹兹堡睡眠质量指数量表

该量表为美国匹兹堡大学精神科医生 Buysse 等于 1989 年编制。由 19 个自评和 5 个他评条目组成，分为 7 个成分，即主观睡眠质量、入睡时间、睡眠时间、睡眠效率、睡眠障碍、催眠药物、日间功能障碍。每个成分按 0、1、2、3 计分，累计各成分得出总分。总分≥8 分提示存在睡眠质量差。总分越高，睡眠质量越差。PSQI 用于评定被试最近 1 个月的睡眠质量，适用于对睡眠障碍患者和精神障碍患者进行睡眠质量评价，以及一般人群睡眠质量的评估，是使用最广泛的睡眠障碍评估量表之一。

2. 阿森斯失眠量表

AIS 主要用于对遇到过的睡眠问题进行自我评估，评定最近一周的睡眠情况，测评失眠程度。分为 8 个问题，总分越高，睡眠质量越差。总分小于 4 为无失眠，4~6 分可疑失眠，大于 6 分为失眠。因条目少，使用方便简单，在临床中应用广泛。

（二）嗜睡评估量表

检查嗜睡状况除了可以用客观的多次睡眠潜伏期实验、清醒维持实验等，也可以用主观的方法。目前运用较多的是爱泼沃斯嗜睡量表（Epworth Sleepiness Scale，ESS）和斯坦福嗜睡量表（Stanford Sleepiness Scale，SSS）。

1. 爱泼沃斯嗜睡量表

采用 0~3 分 4 级评分法对 8 种不同情况下"打瞌睡"的欲望评分。总分≥11 分表示嗜睡，分值越高，提示嗜睡倾向越明显。此量表是判断是否存在嗜睡的较好量表，量表简短，操作简单，家庭自测性强。

2. 斯坦福嗜睡量表

是自我评估嗜睡的标准方法，接受 SSS 评估的受试者选择 7 个陈述中的 1 个来评估自己目前的状态。SSS 分为 7 个等级，倦意从低到高为 1~7 分，更适合测量受试者当下的主观倦意，优点在于操作简单并可反复进行。

（三）睡眠呼吸暂停综合征 STOP 问卷

STOP 问卷主要通过自身及同床者观察到的症状评估，来判断患有睡眠呼吸暂停综合征的风险程度。此问卷共包含 4 个问题：（1）S（Snoring）：您打鼾声音大吗？（2）T（Tired）：您常常在白天感到疲倦、劳累、想睡觉吗？（3）O（Obstructive Sleep Apnea）：有人观察到您在睡眠过程中有停止呼吸的状况发生吗？（4）P（Blood Pressure）：您患有高血压或是正在进行高血压的治疗吗？各项如果回答"是"记 1 分，回答"否"不计分。总分≥2 分为睡眠呼吸暂停高风险者。

（四）不宁腿综合征量表（International Restless Legs Scale，IRLS）

国际不宁腿综合征量表，由国际不宁腿综合征研究小组于 2003 年发布，依据不宁腿综合征的 4 个基本诊断标准进行设计：①有强烈活动双腿的欲望并通常伴有腿部不适感；②活动或刺激双腿后可缓解这种不适感，如走路或摩擦双腿；③休息时症状加重，活动后有所缓解；④症状在夜间或傍晚时加重。此问卷共有 10 个问题，每个问题记 0~4 分，患者依据严重程度计分，总分 0 分为无不宁腿综合征，总分 1~10 分为轻度，11~20 分为中度，21~30 分为重度，31~40 分为极重度。此问卷主要用于临床辅助诊断，评估药物治疗效果。

四、仪器检查

一些常见的睡眠疾病如发作性睡病、睡眠呼吸暂停等需客观的睡眠监测来诊断。

（一）多导睡眠监测（Polysomnography，PSG）

多导睡眠监测是当今睡眠医学中一项重要的检查技术，在世界睡眠研究界被认为是诊断各种睡眠障碍相关疾病的"金标准"。Polysomnography 一词实际上是由 3 个词根组成的复合词：poly 源自 poli，意为多个的；somno 源自 somnus，意为睡眠；graphy 源自 grapho，意为记录。从字面上看，多导睡眠监测就是记录多个睡眠生理指标的技术，事实上也确实如此。PSG 是一种无创检查方法，在睡眠过程中，通过监测脑电、眼电、肌电、心电以及呼吸气流、呼吸努力和动脉血氧饱和度来记录睡眠事件和睡眠呼吸事件：①睡眠进程，包括睡眠潜伏期、睡眠总量、醒起次数、觉醒比等。②睡眠结构，包括 NREM 睡眠的 3 期及百分比、REM 睡眠的百分比等。③REM 睡眠周期数、潜伏期、强度、密度和时间等。④睡眠呼吸资料如呼吸暂停低通气指数、阻塞性呼吸暂停指数、混合型呼吸暂停指数、中枢性呼吸暂停指数、呼吸努力相关微觉醒、血氧饱和度下降指数等。⑤肢体运动情况，包括周期性肢体运动指数、周期性肢体运动伴脑电觉醒反应指数等。目前 PSG 主要用于睡眠相关呼吸障碍、发作性睡病、周期性肢体运动障碍的诊断。

另外还有在标准 PSG 监测基础上进行的对日间思睡的客观检查：日间多次睡眠潜伏期测试（Multiple Sleep Latency Test，MSLT）和醒觉维持试验（the Maintenance of Wakefulness Test，MWT），美国睡眠医学（AASM）有详细操作指南，在临床和科研中较为常用，限于篇幅不详细介绍。随着现代技术的不断发展，除了标准 PSG 监测设备之外，便携式睡眠监测设备也不断涌现，可根据不同临床需求选择不同的监测设备。

（二）体动记录仪

PSG 虽然是评估睡眠的"金标准"，但因标准 PSG 检查过程中需全程有经过训练的人员监测，人力消耗大，检查和分析技术复杂，所以研发易携带、易操作的睡眠诊断工具越来越受到重视。体动记录仪是基于睡眠状态下极少有肢体运动而清醒状态下运动增加这一原理设计的，可以在自然环境下记录睡眠状态，记录日间和夜间的行为活动，使受试者睡眠和觉醒时间更接近平时习惯，更准确评估自然睡眠持续时间。研究表明，健康受试者中，体动记录仪和 PSG 测量的总睡眠时间有良好的一致性，是随访研究和判断临床疗效的重要工具。然而体动记录仪也有一定的局限性，比如不能测量睡眠阶段，如果受试者清醒地躺在床上不活动，也会错误判断为睡眠期。

第三节　临床常见的睡眠－觉醒障碍

当人体的生理或心理状态受到不同程度的影响，正常的睡眠－觉醒状态被打乱，继而就会出现一系列问题，影响人体健康。如睡眠质量下降会引起白天嗜睡、精神萎靡、头晕、乏力，直接影响生活学习和工作，病情严重者可能会出现免疫功能低下，甚至会出现抑郁、躁狂等精神症状或疾病。2012 年《The Lancet》杂志撰文指出，睡眠－觉醒障碍的全球患病率为 9%～15%，是涉及全人类的重要公共医疗卫生问题。2018 年 6 月 18 日世界卫生组织（WHO）发布了最新版的《国际疾病分类第十一次修订本》（International Classification of Disease-11，ICD-11），这一新的诊断分类系统被提交至 2019 年 5 月举行的世界卫生大会，由会员国最终批准，并于 2022 年 1 月 1 日生效。ICD-11 把睡眠－觉醒障碍作为一个新的章节独立出来，根据不同睡眠障碍的临床表现和病理生理学特点，将睡眠障碍划分为 6 个大类 73 个编码，包括失眠障碍、过度嗜睡障碍、睡眠相关呼吸障碍、睡眠－觉醒昼夜节律障碍、睡眠相关运动障碍、异态睡眠障碍等。本章就临床常见的几种睡眠－觉醒障碍做简要论述。

一、失眠障碍（Insomnia Disorders）

失眠是一种严重损害人类健康的常见病，是人群中最常见的睡眠障碍类型。失眠作为一个重要的公共卫生问题，越来越多的证据表明失眠与多种躯体或精神疾病之间存在密切联系。

（一）定义

失眠障碍是指尽管有足够的睡眠机会和睡眠环境，患者仍抱怨存在持续的入睡困难（入睡潜伏期＞30min）、睡眠维持困难（整夜觉醒次数≥2 次）、早醒、睡眠质量下降和总睡眠时间减少（通常＜6.5h），同时伴有日间功能障碍。日间功能障碍通常包括疲劳、情绪低落或易怒、躯体不适或认知损害等。若无日间功能障碍主诉则不诊断为失眠障碍。

ICD-11 将失眠障碍分为 3 类：慢性失眠症、短期失眠症和失眠障碍。慢性失眠症病程≥3 个月，短期失眠症病程＜3 个月。

（二）流行病学

2017 年一项针对中国普通人群失眠障碍患病率的荟萃分析显示：中国失眠障碍患病率为 15.0%，低于许多西方国家（法国和意大利为 37.2%，美国为 27.1%，波兰为 50.5%），但与其他亚洲国家报告的结果相似（日本为 15.3%，新加坡为 17.3%）。我军 2014 年一项针对驻扎在边防、高原及参加抗震救灾的 14051 名基层官兵的问卷调查显示，失眠障碍患病率为 38.42%，表明失眠障碍在军人中更为常见，并且基层一线官兵睡眠疾病发生率较高，可损害官兵身心健康，降低战斗力，应高度重视，并积极采取干预措施减少失眠和睡眠疾病的发生。

（三）病因和发病机制

对于失眠障碍的病因和发病机制众说纷纭，目前公认的假说是 1987 年 Spielman 提出的原发性慢性失眠的"3P 模型（3-P Model）"，即 Predisposing（易感因素）、Precipitating（诱发因素）和 Perpetuating（维持因素）。该假说将失眠障碍发生和维持的原因归结于 3P 因素累积超过阈值所致。易感因素是指容易产生失眠的个人特质，如遗传家族史、人格特质（情绪内化、焦虑、抑郁、完美主义等）和生物钟的倾向（夜猫族、云雀族）；诱发因素是指导致失眠开始发生的事件，如应激、压力事件（工作升迁、退休、结婚、生孩子等）；维持因素是指使失眠长期维持下去的因素，如不良睡眠习惯、失眠相关的不良信念和安眠药物的不当使用等。

（四）临床表现

失眠患者的主要症状为睡眠起始困难和/或睡眠维持困难。睡眠起始困难指的是入睡困难，睡眠维持困难包括夜间易醒或者晨起早醒。不同年龄人群失眠的症状表现及严重程度标准也不同：年轻人以入睡困难多见，老年人则以易醒和早醒表现为主；年轻人的入睡困难标准一般为 ≥20min，老年人则为 ≥30min。

失眠患者伴随的日间功能障碍常见症状包括日间思睡、疲劳或躯体不适、注意力不集中和记忆力下降、烦躁易激惹、情绪低落和工作学习能力下降等。

慢性失眠会严重影响人们的健康。有研究表明，慢性失眠可增加心脑血管疾病、高血压、动脉粥样硬化等疾病的发生率，并可加重各种躯体疾病的严重程度。客观睡眠时间减少的失眠患者存在明显的认知缺陷，尤其在需要大量认知和记忆力的工作学习中表现明显。大量研究显示，长期失眠患者更易出现情绪不稳定的情况，甚至导致情感障碍。长时间睡眠缺乏、睡眠质量下降会导致情感控制区域功能下降，进而影响负性情绪调控机制及情感反应，最终患者出现焦虑、抑郁症状，大大降低了人们的生活质量。

（五）评估

失眠障碍的评估依赖于临床评估、主观评测和客观评定。

1. 临床评估

包括患者主诉、日间功能、睡前活动、夜间症状及其他病史。

2. 主观评测

包括睡眠日记和睡眠量表，睡眠日记应指导患者独立、准确填写，至少 2 周以上；睡眠量表主要用于患者睡眠质量的主观评测，患者根据量表内容对过去 1 个月的睡眠情况进行测评，根据测评结果进行评分，如匹兹堡睡眠质量指数量表、阿森斯失眠量表、爱泼沃斯嗜睡量表、斯坦福嗜睡量表、清晨型－夜晚型量表（Morning and Evening Questionnaire，MEQ）和睡眠不良信念与态度量表（Dysfunctional Beliefs and Attitudes about Sleep，DBAS）等。

3. 客观评定

工具有多导睡眠监测（PSG）、体动记录仪等，PSG 是目前诊断患者失眠情况常用的客观测验工具，通过监测患者夜间入睡潜伏期、睡眠时间以及睡眠结构判断患者睡眠状况。体动记录仪可以用来监控日夜节律、睡眠惊醒次数等。这里需要特别说明，PSG 和体动记录仪并非失眠障碍的常规检查，当合并其他并发症或需要鉴别诊断时可考虑作为辅助检查。

（六）诊断与鉴别诊断

本章节常见睡眠－觉醒障碍的诊断参考国际睡眠障碍分类第三版（International Classification of Sleep Disorders Third Edition，ICSD-3）的诊断标准。

1. ICSD-3 关于失眠障碍诊断标准

（1）以下 4 项睡眠异常症状至少存在 1 项：①入睡困难；②睡眠维持困难；③早醒；④适宜时间拒绝上床睡觉；⑤没有照料者干预入睡困难。

（2）以下 9 项相关日间异常症状至少存在 1 项：①疲劳或躯体不适感；②注意力、记忆力、认知能力下降；③社交、家庭、工作、学习能力受损；④情绪不稳定；⑤日间嗜睡；⑥行为异常（多动、冲动或攻击性）；⑦精力下降；⑧易犯错或出事故；⑨对睡眠质量不满或过度关注。

（3）在合适的睡眠时间或恰当的睡眠环境时仍出现上述异常症状。

（4）频率：上述异常症状至少每周≥3次。

（5）病程：上述异常症状至少持续≥3月。

（6）上述异常症状不符合其他类型的睡眠障碍。

慢性失眠症：必须同时符合（1）～（6）；

短期失眠症：同时满足（1）、（2）、（3）、（6），且病程＜3个月，频率无要求。

2. 鉴别诊断

从疾病的诊断上来说，失眠既可以是临床症状，与其他疾病共病，也可以是一种单独的疾病，因而需要与其他类型的睡眠障碍、精神疾病、躯体疾病以及精神活性物质或依赖相鉴别。

（七）治疗

急性失眠应及时处理应激事件，防止出现不良应对模式而导致失眠慢性化，慢性失眠的患者根据临床表现进行针对性规范化治疗。失眠的治疗方案主要有心理治疗、药物治疗、物理治疗和中医治疗。

1. 心理治疗

心理治疗是首选治疗方法，主要包括睡眠卫生健康教育和失眠的认知行为治疗（Cognitive Behavioral Therapy for Insomnia，CBT-I）等。

（1）睡眠卫生健康教育：通过对患者进行睡眠卫生习惯宣教和指导，减少睡眠的干扰因素，创造利于睡眠的条件和环境。例如为患者合理安排作息时间表，改善患者的睡眠环境，对患者进行睡眠相关的咨询和指导。

（2）失眠的认知行为治疗：目前大量研究证实，CBT-I是治疗失眠症最安全有效的方法。CBT-I技术包括认知治疗、睡眠限制、刺激控制、放松训练、矛盾意向法、正念冥想、音乐疗法、催眠疗法和多模式综合疗法等。有调查显示，失眠患者中30%伴有抑郁，20%伴有其他精神障碍，失眠症状的出现可能与患者心理状态的改变密切相关。对失眠患者进行认知行为治疗是十分必要的。李劲松等人通过调查发现，在256位中国驻利比亚维和军人中，在维和的初期和中期，人员整体睡眠质量较国内时明显下降，出现明显的入睡困难和失眠，这可能与人员环境不适应、心理压力大和情绪紧张等有关。根据各种失眠因素，可通过改善居住环境、减轻心理负担和丰富业余活动让战士心情舒畅；另一方面进行健康睡眠宣教，严重者可以使用药物进行治疗。

2. 药物治疗

药物治疗作为治疗失眠的主要方法之一，它具有起效时间短、治疗效果显著的优点；但药物治疗也存在一定的副作用，短期服药可能出现困倦、头晕等，长时间服用在一定程度上可能会出现耐药性和依赖性、停药反应等，因此药物治疗要充分遵从个体化原则。目前治疗失眠的常用药物种类如下：

（1）苯二氮䓬类受体激动剂（Benzodiazepine Receptor Agonists，BZRAs）又分为苯二氮䓬类药物（Benzodiazepine Drugs，BZDs）和非苯二氮䓬类药物（non-Benzodiazepine Drugs，non-BZDs）。BZDs：国内常用的有艾司唑仑、阿普唑仑、劳拉西泮和氯硝卓西泮等，此类药物不良反应包括过度镇静、宿醉感、日间困倦、头昏、肌张力减低、跌倒、认知功能减退等。Non-BZDs 为新型促眠药物，主要包括右佐匹克隆、佐匹克隆、唑吡坦、扎来普隆等，具有快速起效、半衰期短、相对安全和不良反应少等特点，可作为治疗的首选药物。

（2）褪黑素受体激动剂［阿戈美拉汀（Agomelatine）、雷美替胺（Ramelteon）］和食欲素受体拮抗剂［苏沃雷生（Suvorexant）］等。

（3）具有镇静作用的抗抑郁药（如多塞平、阿米替林、曲唑酮、米氮平等）。

3. 物理治疗

物理治疗作为一种失眠障碍治疗的补充技术，不良反应小，临床应用的可接受性强，是《中国失眠症诊断和治疗指南（2017 版）》推荐的方法，亦是近年来国内外研究的热点。主要包括生物反馈疗法、光照疗法、电刺激疗法及重复经颅磁刺激治疗（repetitive Transcranial Magnetic Stimulation，rTMS）等。

4. 中医治疗

主要包括中草药物治疗、针灸治疗、电针治疗等。中草药物治疗是治疗失眠障碍最常用的一种补充和替代方法，但其疗效和安全性存在很大争议。目前研究最多的是缬草、洋甘菊、卡瓦和五菱，有荟萃分析发现，与安慰剂相比，草药并不能很好地改善患者的睡眠问题，且四种草药均存在一定副作用，以缬草的副作用最为明显。

二、发作性睡病（Narcolepsy）

（一）定义

发作性睡病属于过度嗜睡障碍的一种，其临床特征在于无法克制的日间过度嗜睡，睡眠瘫痪和入睡前幻觉，如果合并猝倒发作，就被称为发作性睡病四联症。根据患者是否存在猝倒发作，ICD-11 诊断标准将发作性睡病分为两种亚型：Ⅰ型猝倒型发作性睡病（Narcolepsy with Cataplexy），即下丘脑分泌素（Hypocretin，Hcrt）缺乏综合征，Ⅱ型非猝倒型发作性睡病（Narcolepsy without Cataplexy），此类患者通常 Hcrt 水平无明显降低。

（二）流行病学

发病性睡病发病率相对较低，人群发病率为 1/2000 左右。Ⅰ型发作性睡病全球人群患病率约为 0.02%～0.18%。2002 年中国香港地区流行病学调查显示，香港华人发作性睡病发病率为 0.034%。发病率随年龄、性别、季节和地域等因素的不同而存在差异。我国发作性睡病发病的高峰年龄为 8～12 岁，男性患病率约为女性的 2 倍。欧洲和美国的发病起始年龄大都在 20 岁以后，且男女性别差异不大。

（三）病因和发病机制

发作性睡病病因未明，一般认为是遗传因素和环境因素共同作用的结果，情绪紧张、压力过大、过度疲劳也是可能诱因。发作性睡病与人类白细胞抗原（Human Leukocyte Antigen，HLA）等位基因高度相关。有研究显示，HLA DR2 和 HAL DQ1 作为发作性睡病的易患基因，约 85% 以上的Ⅰ型发作性睡病患者及 50% 的Ⅱ型发作性睡病患者均同时携带（HLA）DQB1 和（HLA）D2 基因。研究发现，Ⅰ型发作性睡病与下丘脑外侧部 Hcrt 神经元缺失密切相关。Hcrt 是中枢神经系统重要的促觉醒物质，能够抑制睡眠。国内外研究还发现，在 2009 年甲型 H1N1 流感爆发后，2010 年儿童及青少年发作性睡病的发病率显著升高，其原因是病毒感染及甲型流感疫苗中含有 AS03 佐剂增加了患病风险，可能机制是体内的 CD4 阳性 T 细胞介导的自身免疫反应使流感疫苗激活了体内的 Hcrt 反应 T 细胞，引起了 Hcrt 减少而导致疾病的发生。此外，心理压力过大、脑部疾病、睡眠习惯的异常改变均可能参与疾病的发生与进展。

（四）临床表现

1. 日间过度嗜睡（Excessive Daytime Sleepiness，EDS）

日间过度嗜睡是发作性睡病的特征性表现，通常是大多数患者的首发症状。患者日间正常活动或处于放松状态时易出现不可抗拒的短暂睡眠，小睡时间短暂且常会做梦。有研究显示，睡眠发作会造成患者反应能力下降，影响患者正常的生活工作，甚至会造成记忆短暂缺失。

2. 猝倒发作（Cataplexy Attacks）

猝倒是最具特征性的临床症状，是一种短暂发作的肌肉麻痹无力。情感刺激是重要诱发因素，多数为积极情绪如开心、大笑等，少数为消极情绪如悲伤、气愤等。猝倒时意识相对保留清醒，除呼吸肌与眼球运动相关的肌肉外，剩余全身绝大部分骨骼肌均瘫痪。猝倒发作时间短暂，一般不超过 2 分钟，发作频率从 1 天数次到数月 1 次不等。

3. 睡眠瘫痪（Sleep Paralysis）

在睡眠－觉醒的相互转换过程中，患者意识清醒，但却不能言语或者躯体不能随意运动，时间通常持续数秒到数分钟，可被外界刺激终止。

4. 入睡前幻觉（Hypnagogi Challucination）

常伴随睡眠瘫痪发作，是指在睡眠－觉醒转换过程中出现的一系列感知觉异常，如幻听、幻视、幻触等，复杂生动，常具恐惧色彩。

5. 其他症状

此外，发作性睡病患者常伴随向心性肥胖、性早熟、夜间睡眠障碍、缺陷多动障碍等非典型症状的发生。

（五）评估

神经电生理检查

（1）PSG 检查：包括整夜标准 PSG 监测、日间多次睡眠潜伏期测试（Multiple Sleep Latency Test，MSLT）和醒觉维持试验（the Maintenance of Wakefulness Test，MWT）。

①整夜标准 PSG 监测对于诊断 Ⅱ 型发作性睡病是必需检查，对于 Ⅰ 型发作性睡病属于可选检查。

②MSLT 也称小睡实验，是使用 PSG 设备对被试在整夜标准 PSG 监测的次日进行日间睡眠监测，观察其入睡潜伏期、REM 睡眠潜伏期等指标，对于诊断发作性睡病有极高特异性。

③MWT 是在特定时间内患者在安静、舒适的环境下保持清醒的能力的一种检查，也常应用于发作性睡病的诊断。

（2）脑脊液含量测定：Hcrt-1 对于诊断 1 型发作性睡病的特异度和敏感度约为 90%。对于可疑 Ⅰ 型发作性睡病的患者，应当测定脑脊液脑脊液 Hcrt-1 含量，若脑脊液 Hcrt-1 含量≤110 pg/ml 或＜正常参考值的 1/3 时，可以确诊。

（3）HLA 分型：发作性睡病患者（HLA）DQBl*0602 等位基因阳性率高达 98%，而普通人群 HLADQBl0602 的检出率为 12%～38%。发作性睡病患者（HLA）DQBl*0301 等位基因阳性率越高，罹患发作性睡病风险越高，起病年龄也越早。

（4）量表评测：常用量表包括爱泼沃斯嗜睡量表和斯坦福嗜睡量表等，用来评判患者日间嗜睡的程度。

（六）诊断与鉴别诊断

ICSD-3 关于发作性睡病的诊断标准：

1. Ⅰ型发作性睡病

（1）患者存在日间过度嗜睡症状，病程≥3个月。

（2）以下两项至少满足一项：

①猝倒发作，MSLT 平均睡眠潜伏期≤8min，且有≥2 次 SOREMPs（Sleep Onset Rapid Eye Movement Periods，睡眠始发 REM 睡眠现象），睡眠开始 15min 内出现的快速眼球运动睡眠可替代 MSLT 中的一次 SOREMP；②脑脊液 Hcrt-1 含量≤110 pg/ml，或<正常参考值的 1/3。

2. Ⅱ型发作性睡病

（1）患者存在日间过度嗜睡症状，病程≥3个月。

（2）无猝倒发作。

（3）MSLT 平均睡眠潜伏期≤8min，且有≥2 次 SOREMPs，睡眠开始 15min 内出现的快速眼球运动睡眠可替代 MSLT 中的一次 SOREMP。

（4）脑脊液 Hcrt-1 含量＞110 pg/ml，或＞正常参考值的 1/3，或未行脑脊液 Hcrt-1 含量测定。

（5）嗜睡症状和（或）MSLT 不符合其他睡眠障碍或与药物相关。

3. 鉴别诊断

癫痫发作、原发性失眠增多症、OSA、Kleine-levin 综合征等。

（七）治疗

发作性睡病的治疗目的在于减少白天过度嗜睡，控制猝倒发作，改善睡眠，减少伴随症状，提高患者的生活质量，恢复其正常的社会功能。目前针对发作性睡病的治疗方案主要是对症治疗，积极处理原发病并减少对患者造成的损害，通过心理行为干预和药物治疗共同减轻患者的疾病症状，通过心理支持和减少诱发因素等健康教育帮助患者提高睡眠质量。药物治疗主要包括减轻白天过度嗜睡的促觉醒药物、减轻猝倒症状的抗抑郁药物以及改善夜间睡眠的镇静催眠药物。

1. 减轻日间嗜睡药物

（1）非苯丙胺类中枢兴奋剂：莫达非尼（Modafinil）是治疗日间嗜睡的首选药物，对于猝倒发作无效。马吲哚（Mazindol）可用于对莫达非尼、哌甲酯和羟丁酸钠耐药的患者，对嗜睡症状和猝倒发作均有明显缓解作用。司来吉兰（Selegiline）是选择性、可逆性 MAO-B 强抑制剂，经肝脏被代谢为安非他明和甲基安非他明，需低酪胺饮食，可用于缓解嗜睡、抗猝倒。

（2）苯丙胺类中枢兴奋剂：哌甲酯（Methylphenidate）为治疗日间嗜睡的次选药

物。另有安非他明（Amphetamine）也可选用。

（3）探索性药物治疗：在一项随机对照双盲交叉试验中，研究者评估了γ-氨基丁酸A 型受体的负性变构调节剂克拉霉素治疗发作性睡病患者日间嗜睡症状的有效性，结果显示克拉霉素与莫达非尼的疗效性相似，整体耐受性较好，仅出现味觉改变这一副作用，提示克拉霉素可能成为一种廉价、有效、副作用小的日间嗜睡治疗药物。另一项多中心随机对照双盲试验显示，一种选择性组胺 H3 受体反相激动剂——Pitolisant 与经典药物莫达非尼改善日间嗜睡的效果相似，且副作用明显优于莫达非尼。此类研究为发作性睡病的临床药物治疗提供了新的思路和治疗靶点。

2. 抗猝倒药

主要为抗抑郁药，包括常用的 TCAs、SSRIs、SNRIs 和 NaRIs 等几大类抗抑郁药。亦可用于改善睡眠瘫痪和入睡前幻觉等症状。

3. 改善睡眠瘫痪和入睡前幻觉的药物

包括常用的抗抑郁药和一些镇静催眠药物等。

4. γ-羟丁酸钠（Gamma-hydroxybutyrate，GHB）

对于发作性睡病的所有症状，均有确切治疗效果。该药半衰期短，约为 30min，为保持稳定血药浓度，需夜间多次给药。由于潜在导致意识错乱和呼吸抑制的副作用，所以应当禁止与酒精、镇静催眠药物联用，尽量避免与其他中枢神经系统抑制剂或抗抑郁药联用，确需使用时应当减量。

三、睡眠-觉醒时相延迟障碍（Delayed Sleep-Wake Phase Disorder，DSWPD）

（一）定义

睡眠-觉醒时相延迟障碍是指在24小时昼夜周期中，患者的自身生物钟（生理节律）与社会常规不协调，不能按照社会常规的要求入睡和起床，习惯睡眠时间段出现后移。

（二）流行病学

流行病学调查显示，睡眠-觉醒时相延迟障碍发病通常始于青少年，30岁以后罕见起病，成年患者的病史多可追溯到童年期，青少年患病率为 7%～16%，而普通人群患病率约为 0.17%。慢性失眠主诉患者中约 10% 为 DSWPD。

（三）病因与发病机制

发病机制尚不明确，病理学基础在于不能与时相提前同步。可能与以下因素有关：①遗传因素：40%左右的患者存在 hPer3、AA-NAT 和 Clock 等基因的突变；②内源性昼夜节律周期延长，自身昼夜节律系统修正能力减弱，生物节律与环境节律失同步化；③对授时因子光线刺激的反应能力异常，具体表现为对日光不敏感、对暗光过分敏感；④心理压力、社会环境因素等。

（四）临床表现

DSWPD 由学者 Weitzman 等于 1979 年首次报道，ICD-11 将其描述为：属于睡眠－觉醒昼夜节律障碍的一种，其特征在于与常规或期望的睡眠－觉醒周期相比患者的睡眠－觉醒周期出现延迟，通常推迟≥2 小时，典型患者入睡时间一般在凌晨 2：00—6：00，觉醒时间一般在白天 10：00—13：00。每天入睡时间、觉醒时间相对固定不变，通常无睡眠质量下降和睡眠维持障碍。若迫于社会压力需要早睡、早起，患者可伴有日间思睡、工作和学习能力下降，常被家长、领导等视为无组织纪律的不守时者，为此受到责备和批评，长期发展会出现焦虑、抑郁等精神障碍。

（五）评估

对于睡眠－觉醒时相延迟障碍的评估主要依据临床问诊、睡眠日记、早晚睡眠问卷（MEQ）、专业的体动记录仪和昼夜节律标记物测定，必要时可采用整夜多导睡眠监测。临床问诊主要包括综合评估患者在意愿睡眠或者非意愿睡眠情况下的睡眠潜伏期、睡前活动、主观睡眠质量及睡眠维持时间；睡眠日志一般至少记录 2 周以上，可以证实存在习惯性的睡眠相位延迟，且在意愿睡眠或者非意愿睡眠情况下睡眠结构存在明显差异；体动记录仪为一种便携式设备，佩戴于非惯用手手腕上可以精确、详细地提供 24 小时活动信息。昼夜节律标记物测定是指采用微光褪黑素分泌试验和/或最低核心体温测定，检测是否存在自身生物节律延迟。

（六）诊断与鉴别诊断

1. 诊断

ICSD-3 关于 DSWPD 的诊断标准：

（1）主要睡眠觉醒时间较期望的或所需要的睡眠觉醒时间显著延迟（或者或照料者证实长期反复在期望或者要求的时间入睡困难或觉醒困难）。

（2）症状持续≥3 个月。

（3）若允许自然睡眠，则睡眠质量和时间正常且与年龄匹配，但仍为推迟的 24 小时睡眠觉醒节律。

（4）至少 7 天（最好 14 天）的睡眠日记或体动监测显示睡眠时相一贯延迟（监测时段应连续并包括工作/学习日及休息日）。

（5）睡眠觉醒障碍不能用其他类型睡眠障碍、内科和神经或精神科疾病、药物或物质使用解释。

2. 鉴别诊断

入睡困难型失眠、心理生理性失眠或条件性失眠、主观性失眠、过度嗜睡、昼夜或睡眠节律倒错、焦虑抑郁和不良睡眠卫生习惯等。

（七）治疗

治疗原则是恢复到正常的睡眠-觉醒生物节律，纠正睡眠时相的延迟，防止生理相位再延迟。目前通常采用的是睡眠卫生健康教育、时间疗法（Chronotherapy）、光照疗法、外源性褪黑素疗法等。

1. 睡眠卫生健康教育

帮助患者认清睡眠延迟的危害，重新制定 24 小时作息睡眠时间表，并严格按照要求执行，逐渐培养早睡早起的作息习惯。

2. 时间疗法

在 Weitzman 首次报道 DSWPD 的同年，Czeisler 等提出时间疗法，策略是以每 2～5 天为一个单元，将患者入睡时间和起床时间推迟 3 小时，直到与预期入睡和起床时间重合，然后固定此时间段不变。时间疗法通常被认为有效，成功率相对较高。

3. 光照疗法

实施条件相对较高，需要专业的技术人员、光照设备和实验室技术，首先通过核心体温最低值（Core Body Temperature minimum，CBTmin）或者暗光启动褪黑素分泌（Dim Light Melatonin Onset，DLMO）标记患者初始生理相位；其次参照光照相位反应曲线（Phase Response Curve，PRC）在 CBTmin 之后、自动觉醒之前使用专业设备给予 1～2 小时 2500～10000LUX 的光照，使患者睡眠时相提前从而达到稳定的睡眠时间，频率为每周 1～2 次。

4. 褪黑激素治疗

褪黑素是松果体分泌的"黑暗信号"，其受体作用于人体生理周期起搏器——视交叉上核，发挥调节生物节律促进睡眠的作用。不同时间不同剂量的外源褪黑素可以产生不同生物学效应，夜晚早期服用褪黑素可以造成生理相位提前，清晨服用褪黑素可以造成生理相位延迟，小剂量褪黑素（0.3～0.5mg）可以改变生理相位，大剂量褪黑素（3～5mg）则具有镇静催眠的效果。对于 DSWPD 患者一般建议于入睡前 5～7 小时给予 0.3～3mg 的外源性褪黑素。褪黑素治疗无统一标准且有一定副作用，故在治疗方案选择上需因人而异。

四、睡惊症（Sleep Terrors）

（一）定义

睡惊症又称夜惊（Night Terror），常见于儿童，为反复出现从睡眠中突然觉醒并尖叫、哭喊，伴有惊恐表情和动作，同时伴随心动过速、呼吸急促、出汗、瞳孔扩大、皮肤潮红等自主神经兴奋症状。

（二）流行病学

大约有5%的儿童经历过夜惊，常见于4～12岁儿童，青春期前其发作频率逐渐减少直至消失，儿童患者中男性较多。成人发病率低于1%，男女性别比例相当，常见于20～30岁间，并会持续多年，其频率与严重程度可有变化。

（三）病因与发病机制

发病机制尚不明确，可能与遗传和心理因素有关。一项研究发现，96%的睡惊症患者中父母一方或双方有睡惊症史。睡前看恐怖的电影、听兴奋的故事，或家庭氛围紧张均可引起睡惊症。

（四）临床表现

患者通常以尖厉的叫声开始并有反复发作倾向，常常大汗淋漓、呼吸急促、心率加快、极其不安。每次发作约持续10～20分钟，病情严重者一夜可发作数次。发生于非快速眼动睡眠阶段，发作期间患者意识呈朦胧状态，不易被唤醒，儿童患者醒后对发生的事件不能回忆，但是成人患者醒后对事件可有部分记忆。多数在惊醒后并不会立即醒来，可重新进入正常的睡眠，醒来时对梦境会完全遗忘。

（五）评估

对于发作频繁、存在暴力、潜在自伤行为的患者需采用视频 PSG 检查。典型表现为从慢波睡眠突然觉醒、下颌 EMG 波幅增高、EEG 显示α波。

（六）诊断与鉴别诊断

1. ICSD-3 关于睡惊症的诊断标准

（1）符合 ICSD-3 非快速眼动睡眠觉醒障碍的诊断标准。

（2）以突然发作的惊恐为特点，典型的表现是出现警觉的发声，如恐惧的尖叫。

（3）伴有强烈的恐惧感和自主神经兴奋的表现，包括瞳孔放大、心动过速、呼吸加快和出汗等。

2. 鉴别诊断

梦魇、夜间惊恐发作、睡眠相关性癫痫等。

（七）治疗

1. 心理治疗

保证患者充足的睡眠，不要在夜惊发作期间唤醒患者，并通过心理治疗缓解夜惊症引起的焦虑。

2. 唤醒治疗

指导出现夜惊的儿童家长，连续 5~7 个晚上记录患者夜惊发作的时间。根据患者夜惊发作的时间或发作前的行为特点，于发作前 10~15 分钟唤醒患者，并让其保持 15 分钟的清醒，几周之后即可停用。

3. 药物治疗

严重者可短期应用抗抑郁药或苯二氮䓬类药物。

五、梦魇障碍（Nightmare Disorder）

（一）定义

梦魇障碍的患者反复于睡梦中被噩梦惊醒，以烦躁不安或焦虑为特征，能很快被唤醒并能立即回忆梦境。

（二）流行病学

梦魇可发生在任何年龄，多见于 3~6 岁，有过偶尔的梦魇的儿童为 60%~70%，成人有过一次或多次梦魇经历的为 50%~80%。大约有 80% 的创伤后应激障碍患者会出现梦魇，有的可持续终身。女性出现梦魇的比例是男性的 2~4 倍。

（三）病因与发病机制

梦魇障碍的病因及发病机制尚未明确。成人在受到精神刺激后可经常出现梦魇，频繁梦魇发作可能与人格特征和精神病理学有关，也有研究报道频繁的梦魇具有家族性。儿童看恐怖电影或听恐怖故事后可能诱发梦魇。

（四）临床表现

梦魇障碍特征为反复出现让人感到恐怖的噩梦，梦境体验栩栩如生。梦境内容主要是个体感到迫在眉睫的躯体危险，或涉及失败、悲伤等场面，还可能有重物压身、胸闷窒息的感受。一般梦魇发生于 REM 睡眠期，患者醒来后能详细描述梦境的细节。梦境呈现时，患者常变得情绪低落、焦虑、恐惧、愤怒等。

（五）评估

患者从 REM 睡眠中觉醒，伴有呼吸频率和心率加快，PSG 监测有助于排除其他睡眠障碍。

（六）诊断与鉴别诊断

1. DSM-5 关于梦魇障碍的诊断标准

（1）反复出现的延长的极端烦躁和能够详细记忆的梦，通常涉及努力避免对生存、安全或躯体完整性的威胁，且一般发生在主要睡眠期的后半程。

（2）从烦躁的梦中觉醒，个体能够迅速恢复定向和警觉。

（3）该睡眠障碍引起有临床意义的痛苦，或导致社交职业或其他重要功能方面的损害。

（4）梦魇症状不能归因于某种物质（如滥用的毒品、药物）的生理效应。

（5）共存的精神和躯体障碍不能充分地解释烦躁梦境的主诉。

2. 鉴别诊断

睡惊症、快速眼动睡眠行为障碍等。

（七）治疗

偶尔发生的梦魇无须治疗，发作频繁造成明显困扰时需予以干预。梦魇障碍的治疗主要包括心理治疗和药物治疗。

1. 心理治疗

认知心理治疗可帮助患者正确认识梦魇产生的原因，缓解或消除恐惧心理。系统脱敏治疗、意象复述治疗也用于治疗梦魇障碍。

2. 药物治疗

报道显示，哌唑嗪、曲唑酮、利培酮等可以改善梦魇发作。如果梦魇障碍与药物相关，应审慎停用或更换药物。

六、睡行症（Sleepwalking Disorder）

（一）定义

睡行症属于异态睡眠障碍，是睡眠和觉醒同时存在的一种意识模糊状态。在睡眠的前 1/3 阶段，患者出现一系列的复杂运动性自动症，如起床、走动，低水平的注意力、反应能力和运动技能等，醒后部分或完全遗忘。

（二）流行病学

多数于儿童期起病，4~8 岁为发病高峰，青春期后可逐渐缓解。睡行症的发病率与年龄因素、遗传因素关系密切。普通人群发病率约为 1%~15%，2.5~5 岁的幼儿为 3%~5%，7~10 岁的儿童为 11%~13%，成人为 2%~4%；单卵双生子的患病率远高于异卵双生子，父母一方有此病史时子女患病率为 45%，父母双方有此病史时子女患病率为 60%。男女之间发病率无差异。

（三）病因和发病机制

本病发病机制未明。有学者认为与觉醒障碍相关，发作时患者脑电活动处于 NREM 睡眠和完全清醒之间，既没完全清醒也没完全睡着，神经影像学研究显示下丘脑-扣带回通路已经激活，但丘脑-皮质觉醒系统尚未激活，存在上行激活系统的分离激活状态。还有学者认为发病与慢波睡眠障碍有关，因其发生在慢波睡眠的醒转期，且慢波睡眠压力增大可诱发或加重睡行症。

（四）临床表现

睡行症俗称"梦游症"，但研究发现，睡行症发生于 NREM 睡眠后期醒转期，期间并未做梦，是机体从慢波睡眠中不完全觉醒导致的结果，此时大脑皮层的运动和视觉区域觉醒而记忆或判断区域并未觉醒，故发作时出现的行为是一种无意识行为，故更名为睡行症。

在睡眠的前 1/3 阶段，患者突然从床上坐起，表情茫然目光凝滞，做一些刻板无目的动作，或下床来回走动，或伴随一些日常复杂行为动作，如穿衣、吃饭、大小便，甚至外出逛街、购物等。在整个过程中，若他人试图干涉患者或与其交谈，患者或无应答反应或仅以"哦、嗯"等简单言语回应，且难以被唤醒。大多数情况下，患者会自行或在他人合理引导下返回床上继续睡眠。在清醒以后（无论是在发作中被强行唤醒还是次日醒来），往往不能回忆发作过程。整个过程可持续数秒到数小时不等。

睡行症有其潜在危害性，会导致患者白天嗜睡疲劳，社交功能障碍，使患者产生挫败感及焦虑抑郁，如发生意外还可导致患者本人躯体受伤或伤害他人。

（五）评估

同步视频 PSG 是诊断睡行症的"金标准"，如果记录到不伴有任何异态睡眠行为的多次从慢波睡眠中觉醒，或伴有典型的睡行症行为，均支持本病的诊断。但是此法对于睡行症的检出率低且非必需条件，原因在于其并非每晚发作。睡眠剥夺联合慢波睡眠期强迫觉醒试验可提高本病检出率。

（六）诊断与鉴别诊断

1. 诊断

ICSD-3 关于睡行症的诊断标准：

（1）符合非快速眼球运动睡眠相关觉醒障碍的诊断标准：

①反复发作的从睡眠中不完全觉醒；②在发作过程中对他人的干预缺乏反应或反应异常；③有限的（如简单的视觉情境）或者没有相关的认知或梦的情景；④对发作过程部分或完全遗忘；⑤不能由其他睡眠障碍、精神障碍、疾病、药物或者物质滥用解释。

（2）觉醒的发生与离床的行走和其他复杂行为相关。

2. 鉴别诊断

包括睡惊症、意识模糊性觉醒、精神运动性癫痫发作、睡眠呼吸暂停综合征、分离性漫游等。

（七）治疗

1. 心理治疗

（1）睡眠卫生健康教育。首先要合理安排作息时间，培养良好的睡眠习惯，日常生活规律，避免过度疲劳和高度的紧张状态，注意早睡早起，锻炼身体，使睡眠节律调整到最佳状态；其次应注意睡眠环境的控制，睡前关好门窗，收藏好各种危险物品，以免梦游发作时外出走失，或引起伤害自己及他人的事件。

（2）一般性支持性心理治疗。睡行症的发生多与社会心理因素、生活节奏及生长发育因素有关。因此，应首先向家属及患者解释该病的特点及发生原因，解除患者及家属的心理负担，避免因孩子偶然出现梦游行为而引起焦虑紧张的情绪，以致梦游症状加重；此外，对该症患儿应注意保护性医疗制度，不要在孩子面前谈论其病情的严重性及其梦游经过，以免增加患儿的紧张、焦虑及恐惧情绪。向家属及患儿解释清楚，只要发作次数不多，一般无须治疗，但发作时应注意看护，防止意外事故发生。对正在发作的患儿应将其叫醒或将其引到床上。一般随着年龄的增长，患儿的梦游症状会逐渐减少，最终彻底缓解。

（3）认知行为治疗。对于成年患者，可以采用认知行为治疗，如认知治疗、放松训练、正念冥想、音乐疗法、催眠疗法和多模式综合疗法等。

2. 药物治疗

（1）镇静催眠药。可选用中长效苯二氮䓬类药物如氯硝西泮和地西泮等抑制慢波睡眠，改善焦虑抑郁，减少和控制发作。

（2）抗抑郁药。三环类抗抑郁药和新型的 5-羟色胺再摄取抑制对于睡行症具有一定效果。

七、不安腿综合征（Restless Legs Syndrome，RLS）

（一）定义

不安腿综合征（RLS）又称多动腿综合征、不宁腿综合征、Wills-Ekbom 病，是指在安静状态下有强烈的动腿愿望，伴随腿部不适感，活动后可降低动腿愿望和不适感，且多发生于傍晚和夜间。

（二）流行病学

世界范围内，RLS 患病率平均约为 6%，患病率高达 10%，老年人在 60~70 岁发病率最高，亚洲患病率 0.8%~2.2%，孕妇 RLS 发病率为普通人群的 2 倍，女性患病率约为男性的 2 倍，慢性肾衰竭患者 RLS 发病率为普通人群的 2~5 倍。故在人口学特征上存在着三大差异：人种差异、性别差异、年龄差异。

（三）病因和发病机制

RLS 病因尚不清楚，总的来说，可能与遗传、多巴胺能功能障碍、铁代谢异常以及褪黑素功能失调有关。RLS 按病因可分为原发性 RLS 和继发性 RLS。原发性 RLS 是指早发型 RSL 患者，起病年龄 < 45 岁，40%～92%有家族史，被认为是常染色体显性遗传疾病。继发性 RLS 与脑的铁储备减少、中枢神经系统多巴胺能异常有关。2015 年美国睡眠医学会上的一项研究表明，严重的 RLS 和卒中风险增加具有相关性，尤其是缺血性卒中，研究发现两者具有相似的危险因素，如肥胖、高血压和自主神经功能紊乱等。

（四）临床表现

不安腿综合征是睡眠相关运动障碍中常见疾病之一，是一种感觉运动障碍。其特征在于夜间睡眠或者安静状态下，腿部持续不停地活动或下地行走，并且与腿部感觉不适有关，移动腿部或行走通常可以缓解症状。当再次回到休息状态时，症状会再次出现，因而严重干扰患者的睡眠，导致入睡困难、觉醒次数增多等，增加疲劳感，增加患者家庭和心理压力，导致生活质量降低。该综合征在美国约 2%～3%的人群中引起严重症状，女性比男性更容易受到影响。大多数人出现症状时常处于中老年，但儿童也可能患有不安腿综合征。不安腿综合征引起腿部移动的不适感，通常这种冲动与腿部的不愉快感有关。感觉可能难以描述，患者对于不适感的描述为麻刺感、爬行感、烧灼感、瘙痒感或酸痛感。休息时症状最严重。移动腿通常可以缓解疼痛。腿部感觉异常经常导致跌倒或难以睡眠。多数患者双下肢为受累部位，也有 1/3 左右的患者主诉双上肢受累，甚至随着病情加重，髋部、躯干及面部也会受累。RLS 具有典型昼夜节律，主要出现在傍晚和夜间，凌晨 0：00—3：00 为发作高峰。

（五）评估

由于 RLS 的临床诊断多为症状性诊断，主要依赖患者主诉、国际不安腿综合征量表（International Restless Legs Scale，IRLS）以及多导睡眠监测进行诊断。

1. PSG

PSG 是诊断 RLS 最有意义的检查手段之一，能够提供客观准确的证据，如睡眠潜伏期延长、觉醒次数增多等。

2. 暗示性制动试验（Suggested Immobilization Test，SIT）

SIT 用于评价清醒状态下患者的腿动次数及相关感觉症状。

3. 血液检查

血清铁蛋白、总铁结合度、转铁蛋白饱和度、血红蛋白、叶酸、维生素 B12 等有助于排除缺铁性贫血导致的 RLS；血尿素氮、肌酐检查有助于排除慢性肾衰竭相关的 RLS。

4. 遗传学检查

BTBD9、MEISI、PTPRD 和 MAP2K5/LBXCOR 等基因的变异和原发性 RLS 相关。

5. 国际不安腿综合征量表（IRLS）

通过对 RLS 强度、频率等进行评分，同时结合睡眠进程参数以及腿动指数进行判断，其中腿动指数包括对总的腿动指数及不同睡眠时相各自的腿动指数进行 RLS 诊断与评估。

（六）诊断与鉴别诊断

1. ICSD-3 关于 RLS 的诊断标准

（1）有一种迫切需要活动腿部的强烈欲望，通常伴有腿部不适感或认为由于腿部不适感造成。以下症状必须符合：①休息或不活动状态下症状出现或加重，如躺或坐着；②运动可部分或完全缓解症状，如散步或伸展，至少活动时症状缓解；③症状全部或主要发生在傍晚或夜间，而不是白天。

（2）上述症状不能以其他疾病、药物或行为问题解释。

（3）症状导致忧虑、苦恼、睡眠受扰，或引起心理、身体、社会、职业、教育、行为或其他重要功能损害。

2. 鉴别诊断

夜间腿肌痉挛、药源性静坐不能、焦虑障碍等。

（七）治疗

针对不同症状的 RLS 临床上主要采取相对应的治疗方案。针对症状较轻，或发作频率低的患者，一般可以通过改善睡眠卫生、调整睡眠模式来缓解症状，例如适度锻炼，睡前用热水泡脚，避免摄入茶、咖啡、酒精等影响睡眠的饮品。对于症状较严重或发作频率高的患者，在此基础上配合药物治疗，以取得良好疗效。

1. 一般治疗和心理干预

一般治疗为去除诱因、培养良好的睡眠作息规律、适量运动等。

心理干预主要是指认知行为干预（Cognitiveand Behavior Therapy，CBT），通过CBT 治疗可以缓解病情、改善患者心理状态和生活质量。

2. 药物治疗

常用的药物包括：①多巴胺能药物，例如左旋多巴，适用于症状较轻的患者，但可能会出现反跳现象和耐药性。此外，有研究显示，小剂量多巴胺受体激动就可明显改善 RLS 的症状，且不良反应较小，广泛应用于 RLS 的治疗，例如罗匹尼罗等。有研究显示非多巴能药物普瑞巴林能够改善 RLS 的症状。②若患者存在入睡困难或夜间觉醒次数增加可在睡前服用苯二氮䓬类药物；若患者存在原发疾病，应积极治疗原发病，根据患者情况补充铁剂等。2015 年欧盟批准 Mundipharma 公司生产的 Targin 用于 RLS 的治疗，该药物是首款在欧盟获得许可用于 RLS 的阿片药物，由羟考酮与纳洛酮组成复方缓释制剂，被批准作为一款用于严重至非常严重的先天性 RLS 的二线治疗药物。

3. 其他

2014 年，FDA 批准了首个用于治疗 RLS 的设备 Relaxsi，在夜晚睡觉前将身体至于最舒适的位置，随后将 Relaxsi 震动垫放在腿下并启动，该设备有自动减速和关闭功能，在运行 30 分钟后可以自动减速关闭。

第四节　睡眠障碍的心理社会因素

睡眠－觉醒这一生理活动不仅受到机体内在因素的影响与调节，而且与自然环境和社会因素存在密切联系。现代医学模式为"生物－心理－社会医学模式"，睡眠－觉醒活动也势必受到生物、心理、社会因素的影响。睡眠障碍是一大类疾病的总称，是指睡眠质或量的异常，或者在睡眠时发生某些异常临床症状，其中最常见的是失眠症。

前述已经提到，目前公认的解释失眠障碍发病机制的理论基础是 Spielman 提出的"3P 模型"，即 Predisposing（易感因素）、Precipitating（诱发因素）和 Perpetuating（维持因素）。易感因素主要包括生物学因素（性别、年龄和遗传因素等）和心理因素（人格特征），失眠患者群体具有较为显著的人格特征，失眠倾向于内倾、不稳定型人格、易紧张、敏感多疑、谨小慎微等特点。这些内化的心理冲突容易导致情绪唤醒，睡眠期间生理活动加强。诱发因素主要指社会因素，如明确的生活事件、睡眠模式或作息时间的改变以及躯体疾病因素等。诱发因素常常导致短期失眠的产生，若诱发因素不能消除，或此时出现不当的维持因素，则会导致短期失眠演变成慢性失眠。维持因素包括不良睡眠习惯、失眠相关的不良信念和安眠药物的不当使用等。3P 模型其实是综合了精神卫生领域关于病因学问题的两大观点，即社会心理学观点和生物医学观点，人类精神方面的疾病与几乎都可以用这两种观点加以解释。生物学因素相对不可控，其干预依赖于人类脑科学研究的不断发展进步。大量研究表明，在睡眠障碍患者中，至少有60%以上是由心理社会因素造成的，或者说心理社会因素在睡眠障碍的发生发展过程中自始至终都起着至关重要的作用。此外，由于心理社会因素相对可控、可干预，对于心理社会因素的了解有助于我们更好地认识、干预睡眠障碍。下面以失眠症为例简述睡眠障碍常见的心理社会因素。

一、心理因素

心理因素在此主要指人格特征。人格特征是指在组成人格的因素中，能引发人们行为和主动引导人的行为，并使个人面对不同种类的刺激都能做出相同反应的心理结构。人格特征在3P模型的3个因素中都发挥着重要作用，而针对失眠症的一线治疗方法（CBT-I）也与人格特征密切相关。因此，分析失眠症患者的人格特征，对失眠症的防范及治疗具有重要意义。

早期大量病例对照研究表明，失眠症患者存在明显的人格特征异常。随着方法学的不断进步，近年来多项前瞻性队列研究表明，人格特征异常能导致失眠症的发生，是失眠症发病的独立危险因素。其中一项研究共纳入1741名睡眠正常受试者，经过长达7.5年的观察期，将被观察者分成慢性失眠组及正常睡眠组，选用明尼苏达多项人格测验（MMPI）作为人格评估工具。对比分析两组之间的差别显示，人格特征相关因子异常是慢性失眠组发病的独立危险因素。

哪些人格特质在失眠的发病中发挥着重要作用？虽然诸多研究结论并不完全一致，但其中较为公认的有过度焦虑特质、神经质性特质及完美主义特质等。

失眠患者在生活诸多层面（如对自身健康、工作状况）表现为过度焦虑，从而对自身造成过大压力，并对自身评价过低，容易产生负面情绪。此外，由于失眠患者存在内省倾向，负面情绪产生后，患者倾向于将内心压力及情感冲突克制于内心，不愿意向外界表达及宣泄，从而进一步加重了负面情绪的积累。由于夜间失眠干扰了患者的日间能力，削弱了患者的日常社会功能，降低了患者处理日常事项的能力，导致患者容易在工作或生活中产生差错，由此增加了失眠患者的不安全感，使其并对工作或生活中可能产生差错更为担忧，需要付出更多努力以避免差错的产生，从而使失眠患者进一步增加了自身压力。

神经质性使患者在面临生活事件应激时，精神上出现强烈不安，并由此导致错误认知，将健康人都有的不安与不适感等心身变化误认为病态或异常。患者本人高度关注这些"病态或异常"，并企图排除之。但这些不安与不适的特点在于越给予关注、越努力排除，反而将会不断加重，结果形成关注与病觉的恶性循环，致使症状加重。失眠患者常陷于同症状苦战苦斗的精神冲突状态中，感到非常痛苦，想排除"病态或异常"的欲望越强烈，症状反而越加重。该症患者情绪稳定性降低，从而易受到焦虑、抑郁等不良情绪的持续影响。尤其在入睡前，难以控制自身失控的情绪，恢复平静状态，使失眠加重，并进一步加重焦虑抑郁情绪。

完美主义是失眠患者另一个共同的特点。完美主义者通常投入大量甚至过多努力以达到预期目标，当面临失眠困境时，完美主义者往往对失眠过度关注，并尽一切可能使自己入睡，从而陷入所谓关注-意图-努力的错误模式；而睡眠本身为相对独立自发的过程，对睡眠过度关注及试图主观强迫自身进入睡眠是无效的，反而会对睡眠造成额外干扰，加重失眠程度。长此以往，会使患者的情绪和认知过度激活，使其选择性注意睡眠相关性线索、有意识性入睡和睡眠努力增加，致使失眠状态持续出现。

失眠状态的长期持续，会使躯体和大脑皮质逐渐产生过度唤醒现象，交感神经系统、下丘脑-垂体-肾上腺轴、大脑皮层持续活跃，致使患者心率增快、心率变异和基础代谢率增加，形成生理性过度唤醒；在脑部则表现为脑代谢和脑电图功率谱增加，即皮质性过度唤醒。生理性过度唤醒和皮质性过度唤醒会强化慢性失眠，其后果是加重失眠症状，导致失眠进一步恶化。

需要关注的是，失眠症本身也会导致异常人格特征出现，加重人格特征异常程度。尤其是青少年失眠患者，由于其处于人格特征未成型阶段，更易受失眠症影响导致人格特征出现变化。人格特征在失眠的发生、发展中发挥着重要作用，但非全部作用。造成失眠症的因素是错综复杂的，其内在机制远远超过心理范畴，存在其他众多生理性因素，其他因素与人格特征的相关性也有待于进一步明确。如已有研究表明，神经质性人格特征与 5-羟色胺转运体基因连锁多态区相关，提示未来有待于从基因等更深层次对失眠患者的独特人格特征进行分析，从而更好地明确失眠的病因，为防治失眠提供更好的依据。因此，人格特征因素和失眠症之间并不是简单的因果关系，而是复杂的双向关系。

二、社会因素

社会因素是失眠症发生的诱发因素，在此主要指生活事件的应激。

生活事件就是生活中面临的各种问题，是造成心理应激并可能进而损害心身健康的主要刺激物，即应激源。在心理应激研究领域，生活事件是应激源的同义词。应激（Stress）这个词我们每天都能听到或者看到，正如 Hans Selye 所言，"Without stress, there would be no life"。应激是生活中不可避免的事件，没有应激就没有生活。生活事件应激按照来源和属性可分为躯体性应激、社会性应激和人际关系应激。

（一）躯体性应激

躯体性应激指直接作用于躯体而产生应激反应的刺激，包括理化因素、生物学因素和疾病因素，例如高低温度、湿度、噪声、毒物、感染，外伤、疼痛、饥饿、寒冷、躯体疾病、酒精依赖等。关注此类应激生活事件具有重要的军事意义。军人作为一个异于常人的特殊群体，常常身处于特殊的环境与事件之中。不同的战争环境与现代和平时期下的军事演习、军营生活和军事训练对于军人来说都是一种应激。有调查显示，我军失眠障碍患病率为 38.42%。恶劣的自然环境、高强度的军事活动会对人体生理、心理造成显著影响，如交通和通讯不便、生活条件艰苦、精神生活匮乏，容易使一些官兵产生紧张、压抑情绪，出现适应性心理障碍，进而对睡眠产生长期的负面影响。

（二）社会性应激

社会性应激指各种自然灾害和社会动荡，例如战争、动乱、天灾人祸、政治经济制度变革等。此类客观事件不以人们的主观意志为转移，常常引起急性精神创伤或者创伤后应激障碍，导致或伴随各种睡眠障碍。

（三）人际关系应激

在应激中，虽有自然灾害、意外事故和事件，但多数对的应激和人际关系相关，也是最能人为控制的。按环境、地点等状况，可以粗略分为四类。

（1）家族性应激：婚姻、家长与子女关系、育儿、双职工与配偶关系、婆媳关系等。

（2）学校性应激：升学、学习、毕业、分配、同学关系、师生关系等。

（3）工作性应激：同事、上司、下级、福利待遇、工作调动、出差、退休等。

（4）地区性应激：居住环境、邻里关系、噪声干扰、社区特性等。

三、睡眠卫生问题

睡眠卫生问题主要包括不良睡眠卫生习惯、睡眠信念与态度以及睡眠模式的不规律或改变。实际上睡眠卫生问题仍然是心理社会因素的范畴，之所以单列出来，是因为它在失眠症患者中普遍存在。最常见的是卧床时间过长，这会造成患者睡眠努力增加、睡眠挫败感增加，产生焦虑烦躁情绪，从而产生或加重不良睡眠信念与态度。长此以往，会使负性条件反射形成，并且成为维持失眠慢性化的重要因素。因此，睡眠卫生问题也是有针对性进行心理和行为干预的依据，后续章节会展开介绍。

（1）不良的睡眠卫生习惯。如患者在卧室或者床上从事的睡前非睡眠活动（看电视、玩手机、上网、打游戏、打电话等），不规则的睡眠作息时间，不健康的睡眠模式，清醒期长时间卧床，午睡时间过长，等等。

（2）不良睡眠信念与态度。如"一个晚上不睡觉我就会崩溃""不吃安眠药我就睡不着""睡前喝点酒是解决失眠的好办法"，等等。失眠者对失眠导致的可能结果持有更强烈和消极的信念与态度，担心自己会失控以及难以预测睡眠状况等。有研究发现，睡眠信念与态度、睡眠努力、完美主义与睡眠质量之间存在密切关系，睡眠信念与态度在完美主义与睡眠质量之间起中介作用，可通过纠正不合理睡眠与态度提高睡眠质量。

（3）睡眠模式的不规律或改变可见于倒班或者飞行时差反应等，还有很多人存在睡眠不规律的情况，长期下去都会使人体生物钟紊乱，导致睡眠障碍甚至诱发多种疾病。

第五节　睡眠障碍的心理干预

睡眠障碍的心理行为干预是指在心理学理论指导下有计划、按步骤地对睡眠障碍患者的心理活动、个性特征或行为问题施加影响或干预，使之发生朝向预期目标变化、改善睡眠的过程。本节以失眠症的认知行为治疗为例作以简述。

一、失眠的认知行为治疗（Cognitive Behavioral Therapy for Insomnia，CBT-I）概述

失眠的认知行为治疗是基于失眠的 3P 理论模型，结合了认知治疗和行为干预等各种技术的联合治疗方法。CBT-I 对失眠患者短期及长期疗效确切，无明显不良反应。因此，WHO 推荐 CBT-I 为失眠症的首选治疗方法。我国 2017 年成人失眠诊断与治疗指南也推荐 CBT-I 作为慢性失眠症的一线治疗方法。CBT-I 将认知治疗与行为治疗内涵有机结合，从而形成针对失眠的认知与行为治疗，即将失眠者不正确的认知引导为正确的认知，将失眠者不正确的行为习惯引导为正确的行为习惯，从未达到治疗失眠的目的。

CBT-I 通常包括睡眠卫生教育、认知疗法、刺激控制疗法、睡眠限制和松弛疗法等。CBT-I 针对失眠的病因，纠正患者的非适应性睡眠方式，改正关于睡眠的不良信念与态度，减弱"唤醒"状态，缓解各种负面情绪，消除条件性觉醒，重塑失眠患者的合理认知模式，最终建立条件化、程序化的睡眠行为。

二、CBT-I 的作用

CBT-I 的主要作用有：

（1）睡眠卫生教育可以减少影响睡眠驱动力和导致觉醒增加的行为。

（2）认知疗法可以帮助患者纠正并重建关于睡眠的错误信念和态度。

（3）刺激控制疗法可以减少觉醒，加强床与睡眠的联系。

（4）睡眠限制疗法可以增加睡眠驱动力和稳定生物节律。

（6）松弛疗法可以降低睡眠中的心理和生理觉醒。

三、CBT-I 的适用人群

尽管 CBT-I 适用于各年龄段人群，但并非适用于所有患者。以下为适用人群：

（1）存在睡眠连续性问题，即睡眠起始和维持障碍。

（2）有导致失眠持续的行为因素：①延长睡眠机会的行为：早上床、晚起床、白天打盹；②抵消疲乏的方法：增加刺激的使用，避免或减少体力活动；③仪式和策略：在卧室中从事除睡眠和性之外的活动，在卧室以外的地方睡觉，使用草药、茶叶等。

（3）存在条件性觉醒：①在卧室外想睡或睡着，当要步入卧室时突然惊醒；②更换卧室或旅行时睡眠改善。

（4）睡眠卫生知识不足：①睡前使用酒精、大麻；②滥用非处方镇静药物（抗组胺剂）；③作为催眠药使用褪黑素。

四、CBT-I 的主要内容

CBT-I 主要包括睡眠卫生教育、认知治疗、刺激控制疗法、睡眠限制疗法、松弛疗法、生物反馈法和矛盾意向法等。

（一）睡眠卫生教育

睡眠卫生教育是通过对患者睡眠卫生习惯和睡眠卫生知识进行指导，帮助患者认识不良睡眠习惯在失眠发生发展中的重要作用，减少干扰睡眠的各种不利因素，达到改善睡眠质量目的的有效措施。该措施被推荐作为所有成年失眠患者的最初干预措施，也是联合其他疗法的基础，但并不是一种有效的"单一治疗"，通常被视为是失眠的认知行为治疗的组成部分。以下 13 条是睡眠卫生教育的核心：

（1）不管你睡了多久，第二天规律地起床。

（2）每天同一时刻起床。

（3）把闹钟放到床下或者转移它，不要看到它。

（4）不要在睡前 3 小时进行体育锻炼。

（5）睡前进食少量碳水化合物等零食能帮助入睡。

（6）夜间避免过度饮用饮料。

（7）避免饮酒，尤其在夜间。

（8）不要在夜间吸烟。

（9）减少所有咖啡类产品的摄入。

（10）确保你的卧室很舒适，而且不受光和声音的干扰。

（11）不要用尽办法入睡，睡不着则离开卧室，做一些不同的事情。

（12）别把问题带到床上，烦恼会干扰入睡，并导致浅睡眠。

（13）避免白天打盹。

（二）认知治疗

针对失眠症患者异常的人格特质和不良和睡眠信念与态度，通过真实性和有益性挑战并重构这些负性认知。认知行为疗法最初被用于慢性失眠，但近来有研究提示，对于短期失眠和其他类型失眠也有一定疗效。认知行为疗法需要有经验的治疗师或临床医师予以指导，同时要求患者具有一定的自我约束能力。在本疗法实施的初始一两个星期，可能患者的睡眠质量并未提高，甚至变得更差，但只要坚持下来，多数患者的睡眠将得到改善。

认知疗法主要内容包括：

（1）纠正不切实际的睡眠期望。

（2）保持自然入睡，避免过度关注并试图努力入睡。

（3）不要担忧自己失去了控制自己睡眠的能力。

（4）不要将夜间多梦与白天不良后果联系在一起。

（5）不要因为一晚没有睡好就产生挫败感。

（6）培养对失眠影响的耐受性，不要持有夜间睡眠时间不足而采取白天多睡的补偿心理。

（三）刺激控制疗法

刺激控制疗法基于条件反射的原理，使用刺激控制指令，消除非睡眠活动与床及卧室之间的干扰，重新建立睡眠与床及卧室之间的条件反射，从而达到稳定的睡眠觉醒规律。该疗法适用于睡眠起始和维持障碍。美国睡眠医学会认为刺激控制疗法是治疗慢性失眠的一线干预措施，作为单一疗法有可靠的临床效果。但需要注意，躁狂症、癫痫、异态睡眠、伴有跌倒风险的患者需慎用刺激控制疗法。刺激控制指南限制了清醒时躺在床上的时间和待在卧室或床上的行为，这些限制是为了加强床、卧室、就寝时间与快速而稳定的睡眠间的直接联系。由于在刺激控制疗法的执行过程中，失眠患者会自觉痛苦，因而医生、治疗师需要在患者执行前详细介绍该疗法的特点，让患者明确治疗的动机、强化治疗的动力。执行前的详细介绍以及给予合适的放松方法，有助于患者缓解执行时的痛苦，也利于增强其依从性。

刺激控制疗法的 6 条指令：

（1）只有晚上有睡意或者到了规定的睡眠时间时才上床休息。

（2）将卧床仅仅当作睡觉与性生活的地方。

（3）如果卧床后感觉到大约 20 分钟内无法入睡时（无须看表），应离开卧室，进行一些放松活动，直到感觉有睡意再返回卧室睡觉。

（4）如果再次感觉到大约 20 分钟内仍然无法入睡时，重复上条策略，如果有必要，整晚都可重复该过程。

（5）无论前一天晚上的睡眠时间多长，第二天早晨都在同一时间起床（包括周末）。

（6）日间不要打盹或躺在床上。

（四）睡眠限制疗法

睡眠限制疗法适于存在睡眠起始和维持障碍的患者。美国睡眠医学会建议这种干预是"可选的"，是失眠的认知行为的必要组成部分。同样地，对于一些疾病，如有躁狂病史、癫痫、异态睡眠、阻塞性睡眠呼吸暂停症和有跌倒风险的患者慎用。睡眠限制法利用暂时睡眠剥夺以快速提高睡眠压力，从而达到缩短入睡时间、提升睡眠深度、重新经历嗜睡感受、减少睡前担忧以及认知活动、降低睡前焦虑以及焦虑感与睡眠情境的联系等效果。执行睡眠限制法时，我们需要失眠患者记录至少一周的睡眠日志；医生/治疗师通过睡眠日记计算患者平均的总睡眠时间，并将其作为患者一开始的卧床时间，但不少于 4.5 小时；患者继续记录睡眠日志，每周与医生/治疗师会面一次，计算平均睡眠效率，根据睡眠效率调整下周的卧床时间，直到患者获得满意的睡眠。当患者的睡眠效率≥90％，则延长卧床时间 15 或 30 分钟；睡眠效率＜85％，则缩短卧床时间 15 或 30 分钟；睡眠效率在 85％～90％之间，维持原来的卧床时间。

（五）松弛疗法

放松训练是指使机体从紧张状态松弛下来的一种练习过程。它包含肌肉松弛以及消除紧张。直接目的是使肌肉放松，最终目的是使整个机体活动水平降低，达到心理上的松弛，从而使机体保持内环境平衡与稳定。常见的放松训练包括腹式呼吸、渐进式肌肉放松训练等。对于以"不能放松"为特征的患者或/和伴有多种躯体不适（如深部肌肉疼痛、头痛、胃肠不适等）的患者，这类干预最合适。

（六）生物反馈法

生物反馈法是美国心理学家米勒依据行为主义理论发展出来的一种治疗方法。生物反馈疗法借助现代电子仪器，将人体内脏的生理信号记录下来，并转换为声、光等听视信号显示出来，然后反馈给患者，使患者根据反馈信号有意识地反复训练和学习从而调节和控制体内的生物变量，使生理功能维持在合适水平。生物反馈法有利于良好睡眠。

（七）矛盾意向法

矛盾意向法提倡自觉努力地从事自身所害怕做的事情，或去"期待"这些事情发生，并用相反的愿望替代对于处境的焦虑，从而将注意力转移到正常活动中。比如指导失眠者用相反的意念控制自己，努力让自己保持清醒、避免睡着，转移对迫切入睡的过度关注，降低焦虑和担忧，从而达到快速入睡的效果。

（八）其他

其他的心理干预方法如正念冥想、练太极、练气功等，都可以通过脑、心、身和行为间的相互作用，降低交感，增加副交感神经系统活性，恢复两者的内稳态平衡，使心理影响躯体功能并促进身心健康。正念冥想源于东方兴于西方，1979 年由美国的乔·卡巴金等经过改良与现代心理学融合，创立了当代心理治疗中最重要的概念和技术之一，即正念疗法。2012 年，正念冥想登上美国《时代周刊》，瞬间风靡全球。正念冥想主要包含正念减压疗法、正念认知疗法、接纳承诺疗法等。正念冥想有三大要素：有意识地觉察、专注于当下、不主观评判。正念冥想失眠治疗将睡眠医学、行为治疗和冥想实践相结合，能够帮助患者增进对慢性失眠心身状态的了解，对于帮助患者管理睡眠和情绪具有很好的效果。

五、CBT-I 的治疗模式

（一）个性化 CBT-I

其次数及内容因个案状况而异。
优点：可根据个案特定的病因定制个性化治疗方案。
缺点：经济效益差，治疗费用高。

（二）团体 CBT-I

团体成员 8~10 人，一般以 6~8 次为原则。

优点：经济效益佳，可透过团体动力增进疗效。

缺点：较无弹性，以标准化疗程为准。

（三）远程 CBT-I

利用先进的互联网平台开展远程交互式治疗。

优点：经济效益佳，不受地点限制，可根据个案病因定制个性化治疗方案。

缺点：效果虽获证实，但治疗依从性差，脱落率高。

（四）自助式 CBT-I

利用具体资料结合自身情况进行自我认知及行为的管理。

优点：经济成本低，容易实施。

缺点：效果不如面对面，脱落率相对高。

总之，对于睡眠障碍患者的心理干预，是建立在对患者睡眠障碍产生的机制及心理社会因素进行分析的基础上的，有针对地选用一种或多种综合性心理行为干预手段，通过睡眠卫生教育、认知疗法、行为疗法或联合形式的 CBT-I 疗法，从而达到重建良好睡眠的目的。由于各种干预手段均有其优势及不足之处，因此在治疗过程中需依据整体化、个性化原则，充分考虑各种治病因素进行综合治疗、个性化治疗。

思考题

1. 睡眠障碍的概念。
2. 睡眠障碍的临床表现。
3. 失眠障碍的临床表现和诊断标准。
4. 心理治疗适用于哪些睡眠障碍？

参考文献

［1］贝瑞. 睡眠医学基础［M］. 高和，王莞尔，段莹，等译. 北京：人民军医出

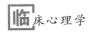

版社，2014.

［2］American Academy of Sleep Medicine. International Classification of Sleep Disorders［M］. Third Edition. Darien，IL: American Academy of Sleep Medicine，2014.

［3］Muth C C. Restless Legs Syndrome［J］. JAMA，2017，317（7）：780.

［4］中国睡眠研究会. 中国失眠症诊断和治疗指南［J］. 中华医学杂志，2017，（24）：1844-1856.

［5］中华医学会神经病学分会，中华医学会神经病学分会睡眠障碍学组. 中国成人失眠诊断与治疗指南(2017 版)［J］.中华神经科杂志，2018,51(5):324-335.

［6］Cao X L，Wang S B，Zhong B L，et al. The prevalence of insomnia in the general population in China: A meta-analysis［J］. PLoS One，2017，12（2）：e0170772.

［7］Pöpel A. Evidence-Based Treatment of Insomnia［J］. Praxis，2018，107（24）：1339-1343.

［8］Amin R，Wirtz B E. Cognitive behavioral therapy for insomnia treatment in a military deployed operational setting utilizing enlisted combat medics: a Quality and Process Improvement Project［J］. US Army Med Dep J, 2017,（3-17）: 52-59.

［9］Miyagawa T，Tokunaga K. Genetics of narcolepsy［J］. Hum Genome Var，2019，6: 4.

［10］Mahoney C E，Cogswell A，Koralnik I J，et al. The neurobiological basis of narcolepsy［J］. Nat Rev Neurosci，2019，20（2）：83-93.

［11］Golden E C，Lipford M C. Narcolepsy: Diagnosis and management［J］. Cleve Clin J Med，2018,85（12）：959-969.

［12］Lavrentaki A，Ali A，Cooper B，et al. Mechanisms of disease: the endocrinology of obstructive sleep apnoea［J］. Eur J Endocrinol，2019，180（3）：R91-R125.

［13］Sutherland K，Almeida F R，de Chazal P，et al. Prediction in obstructive sleep apnoea: diagnosis, comorbidity risk, and treatment outcomes［J］. Expert Rev Respir Med，2018,12（4）: 293-307.

［14］Bonsignore M R，Suarez Giron M C，Marrone O，et al. Personalised medicine in sleep respiratory disorders: focus on obstructive sleep apnoea diagnosis and treatment［J］. Eur Respir Rev，2017，26（146）：170069.

［15］Magee M，Marbas E M，Wright K P，et al. Diagnosis, Cause, and Treatment Approaches for Delayed Sleep-Wake Phase Disorder［J］. Sleep Med Clin，

2016,11（3）: 389-401.

[16] Kwatra V, Khan M A, Quadri S A, et al. Differential Diagnosis and Treatment of Restless Legs Syndrome: A Literature Review[J]. Cureus, 2018,10(9): e3297.

[17] Sales S, Sanghera M K, Klocko D J, et al. Diagnosis and treatment of restless legs syndrome [J]. JAAPA, 2016,29（7）: 15-20.

[18] Nodel M R, Tsenteradze S L, Poluektov M G. REM-sleep behavior disorder and sleepwalking in a patient with Parkinson's disease and essential tremor [J]. Zh Nevrol Psikhiatr Im S S Korsakova, 2017,117（12）: 88-94.

[19] Haridi M, Weyn B S, Clé M, et al. Is there a common motor dysregulation in sleepwalking and REM sleep behaviour disorder [J]. J Sleep Res, 2017,26（5）: 614-622.

[20] Verkooijen S, de Vos N, Bakker-Camu B, et al. Sleep Disturbances, Psychosocial Difficulties, and Health Risk Behavior in 16,781 Dutch Adolescents [J]. Acad Pediatr, 2018,18（6）: 655-661.

[21] Johnson D A, Lisabeth L, Lewis T T, et al. The Contribution of Psychosocial Stressors to Sleep among African Americans in the Jackson Heart Study [J]. Sleep, 2016, 39（7）: 1411-1419.

床心理学

第十三章

心身疾病

本章要点

掌握心身疾病的特点和发病机制；理解心身疾病的分类方法、诊断与治疗原则；了解心身疾病的概念。

第一节　心身疾病的概念

一、概念的发展

"心身的"（Psychosomatisch 或 Psychosomatik）一词最早见于德国哲学家和精神病学家 Heinroth（1918）的一篇文章中。"心身医学"（Psychosomatic Medicine）是由 Deutsch（1922）提出的。而"心身疾病"（Psychosomatic Diseases）的提出应归功于 Halliday，特别是 Alexander 的大力提倡。长期以来，心身疾病对人类健康构成严重威胁，是造成死亡率升高的主要原因，日益受到医学界的重视。

心身疾病或称心理生理疾患（Psychophysiological Diseases），是介于躯体疾病与神经症之间的一类疾病。通常指的是在心理和社会因素作用下，健康的机体在没有受到生物因素的影响下，出现了一系列异常的心理生理功能变化，并在此基础上发生与精神和情绪变化有关的特定的躯体疾病症状群。

二、狭义和广义两种理解

目前，心身疾病有狭义和广义两种理解。狭义的心身疾病是指心理社会因素在发病、发展过程中起重要作用的躯体器质性疾病，例如原发性高血压、溃疡病。而心理社会因素在发病、发展过程中起重要作用的躯体功能性障碍，则被称为心身障碍（Psychosomatic Disorders），例如神经性呕吐、偏头痛。广义的心身疾病就是指心理社会因素在发病、发展过程中起重要作用的躯体器质性疾病和躯体功能性障碍。显然，广义的心身疾病包括了狭义的心身疾病和狭义的心身障碍。

需要指出的是，心身疾病和心身障碍在目前文献中有时被混合使用。心身疾病和心身障碍本身之间也存在交叉和重叠。一些著作中提到的心身障碍有时还会笼统包括一部分心身疾病和一部分神经症，故广义的心身障碍和广义的心身疾病有时几乎是同义语。

心身疾病的概念在临床上一直有所变化，从权威的《美国精神障碍诊断与统计手册（DSM）》来看，DSM-Ⅰ（1952）设有"心身疾病"一类；DSM-Ⅱ（1968）将其更名为"心理生理性自主神经与内脏反应"，定义为"由情绪因素引起的单一器官系统的躯体症状"，分类则按累及器官分类，如哮喘为"心理生理性呼吸系统反应"。DSM-Ⅲ（1980）及 DSM-ⅢR（1987）均用"影响身体状况的心理因素"分类。DSM-Ⅳ（1994）又改为"影响医学情况的心理因素"。DSM-Ⅴ（2013）更名为"影响其他躯体疾病的心理因素"。

第二节 常见心身疾病及分类方法

一、七种经典心身疾病

（一）消化性溃疡病

消化性溃疡包括胃、十二指肠溃疡。导致溃疡发生的直接因素是胃酸和胃蛋白酶在胃黏膜的屏障防御机能下降时产生的自身组织消化。胃肠道同样对内外刺激十分敏感，情绪变化很容易引起胃液分泌及胃肠运动功能变异。临床上常可发现许多溃疡患者的起病往往因一段难忘的痛楚经历，而病情的加重与复发也往往与负性的情绪体验有关，因此，消化性溃疡一直被列为常见的心身疾病之一。

著名学者Wolff 对一位因食道烫伤而不得不通过腹壁造瘘进食的患者阿汤进行过细致的观察。通过患者的瘘口，Wolff 直接观察到：当阿汤处于愤怒、怨恨或焦虑时，他的胃和脸一样充血发红，胃液分泌增多，胃运动增加，甚至看到胃酸和胃蛋白酶腐蚀胃黏膜；当他悲伤、忧虑时，胃黏膜苍白，胃液分泌不足，胃运动减弱，此时即使把食物放进去也不易消化，而且会损伤胃壁。有人用白鼠做制动实验，造成白鼠的焦急与挣扎，24 小时后 80%的白鼠患上了胃溃疡。如让制动白鼠近亲繁殖，对其第六代再行制动，12 小时后白鼠 100%都患胃溃疡。大量的临床观察与动物实验证实：

（1）胃蛋白酶原的高水平倾向是消化性溃疡的遗传性生理基础。这些人在应激情境下容易患消化性溃疡。

（2）被动、顺从、依赖性强、缺少人际交往、守旧、刻板、情绪不稳定是消化性溃疡患者常有的人格特征。这些人对心理社会性的刺激较敏感。

（3）长期的精神紧张和强烈的心理应激可扰乱消化系统的正常功能，促使胃液分泌过多或/和排出减慢，诱发或加重消化性溃疡的发生。

综上所述，对慢性消化性溃疡来说，心理社会因素与生理性因素都是不可缺少的条件。

（二）溃疡性结肠炎

心理因素在疾病恶化中具有重要地位。现在已明确溃疡性结肠炎患者与配对对照病例相比并无异常的诱因。再者，原来存在的病态精神如抑郁在结肠切除术后明显改善。

（三）甲状腺功能亢进

甲状腺功能亢进（简称"甲亢"）是甲状腺素分泌过多直接引起或使脑内代谢改变导致的精神障碍和神经症状。据统计，约半数甲亢患者会出现性格改变、躁狂、抑郁、幻觉、妄想等精神障碍。这些都是心理疾病。

（四）神经性皮炎

神经性皮炎的病因还不十分清楚。目前所知，此病与心理因素有明显关系，情绪波动、精神过度紧张、焦虑不安、生活环境突然变化等均可使病情加重和反复。根据临床观察，这类患者多数有头晕、失眠、烦躁易怒、焦虑不安等神经衰弱症状。如果神经衰弱的症状获得改善，那么神经性皮炎的症状也随之好转。因此，本病的发病机制可能是由于大脑皮层的抑制和兴奋功能失调所引起。

（五）类风湿性关节炎

类风湿性关节炎是一种全身性疾病。多年以来很多专家学者都对类风湿疾病的病因做了大量研究，但是至今为止仍然不是十分清楚。一般认为类风湿性关节炎的发病与遗传、内分泌、心理因素等有关系。而心理因素在治疗类风湿性关节炎上也是非常重要的。保持正常的心理状态对于治疗类风湿性关节炎是一项很重要的措施。有一些患者的病因是由于精神受刺激、过度悲伤、心情压抑而诱发的，还有一些患者是在患了类风湿关节炎以后，情绪波动使得病情加重。总之，心理社会因素与物理、化学、生物、药物等任何致病因素一样，只要其对机体的刺激达到个体难以承受与克服的程度，就可能导致疾病，并影响疾病的发展。

（六）原发性高血压

原发性高血压是一种以循环动脉血压升高为主要表现，以全身细小动脉硬化为基本病变的被最早确认的心身疾病。一般认为，原发性高血压是一种多因素导致的疾病，除与高钠膳食、遗传缺陷等原因有关外，心理社会因素在本病的始动机制中起主要作用。

1. 流行病学调查

在恶劣的社会环境中生活，或责任过重、工作压力过大、应激性不良生活事件过重过多的人群中，患高血压病者多。如在工作压力大的日本，高血压病是居民主要的死因之一。又如在我国，现代城市居民因就学就业竞争压力大，生活节奏快，人际关系复杂，患高血压者数量明显高于农村。

2. 动物实验

长期的紧张刺激使动物血压升高。如让不同群体的大鼠生活在缺少食物的一个笼子里，结果大鼠均因争食厮打殴斗而患高血压病；关在笼子里的猕猴王，眼看自己的"下属"自由地进食而不理它的威风和尊严，经常暴跳如雷，最终患上顽固性的高血压病。

3. 有关情绪与高血压的研究

情绪对血压的影响特别明显，长期的忧虑、恐惧、愤怒常导致血压的持续升高。1971年，Hokanson 等人对愤怒导致高血压的研究表明，在激怒的被试中，那些必须压抑敌对反应而不允许发泄愤怒的人比允许发泄愤怒的人血压要高。有人通过催眠暗示的办法研究情绪对血压的影响，发现经催眠暗示，被催眠者表现愉快时，血压可下降 20mmHg（2.67Kpa），脉搏每分钟减少 8 次；相反，在暗示愤怒时，血压可升高 10mmHg（1.33kpa），脉搏由 65 次/分增加到 120 次/分。

此外，人们发现，原发性高血压患者多有易焦虑、易冲动、求全责备、主观好强的 A 型性格特点。临床对高血压病的观察也表明，药物配合心理治疗的效果明显高于单纯药物治疗。

（七）支气管哮喘

支气管哮喘很早就被公认为呼吸系统中典型的心身疾病。其病因主要有过敏反应、感染和心理社会因素，不过不同的患者对这三大主因的敏感性不同。有些学者认为心理因素与生理因素几乎各占一半；也有学者对 487 例患者进行研究，研究表明，过敏因素为主者占 29%，感染占 40%，而心理因素为主者占 30%。在儿童患者中，心理社会因素显得更为重要。心理社会因素对下列三种人的影响比较明显：

1. 家庭关系特别是母子关系失常的人

母亲过分溺爱孩子，孩子过分依恋母亲；或者父母管束过严，家庭矛盾冲突频繁者。如临床上常见到有的哮喘患儿，在父母面前病情很重，离开父母在医护人员照料下则很少发作；对变应原过敏的孩子，在家里时哮喘病一再复发，可一离开家庭，即使变应原依然存在，孩子也不发病了。

2. 心理感受敏感而强烈，并惯于压抑克制自己情绪的人

强烈的紧张性刺激，如人或动物打斗的场面，社交、性交的紧张体验均可使这些人发生哮喘，甚至形成条件反射。有位 20 多岁的女青年，每当收到恋爱对象爱情有波折的来信，就出现胸闷症状继而哮喘发作。还有的人因吸入花粉而患哮喘，后来当他看到人造的玫瑰花时，也会出现喘息症状。

3. 容易接受暗示的某些人

Luparello 等人曾选择 40 名有过敏史的哮喘患者和正常人做对照实验。首先向所有的被试宣布：这是一个空气污染实验，每个人必须吸入几种浓度不同的物质（其实所吸入的都是根本无害的非过敏性溶液）。结果患者组中有三分之一的被试出现了呼吸困难，其中 12 人哮喘发作，而健康组无一人出现反应。然后测试者告诉患者"这是暗示的作用而不是溶液引起的"真相后，那些受影响者恢复了正常。对这些人来说，哮喘与心理暗示密切相关。综上所述，哮喘通常有多种病因，但可以肯定的是心理因素可以诱发或加重哮喘的发作，重视结合心理治疗将收到良好的效果。一般认为心理社会紧张刺激引起的恶劣情绪可以降低机体免疫、监视功能和免疫杀伤机制，使机体每天都可能产生的突变细胞难以清除，从而发展为肿瘤。

二、按系统分类

（一）循环系统

心血管疾病在急诊死亡的内因中占首位，尤以冠心病为最多。众所周知，吸烟、高血压、糖尿病、高血脂是冠心病的危险因素。随着医学模式由生物医学模式向社会-心理-生物医学模式转变，心理因素对冠心病的发生发展已经成为一种独立的危险因素，引起了越来越多的临床医生的重视。双心疾病已经成为我国最严重的健康问题之一，越来越多的心血管疾病患者合并有心理问题。这两种疾病互为因果，相互影响，导致病情恶化。

医学需要整合，双心医学即是心脏科和心理科的融合，是心身医学的重要分支，又称为精神心病学。双心医学作为一个由心血管和精神科交叉、综合形成的平台，旨在研究和阐释医学实践目的和价值，寻求对生命的科学理解和对个体的人文理解的综合。

早在两千多年前，我们的祖先就认识到："夫百病之始生也，皆于风雨寒暑，清湿喜怒""怒则气上，喜则气缓，悲则气消，恐则气下，惊则气乱，思则气结"，明确情志致病，而且有许多人因情志不舒而殒命，如周瑜气死、黛玉郁死，也有许多通过调节人的情志来治疗疾病的经典案例。

临床上，许多双心疾病患者主要表现为抑郁焦虑，其主诉多为胸闷、胸痛、头晕、高血压等心血管病的早期症状。

（二）消化系统

据世界卫生组织（WHO）"综合医疗机构中的心理障碍"全球合作研究报道，患有精神障碍的患者中有 99.1% 是以躯体不适为主诉到综合性医院就诊的。既往临床观察表明，综合医院门诊的患者大部分以多种症状前来就诊，其症状往往具有多样性、多系统性的特征，且主诉症状较多的患者常伴有不同程度的心理健康问题。在多个系统症状中，消化系统症状的出现比率较大。值得注意的是，不良社会心理因素可以导致神经机制失调而产生各种临床躯体症状，这些患者往往伴有不同程度的疑病心理及焦虑，有时会产生抑郁，他们往往因为出现各种躯体不适而以为某些脏器罹患疾病，因而奔波于许多临床科室，甚至到多家医院就诊。大部分临床医生依然固守生物医学模式的思维，缺乏对生物-心理-社会医学模式的理解和认识，对心身疾病的认识不够深刻。因此，他们还习惯于从躯体症状中去寻找病理因素，于是会对患者进行各种检查，并给予传统的药物治疗，这样就很难取得令人满意的治疗效果。无奈之下，患者常常被贴上功能性疾病或神经官能症的标签，备受生理和心理的双重折磨。

消化系统疾病在人群中属于常见病、多发病，在临床上患此类疾病的患者较多。但是，医生在临床实践中还常常见到这种现象，许多患者虽然有明显的消化道症状，但经过各种检查、化验后，却无明显阳性发现。这类患者的症状往往是由消化系统的功能障碍引起的，若仔细地询问病史，了解患者的周围环境及工作生活状况，往往会发现，这些症状的出现、消失，常常与患者明显的社会心理因素的影响有关。此外，一些消化系统的器质性疾病也和心理社会因素有一定联系，患者会出现不同程度的心理反应，产生自主神经功能紊乱和情绪失调等症状。

为了进一步加强对消化系统心身疾病的深入了解，首先要理解心身疾病的知识。一种情况是，确实存在明显器质性病变，理化检查有特定指标，致病因素有生物和理化因素参与，但在其发生、发展的整个过程中，心理社会因素一直都起着重要作用，如消化性溃疡、溃疡性结肠炎、慢性胰腺炎、反流性食管炎、慢性胃炎、慢性胆囊炎及肝炎后综合征等。另外一种情况是，虽有明显的消化系统症状，但经各种理化检查很少有阳性发现，其症状的出现与消失，常常与某些心理、社会因素有着密切关系的功能性消化系统疾病，如功能性消化不良、神经性呕吐、神经性厌食、神经性贪食、肠易激综合征、神经性嗳气、异食症、习惯性便秘、气体潴留症、周期性呕吐和反胃或反酸症等。

（三）呼吸系统

心理因素在呼吸系统疾病的发生发展中起着很重要的作用。最为大家熟知的哮喘是一种典型的心身疾病。其实，除了哮喘之外，很多呼吸系统疾病，包括高通气综合征、慢性阻塞性肺病（COPD）、囊性纤维化甚至肺癌，都与心理因素密切相关，它们或者受心理因素影响起病，或者疾病的发展、转归、预后受心理因素的影响，或者与精神障碍共病，甚至有的呼吸症状本身就是精神障碍的一种表现形式。但在临床当中，我们的医生很少去关注这些可能对疾病的诊断、预后产生明显影响的心理因素，或者是关注到了，但不知怎么去处理。

（四）神经系统

心身疾病在神经系统的症状表现常见的有头痛、头晕、痉挛发作（本文主要指非癫痫性抽搐）等。

1. 头痛

头痛是全球在临床上最常见的症状，几乎每个人一生中都会有一次或以上的头痛。大多数综合医院的临床医生对头痛不够重视，同时也存在着对头痛的分类和临床表现认识不足，综合医院的医生基本上不进行头痛的专业分类，大多数医生仍将头痛笼统地诊断为"血管性头痛""神经性头痛""神经血管性头痛"等。

中国非处方药物协会主持的首次"全民用药安全调查"结果发现：69%的城市居民有头痛经历；30岁以下和30~45岁人群头痛发生率超过70%；各年龄段头痛发生比例均超过半数。美国全国头痛基金会统计，至少有40万美国人患有慢性头痛；约90%的美国成年人有过紧张性头痛。丹麦的流行病学统计，93%的男性和99%的女性曾有过头痛。在我国，头痛占所有门诊就医的2%~5%，占神经科门诊的5%~30%。

已经知道的心理应激、焦虑不安、忧郁等都可以使头痛阈值下降，从这一点看，所有的慢性头痛都有必要用心身医学来处理。器质或功能障碍性头痛，由于心理因素而使病情加重；心理压力致使头部肌肉紧张和血管扩张等功能异常，发生紧张型头痛和偏头痛；伴精神障碍的头痛如焦虑症、抑郁症等常常表现为慢性头痛。心身医学门诊所见的头痛多为紧张型头痛、偏头痛、伴精神障碍的头痛等。

紧张型头痛（Tension-Type Headache，TTH）是最多见的头痛类型，患病率高于偏头痛，约占门诊头痛患者的半数。从发病机制看包括紧张性头痛和肌收缩性头痛两类。主要表现是头痛呈钝痛，多无搏动性，头痛位于顶、颞、额及枕部，头痛程度属轻度或中度，常诉头顶重压发紧或头部带样箍紧感，另在枕颈部发紧僵硬，转颈时尤为明显，多持续数分钟乃至数日。

TTH 患者中焦虑、抑郁和躯体形式障碍的出现频率较高。近期发现应激和精神紧张都是诱发 TTH 的最显著的原因。心理应激可以诱发紧张型的头痛，并且心理治疗、行为治疗和药物治疗一样有效。

TTH 患者疼痛发作时的失控感和无助感也很容易使其产生沮丧情绪，注意力的过度绑定也使他们难以因外界其他因素而产生愉悦感；同时，灾难化认知否定了对未来的乐观态度并加重对疾病的恐惧和焦虑；情绪变化又作为应激源参与引发和加重 TTH 的发作和持续，而持续的头痛也会加重 TTH 患者的抑郁焦虑等情绪变化，并作为新的应激源，维持这样的恶性循环。认知、行为和躯体感觉是慢性疼痛系统的一部分，患者的思维和应对方式可影响疼痛知觉、情绪改变，甚至可以直接加剧疼痛。

偏头痛为临床常见慢性神经血管性疾患，WHO 发布的 2001 年世界卫生报告已经将严重的偏头痛定为类同于痴呆、四肢瘫痪、严重精神疾病的最致残的慢性疾病之一。

《中国偏头痛诊断治疗指南》将偏头痛的临床表现分为前驱期、先兆期、头痛期和恢复期。偏头痛是一种动性头痛，发病年龄在 20～30 岁，女性较多。头痛发作前可有激惹、食欲改变、打哈欠等不适症状，作为先兆可有闪光性暗点、偏瘫、视野狭窄、构音障碍等，通常发作过后症状消失。头痛期一般表现为单侧或左右交替头痛，头痛多为中至重度，有波动性最具特点。偏头痛通常影响患者的工作和生活，行走、登楼、咳嗽等简单活动均可加重头痛，多数情况下都伴有恶心、呕吐、眩晕、光过敏、声过敏等。极少情况下也可能伴有偏瘫、抽搐、腹泻等。一般持续时间为 2～3 小时至 2～3 天，可自行缓解，但恢复期仍可有疲乏、注意力不集中、抑郁等症状。

偏头痛的常见诱发因素有内分泌因素如月经来潮，心理、环境因素，睡眠及药物因素等。偏头痛与社会、心理因素明显相关。随着社会竞争的日益加剧，心理压力不断加大，偏头痛也有明显增加的趋势。偏头痛患者发作前有焦虑、抑郁等明显的情绪变化。无先兆型偏头痛患者头痛发作的频率、疼痛程度等，与其职业（脑力、体力）、体重、饮食及工作中的不良事件等社会、心理因素密切相关，严重影响着患者的日常生活和工作。

有学者统计了 1880 例神经内科门诊头痛的患者，精神障碍相关性头痛 485 例（25.8%），这类患者往往是长期就诊且诊治无效者。301 医院对神经科就诊的以头痛为第一主诉，病程＞3 个月的 260 例患者进行抑郁量表筛查，其中 205 例提示为抑郁状态，阳性率检出为 78.8%。

精神障碍的头痛主要表现为持续性头胀、头痛、头闷、头脑不清醒、头顶沉重（顶重物、压石头、金箍感等）、头皮麻木、灼热、蚁行感、怕风、怕冷等，有些患者记忆力减退、注意力不能集中、入睡困难，还可伴有咽部异物感、颈部酸痛、胸闷、多汗、胃肠道症状等。值得注意的是，绝大多数精神障碍相关性头痛患者都不是首诊患者，而是在普通门诊长期就医、诊治无效者，且这些患者多不注意或承认有精神问题，因此，对这样的头痛患者应充分关注精神障碍的问题。

2. 头晕

头晕是一个临床综合病症，是许多疾病的临床表现之一，用于描述具有平衡失调特征的所有异常感觉。多数患者描述为头晕、眩晕、头昏、头脑不清，头皮紧，像有东西扣在脑袋上等。临床工作中，一些医生对头晕（Dizziness）和眩晕（Vertigo）的症状认识比较混乱，这种混乱现象在国内外均存在。这种混乱直接影响到临床诊断和患者的治疗。

欧洲研究报道约 30% 的普通人群有过中重度的头晕，其中 25% 为眩晕；人群中眩晕或头晕的患病率为 5%～10%，年发病率为 1.5%。我国的研究报道，10 岁以上人群的眩晕总体患病率为 4.1%，头晕为 65 岁以上人群的首位就医原因，18% 的患者因头晕而活动减少。

头晕表现在行走、坐立和起卧等运动中，自觉身体摇晃和不稳感觉。头昏表现为持续性的头脑昏昏沉沉或迷迷糊糊、不清醒感，无旋转、倾倒、翻滚、平衡等运动幻觉。眩晕常常表现为发作性的，自觉周围物体或自身旋转、晃动、上下移动，常伴有恶心、呕吐、出冷汗，发作时不愿睁眼、不敢活动。

综合医院的门诊，尤其是神经科或心身医学科门诊，经常可见到反复就诊的头晕患者。大多数的患者去过很多医院就诊，看过很多医生，做过很多检查，有过很多诊断，甚至用过很多药物，可患者就是觉得治疗效果不好，头晕没有改善。而患者对于头晕的描述往往也是多种多样，大多数患者描述为头晕、头昏或眩晕。由于患者所描述的头晕、头昏或眩晕所对应的病变部位和发病机制可能不同，临床医生在工作中应注意从发作持续时间、伴随症状、诱发因素、发作频率等区分患者描述的头晕、头昏或眩晕的不同表现。

精神性头晕大多表现为慢性、持续性头晕。患者常述头重脚轻、头部有昏昏沉沉的感觉，要注意排查抑郁、焦虑、惊恐方面的问题。共病精神障碍的患者，常出现慢性主观性头晕，然而，很多抑郁、焦虑患者对于症状的描述多种多样，也常常会出现眩晕或晕厥前表现。因此，在头晕的诊断中加入焦虑、抑郁的筛查尤为重要。有专家提出，对于共病精神障碍的头晕在诊断中应注意几个问题的评估：头晕是否可由器质性问题解释，头晕患者是否存在抑郁等其他情绪问题，患者对头晕的反应是否过度。

3. 痉挛发作

心身医学相关的痉挛发作多指心因性非癫痫发作（Psychogenic Non-Epileptic Seizure，PNES），也有称假性癫痫发作（Pseudo Seizure，PS）、心因性发作、癔症性癫痫、癔症性痉挛发作（Hysterical Convulsion）等。主要是由精神心理、生理功能障碍和环境因素等所致。这种发作常常有较为明确的促发因素（冲突、压力或突然的变故）。

PNES 较轻度癫痫更容易被特定因素诱发，诱发因素主要为情绪激动、暗示、闪光刺激及过度换气等。PNES 存在先兆的比例可达 27%～39%，其前驱症状主要集中在运动系统，包括手舞足蹈、摇头、过度眨眼、骨盆的夸张前伸等，运动特点多为不对称性、非连续性、累及部位多及游走性等。这种运动形式在癫痫中则比较少见，癫痫的发作多数表现为头部的单侧转动，伴有阵挛。此外，PNES 患者往往在发作中出现叫喊，甚至与旁人发生简单的语言交流，也可出现呻吟、哼鼻等，这与癫痫发作不同，PNES 发作时多数患者的眼睛和嘴是处在闭合状态，有睁眼抵抗，存在瞳孔对光反射。

诊断PNES，首先要排除生理性所致非癫痫性发作的可能，如偏头痛、紧张性头痛、过度换气、低血糖、酒精滥用、发作性睡病、甲状旁腺功能低下等。PNES 多见于青年女性，病前有一定的性格心理特征，各种不愉快心境，如愤怒、惊恐、委屈等，常为初次发病的诱因，之后因联想或重新体验初次发作之情感可再发病。多数由暗示或自我暗示引起，其性格特征为感情用事、情绪不稳、暗示性强、心胸狭窄、富于幻想、好表现自己和自我中心倾向。发作时临床症状多样化，并能随着外界环境的变化出现、加重或消失，症状不能用神经解剖、生理来解释。发作抽搐与真正癫痫的动作特征不同，发作持续时间更长（常大于 3 分钟），发作时意识和瞳孔对光反应存在，部分患者事后能回忆。发作时伴有哭泣，强烈提示 PNES。脑电图，特别是长程脑电图或 video-EEG 是区分 PNSE 和癫痫最有效的方法。暗示治疗有效，鉴于常共病精神疾病，应在足够的健康教育基础上针对精神疾病进行药物和心理治疗。

（五）内分泌和代谢疾病

内分泌系统疾病的发生、发展和预后都与心理社会因素密不可分，可以说是最常见的心身疾病之一。很多神经内分泌和免疫系统研究都在不断探索其中的心身影响机制。常见的内分泌系统疾病包括糖尿病、甲状腺功能亢进或低下、甲状旁腺功能亢进或低下、肾上腺疾病（库欣综合征、肾上腺功能不全）、嗜铬细胞瘤、高催乳素血症、性腺疾病及代谢疾病（低钠血症、低钾血症等）。

总体来讲，应激对神经内分泌系统和免疫系统都有重要的影响。不管是急性的应激，如创伤、车祸、亲人去世，还是慢性的应激，如焦虑抑郁、长期疼痛，都会引发机体内分泌系统的变化。最常见的通路莫过于垂体释放促肾上腺皮质激素（ACTH）的增加，引起血中糖皮质激素（GC）增加，导致交感-肾上腺髓质系统的活动增强，促进儿茶酚胺及催乳素、胰高血糖素的释放。在此基础上，刺激某些细胞因子如白介素（IL-2/6 等）、肿瘤坏死因子（TNR-α）等的表达，启动免疫功能的调整。如果下丘脑-垂体-肾上腺皮质轴持续兴奋，就容易引发一系列的内分泌疾病。而应激作为抑郁、焦虑等精神障碍的重要危险因素之一，也会造成不同程度的情绪障碍。三者在各自的发生、发展过程中互相影响，造成了目前内分泌系统心身疾病纷繁复杂的现况。另外，精神障碍和内分泌系统疾病各自的干预方式也会对对方造成不同程度的影响，更增加了处理时的难度。比如新型抗精神病药物常见的不良反应之一代谢综合征，在很大程度上增加了糖尿病发生的风险。

（六）泌尿生殖系统

1. 男性

男科患者普遍存在着严重的心身问题，但泌尿外科及男科医生作为非精神科专科医生，往往对抑郁症缺乏了解。国外一项研究在对 120 名男性门诊患者调查中发现，39%的患者患有明显的精神障碍，40 名患有抑郁症的患者仅 1/3 被泌尿外科医生诊断出来，这 40 例患者中 15 例符合抑郁症诊断标准，2 例需要住院治疗，1 例有自杀倾向，1 例需要电击治疗。有研究显示 50%的勃起功能障碍（ED）患者有终身的精神困扰。

泌尿男科医生和精神科医生都认为抑郁、抗抑郁药物对勃起功能有不良影响，但两者之间的确切关系仍然不清楚。精神科医生往往不愿意深究患者的 ED 问题，泌尿男科医生也很少能正规评价 ED 患者的抑郁问题。

如何合理处理两者的关系？据初步研究结果，抑郁合并性功能障碍可表现为 3 种情况：①抑郁症前就有性功能障碍；②属于抑郁的一个症状；③抗抑郁治疗后出现的不良反应。

ED 与抑郁在很多情况下是共病，性功能改善后抑郁症状也能获得明显的缓解。对于抑郁合并 ED 的患者单独应用 PDE5i 治疗能使抑郁得到缓解。MMAS 研究 ED 与抑郁有很强的相关性，并且独立于年龄、社会地位和合并疾病等危险因素。抑郁患者性欲减退是其主要特点，这些患者较其他患者更容易中断 ED 的治疗。

抑郁患者阴茎的夜间勃起（NPT）明显减少，通过抗抑郁治疗 NPT 可恢复正常。

2. 女性

女性的一生从胚胎形成到衰老，是一个渐进的生理发展过程。根据年龄和生理特征可将女性的一生分为 7 个阶段：胎儿期、新生儿期、儿童期、青春期、性成熟期、围绝经期及老年期。这些阶段的生理变化是由女性特有的下丘脑-垂体-卵巢轴的神经内分泌来调控的，这个性腺轴系统功能的发育、成熟和衰退的过程伴随女性一生，性腺轴的神经内分泌活动最终受大脑高级中枢支配。

大量的临床观察和研究发现，女性在某些特定时期，如月经期、妊娠期、围产期、产褥期、围绝经期等容易发生心理问题、心身疾病，甚至精神疾病，从而促使人们去研究下丘脑-垂体-卵巢轴与中枢神经系统的关系、性腺激素与神经递质的关系、人的情绪与躯体症状的关系、心理因素与疾病演变的关系等。在强调医学模式向生物-心理-社会医学模式转变的今天，临床医生更应该关心的是"生病的人"而不是只治疗"人生的病"，建立起心身整体、综合调整的临床观念。在充满社会心理因素的妇产科工作中，观念的转变显得尤为重要。妇产科医务人员应该掌握一些心理学、心身医学及精神病学的基本知识，在临床工作中，要了解患者的心理社会因素，以及这些因素对患者、对疾病发生发展的影响，能够及时、有效地与患者及其家属进行沟通，并给予一些心理安慰和辅导，调动患者自身的能力，与医生共同应对疾病。

（七）皮肤

皮肤是躯体与外界环境接触的屏障，也是接受外界信息的重要器官。从心身医学观点看，它是反映情绪变化和直接接受情绪影响的器官。在心理生理学上皮肤的功能有：感觉功能、防御功能、情感接受功能、情感表达功能。不难理解，不仅自然环境和社会环境的刺激会引起皮肤生理的变化而发生皮肤疾患，心理的变化也可以引起皮肤疾患并影响某些皮肤病的过程。皮肤科常见心身疾病有：神经性皮肤炎、荨麻疹、瘙痒症、斑秃、多汗症、银屑病、湿疹、白癜风等。当人情绪低落、心境不良时，其皮肤对瘙痒的感受特别敏感。

（八）其他

1. 耳鼻咽喉科

眩晕综合征、嗅觉异常、过敏性鼻炎、慢性副鼻窦炎、咽喉异感症、神经性耳鸣、神经性耳聋、晕动症、口吃、癔症性失声等。

2. 眼科

原发性青光眼、飞蚊症、精神性大小变视症、眼部异物感、癔症性视力障碍、心身性溢泪、眼肌疲劳、眼睑痉挛、眼睑下垂等。

3. 口腔科

特发性舌痛症、口臭、口腔黏膜溃疡、部分口腔炎、心因性牙痛、异味症、唾液分泌异常、口腔异物感、心因性三叉神经痛等。

三、按发病中介机制分类

（一）自主神经系统

包括交感与副交感神经系统。研究表明，外界信息作为一种刺激输入大脑，经过分析加工和整合后，就会产生一定的情绪反应，这种反应受大脑边缘系统和下丘脑的调节，并激发自主性神经系统的活动，引起一系列躯体生理反应。当情绪激发交感神经兴奋时，会出现血压升高，心搏量增加，皮肤和内脏动脉血管收缩，血糖增高，消化液分泌减少，胃肠蠕动变缓等。情绪反应也会伴随副交感神经亢进，引起胃肠蠕动加快，消化液分泌增加，黏膜血管扩张充血等。自主神经活动过于剧烈持久可使内脏器官活动失常，从而导致器质性损害。

在愤怒与恐惧情绪状态下，整个交感神经系统被动员起来，血浆中去甲肾上腺素含量增高，称为交感-去甲肾上腺素效应。恐惧环境引起的生理反应与注射肾上腺素类似，当然注射肾上腺素不一定引起恐惧体验，导致愤怒的环境引起生理变化，与注射去甲肾上腺素和肾上腺素混合液的体内变化相类似。许多学者研究引起焦虑与抑郁情绪的场合，有充分的证据说明，此时体内交感神经系统活动增强，而副交感神经兴奋并非必要或充分的条件。

伴随疼痛的情绪反应中，可引起心跳缓慢。在急性恐惧状态下，血压与心跳可突然下降，晕厥为恐惧症的常见伴发症状，晕厥时自主神经系统仍为双向反应，开始有短暂的交感兴奋，继而副交感兴奋占绝对优势，血压脉搏下降，一过性脑供血不足，出现短暂意识障碍。原有心脏疾病（如心肌梗死）的患者，情绪刺激可导致晕厥、心律失常、心脏停搏与猝死。严重残疾和行动受阻的患者，在应激状态下，战斗与逃避反应完全受到抑制，容易出现无望与无助感，运动抑制，表现为副交感反应优势现象。

交感与副交感神经的互相制约与互相对抗并不是绝对的。例如强烈的恐惧，既引起交感兴奋，表现为心跳加快，血压升高，与此同时也引起副交感兴奋，出现大小便的排空活动而不能自控，大汗淋漓。

（二）神经内分泌系统

近年精神神经生理学研究显示，机体对心理社会刺激的应激反应涉及神经生理机制之间复杂的耦合作用，其中最重要的环节可能是大脑边缘系统和下丘脑，而两者的功能活动又受到大脑其他系统，尤其是新皮质，所谓"认知脑"的调节。

内分泌腺在维持机体内环境稳定中至关重要，其本身又具有一整套复杂的反馈调节系统，互相制约，并与神经系统产生了广泛的联系。内分泌功能在社会心理应激下很容易发生变化，当体内各种激素平衡发生变化时，各种代谢过程受到影响，从而可能产生相应的躯体疾病。一般来说，在应激时皮质激素、肾上腺素、去甲肾上腺素、甲状腺素、生长激素和血管升压素增加，而胰岛素、雄激素和雌激素下降。

（三）免疫系统

免疫对于消灭病原微生物及有害代谢产物，维护健康，除去衰老或被破坏的细胞，保持机体内自身稳定以及除去突变细胞，防止恶性肿瘤发生等方面作用重大。心身疾病的免疫机制研究近年来比较活跃，有人曾对参加一项重要考试的 75 名医科学生进行调查，发现在考试的当天，学生体内的自然杀伤细胞的活力较一个月前大为降低；还有人调查某大学一年级学生的 IgA 含量时发现，在学习紧张时，IgA 分泌处于较低水平；英国一位妇科医生对 91 名女学生进行调查，在一次关键性考试中，临近考期时有一半人的月经不正常，在考试当天，多数女生都来月经。

但免疫系统是如何和自主神经系统以及内分泌系统相互作用而促使心身疾病的发生呢？有人提出"中枢神经－内分泌－免疫网络"学说。首先，神经系统通过神经递质，对免疫器官产生作用，通过胸腺、淋巴结、骨髓和脾等传递线，信息最终传到白细胞上的神经递质，而神经递质的受体恰恰分布于免疫细胞。另一条途径是体液或垂体肽肾上腺皮质激素系统，内源性的鸦片肽均有免疫抑制效应，能被特异性内啡肽拮抗剂所阻断。这些都揭示了中枢神经系统通过内分泌系统对免疫效应器的影响。目前已发现社会心理应激可通过影响免疫机制而产生过敏性疾病或自身免疫性疾病，如哮喘、结肠炎、荨麻疹等。

四、按器官功能分类

（一）器官神经症

器官神经症如心脏神经症、胃肠神经症等，常有以躯体症状为主的自觉症状，但其心理因素的致病作用常大于躯体因素的作用。

（二）功能性疾病

功能性疾病主要是自主神经功能异常所致的一类疾病，如结肠过敏、神经性厌食等，其心理因素和躯体因素的致病作用相同。

（三）器质性疾病

器质性疾病主要特点是病理改变不可逆转，如原发性高血压、冠心病、消化性溃疡等，其躯体因素的致病作用大于心理因素的作用。

第三节　心身疾病的发病机制

一、心理动力学理论

心理动力学理论主要以精神分析学说为基础，强调潜意识心理冲突在各种心身疾病发生中的作用，代表人物有 Alexander 和 Dunbar。

早期，Alexander 认为个体特异的潜意识动力特征决定了心理冲突引起特定的心身疾病（冲突特异理论）。他把心身疾病的产生解释为潜意识冲突导致精神紧张，改变交感或副交感神经系统的机能，扰乱神经内分泌系统从而出现器官症状。例如，溃疡病被解释成患者企图得到他人喂食与款待的潜意识欲望被压抑；原发性高血压是由于患者对自己的攻击性决断的潜意识压抑；等等。而 Dunbar 则认为人格类型同心身疾病有特异关系，提出"疾病的人格特异性"理论。目前一些心理动力学学者则认为，潜意识心理冲突通过植物性神经系统功能活动的改变，造成某些脆弱器官的病变。例如心理冲突在交感神经亢进基础上，可造成原发性高血压、甲状腺功能亢进等，在迷走神经功能亢进的基础上可造成哮喘、溃疡病等。因而认为只要查明致病的潜意识心理冲突，就可以查明发病机理。心理动力理论对于心身疾病发病机制认识是在某种程度上夸大了潜意识的作用，因为还没有得到实验方法的证实。

二、生理心理学理论

如果说心理动力学是强调病因，那么心理生理学说则着重于发病机制。这个理论的代表人物有 Wolff、Mason、Engel。该理论以 Cannon 的生理学、Selye 的应激学以及巴甫洛夫的相关学说为基础。心理生物学理论指出，从大体上来看，心理神经中介途径、心理神经内分泌途径和心理神经免疫学途径是心理社会因素造成心身疾病的三项中介机制，不同的心身疾病的发生可能存在不同的心身中介途径。

巴甫洛夫的实验性神经症，说明神经刺激可以影响和改变器官功能，即心理活动可以影响生理过程，甚至引起疾病。近年来发展较快的临床心理生理学及分子生物学的临床应用相结合，对于将心身医学整合到临床各分支学科有极大的推动作用。心理生理学说已经不限于情绪活动对器官功能变化的观测，同时也注重遗传素质（个体致病性）等生物学因素和社会生活的影响。国内外对心身疾病机制的心理生物学方面的研究相当活跃，积累了丰富的资料，但是由于心身疾病机制的复杂性，至今尚无法将每一种心身疾病的详细心理生物学发病机制阐述清楚。不过，心理生理学说在现代心理应激理论的研究中已有充分的体现，当前，生理心理学理论被认为是心身障碍致病学说的代表。

三、行为学习理论

行为学习理论同样可用于解释某些心身疾病的发生机理，这个理论的基础是条件反射学说或学习理论，主要人物有 Miller 等心理学家。该理论认为，某些社会环境刺激引发个体习得性心理和生理反应，如紧张、呼吸加快、血压升高等由于个体素质上的问题，或特殊环境因素的强化，或通过泛化作用，使得这种习得性行为反应被固定下来，而逐渐演变成为症状和疾病，例如紧张性头痛、过度换气综合征、高血压等。

传统的学习理论仅指条件反射学习，不论是巴甫洛夫的经典条件反射，还是 Skinner 的操作条件反射，只是强调强化学习的过程。心身疾病中的一部分可以用条件反射学习加以解释，如哮喘儿童可因哮喘症状获得父母的加倍照顾（奖励性强化）。而有些部分是条件反射无法解释的，以 A. Bendura 为代表的社会学习理论学派提出，在人类心身疾病中，观察学习及模仿可能起着更重要的作用，如儿童的有些习惯可能是对大人习惯的模仿，因为这些习惯的养成中并无强化的影响。

这种对心身疾病发生原理的解释，虽然还缺乏更多的微观研究的证据，但是，其观念对于指导心身疾病的治疗工作已显示出重要的实用意义。

第四节　心身疾病的特点

一、躯体症状

以躯体症状为主，有明确的病理生理过程。

二、个性特征

个性是指一个人在性格、气质和能力等方面稳定的心理特征的总和，是指个体对现实事物和环境的态度和习惯化行为。个性特征和某些性格缺陷是引发心身疾病的内因和基础。从 20 世纪 50 年代起，医学心理学家就开始研究性格类型与心身疾病发病率的关系，发现不同的疾病患者具有某些不同的个性特点，其相关性简述如下。

（一）高血压、冠心病

以 A 型性格为主，表现为具有时间紧迫感，好竞争，好胜心强，易激动和发怒，缺乏耐心，超负荷工作，行动匆忙，急躁等。

（二）偏头痛

表现为追求完美，固执，好争斗，嫉妒心强。

（三）癌症

以 C 型性格为主，主要表现为过于压抑、克制，内心冲突感强烈，多思多虑，寂寞孤独，具有较强的不安全感等。

（四）哮喘

大多表现为依赖顺从、胆小内向、以自我为中心、好幻想、缺乏自信、不善表达等。

（五）溃疡病

性格特点为谨小慎微，被动依赖，具有被压抑的敌意，感情易受挫折，缺乏创造性，不善交往，具有前怕狼后怕虎的矛盾心态等。

（六）结肠炎

表现为妥协顺从、软弱、强迫固执、抑郁、矛盾、吝啬等。

三、心理社会应激和情绪反应

　　心理应激是一种全身性的紧张性反应，并伴随一系列生理心理的变化。在某些生活事件的刺激下，人们可出现如愤怒、激动、憎恨、恐惧、悲观、失望、惊慌等不同的情绪反应，严重者甚至导致焦虑、抑郁等情绪障碍。情绪变化是机体适应环境改变的一种自然反应过程，但如果这种反应过分强烈或者持续时间过久，就会使人们心理上失去平衡或造成生理功能的失调，甚至引起神经、内分泌、免疫功能失常以及内脏器官病变，从而导致心身疾病的产生。

　　应激与情绪反应的强弱和致病作用对不同的个体来说其反应不完全相同，这一方面取决于应激源（即刺激事件）的性质、强度、时限；另一方面取决于个体对刺激物的敏感性、耐受性以及个体的自我防御反应。例如，若某人接受刺激事件的持续时间过长，且该事件又事关重大，加上当事人心理耐受性差和对此事反应极为敏感，那么上述诸多因素相加导致疾病的可能性就增大。

四、生物或躯体因素

　　生物学因素是心身疾病发病的生理基础，包括微生物感染、理化和药物损伤、遗传、老化、营养代谢、先天发育、免疫、性别、年龄、血型、体型等。它是由心身疾病发病前个人所具有的生理素质特点所决定的，也是心身疾病的躯体症状学基础。同样的生活事件刺激，如离婚、丧偶、事业受挫、经济问题，以及地震、水灾等天灾人祸，不同患者可能罹患不同的心身疾病，有的患溃疡，有的患高血压、冠心病，有的患支气管哮喘，这主要是由患者自身的生理特点和个性气质的差异造成的。

　　很多患者在心身疾病发生之前受到人际冲突、婚姻、经济问题等各种各样生活事件的强烈刺激。因现代社会存在大量的心理社会应激因素，如社会的激烈竞争、日益复杂的人际交往、人们本身的过多需求和过高期望等，故心身疾病的背后往往影射着更多的社会问题，患者的社会文化背景及社会支持系统对疾病的治疗与康复会产生很大的影响。而作为临床医生，对存在这方面问题的患者，则需要鼓励本人积极改善家庭关系和人际关系，这样才有助于患者保持平稳心态，最终有利于疾病的康复。

五、自主神经支配

自主神经系统主要分布在内脏、心血管和腺体。例如，心脏：心率加快/减慢；胃肠道：腹痛、腹胀、腹泻症状等。

六、心身综合治疗

心身综合治疗比单用生物学治疗效果好。

第五节　心身疾病的诊断、预防及治疗

一、心身疾病的诊断

（一）诊断标准

表 13-1　心身疾病的诊断标准（DSM-V）

影响其他躯体疾病的心理因素
1. 存在一种医学症状或状况（而不是存在一种精神障碍）
2. 心理或行为因素，通过下面几种途径之一，给医学情况带来负面影响： （1）这些因素影响了医学情况的病程，显示出心理因素与医学情况的发生、进展或恢复的延迟有密切的时间关联 （2）这些因素干扰了医学情况的治疗（如造成依从性差） （3）这些因素构成对患者个人构成额外的、证据确凿的健康危险 （4）这些因素影响了潜在的病理生理过程，诱发或加重症状或必须加以医疗关注
3. 标准 B 中的心理和行为因素，不是某种精神障碍的表现 标定目前的严重程度 轻度：增加了医学上的风险（如遵从抗高血压治疗上不坚持） 中度：加重了潜在的医学情况（如焦虑情绪加重了哮喘） 重度：导致住院或到急诊救治 极重：导致严重的、威胁生命的危险（如忽视心脏病发作的症状）

（二）心身疾病诊断原则

（1）有肯定的社会心理刺激存在。

（2）社会心理刺激与发病有密切的时间联系。

（3）病情的波动与社会心理刺激有关。

（4）有特定的性格特征或心理缺陷。

（5）可能有儿童早年的特殊心理体验。

二、与常见精神疾病鉴别诊断

（一）其他躯体疾病导致的精神障碍

在本情况中，因果关系和本节所指情况是相反的，是医学上的疾病，引起了精神症状或行为改变。只是心理层面和躯体疾病层面也存在时间上的关联。比如垂体疾病导致烦渴、多饮水，老年人出现继发尿失禁或原有尿失禁加重。表面上看是行为（饮水多）导致尿失禁加重，中间可能夹杂着老人认为多饮水排毒的观念，看上去就更像心理因素影响医学情况。但仔细检查可以发现明确的病因，治疗能使情况得到控制。

（二）适应障碍

适应障碍是在应激源出现3个月内，引起情绪反应或行为变化，常伴随抑郁、焦虑、混合型焦虑和抑郁、行为紊乱、混合型情绪和行为紊乱等表现。个体痛苦程度与应激源严重程度不成正比，社会功能明显损害。应激源终止，症状持续不超过 6 个月。

（三）躯体症状障碍

躯体症状障碍以持续的躯体症状主诉为特点，这些症状不是假装的，并且与这些症状相关的过度和不适应的想法、感觉和行为有关。对于患者的躯体症状可能难以给出医学诊断，即使可以诊断，患者的相关患病行为，在同等情况的患者群体中，也明显是过分的或导致适应不良的。

（四）疾病焦虑障碍

疾病焦虑障碍，有时被称为疑病症或健康焦虑症，是指过度担心目前已经或未来可能会患上严重疾病。然而可能并没有身体症状，或者可能认为正常的身体感觉或轻微的症状是患上重病的征兆，即便全面的医疗检查结果显示没有严重的医疗状况。

三、治疗原则

（一）心、身同治原则

心身疾病应采取心、身相结合的治疗原则，但对于具体病例，则应各有侧重。

对于急性发病且躯体症状严重的患者，应以躯体对症治疗为主，辅之以心理治疗。例如对于急性心肌梗死患者，综合生物性救助措施是解决问题的关键，同时也应对那些有严重焦虑和恐惧反应的患者实施床前心理指导；又如对于过度换气综合征患者，在症状发作期必须及时给予对症处理，以阻断恶性循环，否则将会使症状进一步恶化，呼吸性碱中毒加重，出现头痛、恐惧甚至抽搐等。

对于以心理症状为主、躯体症状为次，或虽然以躯体症状为主但已呈慢性经过的心身疾病，则可在实施常规躯体治疗的同时，重点安排好心理治疗。例如更年期综合征和慢性消化性溃疡患者，除了给予适当的药物治疗，应重点做好心理和行为指导等各项工作。

心身疾病的心理干预手段，应视不同层次、不同方法、不同目的而决定，支持疗法、环境控制、松弛训练、生物反馈、认知治疗、行为矫正疗法和家庭疗法等心理治疗方法均可选择使用。

（二）因人而治

由于疾病种类、人格特征和心理-社会因素不同，心理病态的规律和个性心理特征也不相同。因此，心理治疗的方法应因人而异。

（三）心理干预目标

对心身疾病实施心理治疗主要围绕以下三种目标：

1. 消除心理社会刺激因素

例如询问了解患者工作和生活中可能引起其疾病的因素，通过治疗消除这些因素后可使疾病缓解，这属于治本，相对较容易。

2. 消除心理学病因

例如对冠心病患者，在其病情基本稳定后指导其对 A 型行为和其他冠心病危险因素进行综合行为矫正，帮助其改变认知模式，改变生活环境以减少心理刺激，从而从根本上消除心理病因学因素，逆转心身疾病的心理病理过程，使之向健康方面发展。这属于治本，但不容易。

3. 消除生物学症状

这主要是通过心理学技术直接改变患者的生物学过程，提高其身体素质，促进疾病的康复。例如采用长期松弛训练或生物反馈疗法治疗高血压，能改善循环系统功能，降低血压。

四、心身疾病的预防

从现代医学的角度看心身疾病的预防与康复，应该采取整体的、多维度的和综合性的预防与康复措施。心身疾病的预防与康复，从内容上应该包括心理的和生理的，从形式上应该包括个体预防和社会预防，从方法上应该包括心理咨询、心理治疗、药物治疗、物理治疗和对症治疗等。

（一）个体预防

没有个体预防，心身疾病的预防就无从谈起。因为心身疾病是通过每一个个体而发生的。个体预防包括五个方面：

1. 提高自我认知能力

通过努力学习现代科学知识，加强个人修养，提高辨别能力，学会从不同角度观察问题。

2. 培养健全的性格

性格是人在现实环境中，对外界事物稳定的态度和习惯化了的行为方式。健全性格的养成除遗传因素外，还有赖于社会文化背景、家庭和学校教育等。

3. 改善社会适应能力

有目的地丰富个人生活经历，学会缓解心理应激的技巧，如自我解脱和安慰等，提高个人的社会忍耐力。

4. 建立友善的人际关系

协调友善的人际关系，有增加社会支持的效果，帮助改善个体认知能力；缓解情绪体验的强度，疏通负性情绪外泄的渠道。

5. 保持良好的情绪

有目的地培养个人良好的情绪防御机制，提高个体抵御挫折的能力，在强应激作用条件下，学会采用合理化、升华、内外射、抵消、回避、否认和幽默等手段，消除内心所产生的紧张、不安和痛苦情绪，从而恢复心理上的平衡。

（二）社会预防

通过改善个体生活的社会环境，达到预防心身疾病发生的目的。置于社会中的个体，无论分工不同、工作性质和条件不同、社会地位的不同，都难免遇到各种心理应激，从而影响心身健康。社会预防的目的就是，通过社会力量创造一个良好的工作环境和心理环境，改善个体应有的待遇，形成良好的社会氛围，特别是避免人为的精神创伤。

思考题

1. 心身医学与心身疾病的概念。
2. 心身疾病的特点。
3. 心身疾病与常见精神疾病的鉴别诊断。

参考文献

［1］ Milano B A, Moutoussis M, Convertino L. The neurobiology of functional neurological disorders characterised by impaired awareness ［J］. Frontiers in psychiatry, 2023,14: 1122865.

［2］ Abdolahi S, Zare-Chahoki A, Noorbakhsh F, et al. A Review of Molecular Interplay between Neurotrophins and miRNAs in Neuropsychological Disorders ［J］. Molecular neurobiology, 2022,59（10）: 6260-6280.

［3］ Guidetti V, Cerutti R, Faedda N, et al. Migraine in childhood: an organic, biobehavioral, or psychosomatic disorder? ［J］. Neurol Sci, 2019,40（S1）: 93-98.

［4］ László A, Lénárt L, Illésy L, et al. The role of neurotrophins in psychopathology and cardiovascular diseases: psychosomatic connections ［J］. Journal of neural transmission, 2019,126（3）: 265-278.

［5］ Stumpf A, Schneider G, Stander S. Psychosomatic and psychiatric disorders and psychologic factors in pruritus［J］. Clinics in dermatology, 2018,36（6）: 704-708.

［6］ Toumi M L, Merzoug S, Boulassel M R. Does sickle cell disease have a psychosomatic component? A particular focus on anxiety and depression ［J］. Life sciences, 2018,210: 96-105.

[7] Sabel B A, Wang J, Cárdenas-Morales L, et al. Mental stress as consequence and cause of vision loss: the dawn of psychosomatic ophthalmology for preventive and person- alized medicine [J]. The EPMA journal, 2018,9 (2): 133-160.

[8] Deter H C, Kruse J, Zipfel S. History, aims and present structure of psychosomatic medicine in Germany [J]. Biopsychosocial Medicine, 2018,12 (1).

[9] Spillane A, Larkin C, Corcoran P, et al. Physical and psychosomatic health outcomes in people bereaved by suicide compared to people bereaved by other modes of death: a systematic review [J]. BMC Public Health, 2017,17 (1): 939.

[10] Herpertz S, Kessler H, Jongen S. Psychosomatic and Psychosocial Questions Re-garding Bariatric Surgery: What Do We Know, or What Do We Think We Know? [J]. Zeitschrift fur Psychosomatische Medizin und Psychotherapie, 2017,63 (3): 344-369.

[11] Putranto R, Mudjaddid E, Shatri H, et al. Development and challenges of palliative care in Indonesia: role of psychosomatic medicine [J]. Biopsychosoc Med, 2017,11: 29.

[12] Abdolahi S, Zare-Chahoki A, Noorbakhsh F, et al. A Review of Molecular Interplay between Neurotrophins and miRNAs in Neuropsychological Disorders [J]. Molecular neurobiology, 2022,59 (10): 6260-6280.

[13] 杨群，施旺红，刘旭峰. 临床心理学 [M]. 2 版. 西安: 第四军医大学出版社，2018.

[14] 世界卫生组织. 国际疾病分类第十一次修订本 [EB]. 2018.

[15] 陆林. 沈渔邨精神病学 [M]. 6 版. 北京: 人民卫生出版社，2018.

---第十四章---

心理障碍甄别

本章要点

掌握正常与异常心理活动区分的原则与标准、心理障碍诊断和鉴别思路；理解心理障碍症状、诊断标准；了解正常与异常心理活动，心理过程进程，健康与疾病划分。

心理障碍甄别是临床心理工作者必须掌握的基本技能。正确把握正常与异常心理活动和行为的区分原则及标准，全面掌握人群中常见心理障碍的症状及诊断标准，准确甄别不同程度的心理问题和心理障碍，不仅可以确保来访者存在的各种心理问题和心理障碍得以及早发现和及早识别，更是早期干预的前提。

第一节　正常与异常心理判断标准

世界上任何事物都有正反两个方面，人的心理活动也不例外。正常心理是指具备正常功能的心理活动：

（1）保障人类顺利地适应环境，健康地生存与发展。

（2）保障个体正常地进行人际交往，承担社会角色的责任，使人类社会组织正常运行。

（3）使人类正确、客观地反映、认识世界的本质及发展规律，更好地改造世界。正常心理分为心理健康和心理不健康两种状态，分别代表"正常心理"水平的高低和程度，是一个量变的过程。而异常心理即不正常心理，亦可称之为失常心理、心理障碍或疾病，与正常心理有着本质的区别，是指偏离了大多数人所具有的正常的心理活动和行为。正常心理与异常心理属于同一概念范畴，而心理健康与心理不健康则统统包含在"正常"这一概念之中，心理不健康不等同于异常心理。

　　个体的心理活动从正常的心理健康到异常的心理疾病是一个动态变化的过程，根据上述观点图示区分如下：

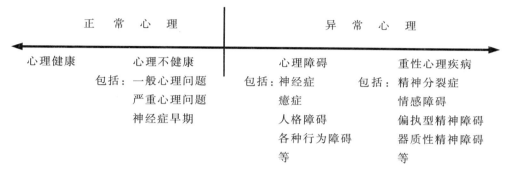

图 14-1　正常心理与异常心理区分图

　　正常心理与异常心理是一个相对性极强的概念。首先，因为人类的许多属性，如身高、体重、智力等都是呈常态分布的，即大多数人接近平均数，只有极少数人偏于两端。因此，高与矮、重与轻、智与愚等两端者，均可视为异常。但异常心理却不能如此界定。如远离平均数的高智商，是一种优秀状态，心理学工作者不愿以"异常"来称呼，而称之为"超常"。但是，"异常"本身便常带有否定的意思。再比如，人们所居的地域环境、社会环境不一样，所持有的道德标准、价值观念也会有差异，因此对"异常"的看法也就难免会有出入，甚至大相径庭。伦敦人烂牙、香港人烂脚可以说是平常的事，但却不能把未溃烂形容为不正常。所以，从统计学角度看异常是不含有否定意义的，但从社会学角度看异常却可能含有否定意义。因此，这就涉及一个很重要的问题，即究竟如何判别正常心理与异常心理。

　　事实上，很难有一个统一和简单的标准。一方面，异常心理与正常心理之间的差别常常是相对的，两者之间没有明确的界限，在某些情况下两者可能有本质的区别，但在更多的情况下又可能只有程度的不同，甚至在一定条件下双方可以相互转化。另一方面，异常心理的表现常受到多种因素的影响，包括遗传基因及其表达的环境条件、先天发育和后天生存的条件、神经系统的功能状态、主观经验系统的个人特征、个体认知的模式与倾向性、个体社会化特征以及不同的社会文化背景，等等，所取的角度不一样，标准也就不一样了。

　　尽管如此，在实际工作中，尤其在心理诊断过程中，仍然有一些原则和标准可以帮助我们区分正常心理与异常心理。

一、心理学区分原则

目前，由于重性心理（精神）疾病患者仍然是以药物治疗为主，单纯的心理治疗可以说收效甚微。因此，在心理诊断的过程中，面对来访者，我们首先要从心理学的角度，依据三个原则（郭念锋，1986、1995）判断其是否是一名重性心理（精神）疾病患者。如果明确或疑似来访者是一名重性心理（精神）疾病患者，就要请精神科专科医生会诊或将其转介到精神科进行专科诊治。

（一）主观世界与客观世界的统一性原则

心理是客观现实的反映，所以任何正常的心理活动或行为，必须就形式和内容上与客观环境保持一致。不管是谁、不管是在怎样的社会历史条件和文化背景中，如果一个人说他看到或听到了什么，而客观世界中，当时并不存在引起他这种知觉的刺激物，那么，我们必须肯定，这个人的精神活动不正常了，他产生了幻觉。另外，当一个人的思维内容脱离现实，或思维逻辑背离客观事物的规定性时，他产生了妄想。这些都是我们观察和评价个体的精神与行为的关键，我们称之为统一性（或同一性）标准。人的精神或行为只要与外界环境失去同一性，必然不能被人理解。

在精神科临床上，常把有无"自知力"作为判断精神病的指标，这一指标已涵盖在同一性标准之中。所谓无"自知力"或"自知力不完整"，是患者对自身状态的错误反映，或者说是"自我认知"和"自我现实"的统一性丧失。此外，"现实检验能力"亦是鉴别心理正常与异常的指标，也包含在这一标准中。因为若要以客观现实来检验自己的感知和观念，必须以认知与客观现实的一致作为前提。

（二）心理活动的内在协调性原则

人类的精神活动虽然可以分为认知、情绪情感和意志行为等部分，但它自身是一个完整的统一体，各种心理过程之间具有协调一致的关系。这种协调一致性，保证了个体在反映客观世界过程中的准确性和有效性。比如，一个人遇到一件令人愉快的事，会产生愉快的情绪，会愉快地向别人述说自己内心体验，伴有手舞足蹈等愉悦行为。相反，如果遇到一件令人悲伤的事，会产生负性情绪和行为。这是建立在对客观世界的准确认知基础上的有效反应。如果不是这样，对悲伤的事产生愉悦的情绪和行为，或者对愉快的事做出悲伤的反应，就表明其心理过程失去了协调一致性，就是异常状态。虽然某些轻型心理（精神）疾病患者，如强迫性神经症患者，也可以表现出认知与意志行为的不协调，但这种不一致性更多地表现在重性心理（精神）疾病患者身上。

（三）人格的相对稳定性原则

无论是正常人格还是异常人格都是在个体逐步社会化的过程中发展和形成的。个体的人格特征一旦形成，便有相对的稳定性；在没有重大外界变化的情况下，一般是不易改变的。如果在没有明确外部原因的情况下，人格的这种相对稳定性出现问题，就有理由怀疑心理活动出现了异常。比如，一个乐观开朗、待人接物很热情的人，突然变得很冷淡、冷漠；一个非常勤劳、喜爱干净的人，突然变得懒散，不注重个人卫生。如果在具体的生活环境中，找不到足以促使其发生改变的原因的话，就可以怀疑其精神活动已经偏离了正常轨道。

以上三个原则可以这样理解：主客观世界的统一原则回答的是产生心理活动的物质基础——大脑的功能是否是正常的，能否产生正常的心理过程。一方面表现为直接对客观事物正确有效认知的人类生物性，另一方面表现为人际环境适应良好的社会性。在大脑功能正常的基础上，心理活动的内在协调性原则回答的是正常的心理过程之间是否协调一致。而第三个原则着重回答在内在协调的正常心理过程的基础上，经过长期社会化过程发展和形成的人格具有相对稳定性的特点。

二、正常与异常心理的判别标准

（一）统计学标准

这一标准源于对人群的各种心理特征进行的心理测量，判定时多以心理测验法为工具。一般来讲，心理测量结果通常呈正态分布，处于平均数正负两个标准差区间的人数约占总人数的95%，这部分人定义为正常，而远离平均数的两端则视为异常。因此，个体的心理正常或异常，就以其偏离平均值的程度来决定。显然这里的"心理异常"是相对的，是一个连续的变量。偏离平均值的程度越大，则越不正常。由于对心理特征进行了量化，比较客观也便于比较，所以统计学标准有一定的实用价值。但是，偏离群体的平均值并不意味着异常。此外，统计学标准只能显示其当前的心理活动状况，不能准确地预测其未来心理活动的变化与发展。如智商（IQ）在140以上属于非常聪明，但只能在测量当时视其为天才，视为超乎正常的智力，不能说是病态异常。如果追踪下去，一些人可能会降到正常智力水平。同时，人类的某些心理特征和行为也不一定就是常态分布，而且心理测量的内容同样受社会文化制约。因此，统计学标准的普遍性也只是相对的。

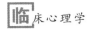

（二）生物医学标准

生物医学标准又称症状和病因标准，源于医学诊断方法。是指根据病因与症状存在与否、通过各种医学检查，找到引起异常心理症状的生物学原因，以此判断心理活动的正常或异常。这一标准是将异常心理当作躯体疾病一样看待，为临床医师们广泛采用。如果个体的某种心理或行为被怀疑为有病，就必须找到它的病理解剖或病理生理变化的根据，寻找脑病变的"客观根据"，在此基础上认定其有心理（精神）疾病或心理障碍。虽然这种办法可以客观地判断一部分心理障碍，对心理障碍的研究曾经做过重大贡献，但大部分心理障碍可能没有明显的器质性变化，至少在目前还找不到脑病变和其他因素的原因。所以，生物医学标准也有局限性。

（三）社会适应标准

这是一个极为普遍运用的标准。是以社会准则为标准衡量个体心理活动是否与社会的生存环境相适应，并从其对社会、集体、人际关系、人和自我的态度中和习惯的行为方式中来观察正常与否。在正常情况下，个体能够维持生理和心理活动的稳定状态，能依照社会生活的需要，适应环境和改造环境。因此，正常人的行为符合社会的准则，能依据社会要求和道德规范行事，这时，其所具有的行为是一种社会适应性行为。如果由于器质的或功能的缺陷，使得某个人的社会行为能力受损，不能按照社会认可的方式行事，那么就可以认为此人有心理障碍或心理（精神）疾病。但是，由于适应与不适应之间本无客观标准，所以这一标准也不能完全绝对适用。如教师多认为儿童的不良适应的品行问题，表现为偷窃、手淫、逃学、欺骗、鲁莽等；而心理学家则认为退缩、孤独、怀疑、抑郁等是不良适应的行为。

（四）内省经验标准

这里所提到的内省经验涵盖两个方面，一是指个体的内省经验，如自觉有焦虑、抑郁或说不出明显原因的不舒适感，自己觉得不能控制自己的行为时，能主动寻求帮助，或在帮助下能明白自己确实存在问题。另一方面是指心理医师或观察者凭借自己的临床经验和人们对心理障碍的日常经验，如把被观察的行为与自己以往经验相比较，从而对被观察者做出心理正常还是异常的判断。这种方法具有很大的主观性，不同的心理医师或观察者有各自的经验，所以评定行为的标准也就各不相同。虽然有很大的主观性，需要丰富的临床经验，但是通过专业知识教育、训练以及临床实践，还是能够形成大致相似的判断标准，甚至对许多心理障碍或心理（精神）疾病取得共识，能够反映心理异常与否及其程度的实际情况。当然，有时候也难免对某些少见的行为产生分歧，甚至意见截然相反。

以上这些标准各有利弊和局限性。因此，在实际工作中，应本着多种标准综合动用的原则来区分正常心理与异常心理。

三、其他区分方法

除了上述的心理学区分原则和标准化的区分方法外，我们还可以根据日常生活经验和从人们看问题的不同角度来认识正常心理与异常心理。虽然，这些方法缺少科学性和标准化，但也不失其有效性。

（一）常识性区分方法

1. 离奇怪异的言谈、思想和行为

如果有人说："我是宇宙的主宰，主管所有星球的事物。昨天我从金星过来，检阅了你们太阳系人的军队，明天我就要去地球考察宇宙能源。"又比如，在大街上看到一个满身污垢、披着散发、大喊大叫、满街乱跑的人，尽管我们不是心理学家或精神科医生，也可以判断，他们的言行是异常的。

2. 过度的情绪体验和表现

假如一个人突然感到极度的恐惧，就像死亡已经来临，大声喊叫，大汗淋漓，不停发抖，很快又恢复到正常状态，事后担心再次出现类似的情况而紧张不安，不愿单独出门，不愿到人多的场所，不愿乘车旅行等。或者，一个人终日低头不语，行动缓慢，与人交谈十分吃力，流露出对生活的悲观失望，失去兴趣等。这时，可以依据正常的生活经验判定，其行为已经偏离了正常范围。

3. 自身社会功能不完整

一个人，总是害怕到空旷的场所或与他人目光相对，而不敢出门或不敢见人。又如，一个人总是怀疑其他人在工作中捣乱，有意和他作对，把别人的好意当成恶意来理解。在工作和生活中遇到困难总是埋怨、怪罪他人，常常与别人吵架。遇到这样的人，也可以依据自己的生活经验认为其行为偏离了正常轨道。

（二）非标准化区分方法

李心天（1991）依据人们看问题角度的不同，粗略地将非标准化的区分归纳为以下五种。

（1）从统计学角度，将心理异常理解为某种心理现象偏离了统计常模。例如智商在 70 以下是智力缺陷，属于异常范围。

（2）从文化人类学角度，将心理异常理解为对某一文化习俗的偏离。由于不同文化背景下对行为的标准不同，所以，在某一文化下是异常的行为，在另一文化下却属于正常的行为，这一观点被称为"文化相对论"。

（3）从社会学角度，将心理异常理解为对社会准则的破坏。任何对社会带来威胁的破坏性行为，无论是对人身的，或是对政治的、经济的破坏，如果有明确的犯罪动机，那就是犯罪；如果没有任何理由，找不到任何犯罪动机，就可以认为是行为异常。

（4）从精神医学角度，将心理异常理解为对古怪无效的观念或行为，例如幻觉、病理性错觉、情感倒错这些古怪的心理行为，以及妄想、强迫观念等无效观念，都属于心理异常。

（5）从认知心理学角度，将心理异常看作是个体主观上的不适体验。根据个体的言语信息（诉说为情绪低落或紧张不安）或非言语信息（面部表情或形体表现），只要个体有着和以前不一样的表现，或者和别人不一样的感受，就确认为心理异常的表现。

第二节　信息收集与整理

信息的收集是心理障碍甄别过程的重要一环，就像战争中情报获取，其准确与否会影响战争的走向，心理医生准确地进行心理障碍甄别工作，需要全面、客观、灵活地进行信息收集，为心理治疗工作打下良好的基础。对收集到的信息进行系统的整理，则能让心理评估与诊断过程更加高效，减轻心理工作人员的压力。

一、信息收集部分

作为一名心理工作者，当我们面对一位需要帮助的来访者时，快速有效地收集到关键信息能够让我们及时提供他们所需要的心理服务。随着心理服务的有序进行，准确的信息收集可以让我们了解来访者一些深层次的困扰，还可以让我们评估心理服务的效果，并进行相应的调整，以便为来访者提供符合实际变化的心理服务，从而形成自然、连贯、贴合的完整心理服务。

会谈法是心理医生进行信息收集需要掌握的基本技术。早在 20 世纪 20 年代，临床心理学家就把会谈法定义为一种有目的的交谈。特别是进行心理评估与诊断时，心理工作者都要采用这种方法收集临床信息，并且在信息收集的过程中与工作对象之间建立起"帮助关系"。

由于每个人在日常生活中经常与别人谈话，所以人们就会觉得会谈法是一件极简单的事情。然而，熟练的会谈技术在临床上是最难掌握也是最难做好的事情。有人把这种技术称为"伟大的艺术"，意思是说，虽然人人都有会谈的能力，但并非都能谈得成功，这正像每个人都可以画图画，但不是每个人都能画出杰出的作品一样。说它是一种艺术，另一层意思是说，每个人由于修养不同，所以会谈过程中可以表现出不同的个人风格和特征。

从以上的情况来看，会谈法确实是一种技术。为使大家便于理解和掌握这种技术，现将要点介绍如下：

（一）会谈中听比说更重要

会谈技术包含听和说两个方面，善于听要比善于说更重要。耐心细致地听来访者叙述自己的苦闷，本身就是对他的安慰和鼓励，只有诚恳地、全神贯注地去听，来访者才有兴趣讲述自己生活中的重要事件。事实上，每个前来咨询的人，情绪上都有一些问题，正是某些特殊的困扰才促使他们走进医院的门诊或心理学家的办公室。他们的生活挫折或恐惧情绪使他们无法处理某些问题，所以他们很想找人谈谈并希望获得帮助，但又担心别人是否能尊重自己，是否愿意接受自己的想法；另有一些被强迫前来的人，如罪犯、妄想狂等，则往往怒气冲冲，感到受了侮辱；儿童则充满对环境的不适应，怕见陌生人，根本拒绝进入诊室；等等。这样，作为心理医生，对他们既不能表露出漠不关心和不尊重，更不能表现出急躁和愤怒表情，要耐心地听来访者谈论任何事情。如果心理医生为了取得有用的信息，而不断地打断来访者的会谈，那么来访者就会觉得被动和不安。开始接触时，心理医生的自我介绍和谈一点与来访者无关的事是必要的，这可以缓和气氛，但是，一旦开始进入会谈，心理医生就只能用热情友好的倾听将会谈维持下去。心理医生要让来访者自由地谈论问题，并且随时都表现出对来访者谈的问题感兴趣，而且能听懂。只有这种听的行为，才是打开来访者内心世界的钥匙。

相较于普通的来访者而言，重性心理障碍患者有其特殊性。他们往往否认有病，因此他们的很多信息多由就诊者亲属、朋友或同事提供。心理医生收集信息时，要取得他们的合作，向其讲明收集信息的重要性，耐心倾听他们介绍患者的有关情况。由于他们大多缺少精神科专业知识，有局限性，有的可能带有主观或某些偏见，因此他们提供的信息可能是不完整、不准确的：①有的会强调精神因素而忽略躯体因素。②提供的阳性症状多，而忽视了早期症状和不太明显的阴性症状。③提供异常的情绪和行为多，忽视思维和内心的异常体验。因此收集信息时，医生不单单是倾听者，还应观察信息提供者的心理状态，善于引导，方可取得较为客观全面的资料。

（二）态度

心理医生在与来访者会谈时，只能持一种非评判的态度，这就好像我们看日落，罗杰斯曾经说过："当看着日落时，我们不会想去控制日落，不会命令太阳右侧的天空呈橘黄色，也不会命令云朵的粉红色更浓些。我们只能满怀敬畏地望着而已。"

非评判性态度是使来访者感到轻松的重要因素，它可以使来访者无所顾忌，从而把内心世界展现在你面前。

心理医生的态度，从表情到语言都要注意，在为收集资料而进行的会谈过程中，有些话是不能讲的，如："你的做法是荒唐的""这件事不符合原则"等，这种评判性的结论，有时在心理治疗中也不能随意给出，所以在初期会谈中更不能使用。

如果会谈的气氛迫使心理医生必须表明态度，不表明态度会谈就无法进行时，心理医生的态度必须是中性的，可以说："你所谈的情况，从心理学角度完全可以理解"或"我十分理解你的情况（或心情）"。"理解"是态度中最中性化的和非评判性的，它可以使来访者得到知己，但并非支持者或反对者。从心理学角度，"理解"只说明对他的行为或情绪发生的规律或必然性有了肯定的看法，而对其社会效应和其他后果仍持一种保留态度。所以，这种表态既不破坏会谈气氛，又对后来的帮助指导留有余地。

（三）甄别

对来访者的会谈内容进行甄别十分重要。首先要做程度上的甄别。由于人在对待生活事件时会受情绪的干扰，所以心里想的和实际做的有时并不完全一致。有时，患者谈的是一种情绪体验或一种想法，在强烈程度上，可能有夸张成分，而在他的行为中未必表现得那么强烈。区分情绪（或想法）与行为，对决定治疗措施是十分重要的。其次是对会谈内容的真伪进行鉴别，特别是对神经症来访者，由于他们有一种无意识的病因否认倾向，所以不能完全按照来访者谈的内容对症状归因。比如有些来访者说自己工作太紧张常常失眠，但我们不能把失眠原因归结为工作紧张，因为一切失眠都是情绪性失眠，所以必须继续了解干扰来访者的情绪障碍。另外，有些来访者有意回避症状的真实原因，真实原因与他们说出来的原因和症状没有必然的联系，这时，必须进行甄别。

对诊断和咨询起关键作用的问题，必须让来访者说得十分具体，因为把关键问题具体化是区别问题真假、轻重的关键，也是进行诊断、治疗的重要步骤。为了更好地完成这一任务，对无关紧要的问题必须忽略，不可深究。

（四）会谈法的种类

由于临床心理学的服务项目和工作阶段有很多，所以，为了不同目的而进行会谈的种类也很多。从大的方面看，它可分为收集资料的"摄入性会谈"，即通过会谈了解病史，了解健康状况、工作状况和家庭状况等；"鉴别性会谈"，即通过交谈和观察确定使用什么测验和鉴别措施；"治疗性会谈"，即针对心理问题和行为问题所进行的会谈，这类会谈往往是心理治疗的一种，它除了要注意会谈法的原则，还要遵循心理治疗的原则；最后一类会谈是"咨询性会谈"，这类会谈涉及的往往不是患者而是健康人的某些问题，如职业选择、人员的任用和解雇、家庭关系问题、婚姻恋爱中的问题、子女教育培养的问题等。除了上述四类会谈法外，还有一种应急性会谈或叫作危机性会谈。这是一种特殊情况，当来访者发生意外时，如遭到强奸、想自杀、突然遭受精神创伤的时候，心理医生用会谈法给予帮助的情况，都列入这一类会谈。

最常使用的"摄入法"是病史采集法。通过这种以问题为中心的会谈，将能获得来访者个人的背景资料、咨询目的和对咨询的期望等。无论采用哪种临床心理学的理论，在临床操作中都必须采集客观的背景材料。所以，即便是比较重视现有状况给的罗杰斯"来访者中心论"，也经常采用病史采集性会谈。为了比较全面了解来访者的病史和个人资料，人们经常选用桑德伯格制定的一个提纲。下面是这个提纲的主要内容：

（1）身份资料：姓名、性别、年龄、职业、收入、婚姻、住址、出生日及地点、宗教信仰、教育、文化水平和文化背景。

（2）来就诊的原因和对治疗服务的期望。

（3）现在及近期的状况：居住条件、活动场所、日常活动内容、近几个月以来生活发生变动的种类和次数、最近的变化。

（4）对家庭的看法：对父母、兄弟姐妹、其他主要成员的看法，对自己在家庭中所起作用的描述。

（5）早年回忆：对能记清的最早发生的事情以及周围情节的回忆。

（6）出生和成长：包括会走路和会说话的时间。与其他多数儿童相比较曾出现过什么问题、对早期经验的态度。

（7）健康及身体状况：包括儿童时期与以后发生的疾病和伤残、近期服用的心理医生指定的药、近期服用的非心理医生指定的药、吸烟与饮酒的情况、与他人比较身体状况、饮食与锻炼的习惯。

（8）教育及培训：特别感兴趣的科目以及所获得的成绩、校外学习情况、感到困难的科目、值得自己骄傲的科目、其他文化上的问题。

（9）工作记录：对工作的态度、是否改变过职业、理由如何。

（10）娱乐（包括你感兴趣和使你愉快的事）：如工作、阅读等，自我描述是否准确。

（11）性欲的发展：第一次意识到性问题、各种性活动、对自己与近期性活动的看法。

（12）婚姻及家庭资料：家庭中发生的重要事件与原因、家庭的现状与过去的比较、道德和文化因素。

（13）社会基础：交际网和社交的兴趣所在、与自己交谈次数最多的人、能给予各种帮助的人、互相影响的程度、对他们的责任感以及参加集体活动的兴趣。

（14）自我描述：包括长处或优点、短处或弱点、想象力、创造性、价值观、理想。

（15）生活的转折点和选择：生活中曾有过什么变化和做出的最重要的决定，对它们的回忆（以一件事为例）和评价。

（16）对未来的看法：愿意看到明年发生什么事情，在五年至十年里希望发生什么事情，这些事情发生的必要条件是什么，对时间的现实感，抓重点的能力。

（17）来访者附加的任何材料。

采集这样一类历史性资料，很大程度上依靠来访者的回忆，而他们的回忆过程可能较为凌乱，所以要花较长的时间，要有耐心才能完成上表中的项目。对于儿童以及不善于讲话的人，对上述表格内容可做适当调整。对于精神不太健全的人，应适当会见其家属以补充上述表格中的内容。

除了病史的采集，心理医生还需要了解来访者的精神状态和行为特点。这时，我们会感到有些茫然，因为精神活动和行为涉及的面很广，不知从何入手。马隆（M. P. Malon）和沃德（M. P. Word）于1976年总结出12个题目，作为在会谈过程中了解来访者思想和行为的工作提纲。下面选出6条，以供参考：

（1）外表和行为。完成这一项主要靠观察，它涉及以下问题：来访者是如何表现自己的？他给人的一般印象如何？外表是否整洁、衣着是否符合来访者的背景和现状？有没有特别的装饰？有无明显的身体缺陷？他在会谈中的表现如何？有无离奇的表情和动作？有无重复性"神经质"的动作？他的姿势怎样？是否避免与人对视？活动缓慢还是不停地乱动？是否机敏？是否顺从？是否态度友好？

（2）交谈过程中的语言特点。语流如何？是缓慢还是快速？会谈是直爽还是小心谨慎？是否犹豫？有无言语缺陷？有无咬文嚼字？健谈还是不健谈？有无松弛的联想？哪些话题避而不谈？是否有海阔天空的闲聊？是否有自造的词汇，笑、皱眉、姿势、表情与语言表达是否协调？说话内容与声调所表达的是否一致？对交谈的兴趣如何？

（3）思维内容。有无不断抱怨和纠缠不放的题目？有无思想不集中现象？有无幻想、错觉、恐惧、执着和冲动表现？

（4）认知过程和功能。来访者的各种感觉有无缺陷和损伤？来访者能否集中注意于手中完成的工作？时间、人物、空间定向力如何？能否意识到自己所在的地方是哪里？年、月、日的知觉如何？能否说出自己的名字、年龄？近期和远期记忆如何？会谈内容能否反映出他的职业和受教育程度？运算能力如何？阅读、书写如何？

（5）情绪。在会谈期间，来访者的一般心境如何？一般情绪的表现是哪一种，痛苦、冷漠、鼓舞、气愤、易怒、变幻无常还是焦虑？来访者对心理医生有无献媚、冷淡、友好、反感等表现？情绪表现与会谈内容是否一致？他们的自我报告是否与心理医生的印象一致？

（6）灵感与判断。来访者对自己就诊的目的是否判断准确？对自己的判断是否符合实际情况？来访者对自己的精神状况有何想法？他是否能观察到、意识到自己的行为或情感已经有了问题？来访者对问题的原因是否有中肯的认识？在对问题原因的分析上有无道德和文化因素的作用？来访者对于自己的工作有无准确判断？来访者如何理解生活中出现的问题？他们处理问题是一时冲动、独立进行、非常负责还是相反？对讲述自己的事情是否有兴趣？对改变自己的现状是否有要求？

（五）怎样提问题

在会谈中，无论是要了解求助者的各种情况还是想控制会谈内容，都要使用提问的方法。但是，提问本身是一件比较复杂的事情。问题提得是否妥当，关系甚大。提得好，可以促进咨询关系，增进交流和使来访者感到被咨询师所理解；问题提得不好，可能伤害咨询关系，破坏信息交流，来访者会觉得处于被审问的地位。

问题提得过多，其基本原因是心理医生对来访者的心理障碍和对来访者的会谈内容缺乏基本理解。当然，也可能是不善于掌握语言交流的技巧。在心理医生还没有真正理解来访者时，或还没有掌握语言交流技巧时，最优帮助的办法是把各种封闭性提问变为开放性提问。所谓封闭式问题，就是事先对来访者的情况有一定固定假设，而期望得到的回答只是印证这种假设的正确与否。比如，你和邻居相得好吗？提这一问题时，咨询师在心里肯定有一个假设："他和邻居处得可能不好"，而回答只能有"是"和"否"两种，来访者只要说"好"或"不好"之后，就再没别的话可谈。如果把问题改一下，改成："你能谈谈和邻居的关系吗？"这时，来访者如不拒绝，肯定会谈得很细致，与此同时，可以从他处理邻居关系中了解他的人格、价值观、日常情绪和行为习惯，等等。

俗话说"言多必失"，而问题一旦提多了，也容易有一些是不恰当的。有人在临床上总结了一些不恰当的问题所带来的消极作用，现列出来以供参考。

（1）造成依赖。问题提得太多时，来访者叙述自己的情况时便出现依赖性，不问就不说话。

（2）责任转移。解决问题的关键是来访者自己，而不是心理医师。问题过多就会把这一层责任转移到心理医师身上，减少了来访者参与解决心理障碍的机会。

（3）减少来访者的自我探索。来访者等待心理医师来挖掘自身的问题，而不主动动脑筋自我探索。

（4）产生不准确的信息。封闭式的问题中，包含着心理医师的估计，很可能通过暗示作用影响到来访者，他们回答问题时就可能只顾顺着心理医师的估计谈，却把真实情况掩盖了。另外，有的事情比较难以判断，而非要做出回答时，就难免加上主观臆测。

（5）来访者可因为处在被"审问"地位而产生防卫心理和行为。特别是对那些质问性的问题，如"你怎么能这样想呢？""你不知道那是错的吗？""你为什么不努力争取？"。这时，来访者的防御反应首先是表白自己，更有甚者就是沉默。在咨询会谈中，凡属于"为什么……""干吗要……""你怎么能……""非那样……"之类的提问，应当绝对避免。

（6）提问过多可以影响交谈中必要的概括与说明。除了提问题的数量和频率要注意掌握外，还应当对各类问题的性质以及可能造成的后果有所了解。也就是说，在会谈过程中，以什么方式提问也很重要。

凯利（G.kelly，1977）曾经把临床交谈提问的性质做过如下归类：

（1）"为什么……"的问题。前面已经涉及这类问题。这类问题的含义对来访者是说有强烈暗示性的，因为它明显地要求来访者说明理由，暗示来访者的行为或情绪是错误的。这类问题可以改变形式，可以改为"怎样"和"什么"的形式。比如："为什么你要和别人打架？"改为"你和某人一起干什么啦？""你为什么失约？"改为"你那里出了什么事啦？"改变形式以后的问题，不带指责性，来访者没必要自我辩解，反而能引导他自我探索。

（2）多重选择性问题。比如："你有什么感觉，是沮丧还是生气？""上星期日你是离开家还是在家里待着？"这类问题并不是开放性问题，还是封闭性问题，仍然使我们获得的信息受到限制。改变这种的办法是去掉选择部分，比如："你有什么感觉？""上星期日你都做了些什么？"

（3）多重问题。比如："你认为他对这个问题的看法怎样呢？""他的父亲是怎样看这个问题的呢？你本人又是怎样做这件事的？"出现这种连珠炮性质的问题，会使来访者不知所措，来访者只能回答他认为最重要的一个方面。对一件事从几个方面同时提出问题的做法，往往表现出心理医师急躁和没耐心，是那些没有经验和缺乏训练的咨询人员的表现。

（4）修饰性反问。这类问题实际上并不构成问题，因为它不需要回答也无法回答。比如："您只谈学生学习不好，可如今的教师水平和学校纪律又是个什么情况？""您知道，一个人怎么能发现真理呢？"这样的问题，常常会使会谈陷入僵局。即使是把会谈接下去，也会把所谈的内容引向空洞和抽象的评价，离开具体问题，对来访者毫无益处。

（5）责任问题。这是以反问形式责备来访者。比如："现在这样，当初你干什么来着？""这件事你凭什么能肯定？"这种问题，对来访者会产生很大的威胁感，所以会立即引起来访者的防卫，这对推动交谈没有任何作用，所以在咨询中应严加杜绝。

（6）解释性问题。这是心理医师表达自己对问题的看法和理解，而不是推动来访者去自我探索。和责备式提问一样，这类问题对来访者的自我探索作用很小，特别是与当事人的观点不一致时，更不应以疑问方式反问对方。

（六）会谈内容的选择

会谈内容的选择是极其重要的，特别是把会谈作为治疗手段时，会谈的内容必须认真选择。

选择会谈内容的原则可以有以下几条：

（1）适合来访者的接受能力，符合来访者的兴趣。

（2）对来访者的病因有直接或间接的针对性。

（3）对来访者的个性发展或矫正有关键作用。

（4）对深入探索来访者的深层病因有意义。

（5）对来访者症状的鉴别诊断有意义。

（6）对改变求助的态度有积极作用，对帮助来访者改善认知和正确理解问题有帮助。在选择会谈内容时有一大禁忌，即不可把精神分裂症的症状作为会谈和讨论的内容。

（7）会谈法的有效性。会谈法的有效实施，其关键在于心理医师是否能正确地把握来访者的精神状态和行为特点。对于初学心理治疗的人来说，会感到有些茫然，因为精神活动和行为涉及的面很广，会使人不知从何入手。

以上，我们介绍了会谈法的主要内容，那么，这种方法的临床诊断价值如何呢？

对于这个问题，很难做一般性结论，因为会谈法是一种包含很多因素的方法，所以其结果也会因为会谈目的、种类、当时情境、不同来访者、心理医师的水平不同而有所差异。由于这些差异的存在，该方法在诊断方面的参考意义也就不同。

很多关于会谈法的研究也表明，这种方法确有局限性。如有的研究者表明，心理医师的热情不一定能使患者如实讲述自己的情况（K. Heller，1977；A. N. Wiens，1976）。来访者和心理医师若来自不同民族，会谈法局限性便更明显，因为具有不同文化背景的来访者，更愿意自己的心理医师是来自本民族。还有人证实，会谈法对于预测学习成绩几乎是无效的。也有一些研究报告认为会谈法在信度和效度上是不可靠的，怀疑这种方法对诊断的意义（Wiens，1976）。上述看法并不完全正确，若对这种方法把握得好，它仍然是一个重要的临床手段。如果把会谈法与其他方法配合使用，会谈结果的诊断价值可能更大。

（七）注意事项

（1）态度必须保持中性。接待、提问、倾听过程中，态度必须保持中性，心理医师访谈时的面部表情、提问的语调、动作，均不可表达出对会谈的哪类内容感兴趣，不然可能有暗示和诱导因素介入摄入性会谈中，从而使来访者的报告产生偏离，丢失客观信息。

（2）提问中避免失误。

（3）心理医师在摄入性会谈中，除提问和引导性语言之外，不能讲任何题外话。

（4）不能用指责、批判性语言阻止或扭转来访者的会谈内容。

（5）在摄入性会谈后不应给出绝对性的结论。

（6）结束语要诚恳、客气，不能用生硬的话做结束语，以免引发来访者的误解。

二、信息整理部分

通过信息收集技术我们得到了很多信息，必须有条理地加以整理才能进行逻辑性的分析，并对各种与临床表现有关的资料加以综合，最后才可以将其作为评估与诊断依据。为完成评估与诊断任务，我们需要依据提纲，按照操作步骤进行资料整理。

（一）按如下提纲整理归纳一般资料（可列表填写）

1. 访谈对象的人口学资料

（1）姓名、性别、年龄、出生地、出生日期。

（2）职业、收入、经济状况、受教育状况。

（3）宗教、民族、婚姻状况（未婚、已婚、离异）。

（4）现住址、邻里关系、社区文化状况（商业区、工业区、农村城乡接合部、文化区）、联系方式。

2. 来访者生活状况

（1）居住条件。

（2）日常活动内容、活动场所。

（3）生活方式和习惯。

（4）近期生活方式有无重大改变。

询问住所位置、经济收入及家庭构成情况有助于了解来访者的生活环境。除了可评估患者所面临的问题与应激源，还应评估可能获得的社会支持。

了解影响个体的重大生活事件，如丧亲、离异、升学、重大财产损失、患重病、被殴打、经历地震等，对了解来访者目前的精神症状的形成和表现，可能具有一定的意义。

3. 婚姻家庭

（1）一般婚姻状况（自由恋爱、他人介绍、包办、买卖婚姻），婚姻关系是否满意（性生活、心理相容度）。

（2）婚姻中有无重大事件，事件原因中有无道德和文化因素。

（3）家庭组成成员。对家庭各成员的看法，家庭成员在日常生活中的分工，自己在家庭中所起的作用。

（4）家庭中发生的重要事件和原因，原因中有无道德、文化因素。

婚恋史包括所有较持久的亲密关系。需要询问来访者目前或既往的任何持久关系。选词应避免预设伴侣的性别。反复的关系破裂可能反映人格异常。配偶的职业、人格特征、健康状况以及是否有酒药依赖可能与患者当前的境况有关。

医生还应考虑来访者的性生活相关影响，可以根据常识来决定询问这个问题的深入程度，并根据来访者对初始提问的反应、人口学背景和当前诉述的性质做出判断。例如，当来访者因性功能障碍就诊时，详细深入了解有关情况就是必需的。但在一般情况下，只需了解来访者性生活是否涉及现有的疾病，是因是果或相互关联即可。在询问儿童遭受性虐待时，医生需判断提问的最佳时机与详细程度。这样的经历特别是对女性患者需要询问。但是，通常在第一次晤谈就问这些问题是不合适的，除非来访者主动提及。

4. 工作记录

（1）对工作的态度、兴趣、满意程度。

（2）是否改变过职业及理由。

来访者目前的职业信息有助于医生了解来访者的社会经济环境以及潜在的应激源。来访者与上、下级的关系有助于了解其人格特征。来访者从事过的职业、每个职位工作的时间及离职原因可为人格评估提供参考。如果可胜任的工作难度越来越低，提示可能存在慢性疾病或酒药滥用。反复变换工作或被解雇提示可能存在人格问题。

5. 社会交往

（1）社交网以及社交兴趣和社交活动的主要内容。

（2）交往最多、最密切的人有几个。

（3）能给予来访者帮助的人和来访者帮助过的人有几个。

（4）举例说明社交中的相互影响。

（5）社交中互相在道德和法律方面的责任感。

（6）参加集体活动的兴趣如何。

重点询问来访者是害羞怕人还是容易结交朋友，有无异性或同性朋友，朋友多或少，与朋友关系疏远或密切、持久还是短暂，与双亲的关系如何，对待家中老人的态度，与同学、老师、同事和领导的关系如何等。业余爱好活动也有助于了解其人格特征，如从喜欢棋类活动还是喜欢球类活动判断其喜静还是喜动；从喜欢少人或独自参与的项目如看书、游泳，还是喜欢多人配合的项目如篮球、足球等，可以帮助判断来访者的内外倾向及合作程度。

6. 娱乐活动

（1）最令来访者感到愉快的活动。

（2）来访者对愉快情绪体验的描述是否恰当。

物质的使用，如酒精、毒品，甚至处方药（如止咳糖浆）的误用也应该记录。对于这类问题，来访者可能闪烁其词或有意误导，因此需要通过知情人或其他信息来源（如尿液检查或血液检查）来核实有关情况。

7. 自我描述

（1）描述自己优点时的言辞、表情、语言、语调是否夸张或缩小。

（2）描述自己缺点时的言辞、表情、语言、语调是否夸大或缩小。

询问来访者的自我评价、了解其他人对其的看法、观察其晤谈时的行为以及进行人格测验。过于看重来访者的自我评价可能会导致错误的评价，因为有些人会力图展示好的一面而掩饰其他表现，如反社会人格者掩饰自己的攻击以及不诚实行为。相反，抑郁患者又常常消极和批判性地评价自己。因此，应尽可能与其他知情人晤谈，并结合人格测验进行判断。此外，让来访者就某些特定的情境举例说明，如遇到领导批评、和朋友发生误会、在面对困难任务时的表现，能更好地反映其人格特征。

8. 来访者个人内在世界的重要特点

（1）想象力。

（2）创造性。

（3）价值观（对生活享乐方面、社会责任方面、追求精神生活质量方面的价值取向）。

（4）理想（已经付诸行动的理想）。

（5）对未来的看法：①希望明年发生什么事？②希望5～10年内发生什么事？③对未来事件发生的理由和判断依据。④对现实状况能否捕捉住关键和重点。

询问来访者的个人内在世界的特点，能够从更长的时间维度、更深的内在尺度对来访者的人格以及状态进行把握，比如偏向抑郁的来访者，可能在对未来的看法上是非常消极的，或者不能想象；躁狂的来访者，则可能在想象力与创造性上充分地暴露其症状特点。

9. 在上述提纲内容之外，来访者谈及的或调查了解到的其他资料另外列出，以供诊断时参考

（二）按以下提纲，整理个人成长史资料（可列表填写）

具体操作：

（1）婴幼儿期：围产期、出生时的情况，包括母亲身体情况、服药情况、是否顺产。

（2）童年生活：①走路、开始说话的时间；②与大多数儿童比较，有无重大特殊事件发生，现在对当时情景的回忆是否完整；③童年身体情况，是否患过严重疾病；④童年家庭生活、父母情感是否和谐；⑤童年家庭教养方式、学校教育情况，有无退缩或攻击行为。

（3）少年期生活：①少年期家庭教育、学校教育、社会教育中有无挫折发生；②少年期最值得骄傲的事和深感羞耻的事是什么；③少年期性萌动时的体验和对待；④少年期有无严重疾病发生；⑤少年期在与成人的关系中，有无不愉快事件发生，有无仇视、忌恨的事或人；⑥少年期的兴趣何在，有无充足时间做游戏，与同伴关系如何。

（4）青年期：①青年期最崇拜的人是谁；②爱情生活状况（有无失恋等）；③最喜欢读的书籍；④学习（包括升学）有无挫折；⑤就业有无挫折；⑥婚姻是否受过挫折；⑦有无要好的朋友，朋友的状况如何（包括职业、道德行为、法律意识）。

（5）个人成长中的重大转化以及现在对它的评价。

（三）按以下提纲整理来访者目前精神、身体、社会工作与社交交往状态

1. 精神状态

（1）感知觉、思维活动、注意记忆。

（2）情绪、情感表现。

（3）意志行为（自控能力、言行一致性等）。

（4）人格完整性、相对稳定性。

2. 身体状态

（1）有无躯体异常感觉。

（2）来访者近期体检报告。

3. 社会工作与社会交往

（1）工作动机和考勤状态（在校学生学习动机和考勤状况）。

（2）社会交往状况（接触是否良好）。

（四）对资料来源的可靠性予以说明

（1）所谓资料来源的可靠性，是指报告临床情况的人不是来访者自身，而是其亲友或转诊的中介人，由于亲友和中介人受专业知识、职业特点的影响，使他们对问题的客观性质不能按照专业要求做出评价，所以，心理医师应当去伪存真地审视这类资料。而在整理资料时，来自亲友和中介人的资料，应首先判断其真实程度并给以附加说明后，方可使用。

（2）中介人若是心理治疗人员，应提供的某些资料很可能包括一些初步诊断性的结论，对这些结论性资料也应进一步核实，核实之后才能被视为可用资料。

（五）按资料的性质进行分类整理

在收集临床资料时，各类资料可能是互相交错的，如环境条件、个人情绪、个人表现、个人的看法等，可能是混杂在一起的。面对相互交错和混杂的资料，往往给思考、判断带来不便，所以，应按资料性质再加以整理，这样，可能使心理医师更容易判断不同资料之间的纵向、横向以及逻辑关系。为工作方便，可按下表（表 14-1）进行分类整理。利用此表了解各种资料之间的纵向关系。对资料的整理，还可以按照与心理问题有关的三个方面即个体情况、环境情况和临床专业初步评价进行整理。

表 14-1　临床心理问题资料收集表

发生时间	事件性质			
	环境生活事件	认知	情绪	行为
年　　月　　日				

【相关知识】

1. 对临床资料的归类、解释与验证

搜集了某个人的全部情况之后，为了临床目的，剩下的问题就是对这些资料进行解释、归纳和验证。W. Haley 于 1977 年对此有过一个很好的总结，他集中了一位 43 岁妇女的各种资料，把它们分为三大类：①来访者个体方面的（生物特性的、心理与行为的以及自我意识及表现的）情况；②有关来访者的环境条件（人事关系、工作环境、生活物质条件）；③他人的评价（对来访者的一般印象、对治疗情况的评价等）。这三类材料可以说都是很有用的，因为它概括得较为全面。

当我们面临庞杂的资料时，首先考虑的一般是与处置方案和治疗有密切关联的资料。临床工作人员较注重行为的观察，比如看到来访者精神抑郁、行动缓慢，这时便可能把这些表现和其性格联系起来。除了上面这种思路外，心理医师有时还在许多资料中找出哪些是偏离正常标准的行为，然后抓住偏离标准的行为表现去考虑问题。还有一种方法是和咨询师与心理学家的个人看法有关，那就是抓住那些"显眼和突出"的事件，首先给以解释，并按这种解释去归纳别的事件。

2. 先决条件——资料的可靠性

临床上时常有这样的情况，即得到的资料并不可靠，有些来访者因回避问题而说谎，也有的亲友报告情况时，由于不甚了解实际情况而用自己的想象代替事实，这种情况具有危险性，解决这一问题的办法就是进行验证。

验证的办法很多。例如当我们要验证来访者的社会交往方面的资料是否可靠时，可以使用补充提问，如："这个人是怎样被他人发现的？""你是怎样发觉别人对你有这种印象的？"我们也可以使用问卷和心理测验的办法来验证资料的可靠性。还有一种比较可行的办法是比较同一资料的不同来源，各种来源如果都给出类似的印象，那么这一资料的可靠性就较高。

资料或数据本身并不包含太多的意义，它们的意义是心理医师赋予的，比如，一个人沉默少语，这种情况对他的心理问题有何种意义呢？这就要求心理医师使用合理的思维方法去分析，而后说明沉默少语是心理问题的原因还是它的结果。

当我们赋予某种资料以具体意义时，一般采用三种方法或三个思路。第一是"就事论事"；第二是"寻找相关"；第三是"分析迹象"。

比如：某天夜间，某饭店的女服务员发现一位房客服用大量的镇静剂，被送往医院抢救后才幸免死亡。

就这一资料来看，它包含了什么意义呢？首先我们分析这一问题时，可以是"就事论事"的，认为这个人是在一个特定环境中服用了致命性的镇静药；这个人不想活下去，而且不愿意别人救他；这次没能结束生命，以后可能还会用别的方法；等等。

显然，就事论事的办法并不能揭示该事件的全部含义。于是人们可以从相关的角度去分析这一情况，也就是说，看看什么情况与自杀相关。比如，可以推测此人可能是单身汉或离过婚，是一个人生活；他在情感上得不到别人的安慰；他可能流露过自杀的念头或曾经自杀未遂；他的 MMPI 测验结果可能呈现强压抑倾向；等等。诚然，根据事件之间的相互关联去分析问题的方法是可取的，但它总会带有猜测性质。

所谓分析迹象的做法，就是把事实作为一种结果，作为一种症状，而进一步去寻找原因。仍以上面的情况为例，用分析迹象的方法可以有以下几种推断：①此人把对别人的仇恨转向了自己；②他做了极坏的事而深感有罪；③他要求别人支援的希望已破灭；④此人内心矛盾很大，为了解决内心冲突带来的痛苦而自杀；等等。

这里必须指出的是，上述种种方法得出的推论只是可能性的，在没有得到更多的资料支持以前，都只能作为假设存在。

3. 影响资料可靠性的可能因素

临床工作者，从一开始就试图对来访者做出某种估计，哪怕与他们接触的时间很短，也要力争对来访者形成印象和假定，甚至主观地猜测他们的兴趣、爱好和处境等。实际上，我们刚一接触来访者时，便从他们的动作、声调、表情方面收集相关资料，这是难以自控的必然倾向。获取临床资料的第一个目的就是对来访者形成印象，做出诊断和协助他的方案。为此，资料的可靠性以及对资料的分析和使用，对诊断、咨询工作十分重要。在这方面我们可能犯的错误有以下几点：

第一，过分随意地交谈。心理医师的倾向性很可能给来访者形成暗示，造成来访者的自我评价和环境判断的失真，这对所获资料的可靠性有重大影响。

第二，同一个咨询机构中，收集资料者如果也是后来的决策者，那么心理医师的早期印象可能会影响最终诊断和咨询决策。可是，如果一个人收集资料，另一个人去做决策，又往往发生对资料的理解错误，所以，最好的办法是把两者结合起来。

第三，资料的收集并不是一件容易的事，因为来访者都是有个性特点的人，要求他们提供自己的生活情境、生活历史和坦率说明自己的感情，经常会出现阻抗或言不由衷的情况。面对一位陌生人，在一个陌生的环境里坦白地暴露自己，那不是任何人都能做到的。咨询时必须考虑来访者的这种处境，要根据情况，灵活地做出交谈计划，以决定在什么时候、什么地点了解来访者的生活状况和内心世界是适宜的，什么时候这样做是有害的。如果忽略了这一点，资料收集工作大概率会失败。

第四，对初期印象和后来新资料之间的矛盾假如处理不当，会影响诊断与咨询。在会见来访者时，最初印象的形成是相当快速的。密尔（P. F. Meel）在 1960 年曾做过这样的研究，他让临床心理学家在每次会见和治疗后，尽快给来访者一个评定，以确定心理学家对来访者的印象。这一研究发现，第三次会见时便形成了很牢固的印象，第一次见面时的初始印象和第三次以后说出的印象相关甚高，非常接近。社会心理学的研究也表明，早期的印象，特别是不好的印象是很难改变的。后面还要谈到，这种早期印象的形成，受心理医师主观态度的影响很大，所以，如果更符合客观实际的新资料与早期印象冲突时，心理医师必须尊重资料，不可固守自己的印象。心理医师应随时准备依据事实资料修正和调整自己的看法。

4. 职业倾向对理解资料的影响

在咨询心理学的实践领域中，由于职业关系，人们看问题的出发点不尽相同。第一种人是非专业的观察者，他们只是依据日常生活的概念，从自然的角度看问题；第二种是从医疗或病理学的角度看问题，他们倾向于来访者有问题；第二种是从医疗的或病理学的角度看问题，他们倾向于来访者是患者；第三种是从行为主义心理学或教育工作者的角度看问题，容易强调来访者有学习、行为或认知方面的障碍；第四种是生物学家，倾向于从人的发展生长角度上看问题，认为问题的关键是自我发展上受到阻碍；第五种往往是生态学家或持生态学观点的人，他们觉得来访者的问题是与环境失去了平衡；等等。

很显然，上述不同出发点的看法不但包含着不同的目标，而且也有不同的方法以及不同的疗效标准。当把同一批临床资料拿给他们看时，他们必然会对这批资料给出不尽相同的评价。

首先，非专业的人士，会用日常生活的眼光和概念对来访者进行观察并评价。我们不应当轻视他们对来访者的评价，因为他们的意见总是为很多人理解，他们的看法切近生活，来访者往往信以为真，为此，这些人的意见对来访者的暗示效果是较大的。

第二，持病理学观点的心理学家和心理医师，他们的兴趣是要确定来访者是否生病。为此，他们对待临床资料就像对待实验室化验结果和 X 光照片一样。他们使用心理测验或会谈法去了解来访者的心理功能，其目的是想把他们与正常人区分开来，为此他们所关心的问题是来访者的混乱情绪和思维，并依据这类资料做出诊断，预测疾病的过程并制定治疗方案。

第三，有一些心理学家侧重在学习方面考虑问题，他们也很重视对临床资料的评价，但着眼点是那些通过学习可以得到改善的情绪、思维和行为。他们是为了改善人的适应能力，为了检查学习过程中人的功能障碍而评价临床资料。所以，他们的评价又叫"功能分析"。他们所关心的是来访者身上存在的那些不适应环境的习惯，如小孩子听不听家长的话，一个人每小时吸几支烟等。传统上所进行的那种诊断疾病的做法与他们无关，他们不需要"病"这一概念。

第四，是从成长发育角度收集资料，这种观念多半在儿童问题上采用，对成人来说用得不多。这种观念和人本思想一致，它否认诊断的价值，多采用会谈法去收集资料。它认为来访者的问题将随着自我经验和自我认识的增长而逐步得到改善。他们的兴趣在于来访者的能力情况，他们根据临床资料去帮助来访者选择适合其能力的职业。对儿童，多采用测验技术来确定各种能力的发展水平。

第五，生态学的观点。这种观点希望临床资料能提供一幅个人与周围环境相互关系的"图画"。他们重视组织和环境条件以及人与环境中其他事物的关系。

在实际临床操作中，上述几种观点并不是完全对立的。对一个思维方法较正确的心理学家来说，可以综合地使用各种观点来收集和分析临床资料，他们既可以用学习的观点揭示来访者的学习需要，又可以用发展观点鼓励他们的自我发展；既可以用病理学的观点发现来访者的异常心理，又可以用生态学的观点帮助来访者在与环境相互作用中使人格更加完善。

当然，每一种观点又是一个进入临床心理世界的入口。所以，问题的关键不是从哪个入口进入，而是进入后的思路如何。一个心理学家若不能全面地理解各种观点，不能成熟地驾驭它们，在进入心理世界之后，往往会按一条路走下去，直至极端。这显然是不正确的。正确的做法应是把各种资料交互比较，使各种想法彼此联系，以求全面地、整体性地做出结论。

【注意事项】

（1）一定要仔细、严格和按技术要求去搜集和评价各类资料的内容。

（2）心理医生给出的评估有错误或把握不大时，应进行集体讨论，以保证意见的正确性。来访者以往的治疗（或咨询）过程中的有价值的资料有助于形成正确的判断，了解来访者的既往史也是整理信息的重要一部分。主要包含两部分内容：一是询问来访者以往是否去过医疗机构，详细阅读就诊的病例和有关资料。二是寻味来访者以往是否去过其他心理治疗机构，其治疗（或咨询）过程如何。

（3）了解当时心理医师的诊断以及进行过何种治疗，疗效如何。例如，有一位40多岁的男性来访者，来咨询的原因是他最近一个多月来失眠、心情不好。以前在某医院看过病，服用了一段时间地西泮，效果不好。查看病历得知，来访者患有高血压，经过一年的治疗，现在血压已经降为正常，但却出现了早醒，心情不好，感到工作压力特别大、无法应付，对前途失去信心，很悲观等症状。从病历上得知，来访者服用的是含有利血平的降压药物，而这种药物就有引起早醒和情绪抑郁的副作用。如果找不到其他原因，来访者的问题很可能与所使用的降压药物有关。此外，如果来访者使用激素（如为了治疗哮喘）或地西泮一类的药物（为了治疗失眠），都要考虑药物对其心理活动的影响。

（4）分析当时去医院就诊的原因哪些是躯体方面的，哪些是心理方面的，以及二者的关系如何。例如有一位50岁的女性来访者的问题是失眠，每夜只睡五六个小时，但并不影响白天的工作，其他方面也无大碍。查看她的病历得知，她在一年前闭经时患了甲状腺功能亢进症，现正在治疗过程中。其实开始时，她就有睡眠少的现象，但不如其他症状明显（吃得多反而消瘦、腹泻、怕热、心慌、烦躁等），治疗师对此未加注意和解释。现在其他症状好转了，唯有失眠情况不见好转，来访者害怕是心理方面出了问题，所以前来咨询。来访者睡眠时间少，显然与"甲亢"有关。

（5）来访者过去曾经历过心理治疗，很可能由于治疗（或咨询）效果不好而来。而效果不好的原因之一有可能就是诊断不正确。为此，就要对以往的诊断及治疗（或咨询）过程做详细的了解，即使对权威机构的诊断也不要盲从。

例如有的来访者的问题实际上是神经症，但却被某医院诊断为"精神分裂症"，按精神分裂症治疗了一段时间，效果不好。又去了第二家医院，第二家医院的心理医师盲目地相信了前一家医院的诊断，片面地认为是药物选择问题，所采取的措施只是更换抗精神的药物，当然不会有好的效果。

（6）有的来访者原来确实患有精神疾病，但这次的问题并不是原来的精神疾病，而是另外的问题，这些都要仔细地加以区分。

（7）还有的来访者经过以往的心理治疗之后，问题非但没有解决，反而加重。这就必须详细了解其治疗过程，澄清问题的性质，以免对来访者继续造成伤害。例如有位患抑郁症的中年男子，因怀疑妻子有外遇而心情不好。有时有对妻子施虐的倾向，自知不对而去某机构咨询。接待人员忽略了来访者只在心情不好的时候才对妻子疑心的这一重要事实，而向其重点讲述中年夫妻性生活和谐的重要性，以及如何提高性生活的技巧等。这让来访者从原来的猜疑变成了自责，认为是因为自己性生活能力下降导致妻子"真有外遇"的事实，险些造成离婚。

（8）对那些曾经有过治疗（咨询）经历的来访者要向其说明详细了解既往史的重要性，以免来访者主观上认为哪些重要、哪些不重要而忽略有价值的细节。

（9）在治疗（或咨询）过程中，失误是难免的，正是由于以往别人失误的教训，才使后来者避免再走弯路，建立新思路。不可在来访者面前对以往的失误进行挑剔和嘲讽，这也是良好职业道德的体现，同时也可避免加大对来访者的伤害。

第三节　重性心理疾病的信息收集与甄别

相对于一般的心理问题，重性心理疾病的信息收集有更高的难度，需要心理医生严格遵守信息收集中的相关要求，既能全面、客观地把握求助者的问题信息，又能保障彼此的信任与安全，并形成准确规范的病历报告。

一、重性心理疾病的评估及相关检查

精神状况检查（Mental Status Examination）是指检查者通过与就诊者面对面的访谈，直接观察了解其言行和情绪变化，进而全面评估精神活动各方面情况的检查方法。精神检查是精神疾病临床诊断中的基本手段，精神检查的成功与否对确定诊断极为重要。通过系统的精神检查，掌握就诊者目前的精神状况，弄清楚哪些心理过程发生了异常，异常的程度如何，哪些心理过程尚保持完好，为诊断提供依据。

常规的精神检查包括与就诊者的谈话和对其进行观察两种方式，交谈注重就诊者自身的所见、所闻、所感，观察注重医生的所见、所闻、所感，两种检查方法通常交织在一起，密不可分，同等重要，但针对处于不同疾病状态的患者当有所侧重。有时，还可以借助被检查者书写的信件、文稿等资料信息。此外，在进行系统的精神检查之前，应熟悉病史，以便有目的地根据病史资料进行检查，要一一确定病史中可疑精神症状的具体种类与性质，通过精神检查进一步了解与证实。总之，应该设法从不同角度来全面地评估就诊者的精神状况。

二、精神检查的基本步骤

（一）精神检查的三个阶段

1. 开始阶段

开始阶段也称一般性交谈阶段，主要任务是建立基本的信任关系，发现有意义的症状线索，决定有效的谈话方式，及时处理被检查者的情绪，并对临床风险做出最初的评估等。大多数情况下，被检查者的开头几句话及开始几分钟的表现包含了大部分症状线索和他们所关心的问题，应采取"多看、多听、少问"的方式认真观察和倾听，了解患者主要的问题，从而准确发现继续深入交谈的方向和主题。

2. 深入阶段

深入阶段是精神检查的主要阶段，基本任务是全面运用各种沟通方法及提问、引导、控制等技巧，澄清和核实有关诊断、治疗、预后、风险评估的重要信息，以及其他相关的心理社会影响因素。主要包括开放式和询问式两种交谈方式。

3. 结束阶段

结束阶段的基本任务包括总结和核实、必要的解释和鼓励、提供今后的交流途径等。有的检查者忽视结束阶段的重要性，导致之前建立起来的医患关系前功尽弃，这是需要在临床工作中加以注意的。

（二）精神检查的方法分类

精神检查主要包括定式检查、半定式检查和不定式检查三种方式。临床工作中，检查者往往根据自己的经验和被检查者的具体情况决定精神检查的内容与顺序，但往往会因检查者的学术风格与人格特点而导致检查结论的差异。为了避免检查者的主观原因影响检查结果的准确性，一些将精神检查的过程、症状提问方式、必须涉及的症状内容、各种症状的严重程度和临床意义等要素做了统一规定的诊断量表应运而生。定式和半定式检查是研究中常用的精神检查方式。

1. 定式精神检查

规定了精神检查的具体内容，同时还规定了明确的检查顺序，甚至对提问用语都进行了严格的规定，要求检查者完全遵照执行，采用这类方式所进行的精神检查，被称为"定式精神检查"。

定式精神检查又称标准化精神状况检查，临床常用的有复合型国际诊断用交谈检查表（CIDI），适用于流行病学调查及临床研究。CIDI 不仅是比较严格的定式精神检查，同时也是适用于现行的 ICD-11 及 DSM-V 两类诊断系统的定式检查量表。

定式临床检查（SCID）是常用的与现行 DSM-IV 轴 I 的分类诊断标准配套的精神检查量表，重点针对一些主要的精神病性障碍，包括躁狂发作、抑郁发作、精神分裂症等精神病性障碍，以及物质滥用、创伤后应激障碍、强迫障碍、进食障碍及适应障碍等。

2. 半定式精神检查

有些检查或量表对以上要素虽然做了相应的规定，但也给检查者留下了一定的发挥空间。采用这种检查方式所进行的精神检查称为"半定式精神检查"。目前使用较多的有情感性障碍和精神分裂症检查提纲以及神经精神病学临床评定量表。

3. 不定式精神检查

不定式精神检查指以精神活动主要内容为基础，围绕被检查者的主诉和病史发展变化，而开展的没有固定程序和具体内容要求的精神检查。临床上常用的精神检查大多属于不定式精神检查。

三、合作者的精神状况检查提纲

人的精神活动是统一的整体，但为了理解和分析方便，考虑到疾病诊断的分层分类系统，精神检查及其记录通常将其分为一般表现、认识过程、情感活动以及意志和行为活动四个部分。

（一）一般表现

1. 意识状况

主要检查被检查者意识是否清楚，清晰度如何，是否存在意识障碍，其范围、程度、内容如何，意识障碍的程度有无波动等。

2. 定向力

包括时间、地点、人物定向及自我定向，有无双重或多重定向等。

3. 仪态及外表

首先，观察面色和身材、体质状况，还要注意被检查者的体型，这些反映其一般健康状况及精神状态。有躯体病容，应在诊断时排除躯体疾病，如明显消瘦，应考虑各种导致代谢异常的躯体疾病，还应排除神经性厌食、抑郁症或慢性焦虑症等疾病。其次，要注意被检查者是怎样前来就诊的，是步行、被约束还是担架抬入；发型、装束情况；服饰是否整洁，是不修边幅还是过分修饰；举止、姿势、步态如何，是自然还是紧张，对人友好还是淡漠、拘谨、警惕、愤怒；对医生是纠缠不清还是置之不理；外貌是否与实际年龄相称。衣着不整、外表邋遢提示行为衰退、自我忽略，要考虑痴呆和精神分裂症的可能，也可能是情绪抑郁不顾修饰之故；强迫症患者往往会有过分修饰的表现；穿着古怪提示患者可能存在特定的妄想内容，也有可能是情感高涨导致的意志活动增强。

体态和动作也可反映患者的心境状态：典型抑郁症患者的表现是坐下时两肩耸起、头下垂、双眼凝视地面；焦虑患者常坐在椅子边缘，两手紧握扶手；焦虑或激越的患者常显得不安、身体发抖，有的不时摸自己的身体部位、整理衣服或抠指甲；刻板行为、违拗、怪异行为则常见于精神分裂症患者；迟发性运动障碍的患者有口面部不自主的运动，有些患者还会出现不自主的运动，如抽动、舞蹈样动作等。

面部表情常反映患者的心境：愁眉苦脸常提示焦虑或抑郁；恐惧紧张的表情可能与幻觉妄想或急性惊恐发作有关；自得其乐的表情可能是器质性痴呆；神采飞扬的表情可能是躁狂症；表情平淡可能是慢性分裂症；表情呆板（假面具样面容）可能是精神药物引起的反应（帕金森病综合征）。某些常引起精神症状的躯体疾病也可以有特殊面容，如突眼性甲状腺肿、黏液水肿、肾上腺功能亢进等。

4. 接触情况

注意接触主动性、合作程度、对周围环境态度、是否关心周围的事物。接触中注意观察其注意力是否集中以及主动注意、被动注意的情况。待人接物的表现也很重要，社交行为往往可以提供诊断线索：躁狂患者可能显得过于与人熟络；精神分裂症患者可能过于活跃、兴奋，也可能退缩、心不在焉。记录这些异常行为时应给予具体描述，避免含糊使用"古怪""异常"等词语。

5. 日常生活

患者的饮食、起居、洗漱、衣着、大小便、个人卫生能否自理，对新环境能否很快适应，对周围事物是否关心，愿意与其他人接触还是孤僻离群，日常生活的主要内容，是否参加病房集体活动及康复治疗，饮食、睡眠状况如何，等等。女性要注意其经期个人卫生的情况。

（二）认识过程

1. 感觉

通过询问及检查了解被检查者有无感觉障碍，如感觉增强（感觉过敏）、感觉减退、感觉倒错等，以及感觉障碍出现的时间及频度、与其他精神症状的关系及影响等。

2. 知觉

首先，要评估错觉及幻觉是否存在，如有，则要关注错觉及幻觉的种类、性质、强度、出现时间、持续时间、频度、对社会功能的影响、与其他精神症状的关系以及被检查者对错觉、幻觉的认识及态度。在幻觉检查时应注意：①幻觉的种类，是幻听、幻视、幻味、幻嗅还是幻触，对诊断意义较大的幻觉种类要重点检查。②幻觉的内容，是单调的还是丰富复杂的，幻觉内容与思维内容有无关系。③幻觉的结构是否完整，完整的程度和性质，是真性幻觉还是假性幻觉，幻觉的清晰程度如何，是鲜明生动还是模糊不清。④幻觉出现的时间和频率，是白天出现还是晚上或睡前出现，或是随时出现；是偶然、断续的，还是持久存在的。⑤幻觉出现时患者的情绪和行为反应，当时的意识状态如何，有无意识障碍。其次，与焦虑抑郁等症状不同，幻觉不是正常的感知，检查者难以有同样程度的感情性理解，同时被检查者常常担心把症状暴露给他人以后的反应，故隐瞒症状的非常常见，因此在询问此类症状时应该坦诚地进行沟通和解释后再进行。

3. 感知觉综合障碍

有无感知觉综合障碍，如视物变形、形体感知障碍等，如果存在感知觉综合障碍，还应详细了解出现的时间、频率、持续时间以及被检查者当时的情绪反应及与之的关系，等等。

4. 思维活动

主要了解被检查者的思维联想过程、思维逻辑推理过程和思维内容有无异常，除了检查中的言语内容外，还可以通过其书信、文稿、图画等进行分析。

（1）思维联想障碍：主要了解思维联想的速度和过程特点，需观察语速、语量、言语流畅性、连贯性以及应答是否切题等。可以让被检查者自由漫谈，观察有无联想加速（说话滔滔不绝）、联想困难（思维迟缓、语速缓慢）、思维贫乏（内容空洞、沉默少语）、联想过程中断（说话突然中断），同时要注意有无重复言语、刻板言语、持续言语等。如有思维形式障碍，应该收集具体表现并用专业术语加以记录。要注意思维联想结构的严谨性如何，如患者说话是否有条理、有无中心内容与主题、句与句之间有无联系、说话是否琐碎、重点是否突出、回答问题是否中肯、言语结构是否正确、有无音联和意联等。还要询问被检查者的思维是否受自己主观控制，有无不自主涌现的思维。

（2）思维逻辑障碍：检查时要注意被检查者是否存在混乱的概念（患者使用的概念能否正确反映现实），有无概念混淆、自相矛盾或不可理解，有无语词新作。同时，应注意有无逻辑推理障碍，患者的推理有无根据、理由是否充足，有无因果倒错、逻辑倒错等。

（3）思维内容：重点检查有无妄想。在询问思维内容障碍时，应该注意方式方法，因为被检查者大多并不认为他的妄想是异常的，因此检查者应该耐心地询问。对以妄想为主要症状的被检查者，交谈时应该把妄想放在最后询问，可以采用抓住前面的谈话内容中的一些线索进行"旁敲侧击"的方式，也可以从其他知情人的叙述及病史来发现被检查者有无妄想的存在。例如患者说自己不想活了，经过了解发现他总觉得有人想要害死自己、威胁家人安全。当发现可能是妄想的时候，检查者须确定其对异常思维内容坚信的程度。需要注意的是，检查者不要为了取得合作而随便附和其妄想内容。

妄想确认以后，要注意询问妄想的具体内容是原发性还是继发性，是一过性还是持续性，是系统性还是片段性，涉及的范围和广度如何，荒谬性与泛化倾向如何，与精神因素有无关联。另外，还需评估妄想内容对被检查者情感、行为有多大影响，以及妄想出现时被检查者的情感、意识状态等。还要确定患者的信念与其文化背景是否有关。当检查者与被检查者处于不同文化背景下时，检查者应向同文化背景的人了解此种信念是否为他们共有。

除了妄想之外，还应该检查患者有无超价观念、强迫观念等。对于强迫观念，有时患者亦不愿提及，需要医生以耐心的态度反复询问。在确定为强迫思维之前，要明确患者是否认为这些想法是属于自己而非他人植入。如确定为强迫观念，应详细询问其种类、内容、发展动态与情感意向活动的关系。同时注意避免将妄想与迷信观念、一般的敏感多疑及幻想等内容混淆。

5. 注意力

注意是指意识对一定事物的指向性，反映集中于手头事物的能力。一般在和患者交谈的过程中，医生就能注意到患者的注意力情况。注意力应从程度、稳定性及集中性三个方面进行评估。通过谈话、观察，了解患者的注意力能否集中，是否主动注意周围事物的变化，外界事物变化时能否引起患者的注意，是否存在注意范围的缩小或增强。正式的检查可以对患者的注意力情况进行半定量评估，通常以"递减7测验"开始，即要求被检查者计算从100连续减7，在所得余数继续减下去直到得数小于7为止，记录被检查者所花费的时间及错误的次数。

6. 记忆力

在采集病史时，检查者可以将被检查者对既往事件的叙述同知情人的叙述内容进行比较，根据两者之间有无差异或矛盾来判断被检查者有无记忆力损害。如果被检查者存在记忆损害，应留意是否存在记忆的虚构或错构。对瞬时记忆、近记忆、远记忆进行检查及描述，可通过客观观察和询问两种方式来了解。检查瞬时记忆可采取多种方法，最简便的方法是告诉其周围工作人员的姓名或一串数字，让其复述；检查近记忆可以请患者回忆当天或近几天发生的事情；远记忆的检查依靠询问被检查者早年的事情，如生日、几岁上学等。

如发现记忆力减退，应进一步检查记忆减退是全面的还是选择性的，属于哪一类记忆损害及其程度、发展状态，是否存在器质性病变以及被检查者对自己记忆障碍是否有自知力等。为了进一步了解记忆力减退的程度和性质，必要时可进行记忆量表测查。个别被检查者显示记忆力增强，对某些事物的细节都能清楚回忆，也要予以检查与记录。

7. 智能

根据被检查者的文化水平、生活经历、社会地位等具体情况进行检查。检查时应注意智能障碍与知识贫乏的区别。此外，严重的记忆障碍往往伴有智能障碍，因此在判定智能程度时，一般还要检查记忆和知识程度。

智能检查一般包括以下内容：

（1）一般常识：了解一般时事、自然知识或专业知识等的情况，应根据被检查者的文化水平和工作性质提问，所提问题应该恰如其分，太深或太浅都不能正确反映常识掌握水平。

（2）理解与判断力：通过提问了解对事物分析、比较、归纳的综合能力，判定患者理解判断能力。

（3）计算力：以心算和笔算两种方式测量，心算更佳，因为心算不仅能反映患者的计算力，还反映其记忆力和注意力两个方面的问题。一般可用 100 连续减 7 或 13 测试，也可用其他加减乘除、简单应用题进行测查，测查时要记录其计算速度和错误次数。

8. 自知力

自知力判定不只是简单的"有"或"无"，还应包含完整程度等内容。一般应检查以下内容：①被检查者是否意识到自己目前的这些变化；②是否承认这些表现是异常的、病态的；③是否愿意接受医生、家人等对他的处理方式；④是否接受并积极配合治疗。可以提问如"对过去的某些体验或精神异常怎么看待""现在是否需要医生帮助"等。检查自知力时应注意，有的被检查者为了出院而对自身症状做的"假批判"。

（三）情感活动

情感活动检查是精神检查的难点，主要依靠观察被检查者的外在表现，如表情、姿态、声调、行为等，结合精神活动其他方面的信息来了解其内心体验，还可以直接提问"你的心情怎么样"等问题，重点评估精神活动中居于优势地位的情感反应的性质、强度、稳定性、协调性以及持续时间。

情感活动通常从外在表现和内心体验两个方面评估。占优势的情感常可以从被检查者的表情、姿势、动作等方面显露出来，如情感淡漠的患者面部表情缺少变化，情感高涨者通常面部表情丰富，且喜悦、高兴表情增多。评估内心体验时常需通过提问、启发等方式，设法让其讲出自己的内心体验。

对情感活动检查应该注意以下几点：

1. 情感的性质与强度

确定占优势的情感活动是什么，情感表现是否为高涨、低落、欣快、淡漠、忧郁、绝望或愤怒等，以及这些情感反映出现的原因。对情感强度的估计要与病前性格加以比较。

2. 情感的协调性与稳定性

观察情感活动与周围环境和精神因素是否相适应，面部表情与内心体验是否一致，情感活动与思维内容是否配合，情感活动稳定性如何，有无突然出现的病理性激情、强制哭笑等。通常人们情绪变化与交谈的主题是一致的，如谈及不幸的遭遇时会显得悲哀，提到烦恼的事情会感到生气。情感反应不协调者往往会有情绪与交谈内容不一致的表现，如遇到有人伤害自己的事却表现得十分开心。不协调的情感反应不一定是病态，人们在处于进退两难的境地时也可能表现出不协调的情感，所以在判断是否存在病态情感时需全面考虑。

（四）意志和行为

检查时应注意行为障碍的种类、性质、强度、出现时间、持续时间、出现频度、对社会功能的影响及与其他精神活动的协调程度等，还要注意意志活动的指向性、自觉性、坚定性、果断性等方面的障碍。

要从以下几个方面观察和记录：

1. 意志活动及本能

意向活动有无意志活动增强或减退，有无本能意向的增强或减退，如食欲亢进或减退、性欲增强或减退，有无意向倒错等。意志减退者往往生活懒散、工作不负责任、终日无所事事、对未来无任何计划。受妄想支配者可出现病理性意志增强。

2. 动作行为

观察动作行为增多还是减少、与周围环境的关系、与他人是否合作、有无古怪动作或离奇行为，有无违拗、被动服从、作态等行为。有无模仿动作、刻板动作、强迫动作或冲动攻击行为，姿势是否自然，有无蜡样屈曲、木僵等表现。

3. 自杀自伤行为

自杀自伤行为应得到更多关注。很多年轻精神科医师怕问及自杀问题，担心给被检查者暗示或触犯他们。实际上对于一些被检查者来说，这是非问不可的问题，询问时应逐步加深，如"你是否有时觉得活着没有意思？""你如何看待死亡？"

四、不合作者的精神检查提纲

兴奋躁动、木僵或敌对状态的不合作者多由脑器质性疾病和严重躯体疾病引起，也可能是非器质性精神障碍。对这类患者，首先要尽可能收集详细的病史，并将检查的重点放在全面的躯体检查和神经系统检查上。如果无法进行详细的精神检查，应及时观察病情变化。缺乏临床经验的医护人员，可能认为不合作的患者无法进行精神检查，这是不正确的。其实，患者不合作正是精神症状充分发展的临床表象。

对于不合作的患者，主要依靠仔细观察和侧面了解来掌握其精神状况，重点观察一般生活情况、意识状态、情感活动及行为表现等。可以按意识仪态、动作行为、面部表情、言语、合作程度等方面进行检查与记录。

（一）一般表现

1. 意识状态

不合作患者意识状态的检查对于诊断十分重要。一般可依据患者的自发言语、面部表情、生活自理能力及行为表现进行判断。要求医护人员密切配合，抓住患者有言语的时机，即刻检查来确定。对于兴奋躁动者，特别是言语运动性兴奋时，要注意检查是否存在意识障碍。

2. 定向力

可通过自我和环境定向、自发言语、生活起居及对经常接触人员的反应情况大致分析定向力有无障碍。定向力障碍往往与意识状态密切相关。

3. 姿态

主要检查姿态是否自然、姿势是否长时间不变或多动不定，肢体被动活动时有何反应，肌张力情况等。

4. 日常生活

是主动进食还是拒食，对鼻饲、输液的态度如何，大小便能否如厕，有无大小便潴留，睡眠情况如何。对于女性，还要观察其能否主动料理经期卫生。

（二）言语表现

观察其是否存在缄默不语、欲言又止等。缄默不语者是否可用文字表达其内心体验与要求，字迹是否清楚，文字是否通顺，回答问题是否中肯。也可任其书写和涂画，观察其内容。兴奋者言语的连贯性及其内容如何，有无模仿性言语，吐字是否清晰。音调高低，是否用手势或表情示意。

（三）面部表情与情感反应

面部表情是否呆板、欣快、愉快、忧愁、焦虑等，以及表情有无变化，这些表情与周围环境有无联系，对工作人员及家属亲友等有何反应。应特别注意无人关注时被检查者是否闭眼、凝视或警惕周围事物的变动，当询问有关内容时有无情感流露，观察有无精神恍惚、茫然及伴有无目的动作。木僵者受到刺激（如强光、鼓掌等）时，注意其呼吸、脉搏、血压有无变化，有无颤抖、出汗、流泪表现，这些表现对于判断不合作者是否存在意识障碍也有重要意义。检查中，还要注意情感的稳定性和协调性、有无不可理解的情绪爆发，如哭笑无常、病理性激情等。

（四）动作和行为

动作是增多还是减少，有无本能活动亢进现象，有无蜡样屈曲、刻板动作、模仿动作及重复动作，有无冲动自伤、自杀行为，对命令的行为（如张嘴）是否服从等。还要注意被检查者对工作人员与其他人员的态度有无不同。

总之，不合作者的精神检查较为困难，必须耐心、细心、细致，反复观察言行和表情，特别要注意不同时期、不同环境下其表现是否相同。医护人员对不合作者要态度亲切和善，言语温和委婉，处理细致周到。

五、器质性精神障碍患者的精神检查

器质性精神障碍患者的精神检查更为复杂困难，要重点关注意识、记忆、智力等方面的问题。

（一）意识状况

应仔细观察有无意识清晰度降低、注意力不集中、定向障碍、表情茫然恍惚、整体精神活动迟钝等。同时注意意识障碍的深度、意识状况对被检查者的影响程度等。

（二）注意障碍

除在交谈中观察其注意状况外，还可给予一些突然刺激（听觉、视觉、触觉刺激等），观察其反应。

（三）思维障碍

脑器质性精神障碍患者的正常思维特征被破坏，常表现为：①思维缺乏自觉主动性，患者虽有问必答，但不问时缺乏主动性言语，显示思维停顿。②思维缺乏预见性，患者表现被动，缺乏对交谈进程的预见性。③抽象思维障碍，患者对事物的分析、综合、归纳和辨析能力受损，不能恰当运用概念，表现为对抽象名词如和平、正义等不能解释，不能区分意义相近的名词，不能解释成语，不能完成图片或物体分类试验等。④出现持续言语、刻板言语、失语症、失认症、失用症等。⑤严重意识障碍者可见思维不连贯、词的杂拌等表现。

（四）记忆和智能障碍

记忆的有效运用障碍常是器质性精神障碍的前奏，即刻记忆是必查项目，如对于数字顺向和逆向累加、即刻重复和短时回忆物体名称等均应检查。对此类患者应做进一步的专项记忆功能测定。

（五）情感障碍

患者常因情感控制能力受损而出现情感脆弱、不稳、激动和易激惹，甚至情感爆发，情感平淡或欣快也很常见。

六、精神检查基本原则及注意事项

（一）以被检查者为中心的交流方式

精神检查时应尽量围绕被检查者所关心的问题进行，应采用被检查者主导的病史报告方式，鼓励他们用自己的语言讲述个人经历和体验，并在适当的时机将话题引导至对关键症状的描述上。检查中，应避免不顾被检查者的关注点而直接就医生所关注的症状进行询问，切记不要像询问犯罪嫌疑人的警察那样向被检查者提问。

工作中应尽量避免生硬的按照"知、情、意"的顺序机械地进行检查。初学者可能会被要求按照书本上有关症状学的记录顺序进行询问，这是为了熟悉有关知识和检查内容而采取的权宜之计。需要强调的是，住院医师应该在精神检查前掌握相关的理论知识，以便建立基本的检查提纲和操作框架，这些知识对于精神检查的作用主要是提供了检查内容清单，不要生搬硬套。分析收集的临床资料时，则提倡围绕精神检查提纲的内容来进行，这样可以使分析过程明了清楚、富有逻辑性。

（二）尊重和关注患者

检查者在精神检查过程中的行为及言语表达，应该体现出对被检查者的尊重和关注。但需要检查者注意的是，用言语直接表达的尊重和关注往往作用有限。

（三）运用沟通技巧

沟通的效果如何主要从被检查者的感受和评价得知。如果被检查者认为医生没有理解他，没有让他充分表达或检查过程因为沟通的原因而中断，均属于沟通技巧问题。观察、倾听、提问是常用的沟通技巧。

（四）坚持"三不"原则

精神检查的"三不"原则是指"不陷入争辩、不轻易打断、不对患者进行法律和道德评判"。在精神检查过程中，被检查者的精神症状会影响其语言、情绪、行为方式甚至生活习惯，作为检查者应该理解这些病态表现，不要与被检查者发生争执，或训斥、歧视他们，要保持中立和情绪的稳定。

（五）精神检查的时间限定

精神检查的时间没有固定要求，主要取决于检查者的经验、问诊的技巧及被检查者的合作程度，一般 20~40 分钟为宜，最长不应超过 1 个小时。对于初次接受检查的被检查者，交流时间可以相对长一些。对配合程度不高的被检查者，精神检查的时间不宜过长。

（六）灵活交谈方式

检查过程中，鼓励患者自由阐述，适当引导。谈话内容与询问要因人而异，提问要注意时机，善于因势利导。例如，对于神经症及文化水平较高的被检查者大多采取非定式检查方式，询问"你在哪些方面需要帮助？"对于重性精神疾病、谵妄、痴呆患者，多采用定式询问，只要患者回答"是"或"否"即可。精神检查中，最好多问开放性问题，如"最近一段时间，你的情绪是什么样的？"避免诱导式或有暗示性的提问，如"你最近的情绪很差吧？"另外，不要让被检查者感到被命令或被审问，如"你为什么骂人？"凡是可能引起被检查者疑虑不安的问题，一般放在最后提问，在没有与被检查者建立良好的沟通关系前，不应冒昧地提出。

（七）自我保护

在实践中，尽管只有少数被检查者存在暴力危险，但在精神检查时，检查者应保持足够的警惕性，防范可能出现的暴力行为。特别要注意以下几点：保证检查者与检查室出口间无阻碍；检查室没有可以做武器的物品；在单独进行精神检查时，确保其他人知道检查进行及大致结束的时间。如果被检查者危险性较大，可以请其他人员在场以保证安全。

七、影响精神检查效果的主要因素

（一）医患关系

检查者对被检查者平等、亲切、关注的态度，能够充分理解和尊重对方的人格、文化取向、生活态度、世界观、人生观，是建立良好医患关系的基础。

（二）环境因素

精神检查需要有安静、安全的环境，同时也需要较为充足的交谈时间。

（三）检查者的职业素质

检查者的专业理论知识、临床经验和技巧专业理论知识是精神检查的基础，同时开放性提问、适当地引导、认真观察特别是观察患者的非言语信息都会对成功的精神检查起到至关重要的作用。

（四）对病史的了解程度

做精神检查之前，检查者应充分了解被检查者的病史，做到心中有数、有的放矢。同时，应以病史中提供的异常现象和可能的病因为线索，有重点地进行检查，从而提高精神检查的效率，使精神检查能顺利完成。

（五）患者的人格特点、合作程度

对性格外向、开朗、健谈、合作的被检查者，精神检查比较容易进行。反之，对平素性格内向、沉闷、话少、怀有敌意的被检查者，精神检查较难进行，因此需要更多的耐心及时间。

（六）患者的躯体健康程度

许多躯体疾病会伴发精神症状，精神疾病患者也会发生躯体疾病。全面系统的躯体检查对精神疾病特别是器质性精神疾病的诊断和鉴别诊断十分重要。因此，应对怀疑有精神疾病的患者进行全面的躯体检查。

八、精神科病历书写规范

参阅一般病历内容与要求，但应注意下述几项：

（一）一般项目

应记录病史供给者姓名、与患者的关系、对病史了解程度及估计病史资料的可靠程度等。

（二）主诉

可根据转院病历摘要介绍内容，结合护送人员介绍的病情，简明扼要地描述其就医的主要症状表现及病期。

（三）现病史

要注意查明与发病有关的因素、发病的具体日期、起病的急缓、临床症状表现及病情演变情况等。按照症状发生先后，依次描述。症状波动时，注意了解患者当时的处境。对于入院前接受过哪些治疗及疗效如何，与现病史密切相关的以往精神疾病病史，应在现病史中描述。患有器质性疾病尚未痊愈者，不论病史多久，均应在现病史中另段叙明。

（四）过去史

注意患者既往患过何种疾病，如各系统疾病、传染病及头部外伤等。有无精神异常史，如有，则扼要记录其主要症状表现及治疗经过。对再次入院患者，应记录其末次出院日期，出院后工作、学习和服药维持治疗情况，以及了解与再发有关的因素等。

（五）个人史

尽可能包括胎儿时期及围产期情况，自出生至当前，患者的生活、学习及工作经历详细情况。了解其病前性格特征及兴趣爱好等。

（六）家族史

注意近亲两系三代中有无神经精神病或性格异常患者。了解家庭生活情况，家族成员间的关系，以及家庭环境对患者的影响程度等。

九、体检检查

（1）按一般病历书写要求进行。一般体检如无阳性体征，记录从简。

（2）神经系统检查在基本上按神经科病案记录要求进行。如无阳性体征，记录亦可从简。检查异性患者时，应有护士在旁协助进行。

十、精神检查

（一）一般表现

包括意识状态（清醒、朦胧、混浊、昏睡、昏迷），服饰（平常、整洁、不洁、奇异），接触（合作、多礼、谦逊、倔强、粗暴、骄横、恐惧、退缩、孤僻、拘泥），注意力（集中、散漫、增强、随境转移、迟钝）。

（二）情感

注意观察面部表情及其对外界事情的反应，如喜悦、欣快、迟钝、淡漠、忧郁、惊恐、焦虑、急躁、易怒及病理性激情等。注意上述情感反应与当时的客观环境及内心体验是否协调。注意观察了解有无悲观、消极、沮丧、绝望情绪的流露。

（三）精神运动

观察及检查有无下述异常表现。

（1）运动抑制：卧床不起、孤僻退缩、动作迟钝、呆立不动、缄默不语、木僵等。

（2）运动兴奋：独自徘徊、坐卧不宁、到处奔跑、兴奋激动、毁物伤人、自伤行为、戏谑动作、好管闲事等。

（3）奇异动作和紧张综合征：屈曲、违拗、模仿动作、刻板动作、被动服从、乔装等。

（四）知觉

检查有无错觉、幻觉及对时间、空间和形象方面的感知综合障碍等。可采用直接询问的方式，或通过观察患者的表情和行为表现而间接获悉。注意患者当时的意识状态是否清晰，症状持续还是间断出现，以及患者对症状的反应等。

（五）言语及思维内容

1. 言语的表达

注意患者说话时的音调高低、语流速度及言语内容等。检查有无言语增多、减少或中断；回答是否切题，前后连贯性如何，中心内容是否明确；有无病理性赘述、意念飘忽、音联意联、重复言语、模仿言语及创造新词等。应按患者原话，如实记录。

2. 思维内容

（1）妄想：通过接触交谈，了解患者有无被害、关系、夸大、罪恶、疑病、嫉妒、释义及被控制（影响）等妄想。检查时要善于启发诱导，使其愿意尽情倾吐。对其妄想内容不要轻易地进行解释或否定，以免引起反感；更不能滥施同情，使患者对妄想更加坚信不疑。妄想的具体内容，要按患者叙述的原话记录下来。

（2）强迫性症状群：注意有无强迫观念、强迫情感及强迫行为等表现。

（六）智力

应根据患者的文化程度、生活经历、工作性质及当地风俗习惯等情况进行检查，争取患者的配合，检查结果才比较真实可靠。

1. 记忆力

分近记忆及远记忆两种。通过对近日发生的事情及以往生活经历的回忆，分别了解。

2. 计算力

可采用心算或笔算方式测验。

3. 分析及综合能力

包括判断事物的正确性、鉴别能力、成语解释及对一般事物的理解。

4. 一般常识

包括对时事、历史、地理、自然科学、社会科学及专业有关方面基本知识的掌握情况等。上述检查结果分为良好、尚佳及不良三种。

（七）定向力及自知力

1. 定向力

包括对时间、地点、人物及自身处境的辨认能力。

2. 自知力

指患者对自身精神疾病的认识能力和态度，对治疗有无迫切要求，对今后的工作、学习和生活有何打算等。检查结果分为存在、部分存在及缺失。

（八）中医辨证

采用中医治疗或中西医结合治疗的病例，可根据四诊八纲所见，进行辨证分型。

患者的精神检查：

（1）一般表现。①姿势：久卧或呆立，自然或拘泥，固定或常变，被置于不舒适姿势时有何反应。肌张力是否增加，有无屈曲、空气枕头或违拗表现。②表情：机警、注意、茫然、呆板、愤怒、惶惑、厌烦或痛苦；表情固定或多变；外界动因能否使其改变；③行为：有无主动动作，指向性如何；有无伤人毁物、戏谑或攻击行为；有无刻板动作或模仿动作。④言语：有无口发言语或说话意图，如动唇、喃语或摇头、摆手示意动作。对不愿做口头回答者，可给纸笔，看能否作书面回答，以便了解其思维内容。

（2）情感反应。对中肯诚挚的言谈有无反应；对亲友或同事来访和谈话有何友情；此时注意患者有无呼吸、脉搏节律的改变，有无面红、出汗、瞳孔改变或流泪等情感流露；在旁谈论与患者密切相关的事情时．观察患者有无情感反应。

（3）注意和定向。睁眼还是闭眼，被动睁开其眼睑时有无违拗，注意患者眼球运动情况；对检查者或置于其眼前的移动物体是否注视、瞬目或躲避，对周围的环境中事物的变迁或他人的谈笑能否引起注意；令其张口、伸舌、握拳、举手时能否配合；对时间、地点、人物和自身的处境能否辨认等。

儿童的精神检查，可根据儿童的生理、心理特点，基本上参照成人的精神检查内容进行。与患儿接触时，态度要和蔼亲切。善于启发诱导，争取合作，甚为重要。注意观察患儿游戏、绘画、做模型等各项活动中所表现的手势、动作和表情，以及患儿对亲人、同学和老师的态度等。儿童谈话直率，言出由衷，往往表达了他们的内心活动，故检查时要注意患儿的言语内容。

病案书写完成时间：由于病史采集及检查较为困难，一般要求在入院后48小时内完成。如遇疑似病例，可酌情延长至72小时内完成。

第四节　精神分裂症的甄别

心理障碍是指个体的心理活动和行为特征偏离常规或正常范围，并且出现不同程度的社会适应困难。心理障碍也被认为是由于生理、心理或社会原因而导致的各种异常心理过程、异常人格特征的异常行为方式，表现为一个人没有能力按照社会认可的适宜方式行动，以致产生不适应社会的行为，可分为偏离常态、功能损害、非病态性三种状态。

目前，心理障碍的诊断标准主要有世界卫生组织颁布的《国际疾病分类标准第十版》（ICD-10）中的《精神和行为障碍诊断标准》，美国精神病学会颁布的《精神疾病诊断与统计手册第五版》（DSM-V）和我国中华医学会精神科分会组织出版的《中国精神障碍分类与诊断标准第三版》（CCMD-3）。但由于文化差异和国内学者对心理障碍分类的理解存在争议，以上三个标准中，ICD-10受到的认可程度较高。鉴于篇幅的限制，本节仅介绍常见精神分裂症的诊断标准，均取自ICD-10。

目前，精神分裂症不是人群中最常见的心理障碍，但它是影响安全管理以及个体心理与社会功能最严重的心理障碍。

精神分裂症以基本的和特征性的思维和知觉歪曲、情感不恰当或迟钝为总体特点。通常意识清晰、智能完好，但在疾病过程中可出现某些认知损害。本症影响到使正常人保持个体性、唯一性和自我导向体验的最基本功能。患者常感到其最深层的思维、情感和行为被他人所洞悉或共享，由此可产生解释性妄想，认为自然或超自然的力量以奇怪的方式在影响自己的思维和行为。患者可视自己为所发生一切事件的核心。幻觉，尤其是听幻觉很常见，并可评论患者的行为和思维。知觉障碍常为其他形式：颜色或声音可过分鲜明或改变了性质，平常事物的无关特性显得比整个客体或处境还重要。疾病早期还常出现困惑感，往往使患者相信日常处境具有特殊性，通常带有凶险的意义。在典型的精神分裂症性思维障碍中，某一整体概念的外围和无关特性被放到了首要位置（它们在正常导向的精神活动中受到抑制），用于替代那些与处境相关的和恰当的思维特性。因此，思维变得模糊、省略及隐晦，其言语表达令人不可理解。思潮断裂和无关的插入语频繁出现，思想似乎被某些外部力量裹挟。心境的特点是肤浅、反复无常或不协调。矛盾意向和意志障碍可表现为惰性、违拗或木僵。可存在紧张症。起病可为急性，伴严重的行为紊乱；亦可为潜隐性，伴逐渐发展的古怪观念和行为。本病的病程同样有很大的变异，慢性或衰退并非确定发生，部分病例的转归是痊愈或近乎痊愈,在不同文化和人群中其比例可能不同。两性的患病率大致相等,但女性起病较晚。

虽然无法严格标识出明确体现特定病理性质的症状,但出于实践的目的,有必要将上述症状分成一些对诊断有特殊意义的并常常同时出现的症状群,例如:

（1）思维鸣响、思维插入或思维被撤走、思维广播。

（2）明确涉及躯体或四肢运动,或特殊思维、行动、感觉的被影响、被控制或被动妄想;妄想性知觉。

（3）对患者的行为进行跟踪性评论,或彼此对患者加以讨论的幻听,或来源于身体一部分的其他类型的听幻觉。

（4）与文化不相称且根本不可能的其他类型的持续性妄想,如具有某种宗教或政治身份,或超人的力量和能力（例如能控制天气,或与另一世界的外来者进行交流）。

（5）伴有转瞬即逝的或未充分形成的、无明显情感内容的妄想,或伴有持久的超价观念或连续数周或数月且每日均出现的任何感官的幻觉。

（6）思潮断裂或无关的插入语,导致言语不连贯,或不中肯,或词语新作。

（7）紧张性行为,如兴奋、摆姿势,或蜡样屈曲、违拗、缄默及木僵。

（8）"阴性"症状,如显著的情感淡漠、言语贫乏、情感反应迟钝或不协调,常导致社会退缩及社会功能的下降,但必须澄清这些症状并非由抑郁症或神经阻滞剂治疗所致。

（9）个人行为的某些方面发生显著而持久的总体性质改变,表现为丧失兴趣、缺乏目的、懒散、自我专注及社会退缩。

诊断精神分裂症通常要求在一个月或以上时期的大部分时间内存在属于上述（1）到（4）中至少一个（如不甚明确常需两个或多个症状）或（5）到（8）中来自至少两组症状群中的十分明确的症状。符合此症状要求但病程不足一个月的状况（无论是否经过治疗）应首先诊断为急性精神分裂症样精神病性障碍,如症状持续更长的时间再重新归类为精神分裂症。

回顾疾病过程可发现,在精神病性症状,出现之前数周或数月有明显的前驱期,表现为对工作、社会活动、个人仪容及卫生失去兴趣,并伴广泛的焦虑及轻度抑郁或先占观念。由于难以计算起病时间,一个月的病程标准仅适用于上述特征性症状,而不适用于任何前驱的非精神病期。

如存在严重的抑郁或躁狂症状,则不应诊断为精神分裂症,除非已明确分裂性症状出现在情感障碍之前。如分裂性症状与情感性症状同时发生并且达到均衡,那么即使分裂性症状已符合精神分裂症的诊断标准,也应诊断为分裂情感性障碍。如存在明确的脑疾病或处于药物中毒或戒断期,则不应诊断为精神分裂症。

精神分裂症通常分为如下四种常见类型：偏执型精神分裂症、青春型精神分裂症、紧张型精神分裂症和残留型精神分裂症。

一、偏执型精神分裂症

（一）主要特征

为偏执性的妄想为主，往往伴有幻觉（尤其是听幻觉）和知觉障碍。情感、意志和言语障碍以及紧张症状不突出。

常见的偏执症状有：

（1）被害、关系、出身名门、特殊使命、身体变化或嫉妒妄想。

（2）威胁患者或发布命令的幻听或非言语性幻听，如哨声、嗡嗡声或笑声。

（3）幻嗅或幻味，或性幻觉及其他体感性幻觉；视幻觉亦可出现，但很少占优势。

急性期思维障碍可十分明显，但并不妨碍患者清晰地表现出其典型的妄想或幻觉。情感迟钝较精神分裂症的其他类型为轻，但轻度的不协调很常见。心境障碍，如易激惹、突然的发怒、恐惧和猜疑也很常见。情感迟钝和意志损害等"阴性"症状虽常见但不构成主要临床相。

偏执型精神分裂症的病程可为发作性，伴部分或完全性缓解，或为慢性。在慢性病例鲜明的症状可持续几年，很难将每次发作相互区分开来。它的起病一般晚于青春型和紧张型。

（二）诊断要点

必须满足精神分裂症的一般性标准。此外，幻觉和／或妄想必须突出，而情感、意志和言语障碍以及紧张性症状应相对不明显。幻觉常为上述（2）和（3）中所描述的类型。妄想几乎可以是任何类型，但最典型的是被控制、被影响或被动妄想以及各种形式的被害观念。

（三）鉴别诊断

重要的是除外癫痫性和药物诱发的精神病，应注意在某些国家或文化处境中被害妄想的诊断价值不大。不含更年期偏执状态和偏执狂。

二、青春型精神分裂症

（一）主要特征

此型精神分裂症的情感改变突出。片段性转瞬即逝的妄想和幻觉，不负责任的和不可预测的行为及作态亦常见。情感肤浅、不协调，常伴傻笑或自我满足、自我陶醉式的微笑，或态度高傲、扮鬼脸、作态、恶作剧、疑病以及词语重复。思维瓦解，言语松散且不连贯。喜独处，行为缺乏目的和情感。本型精神分裂症多始发于 15～25 岁，预后一般不佳，原因是"阴性"症状（尤其是情感平淡或意志缺乏）发展迅速。

此外，情感和意志紊乱以及思维障碍往往很突出。幻觉和妄想亦可存在，但一般不明显。内驱力和决断力丧失、目标放弃，以至于患者的行为典型地变为无目标和无意义。患者对宗教、哲学和其他抽象主题的肤浅和造作的专注使他人更难以跟上患者的思路。

（二）诊断要点

必须满足精神分裂症的一般性诊断标准。通常首次诊断为青春型精神分裂症应在青春期或成年早期。典型的病前性格为相当害羞和孤僻，但也有例外。往往需要连续观察 2～3 个月肯定上述特征性行为持续存在，方能确诊为青春型精神分裂症。

三、紧张型精神分裂症

（一）主要特征

以明显的精神运动紊乱为必要和占优势的表现，可在运动过度和木僵或自动性顺从和违拗两个极端之间交替。拘束性态度和姿势可维持很长时间，剧烈的兴奋发作也可为显著特征。

紧张型精神分裂症目前在工业化国家已经罕见，但在其他地区仍很常见。这些紧张现象可与伴有生动舞台性幻觉的梦样状态（Oneiroid）合并出现。

（二）诊断要点

必须符合诊断精神分裂症的一般性标准。短暂和孤立的紧张症状可见于精神分裂症的任何其他亚型。但若诊断为紧张型精神分裂症，下列一种或多种行为表现应是主要的临床相：

（1）木僵（对环境的反应性显著降低，自发运动和活动明显减少）或缄默。

（2）兴奋（明显无目的的活动，不受外界刺激影响）。

（3）摆姿势（有意地采取或保持不舒适的或古怪的姿势）。

（4）违拗（显然无动机地拒绝所有指令或企图朝相反的方向运动）。

（5）僵化（对抗被移动的努力而维持刻板的姿势）。

（6）蜡样屈曲（四肢和躯体维持于被外力摆放的位置）。

（7）其他症状，如命令性自动症（自动顺从指令）和持续词语。

对于无法交谈的有紧张性障碍行为表现的患者，在取得其他症状的合适证据之前，精神分裂症只能是暂时性的诊断。紧张性症状并非精神分裂症的诊断症状，把握这一点也至关重要。一种或多种紧张症状亦可由脑部疾病、代谢障碍或酒和药物引起，并可见于心境障碍。

包含紧张性木僵、精神分裂性倔强症、精神分裂性紧张症和精神分裂性蜡样屈曲。

四、残留型精神分裂症

（一）主要特征

为精神分裂症的慢性期，疾病明显地从早期（包含精神病性症状符合上述精神分裂症一般性标准的一次或多次发作）进入晚期，以长期但并非不可逆转的"阴性"症状为特征。

（二）诊断要点

必须满足下列条件方能确诊：

（1）突出的精神分裂症"阴性"症状，即精神运动迟滞、活动过少、情感迟钝、被动及缺乏始动性、言语的量和内容贫乏；面部表情、目光接触、声音的顿挫以及姿势等非言语性交流贫乏；生活自理差、社会表现不佳。

（2）既往至少有一次明确符合精神分裂症诊断标准的精神病性发作。

（3）那些鲜明症状的程度和出现频率减少至最低或明显减少至少已有一年，且呈现出"阴性"精神分裂症性综合征。

（4）缺乏足以解释阴性症状的痴呆，或其他器质性脑疾病或障碍，以及慢性抑郁症或长期住院。

如果得不到有关既往史的恰当资料，因而无法确定在过去某时患者是否曾经符合精神分裂症的标准时，就有必要做出残留型精神分裂症的临时性诊断。

包含慢性本分化型精神分裂症、"残留状态（Restzustand）"和精神分裂症残留状态。

□ 树形图示例

　　重性心理障碍的症状表现与内在病因往往比较复杂，在掌握信息收集与整理技能的基础上，定式结构化访谈这种规范化的问诊有助于心理医师在较短的时间内对来访者的病症进行把握，使用树形图做甄别能够很好地避免过早地做出最终诊断，从而降低错误的第一印象对疾病诊断带来的不良影响。这里选择一例以妄想为主要症状的精神分裂症作为例子进行示范。

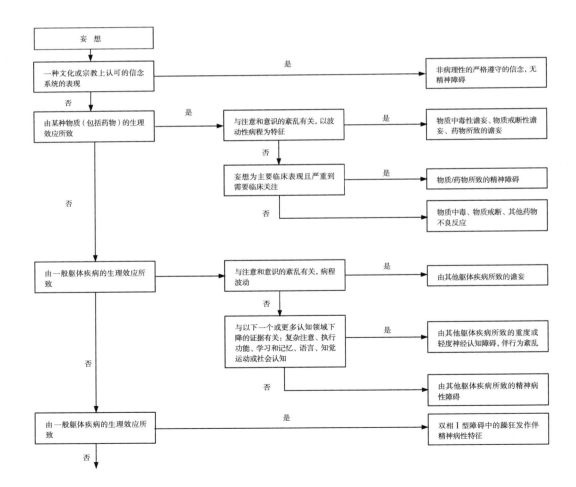

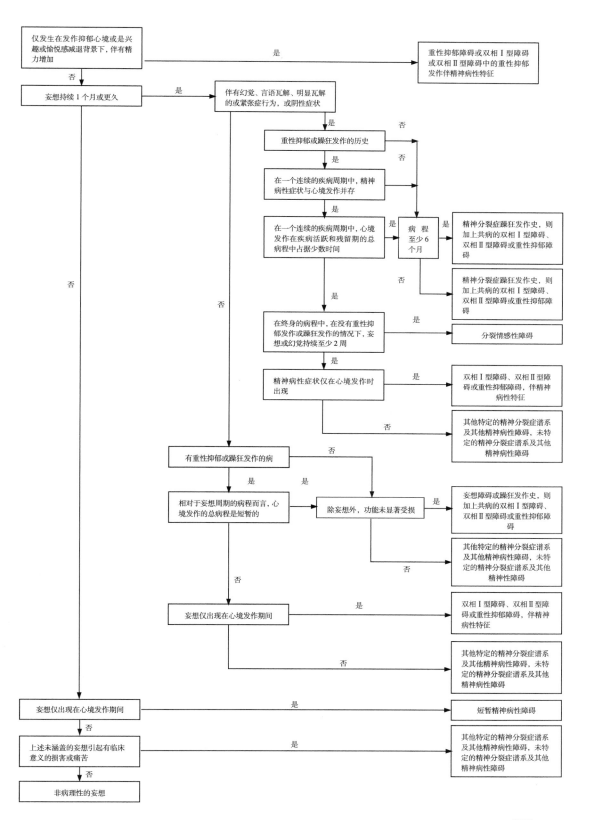

373

个案基本情况

患者，男，22 岁，高中学历，性格内向，病程 4 年，由他的母亲带至我院临床心理治疗中心接受认知行为治疗。

患者有一个姐姐。家庭条件一般，生活气氛融洽。父母对患者倍加疼爱，姐姐也很关心他。高中之前生活和学习顺利，从未受过挫折。高二一次体育课打篮球时，患者跟某同学发生冲突而被该同学打伤，当时四肢的皮肤有一些小的擦伤，而头部并未受伤。该事件发生后，患者自觉委屈，丢面子，闷闷不乐，不久后出现多疑症状，怀疑同学们议论他，旁边的课桌发出响声是同学故意干扰他，凭空闻声，仿佛听到有人嘲笑他"笨蛋""窝囊废"，冲家人发脾气、摔东西，被动懒散，少语，不与家人交流，跟同学交往日益减少，学习成绩急剧下降，勉强高中毕业，之后未能继续读书，一直在家休息。曾来我院门诊就诊，予利培酮片 5 mg/d 治疗。服药两个月后，上述症状部分缓解。近半年来，仍时有凭空闻声或者怀疑别人行为针对他，不愿跟别人交往，不出门，孤僻懒散，除简单料理个人卫生外，其他什么都不做，偶尔有想出去工作的念头，但想起与别人相处困难，迟迟没有行动。患者担心药物有副作用，多次试图自行停药，在家人的劝说和督促下被动服药。躯体状况良好，父母两系三代无其他精神异常者。

初步诊断

按照美国精神障碍诊断与统计手册第 5 版，该患者具有精神分裂症的特征性症状：幻觉、妄想、阴性症状，社会功能明显受损，病程达到 6 个月，其中至少 1 个月符合以上特征性症状，可以诊断为精神分裂症。

参考文献

［1］沈渔邨. 精神病学［M］. 5 版. 北京：人民卫生出版社，2009.

［2］弗斯特. DSM-5 鉴别诊断手册［M］. 张小梅，张道龙，译. 北京：北京大学出版社，北京大学医学出版社，2016.

［3］郭念峰. 心理咨询师［M］. 北京：民族出版社，2005.

［4］Achim A M, Maziade M, Raymond é, et al. How prevalent are anxiety disorders in schizophrenia? A meta-analysis and critical review on a significant association

［J］. Schizophrenia bulletin, 2009, 37 （4）: 811-821.

［5］The American Psychiatric Association. Diagnostic and statistical manual of mental disorders （DSM-5）［M］. Washington D. C.: American Psychiatric Pub, 2013.

［6］Oyebode F. Sims' symptoms in the mind: an introduction to descriptive psychopathology［M］. Philadelphia: Elsevier Health Sciences, 2008.

［7］Shapse S N. The Diagnostic and Statistical Manual of Mental Disorders［M］. 2008.

［8］Carson V B. Mental health nursing: the nurse-patient journey［M］. Philadelphia: W. B. Saunders, 1996.

［9］Beighley P S, Brown G R, Thompson J J. DSM-III-R brief reactive psychosis among Air Force recruits.［J］. The Journal of clinical psychiatry, 1992,53 （8）: 283-288.

［10］Orrù G, Pettersson-Yeo W, Marquand A F, et al. Using Support Vector Machine to identify imaging biomarkers of neurological and psychiatric disease: a critical review［J］. Neuroscience & Biobehavioral Reviews, 2012,36 （4）: 1140-1152.

［11］Neuhaus A H, Popescu F C, Bates J A, et al. Single-subject classification of schizophrenia using event-related potentials obtained during auditory and visual oddball paradigms［J］. European Archives of Psychiatry and Clinical Neuroscience, 2013,263 （3）: 241-247.

［12］Ahn M, Hong J H, Jun S C. Feasibility of approaches combining sensor and source features in brain-computer interface［J］.Journal of Neuroscience Methods, 2012,204 （1）: 168-178.

［13］Kam J W, Bolbecker A R, O' Donnell B F, et al. Resting state EEG power and coherence abnormalities in bipolar disorder and schizophrenia［J］. Journal of Psychiatric Research, 2013,47 （12）: 1893-1901.

［14］Andreou C, Nolte G, Leicht G, et al. Increased Resting-State Gamma-Band Connectivity in First-Episode Schizophrenia［J］. Schizophrenia Bulletin, 2015,41 （4）: 930-939.

［15］Miyauchi T, Endo S, Kajiwara S, et al. Computerized electroencephalogram in untreated schizophrenics: a comparison between disorganized and paranoid types［J］. Psychiatry and Clinical Neurosciences, 1996,50 （2）: 71-78.

［16］Kendler K S. The Schizophrenia Polygenic Risk Score: To What Does It Pre-

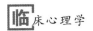
dispose in Adolescence? [J]. JAMA psychiatry, 2016,73（3）: 193-194.

[17] Parnas J, Jorgensen A. Pre-morbid psychopathology in schizophrenia spectrum [J]. The British Journal of Psychiatry: The Journal of Mental Science, 1989, 155: 623-627.

[18] Amminger G P, Leicester S, Yung A R, et al. Early-onset of symptoms predicts conversion to non-affective psychosis in ultra-high risk individuals [J]. Schizophrenia Research, 2006,84（1）: 67-76.

[19] Herrmann C S, Munk M H, Engel A K. Cognitive functions of gamma-band activity: memory match and utilization [J]. Trends in Cognitive Sciences, 2004,8（8）: 347-355.

[20] Hersen M, Beidel D C. Adult Psychopathology and Diagnosis [M]. New York: John Wiley & Sons, 2011.

[21] Niedermeyer E, da Silva F L. Electroencephalography: basic principles, clinical applications, and related fields [M]. Philadelphia: Lippincott Williams & Wilkins, 2005.

[22] Dinesh B, Helen K, Anindya K, et al. IRP commission: sexual minorities and mental health: global perspectives [J]. International Review of Psychiatry, 2022,34: 3-4,171-199.

[23] Mainali P, Motiwala F, Trivedi C, et al. Sexual Abuse and Its Impact on Suicidal Ideation and Attempts and Psychiatric Illness in Children and Adolescents With Posttraumatic Stress Disorder [J]. The Primary Care Companion for CNS Disorders, 2023,25（1）: 45095.

[24] Elliott R, McKinnon A, Dixon C, et al. Prevalence and predictive value of ICD-11 post-traumatic stress disorder and Complex PTSD diagnoses in children and adolescents exposed to a single-event trauma[J]. Journal of child psychology and psychiatry, 2021: 62（3）: 270-276.

——第十五章——

心理咨询与治疗

掌握心理咨询的工作对象、任务及基本原则；理解心理咨询与心理治疗的理论和方法；了解心理咨询与治疗的发展简史和工作方式。

随着社会不断发展进步，人们的物质生活越来越富足，但是人们内心的冲突并没有因此而减少。当我们面对各种心理冲突时，大部分的时间可以顺利应对，但有时即使有亲人和朋友们的帮助，依然会深陷其中无法自拔。这时，我们可能要找一个专业的心理咨询师或心理治疗师进行心理咨询。

心理咨询（Counseling）是指专业的心理学工作者运用心理学的方法，对心理适应方面出现问题并企求解决问题的求助者提供心理援助的过程。需要解决问题并前来寻求帮助者称为来访者或者咨客，提供帮助人称为咨询师或治疗师。来访者就自身存在的心理不适或心理障碍，通过面谈、视频、电话、文字等交流媒介，向咨询师进行述说、询问与商讨，在其支持和帮助下，通过共同的讨论找出引起心理问题的原因，分析问题的症结，进而寻求摆脱困境解决问题的条件和对策，以便恢复心理平衡、提高对环境的适应能力、增进身心健康。

第一节　心理咨询与心理治疗概述

一、心理咨询与心理治疗的概念及区别

（一）心理咨询的概念

很多年来人们对"心理咨询"这个词的定义一直含混不清。如果查询不同书籍，你会得到不尽相同的答案。美国心理咨询学会（ACA）在 1997 年 10 月确定了一个"专

业心理咨询实践"的定义。

心理咨询和病理学一样，它是运用心理健康、心理学和人类发展的原理，通过认知、情感、行为或系统的干预和策略，致力于促进人的心身健康、个体成长和职业发展。

这个定义包含了下面一些外显和内隐的含义，对心理咨询师以及来访者来说，明白这些含义是很重要的。

首先，咨询的范围：心理咨询应对的是身心健康、个体成长、职业发展和病理方面的问题。换句话说，心理咨询师的工作需要处理各种关系，包括个体内心与外在的人际关系的问题，帮助来访者在学校、家庭及职业环境下找到问题的原因并进行调整。

其次，心理咨询的对象：既可以是那些社会功能较好的人，也可以是那些有严重问题的人。这些来访者通常有发展性或情境性问题。

再次，心理咨询是建立在理论基础之上的。心理咨询师们会整合认知、情感、行为和系统等不同理论取向的研究成果，并将其应用于咨询中的个人、群体和家庭。

最后，心理咨询是一个发展性或干预性的过程。心理咨询师要关注来访者的咨询目标，因此心理咨询同时包括选择和改变。在某些案例中，"心理咨询是一种行为的预演"。

（二）心理治疗的概念

心理治疗是对有心理疾病的人进行的以改正其行为、情感和想法为目的的治疗过程。

传统意义上的心理治疗关注一些较为严重的问题，例如精神的、心理的、个人问题及与冲突相关的问题，它要解决的是"痊愈"的问题。

最早的心理治疗是以精神分析为基础的疗法，它关注以下几点：现在的问题是过去问题在当下的显现；注重患者获得对自己的洞察而非症状的改变；治疗过程中治疗师遵守中立、匿名、节制的原则。除此之外，一直以来都存在一种观点，认为心理治疗是要建立一种长期关系（在半年至两年时间内有 20～40 次治疗），以便引起实质性变化，而不是一种较短期的关系（低于半年的 8～12 次治疗），而且心理治疗更多的是在住院的情况下（如在类似精神病院的医疗机构）而并非在门诊情况下（如在社区诊所）实施的。

（三）心理咨询与心理治疗的区别

如今，在美国和英国，并没有刻意区分心理咨询与心理治疗的不同，在更多情况下，心理治疗和心理咨询之间的界限变得模糊不清，所以现在经常是由从事临床治疗的专业人员决定来访者是接受心理咨询还是心理治疗。有些心理咨询中的理论也常被认为与心理治疗等同，这些理论都用于心理咨询和心理治疗。

而在德国，1998年制定的心理治疗师法，确定了心理治疗属于医学领域的服务内容之一，心理治疗人员在医疗机构和私人诊所进行服务，其服务费用由患者的保险机构支付，这使得心理治疗与心理咨询在德国得到明确的区分：心理咨询工作通常在社区咨询中心开展，这些中心得到政府或慈善机构的资助，服务是免费进行的。德国的心理咨询服务对象为正常人群，而心理治疗的服务对象是有明确诊断的患者。心理咨询与心理治疗在人员培训、从业机构、经费来源等方面有很大区别，心理咨询在管理方面也没有心理治疗规范和严格。

在我国，自2013年5月1日起施行的《中华人民共和国精神卫生法》中规定：心理咨询人员不得从事心理治疗或者精神障碍的诊断、治疗。心理咨询人员发现接受咨询的人员可能患有精神障碍的，应当建议其到符合本法规定的医疗机构就诊。

我们最好在一个连续的统一体中去理解这两者的关系。一端是心理咨询，另一端是心理治疗，在一次咨询会谈中，心理咨询师可能将两个过程融合在一起，既进行心理咨询，也进行心理治疗帮助，接受相应的调整和矫治措施。他们的这些问题通常只需要短期干预，但是咨询的问题也会扩展到美国精神病学会制定的《精神障碍诊断和统计册》（Diagnostic and Statistical Manual of Mental Disorders）中所包含的某些精神疾病。

心理咨询与心理治疗的主要区别在于关注焦点、来访者的问题、目标、治疗方法与治疗环境等，见表15-1。

表15-1　心理咨询与心理治疗的比较

	心理咨询	心理治疗
关注点	发展型，重在培养促进发展的技能，防止问题的发生	旨在帮助来访者克服现有心理障碍，如焦虑抑郁
针对的问题	来访者主要的问题是生活的问题，如人际关系困难，或有具体问题需要帮助，如选择职业	治疗型来访者的问题更复杂，需要正式诊断是否有心理障碍
治疗目标	短期目标（解决及时关注的问题）	短期目标和长期目标相结合，长期目标主要是帮助来访者克服既定的心理障碍
治疗方法	治疗计划，包括预防性方法以及各种咨询策略，解决来访者关心的问题	心理治疗方法复杂得多，采用涉及意识与无意识过程的策略
治疗环境	可在许多环境中进行，如学校、教堂、心理健康门诊等	主要在私人诊所心理健康中心或医院等场所进行

心理咨询关注的焦点是发展，而心理治疗重在治疗。心理咨询从本质上属于预防型或者发展型；心理咨询适合没有严重的心理障碍的来访者，它更适合那些有生活问题的来访者，如父母与孩子的矛盾、婚姻问题等，旨在帮助来访者解决一些即时的困难。心理治疗目的旨在帮助来访者克服现有的心理障碍，如焦虑和抑郁、躯体形式障碍等。

心理咨询的治疗计划也根据来访者的问题而有所不同。如为了帮助父母学会如何与孩子建立良好的关系，可能会对父母进行一些心理常识的教育。心理咨询方法通常是短期的，每周一次，持续 3~12 周。开展咨询服务的场所很多，可以在学校、社区或者心理健康门诊进行。

心理治疗用于帮助一个问题更复杂如有心理障碍的来访者。心理治疗既有短期目标，也有长期目标，短期目标的重点与心理咨询类似，如处理婚姻问题，长期目标则是涉及更根深蒂固的问题，如抑郁症或人格障碍等。

心理治疗很复杂，而且涉及意识与无意识两个过程。催眠、投射测验、梦的分析等都是与无意识相关的技术。心理治疗需要掌握很多领域的专业知识，心理治疗通常是长期的、每周一次，连续 3~6 个月甚至更长的时间。我国精神卫生法规定心理治疗需在医院由心理治疗师实施。

二、心理咨询与治疗的目标

不同的来访者来寻求心理咨询或心理治疗时都带着不同的目标。大致可以归纳如下：

（一）获得洞察力

加深了对自我的了解，知道自己心理问题的根源及意义，明确问题恶化和好转的影响因素，增强对情绪和行为的理性控制能力。

（二）获得积极有帮助的人际关系

很多人来咨询是因为现实生活中无法维持稳定和满意的人际关系，通过咨询或治疗，能够帮助他们建立更加积极的、稳定的、有意义的人际关系。

（三）提高心智化能力

心智化是一种想象形式的心理活动。虽然你不知道此时此刻我的大脑中在想什么，但是，你们仍然会通过我的意图和心理状态来解释我的心理行为。这些心理状态包括我的需要、渴求、感受、信念、目的以及理由等。心智化就是从外部的角度看我们自身和从内部的角度看他人。有些来访者是因为从外部来看自己这方面比较差而发生问题，而有些来访者是很难从内部来看他人而发生问题。

（四）提高自我接纳程度，达到自我实现

培养看待自我的积极态度，把自我先前相互冲突的各个方面，向着合适的方向调试，成为一个有活力的、不断完善的综合整体。

（五）学习社会技能，获得问题的解决

学习并掌握社会及人际关系技能，例如保持目光接触，谈话中的话题转移等，帮助来访者寻找那些他们自己解决不了的特殊问题的解决方案。

（六）认知行为变化

修正和修改那些非理性的信念、歪曲的认知方式。因为这些信念及认知方式通常是与自我伤害行为联系在一起的。修正和改变那些不恰当以及自我破坏的行为方式。

当然，对于一个心理咨询师或治疗师而言，想要达到以上所列的所有目标是不太可能的。而不同的心理咨询师或心理治疗师关注的侧重点也会有所不同。如心理动力学治疗（Psychodynamic Psychotherapy）主要的关注点是洞察力，人本主义的心理治疗（Humanistic Psychotherapy）则注重促进个体的自我接纳及自我实现，而认知行为治疗（Cognitive Behavioral Therapy）则主要注重对行为的改变和调控。任何一种有效的心理咨询方法都应该是足够灵活的，这样才能够促使来访者在探索中达到生活中的最好程度。

三、心理咨询（含心理治疗，以下统一用心理咨询代替）的方式

（一）以咨询对象的数量划分

心理咨询有多种不同的方式，若以咨询对象的数量划分，可分为个别咨询与团体咨询：

1. 个别咨询

一对一的咨询，没有第三者在场。这可为求助者提供一个安全、可靠的环境，降低其防御性。咨询师也可以对求助者进行直接的观察和分析。

2. 团体咨询

由 1～2 名指导者主持，根据求助者问题的相似性，组成小组，通过共同探讨、训

练、引导，解决成员共有的发展课题或心理问题。成员人数一般没有固定的标准，从三五人到几十人不等。其独到之处是：

（1）团体为个人提供了一面镜子。

（2）成员可以从其他参加者和指导者的反馈中获得益处。

（3）成员接受其他参加者的协助，也给予其他人协助。

（4）团体提供试验实际行动和尝试新行为的机会。

（5）团体情境鼓励成员做出承诺并用实际行动来改善生活。

（6）团体中的互动行为，帮助成员了解他们在工作上、家庭上的功能。

（7）团体的结构方式可以使成员得到归属的满足感。

但必须注意的是，团体咨询的咨询深度和准确性往往受到较大限制。

（二）以咨询的途径划分

1. 面对面心理咨询

面对面咨询是心理咨询中使用最多、最广泛的方式。在综合医院、精神卫生中心或卫生保健部门设置心理治疗门诊，各大、中、小学也设立有心理咨询中心或心理咨询室，个人执业的心理咨询机构也如雨后春笋，不断涌现。心理治疗门诊着重解决患者的有关心身疾病、心理卫生、精神疾病等方面的问题。心理咨询机构多针对健康人的心理问题、心理困惑及发展性问题进行工作。两者均不能从事精神障碍的诊断，不得为精神障碍患者开具处方或者提供外科治疗。

特点：在咨询过程中能将心理卫生指导中的心理治疗和药物治疗相结合，个别咨询和团体咨询相结合，心理指导和宣教相结合。由于双方能够面对面地交往，因而可以较详尽、较深入地了解来访者的情况，便于做各种测验和行为治疗以及观察疗效，是一种较有效的咨询方式，也是临床心理咨询的主要方式。当然，此方式对咨询者本人的素质要求较高。

2. 电话心理咨询

此方式源于西方国家 20 世纪 60 年代初设立的危机干预热线，原多为对处于急性情绪危象、濒于精神崩溃、企图自杀或犯罪者提供救助的咨询电话。随着我国家庭电话的普及，国内一些大中城市相继开通了心理咨询热线，从实际运用的效果看，在及时、快捷、方便等方面，电话心理咨询确有其他咨询方式不可比拟的优点，发展前景广阔。

3. 视频心理咨询

是一种因来访者不便于与咨询者见面或不愿暴露身份的情况下采用的咨询方式。

其优点是简便易行，不受时空距离的约束；可以保持更高的客观性和中立性；凭借软件程序可以方便地进行心理测量和评估。特别是随着互联网技术的不断发展，能够运用视频通话技术越来越多地进行类似于门诊咨询的心理咨询活动。

缺点是由于双方不能面对面地现场交谈，或受到网络速度及通畅性、计算机操作能力的限制，信息交流有时不畅，效果可能会受影响。

四、心理咨询师的个人发展

咨询过程分为不同阶段，而咨询师成为专业人员的过程也分为不同的阶段和主题，如参加培训、接触求助者、获得督导经验等。Skovholt 与 Ronnestad 曾考察咨询师职业的终身发展，该研究获奖并已经以专著形式出版。他们发现一个人由选择咨询作为职业开始，到成为经验丰富的咨询师要经历八个阶段。这八个职业发展阶段分别是：①常规阶段；②专业培训的过渡阶段；③模仿专家阶段；④有条件的自主阶段；⑤探索阶段；⑥整合阶段；⑦个性化阶段；⑧完善阶段。

与咨询阶段类似，这些职业发展阶段之间也是相互关联的。咨询师在每个阶段都有最关注的主题。例如，初学咨询师必然更关心技能的培养，而不是个人的咨询特色，他们也更可能去模仿他们所见到的专家教师或督导的行为。随着职业化过程的进展，新的主题和关注点会不断产生。

五、心理咨询师的成长

成为一个成熟的心理咨询师（或心理治疗师），成长过程中的几个重要方面分别是：提高自我觉察，理解咨询过程，增加实践经验，获得专业认证。

（一）提高自我觉察

任何类型的咨询工作都需要正确的和敏锐的自我觉察支持。不管使用哪种咨询理论，传递援助或治疗的主要手段是人或咨询师本身。要成为一名咨询师，涉及以灵活的和有回应的方式与寻求帮助的来访者互动。咨询师并没有可遵循的固定脚本，咨询师所做的几乎每一件事都是当时临场发挥的。因此咨询师必须能够将自己作为一种资源来使用：对内部情感状态可能转变的重要性保持敏感，理解自己的行为可能怎样被他人觉知，拥有维持新鲜感和警觉感的策略。

有效的咨询建立在助人者和受助者之间关系的质量基础之上，一名咨询师需要经常延展和挑战作为助人者建立咨询关系的能力：应对终结、面质、深度关注的体验、打破僵局的复杂性。因此，咨询师要时时对自己的兴趣、背景、能力、核心人格、动机包括自己未修复的创伤性体验有着深度的觉察，始终以热情、友好、坦率、敏感、耐心、富有创造力的方式工作。要致力于稳定自身的心理健康，有着自己的兴趣和爱好，努力避免使自己精神枯竭、工作效能衰退。

1. 自我觉察的内容

（1）澄清个人的生命哲学观：指咨询者应澄清个人对人性、现实世界、生命存在、生活的价值、个人生活态度等人性观和价值观问题的看法，这样有助于把握整个咨询的方向和基调，不被来访者诱导。咨询过程中，咨询者应该清楚地表明自己的价值观倾向，可以与来访者讨论价值观问题，但不可强加于人。坚守"价值中立"的立场，咨询者不要有"热衷于纠正别人错误"的想法和做法。

（2）探讨对重大生活问题的态度：咨询者应该对人生中的重大问题，如情与爱、生与死、性别角色与身份认同、权力地位与金钱享受等有明确的认识，应该对探索人生等问题有积极的态度。因为对人生等重大问题的感悟、认识、体验是成为一个成功咨询者的重要条件。通过学会诗歌、文学、影视、建筑、艺术、哲学、宗教等，多渠道感悟和品味生命的意义，领略助人的价值和境界。

（3）解决生活中的"未完成事件"：如果咨询者自己的心理创伤未能治愈或内心冲突没有得到解决，在进入来访者的内心世界时，很可能会遭遇相当大的困难，可能会无意识地逃避问题，或妨碍与来访者之间的有效接触，或因为个人原因对来访者过度关心或忽视，或在咨询中发生显而易见的失误，以至于无法为来访者提供有效的服务。此时，咨询者自己必须深入探索自己的内心世界，整理解决自己的未完成事件。

（4）完善自我概念与提高自觉能力：自我概念指一个人如何看待自己，包括提高对自己身份的界定、对自己能力的认识及对自己的理想或要求的了解。在成功咨询者的自我概念中，应有比一般人更高的自我觉察，知道个人的长处，不回避自己的短处。要想通过人格魅力、人生体验与爱的力量影响来访者，咨询师就需要即时发现、觉察和处理自己当前面临的情绪问题、觉察自己的固有信念、认识自己的互动模式，以促进咨询者的自助及助人活动。咨询者必须持续不断地提高自我觉察能力，在心理咨询中做出正确的反应，使咨询者的个人问题对心理咨询过程不产生消极影响。

（5）处理职业枯竭现象：有效咨询最主要的条件是保持咨询者的活力。而职业枯竭是咨询者对咨询工作缺乏热情，或缺乏认同，或感到例行公事，或感到抑郁、精疲力竭、厌烦等。长此以往，咨询者会自我封闭，影响工作。造成职业枯竭的原因很多：咨询管理与实践中缺少督导和接受继续教育的机会，缺少与其他人的合作，缺少足够的时间，缺少肯定的结果，评价指标不确定，缺乏成就感，承受强大的压力，以及个人婚姻、健康、经济等家庭问题，等等。咨询职业是一个易枯竭的行业。咨询者个人成长需要学习保持咨询工作与个人生活的平衡，敏锐地觉察并学习有效地处理个人职业中的枯竭现象。

2. 自我觉察的途径

（1）寻找一位有经验的咨询师去做长程的个人分析或治疗（也就是常说的个人体验），通过这样的体验，在与另一个人发展亲密的内心关系过程中不断地被看到、被接纳、被容纳，促成个人成长，同时这样的过程也让你能够充分体会一位来访者的感受，帮助你理解来访者。

（2）参加由有经验的咨询师带领的团体成长小组。人数不宜太多。最快速最有效的成长小组是动力性团体。如果有一个好的带领者，这样的团体可以快速地深入你的内心，让你能够产生直面自己的勇气和面对真实自我的信心。

（3）参加心理互助团体。心理互助团体指心理咨询师同行间为了个人成长而自发结成的各种成长小组。

（4）个人笔记。对自己的感受保持敏感，主动去觉察不同自己的不同状态，如果能够以笔记的形式记录下来，帮助可能会更大。

对于一名称职的心理咨询师来说，第一，最基本、最重要的是完整的人格结构，即个人心理发展处于比较成熟的阶段。第二是阅历，阅历越丰富，越容易理解来访者的境遇。第三是有广博的知识储备，对各种新鲜事物保有良好的好奇心。第四是具备各种心理学知识，帮助求助者更好地了解人的心理特点和发展状况。最后是至少熟练掌握1~2种适合自己的心理治疗方法。见图15-1。

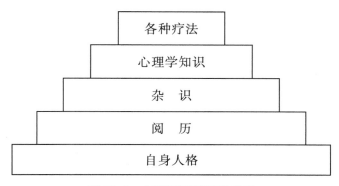

图15-1　心理咨询师应有的素质

（二）理解咨询过程

咨询师需要建立一个理解自己所作所为的理论框架，也就是说以哪种理论作为自己理解来访者及与来访者工作的框架。对于理论，不同的心理学家有不同的见解，有人认为应该专注于某一种特定的理论模型，也有人认为可以从周围的理论中拼凑出一个整合的个人模型。其实这两种策略都行得通，最关键的是要使用一致的、对你来说有意义的和能够帮助你和来访者进行沟通的概念和观点。因为来寻求帮助的来访者往往是困惑的和令人困惑的。他们已经用尽了自己当下能解决问题的资源，如朋友和家人。他们或许身处危机之中，感到一切都混乱不堪和失去控制。他们或许很担忧他们所预感的事情将发生在自己身上。他们或许以一种方式或其他方式将整个烂摊子推给咨询师。咨询师需要感到自身掌控现实的安全感。透过这样的安全感和稳定一致性，传递给来访者一种踏实感和力量感，帮助他从混乱的状态稳定下来，重新恢复思考和感受的能力。

学习理论，要从最重要最基本的学起。Lambert 1992 年的研究显示，心理治疗的疗效因子有四种：来自来访者自身的各种可变因素占 40%，与咨询师之间关系的质量占 30%，特定的技巧（不同的治疗方法）占 15%，而希望和安慰剂的作用也占 15%。人本主义的理论重视治疗关系的建立与发展，而精神分析的理论让我们能够更深刻地理解一个人的内心世界，在理解的基础上，能够发展出更有深度和质量的治疗关系。而所有的改变，最终都会落脚到领悟和感受之上。因此，在国际公认的 450 多种疗法中，精神分析、人本主义疗法以及认知行为疗法是必学的基础内容。

近几年来，系统式或结构式家庭治疗、焦点解决短程治疗（Solution-Focused Brief Therapy，简称 SFBT）、心智化心理治疗等方法在国内应用得越来越广泛。初学者开始学习时可以在学习三种主流方法的基础上，选择某种疗法，至少学习和实践 1～3 年，比较熟练地掌握后可以再选择新的疗法，最后形成独具个人特色的整合性咨询方法。

（三）增加实践经验

有三种类型的实践经验。第一类型经验是与他人共享你的个人经验和聆听他人的经验。第二类型经验是与同伴一起练习咨询和助人技巧。第三类型经验是扮演真正的咨询角色，来面对带着问题前来寻求帮助的人。

最重要的是在咨询的实践中不断提高。促进咨询能力增长的一个较为可靠的途径是在靠谱的督导的指导下进行实践过程，寻找一个可靠的有经验的督导老师或稳定的督导小组，对咨询过程中可能出现的问题进行及时处理。如果是初学者，最好是寻找一位督导老师就某个案例进行连续的督导。如果参加督导小组，最好是不超过 8 个人稳定的小组。这样的小组更容易建立某种水平的信任，足以鼓励对治疗中的时时刻刻的交流进行坦诚的探索。这种真实性，需要彼此之间感到某种程度的舒适、友好以及相互的安全感。只有在一个小规模的、更为亲密的设置中，这些感受才能得以激发和增长。如果无法找到这样的老师，也可以由几个咨询师组成同辈督导小组，定期讨论案例，互相帮助，彼此分享。

经过实践，很多心理咨询师在工作中合理地综合运用各种理论。他们系统地运用发展／福祉模式、医疗／病理模式或某种综合模式，通晓个人一生如何发展，熟悉最新《精神疾病的诊断和统计手册》上的各种术语。他们能够积极参与同各种心理咨询相关的活动。他们知道应参加继续教育课程以及督导活动以保持知识更新。

（四）获得专业认证

随着中国临床心理学和咨询心理学的不断发展，高素质的临床与咨询心理学专业人员、高水平的专业机构不仅成为当前社会的迫切需求，也关系到我国临床与咨询心理学领域的社会声望和学科的严肃性。目前在中国，只有中国心理学会有发展比较完善和规范的注册系统，注册身份分为注册督导师、注册心理师和注册助理心理师三个级别。截至 2017 年，注册系统拥有督导师、心理师和助理心理师已超过 2000 人。想要在专业上得到长足的发展，获得一个专业协会的专业认证是必不可少的经历。

第二节 心理咨询与治疗的伦理规范

一、咨询与治疗伦理概述

"伦理"（Ethics）一词来源于希腊语，意为"习俗"（Custom），是价值论的分支。它试图理解道德的本质，区分"正确"和"错误"的区别。伦理的起源与早期社会中道德行为的引入有关。在不同的环境中应用"正确"和"错误"等概念，并在不同的环境中定义这些概念，是试图创造出有共性的和有组织性的社会行为的需要，由此，创造出行为准则。

随着社会的发展，个人之间的关系变得更加复杂，因此行为准则也变得更加复杂。商业关系的发展引发了许多伦理困境，咨询伦理是其中之一。在许多国家，咨询并不是一个受监管的职业，因此需要使用道德标准进行指导。

这些标准包括界定咨询师提供的服务质量、咨询师接受培训的质量和保护来访者的责任，伦理守则为专业人员提供了指导方针。

咨询领域专业化的需求在道德行为和法律行为之间建立了联系。立法的主要目的是保护来访者不受误导并最终为该行业提供指导方针。然而，如前所述，在大多数国家，咨询的道德行为还不是法律框架的一部分。作为一名专业人士，咨询师在为来访者提供服务和为公众服务方面，承担了职业的责任。这些责任包括相应的绩效或能力标准，在与来访者的关系中可被接受的个人行为准则，以及承诺为公共利益做出贡献——超越金钱利益。作为一个职业，对道德和法律标准的承诺对这个行业的收入、维持和获取公众信任至关重要。因此，遵守这些准则是所有从业人员的责任。

首先，确保咨询将提供一种不带偏见的专业服务，不歧视，尊重来访者的个性。咨询师尊重所有人的基本人性、价值和尊严。不对来访者进行价值判断，不受偏见、偏好、观点、偏袒、外表、性别偏见的影响，明确来访者的位置和地位。咨询师要觉察到自己的价值观、态度和信仰，而不是把这些东西强加给来访者。

其次，咨询师和来访者建立的是一种帮助关系，在这种关系中，要保护来访者的自主权和完整性，不提供建议。帮助来访者在没有建议的情况下自主做出决定是咨询的最重要的目标。咨询师的意见和建议必须受到限制，来访者必须有能力为自己做出决定。咨询师应向来访者明确提供咨询的条件，并就咨询过程建立明确的协议（APA，1990）。

二、咨询与治疗伦理的主要内容

（一）共同原则

各国主要伦理框架是基于自治、忠诚、公正、仁慈、非恶意的原则。主要包括：

1. 保密和保密例外

保密在确保咨询和来访者畅通地沟通方面起着重要的作用。咨询师应该尊重来访者的隐私，并保证他们袒露的信息的机密性。信任是治疗的支柱。在保密方面可能会遇到许多问题。比如：与上级咨询师协商，①是否会违反保密规定？②如何记录信息？③如何做好对来访者身份信息的保密？④是否要告知来访者保密范围？

保密主要是一个伦理概念，被界定为一种道德责任和职业义务，它要求在与来访者的私人互动中获得的信息不会被泄露给其他人，除非在特殊的情况或法律授权的情况下，咨询师对来访者的保密承诺必须被搁置一边，如来访者可能会自杀或伤及他人时。

2. 自主性

咨询应尽一切努力促进来访者的自决权和个人责任，这是对来访者自我管理能力的尊重。这一原则强调来访者通常是在自愿的基础上承诺参与咨询。咨询前需要寻求知情同意，承诺保护隐私，出现任何伦理冲突都需要告知来访者。禁止咨询师对来访者进行操纵，即使是为了对社会有益的目的，也不能违背他们自身的意愿。

3. 慈善

致力于促进来访者的良好发展。这一原则意味着咨询师要为来访者尽最大的努力，确保他可以得到最好的服务。要为来访者提供基于培训/经验的服务，这就要求咨询师持续更新专业知识，提高服务质量，为来访者提供服务。因为来访者可能在那个时候就会因为不成熟、痛苦、心理障碍、情绪失衡或神经崩溃而降低自主权，因此咨询师的责任变得更重要。

4. 不伤害

承诺避免对来访者造成伤害。这一原则是为了避免性、经济、情感或任何形式的剥削。咨询师不应因其自身需要而从来访者那里获得任何经济利益或帮助，不应利用来访者的弱势、依赖性和弱势地位为自己谋取利益。不伤害，并促进来访者的心理和身体健康。

5. 公正

咨询需要为所有来访者提供公平、公正和充分的服务。无论他们的个人和社会特征如何，都应该尊重人权和他们的尊严，反对任何形式的歧视。

6. 自我尊重

培养咨询师的自我认识和自我关怀。为个人、专业支持和发展寻求适当的咨询。不断更新训练，积极鼓励生活，加强活动和人际关系。

每个国家针对自身不同的情况，都会制定相应的伦理守则。

（二）咨询关系中的伦理责任

1. 来访者的利益

咨询师应采取一切合理措施，确保来访者在咨询期间不会受到身体或心理上的伤害。通过尊重和支持来访者做出选择和决定的能力来促进来访者对他们生活的控制。咨询师解他们在来访者心中的重要地位，避免利用来访者在财务、性、情感或其他方面的信任和依赖损害来访者的利益。

2. 咨询关系的边界

首先，建立和监控咨询关系和任何其他咨询之外关系的边界，并明确地向来访者说明这一点。其次，有一种以上的关系可能会导致关系的界限不清、滥用权力和专业判断的受损，从而伤害到来访者。当不能避免双重关系时，咨询师应采取适当措施，确保他们的判断没有受到损害，他们的权力没有被滥用，包括寻求督导。最后，在咨询期间与来访者进行任何形式的性亲密行为都是不道德的。

3. 订立合同

在咨询开始前向来访者提供的任何形式的信息，都应准确反映所提供的服务的性质以及咨询师的培训、资格和相关经验。咨询人员向来访者提供的信息包括咨询的条件、保密程度、安全规定以及咨询师的费用、取消约会和其他重要事项。咨询师和他们的来访者应共同努力，确定咨询目标，考虑来访者的能力和情况，并持续审查咨询合同。

4. 尊重多样性

咨询师应了解自己的价值观、态度、信仰和行为，以及这些价值观如何适用于多元化社会，避免将价值观强加给来访者。他们不应以年龄、肤色、文化、种族、性别、性取向、种族、宗教、残疾、政治倾向、军事地位、社会经济地位或任何其他方面为基础，进行不合理的歧视。

5. 财务关系

特殊情况下，咨询师免费或低费提供专业服务是可以接受的。咨询师在咨询过程中，在给予和接受礼物和捐赠时，有很大的自由裁量权。

6. 与前来访者的关系

咨询师应该始终对自己与前来访者的关系负责，应该谨慎地与以前的来访者建立任何其他类型的关系。

7. 终止和转介

咨询师应采取措施，在任何咨询阶段不放弃或忽视来访者。如果咨询师感到无法向来访者提供专业帮助，应该避免进入或立即终止咨询关系，并提出适当的替代方案。如果来访者拒绝了推荐建议，咨询师没有义务继续这种关系。终止咨询关系时，咨询师会提前通知，并对即将终止咨询关系的来访者提供充分的解释。咨询师应试图在可能的情况下获得来访者同意。在终止合同后，来访者如果有要求，咨询师应该协助来访者做出适当的安排，继续提供咨询服务。

8. 研究、培训、出版和展示

只有在内容被伪装成匿名的情况下，才可以将来自咨询关系的数据用于研究、培训、展示和出版。只有当来访者审查了所有材料并以书面形式同意其发布时，才允许在研究、培训、出版或展示中透露来访者信息。

（三）中国心理学会临床与咨询心理学工作伦理守则

中国心理学会（CPA）在 2007 年 2 月，制定了第一个心理咨询师伦理守则——《中国心理学会临床与咨询心理学工作伦理守则》（第一版，2007）。2018 年，CPA 对守则进行修订细化并发布了第二版伦理守则，主要内容有五条总则及十个方面的细则。总则包含五个维度，即善行、责任、诚信、公正、尊重。细则包含：专业关系、知情同意、隐私权和保密性、专业胜任力和专业责任、心理测量与评估、教学培训和督导、研究和发表、远程专业工作（网络和电话咨询）、媒体沟通与合作以及伦理问题的处理十大部分。现以总则为例，进行简要的解读。

1. 善行

心理师的工作目的是使寻求专业服务者从其提供的专业服务中获益。心理师应保障寻求专业服务者的权利，努力使其得到适当的服务并避免伤害。

解读：善行意思就是说要做好事。既然咨询师宣称他们是专业的助人者，那么他们就有职责为那些求助的人提供真正意义上的帮助。善行同样意味着对社会整体有所促进以及帮助所有潜在来访者。当然，并非所有的助人专业都会为来访者带来益处。有时候咨询和治疗可能是无效的，甚至有可能带来更坏的结果。此外，咨询只能帮助那些有意愿主动投入其中的来访者。伦理中对善行的规定并不是要求必须保证产生积极的结果。事实上，善行指的是一个人应该竭尽全力地提供帮助，并且在治疗效果不乐观的时候提供其他备选方案。如果从始至终咨询师都未能使来访者状况有所好转，但咨询师坚持对其进行治疗，那么这就是对善行原则的违背。

2. 责任

心理师在工作中应保持其服务的专业水准，认清自己专业的、伦理的及法律的责任，维护专业信誉，并承担相应的社会责任。

解读：责任意味着专业人员竭尽所能地帮助来访者，而且一旦发现自己难以胜任，即准备将来访者转介他人。这份谨慎来自对自己的了解——咨询师只有知道自己的优势和不足才可以被称为真正地负责任。

3. 诚信

心理师在工作中应做到诚实守信，在临床实践、研究及发表、教学工作及宣传推广中保持真实性。

解读：诚信原则主要讲的是承诺的兑现以及承诺的真实性。诚信原则意味着忠诚。咨询师必须将来访者的利益放在自己的利益之上，并且对来访者忠诚，即使这种忠诚会给咨询师带来不便或不舒服的感觉。诚信原则衍生自咨询师和来访者之间最核心的关系——信任。如果咨询师的言行或行为不可靠，则没有信任可言。假如专业人员发现某个来访者的说话风格很令人生厌，或者他并不赞同来访者的政治观点，这位咨询师就没有必要跟来访者分享这些感受。诚实也应该有尺度，首先要衡量这些信息对来访者的影响。但是，除非出于对其他原则的维护，否则保持真实都是很重要的。

4. 公正

心理师应公平、公正地对待自己的专业工作及相关人员，采取谨慎的态度防止自己潜在的偏见、能力局限、技术限制等导致的不适当行为。

解读：公正就是要平等地做事。这一原则要求咨询师和治疗师在从事专业活动时尊重所有人的尊严并避免偏见。对这一原则最危险的破坏在于对一个群体存在刻板印象。咨询师不应该因为种族、年龄、性别、文化以及其他任何不相关因素而产生偏见，因为这是非常不公平的。

然而，公正不仅仅是避免歧视那么简单，它还意味着对于某些差异给予额外的关注。例如：一位心理学家对所有公司职员的表现采取同样的测量标准进行评估。然而，如果其中一个职工存在听力障碍，而这位心理学家对这个职工与其他职工一视同仁，那么他同样犯了不平等的错误。公正要求及时发现这个职工的听力问题，并采取相应措施让职工了解正在发生的事情，还要求采取平等的评价标准。

5. 尊重

心理师应尊重每位寻求专业服务者，尊重个人的隐私权、保密性和自我决定的权利。

解读：对自我决定权利的尊重意味着"一个人的选择不应受到他人的限制"。当然，咨询中自我决定权利的原则也有限制。一个人的行为不能干涉另一个人的自由，自我决定必须建立在对于个人选择的意义和内涵完全理解的基础之上。由于不需要在他人看来是合理的，因此个人的行为也可能是不理性的。如果一个人可以理解选择的含义，并且不会伤及他人，那么他可以去做任何被人看起来是愚蠢的事情。儿童和存在严重心理缺陷的人，他们不具备自主行事的能力，在这些情况下，其他人可以代表这些人做出选择。

三、咨询与治疗伦理两难问题的决策流程

虽然伦理守则有很多细则条目，但在咨询过程中经常会遇到一些伦理两难问题。比如一个刚刚在咨询中告诉你他有不洁性行为，有可能被传染上艾滋病的学生，临走时向你强调，不允许把这个信息告知任何人，如果这个消息被其他人知道了，他就无颜活在这个世界上，一定会去自杀。可是你在咨询中也了解到，他已经谈了一个女朋友，

并且他们有可能会发生性关系，那么，他的这个信息你到底是否要保密？如果不保密，你会告诉什么人？

这些问题在伦理守则中并没有明确答案，如何决策完全取决于咨询师个人。迄今为止，大约有超过 30 个伦理两难问题道德决策模型可供使用。这些模型的侧重点不同。一些人关注多元文化，而其他人则专注于咨询教育或学校咨询。

（一）学校伦理问题决策方案

学校 ASCA（2016）列出了学校伦理问题的决策方案（步骤），作为学校辅导员在伦理规范中为学校辅导员设计的一个范例。这个模型是由卡罗琳斯通创建的。该模型包含 9 个步骤：

（1）在情感和智力上定义问题。

（2）应用 ASCA 和 ACA 伦理规范和法律。

（3）考虑学生的时间顺序和发展水平。

（4）考虑背景、父母权利和未成年人权利。

（5）应用的道德原则。

（6）确定你潜在的行动路线及其后果。

（7）评价所选择的行动。

（8）咨询。

（9）实施行动方针。

□ 伦理决策案例

汉娜女士是美国南部郊区小学的一年级辅导员。她在学校的咨询，已经完成了一年的硕士实习。在硕士学位期间，汉娜完成了一门关于咨询伦理的课程。这门课程要求汉娜阅读为学校顾问编写的道德准则。汉娜很快就遇到了几个伦理难题。汉娜的困境是因为一个名叫朱莉的四年级女孩。在他们咨询期间，朱莉告诉汉娜，她的父亲在监狱里。朱莉还说，当她妈妈付不起房租时，他们住在酒店或朋友的客厅里。朱莉请求汉娜不要告诉任何人，因为如果她妈妈发现她告诉别人，朱莉就会惹上麻烦。汉娜见过朱莉的妈妈，相信她的妈妈会接受帮助。汉娜还有当地一家帮助短期住房的慈善机构的电话号码，汉娜应该打电话给朱莉的妈妈来帮助朱莉和她的家人吗？为了用道德决策模型来解决这个问题，汉娜女士开始了她的决策过程。

（1）从情感上和智力上定义问题。从情感上来说，汉娜对朱莉连一个睡觉的地方都没有的状况感到担忧。她还担心，如果她违反保密协议，她与朱莉的关系可能会受到损害。从理性上来说，她认识朱莉的妈妈，并不怀疑她的妈妈会接受帮助。她还希望朱莉的妈妈不会因为朱莉告诉自己她的家庭秘密而生气。

（2）汉娜女士回顾了 ACA（2014）道德准则和 ASCA（2016）学校辅导员的道德标准。她特别注意到在 ASCA 伦理标准中的 a.2 条款。该条款说明除非有严重或可预见的伤害，否则学校辅导员应对所有信息保密。条款还指出，学校辅导员在不清楚什么是严重和可预见的伤害时，应该寻求咨询。汉娜不确定无家可归者是否属于这一类。

（3）汉娜考虑了学生的年龄和发展水平。她指出，与母亲发生麻烦的严重性相比，这名学生可能不理解无家可归的严重程度。

（4）接下来，她考虑了背景、父母权利和未成年人的权利。她相信朱莉有保密的权利。

（5）汉娜运用了道德原则。她坚信自己是仁慈的。这样的首要伦理原则让汉娜想要分享这些信息。她也很担心非恶意的原则，她不想由于她的干涉伤害她与朱莉的关系而对朱莉造成伤害。

（6）汉娜女士决定了几个潜在的行动方案及其后果。如果她帮助这个家庭找到了住房，这将极大地帮助这个家庭，但会伤害到她与朱莉的关系。如果她不帮助家庭找到住房，家庭将继续遭受不必要的痛苦，但她与朱莉的关系可能不会受到影响。汉娜还关注到，朱莉离开学校的频率越来越高，因此也有学业上的影响。

（7）汉娜决定告诉朱莉的妈妈关于房子的事。当她评估所选的行动方案时，她相信好处大于坏处。

（8）在采取行动之前，汉娜向另一名被指派为她第一年导师的学校辅导员进行了咨询。她的导师建议汉娜和朱莉一起去拜访她，并在和朱莉的妈妈谈话之前，先和她讨论这个问题，说明这两种选择。通过这样做，汉娜可以保持与朱莉的关系，因为朱莉会知道为什么汉娜会和妈妈说话。朱莉是一个聪明伶俐的女孩，汉娜相信她能够理解这种两难困境。

（9）汉娜和朱莉一起去了。自上次访问以来，朱莉已经平静下来了。在这种两难选择中朱莉做出了抉择，同意告诉妈妈有关社区援助的事。然后，汉娜和她的妈妈一起去拜访了可以提供短租房的慈善机构。

（二）伦理决策十步骤模型

Kitchener（1984）提出要在过程中对伦理问题进行有意识的分析，包括参考专业标准、查阅伦理学知识、基于伦理守则进行问题解决。Kitchener 把这一进行伦理决策判断的方法命名为批判–评估法。以下是伦理决策十步骤模型，就是在 Kitchener 的基础上发展出来的，该模型提供了逐步解决伦理问题的法则：

1. 步骤一：发展伦理敏感性

伦理敏感性不仅仅有赖于专业的伦理知识和背景，同时也依赖于与专业伦理相一致的个人准则和处世哲学。咨询师需要明白伦理难题是很容易发生的，很复杂的，而且相当微妙。咨询师应该考察每次接收的新的来访者和正在进行的咨询中的伦理问题。

2. 步骤二：确定相关事实和来访者

一旦咨询师发觉伦理两难问题存在，他（或她）就需要组织与个案有关的全部信息，包括个案发生的文化和社会背景。

3. 步骤三：确定伦理难题中的关键问题以及可能的选择

当个案的事实和相关的来访者都已经足够清楚时，咨询师应努力尝试澄清伦理问题的本质以及类型。

4. 步骤四：参阅专业伦理标准和相关法律法规

一旦咨询师确定了伦理问题和他的备选方案，下一步就是参阅伦理守则并决定应如何实施。

5. 步骤五：查阅相关伦理文献

包括向专业文献求助，学习其他曾接触过类似伦理问题的临床人员和学者的观点。

6. 步骤六：在具体情境中贯彻基本伦理原则和理论

在这一阶段，咨询师将守则背后所蕴含的基本伦理原则应用于具体的情境。

7. 步骤七：就伦理难题与同行进行探讨

从值得信赖的同行那里得到客观反馈可以为整个问题提供一个更广阔的思路、一个未被注意到的重点或者相关的有用文献。

8. 步骤八：独立思考并决定

咨询师应了解伦理选择的代价。有时选择符合伦理标准的方案意味着要做更多工作，要面临更多的压力和焦虑。

9. 步骤九：通知相关来访者并执行决定

在执行伦理选择的过程中，咨询师应该记住，一旦遭遇阻力，要尽可能发动所有可能的支持。

10. 步骤十：反思执行过程

并非所有伦理问题都必须经过这十个步骤。有时候问题的解决过程也可以是很简短的。如果伦理守则或法律规定明白无误，那么咨询师可以直接进行本模型的最后三个步骤。

（三）伦理五步决策法

Handelsman 等人（2005）在对受训者进行伦理培训过程中，训练他们对五个步骤做出伦理两难问题的决策。

第一步：识别问题，明确相互冲突的伦理原则。

第二步：倾听和交谈，开发替代方案或可能的解决方案，请教其他专业人士，比如导师或资深同道，或定期组织伦理案例会议。

第三步：反思以便澄清认知歪曲、偏见、刻板印象、情绪干扰、反移情倾向等。分析和评估，比如从第二部开始考虑每个潜在解决方案的优势和劣势。

第四步：行动，实施解决方案。

第五步：回顾评估，顺序并不是一成不变的，有时解决办法还会引发新的问题，这就需要再次评估，并制定出新的解决方案。

第三节　咨询与治疗会谈基本技术

心理咨询不同于一般会谈，归根结底它是一门沟通技术，需要一些专业的会谈技巧。从功能上看，咨询的会谈不但要交流信息，而且会谈双方还要建立特殊的人际关系。咨询中的会谈可分为收集材料式会谈、诊断式会谈和心理治疗式会谈。整个会谈过程要求心理咨询师/心理医生和来访者都全情投入，而心理医生的会谈技术，对咨询过程起着主导作用。常用的会谈技巧包括：

一、倾听（Listening）

倾听是咨询会谈的最基本的技术。心理医生主要是运用听来开始咨询过程的，细心倾听能使心理医生有效地了解来访者的问题及内心世界，缩短双方的心理距离，因此，细心倾听是建立良好关系的决定因素，甚至可以说倾听本身就是一种治疗。有时，对某些寻求理解、安慰和宣泄的来访者而言，如果对方能充当一个良好的听众可能就已足够，此时倾听便具有帮助和治疗的效果。

（一）倾听的技巧

在实际生活中，有许多人养成了愿意说不愿意听的习惯，因此，可以说，人们"听话"的能力比"说话"的能力要差。但在实际的心理咨询的晤谈中，许多时候，听比说更重要。倾听并非仅仅用耳朵听，更重要的是要用心去听，去设身处地地感受。正确的倾听要求咨询师以机警和通情达理的态度深入求助者的烦恼中去。比如，求助者说到在马路上骑车时，自己的自行车与他人的自行车无意中相撞了，对此他可能有以下不同的表述方法：①自行车相撞了；②我撞了他的车；③他撞了我的车；④真倒霉，自行车撞了。从这些不同的表述中，咨询师可以洞悉有关求助者的自我意识与人生观的线索。比如，第一句是对事件做客观描述，可能会反映求助者理智、客观的一面；第二句求助者以负责的态度做了自我批评，但同时这种人也可能凡事都自我归因，觉得责任都在自己，可能好自省、易退缩、自卑；第三句表明是别人的过错，不是自己的责任，这种人可能常推诿，容易有攻击性，也可能是防卫心理过强的表现；第四句含有宿命论色彩，凡事易认命。所以，求助者描述人和事时所使用的语言，有时往往会比事件本身更能反映出一个人的特点。

在倾听过程中既要注意到倾听的内容，同时也要配合使用鼓励、释义、情感反应等技术，准确把握来访者言语的内在意义并使谈话继续。

（二）倾听的内容

倾听的内容一般包括三个方面：一是来访者的经历，即到底发生了什么事，如某位战士谈到他无缘无故被班长批评了，这就是他的经历。二是来访者的情绪，如他谈到受批评后心里感到委屈，还有些愤怒。三是来访者的行为，如他谈到当时想不通，忍不住顶撞了班长几句等。

倾听不仅要理解来访者的言语信息，包括表层含义和深层含义，或者说字面之意与言外之意，还要关注、留意他的非言语信息，要深入来访者的内心世界，细心注意他的所思所想、所作所为，注意他如何表达自己的问题，如何谈论自己与他人的关系，如何对所遇到的问题做出反应。只有将倾听与关注这两个方面结合起来，才能有完整、准确的理解。

（三）鼓励（Encourage）

鼓励的作用是表达咨询者对来访者的接受，对所晤谈的事情感兴趣，希望按此内容继续谈下去。所用的技巧包括点头微笑，发出一些示意语或说一些肯定、赞许的话。例如：

来访者："医生，我按照你的意见，早起慢跑，一周下来各方面感觉好多了。"

咨询者："你能做到我很高兴，你看，你胖了些，气色也好多了。除此之外，还感到哪些方面有改善呢？"

这样的鼓励，能使患者感到高兴，使其愿意继续谈下去；也能指导他继续运动，对病情好转有帮助；还能使其习惯于看好的方面，而不只是悲观地看不好的方面。

（四）释义（Paraphrase）

释义是指咨询者将来访者讲述的主要内容、思想给予综合、整理，再反馈给来访者。作用之一是检查咨询者是否能准确理解来访者所说的内容；作用之二是给来访者传递一个信息：咨询者正在专心听你的讲话，从而提高来访者的信心；作用之三是给来访者有机会再次审查其心理困扰，并重新加以组织。

（五）情感反应（Reflection）

情感反应是指咨询者用词句来表达来访者所谈到的、所体验到的感受，即有选择地对来访者在晤谈中的情绪内容予以注意和反应。它的作用是澄清事件后隐藏的情绪，推动对感受及相关内容的讨论，也有稳定来访者会谈心情的作用。例如：

来访者："对我的男友，开始时，我觉得不太理想，但在父母劝说下，认为自己年龄不小了，也就将就了。但最近他提出分手，我感到受骗了，很伤心。"

咨询者："本来你就对他不太中意，现在他反而先提出分手，你感到自尊心受到很大伤害，是这样吗？"

来访者："我确实有这样的感受。"

咨询者对来访者的情感要做出准确的反应，关键在于本人要真正进入来访者的内心世界，与来访者的情感产生共鸣。这种情感反应有助于加强咨询关系。

（六）总结（Summary）

通常经过一段时间的会谈，求助者表达出的多种信息会暗示出某种主题或模式。这个主题在求助者话题中经常被提及。咨询师可以通过倾听求助者反复强调的信息而确认其主题。主题代表着求助者想要讲述的东西，也是在咨询过程中应当给予关注的地方。

寻找主题就是倾听求助者如何组织他们自己的故事。咨询师对求助者谈话主题进行的反应，就是使用总结。例如：

求助者（努力戒酒的中年男人，在前三次咨询中，他告诉咨询师因为酗酒，妻子已经准备跟他离婚，因为醉酒他的家庭就要被毁掉了，但他就是戒不掉，因为喝酒能够让他忘记烦恼并帮助他减轻工作压力）（他的语调低沉而微弱，眼神沮丧，弯腰驼背）："我知道喝酒并不是长久之计，它解决不了我的问题，也帮不了我的家庭。我妻子威胁说要离开我，这我都知道。但我就是离不开酒，喝酒让我得到解脱。"

　　总结："张先生，你感觉到继续喝酒让你在家庭里遇到许多麻烦。但我觉得尽管有这样的负面影响，你还是不愿意戒酒。"

二、提问（Questioning）

　　会谈中的提问主要有开放式和封闭式两大类，它们各有不同的功能和特点。封闭式提问往往用"是不是""有没有"等形式，答案是简单且有限定的，容易使谈话受抑制。如"你喜欢你们连队吗？"开放式提问往往用"你能不能谈谈……""怎么样……""除此之外还有什么"等句式表述，它的特点是对回答不做限定，能促使来访者引发某些话题，更自由地对有关问题、想法、情感、行为等进行详细的表述。如仍然询问有关对连队的态度问题，则可以问："你能告诉我一些有关你们连队的情况吗？"这种发问容易诱发交谈者的各种联想，便于采集多方面的信息。

　　使用提问技术应注意多用开放式提问，少用封闭式提问。通过开放式的提问，心理医生可以了解与问题有关的具体事实、来访者的情绪反应、看法及推理过程等。但要注意发问时的语气语调，不可过于咄咄逼人，否则会使对方产生疑虑，甚至对立。封闭式提问不可连续使用。一连串的"我问你答"，易使来访者感到对方主宰着会谈，而把解决问题的责任转移给心理医生，而来访者往往会变得沉默，不问就不说话，停止其自主探索，甚至降低对心理医生的信任度。

三、面质（Confranting）

　　面质就是让来访者面对自己暴露出的态度、思想、行为等方面的矛盾之处，跟他对质讨论，以便使其澄清认识，达到对自己的透彻理解。面质不是对来访者认识、感受的直接的简单的反馈，而是更重视对方较深层的动机与行为之间的矛盾。一般认为在以下情形中应进行面质：

　　（1）来访者的自我观念（自我知觉和评价）与他的理想自我不一致。

　　（2）来访者的自我观念与他的实际行为表现不一致。

　　（3）来访者的自我体验与心理医生对他的感觉和印象不一致。

　　（4）来访者所谈到的体验、思想或看法前后不一致。

　　咨询中出现的矛盾，有时来访者自己是能意识到的，只是有意掩盖不想暴露的某些方面。而有时来访者自己也没有察觉，正反映了他本身的心理矛盾。例如一位战士只有初中文化水平，从他的成绩单看出成绩平平，可他把自己说成是才华出众的高才生，非要报考某重点大学，他不清楚也不承认自己的能力与现状，把理想的自我当成现实的自我。心理医生的面质就是要促使来访者，向更现实更深刻的自我认识迈进，以采取更积极、更现实的社会行为。

当然，面质会对来访者构成一种挑战，暂时会给来访者的心理平衡带来某些危机，但这是一个帮助来访者更好地认识周围世界的机会，也是促使他建立新的反应与新的发展联系的成长过程。要注意的是，面质必须建立在良好的咨询关系的基础上，因为对来访者来说，面质很可能是应激性事件，要注意面质的时间性，在来访者能承受和接受时才能使用；面质最好是尝试性的，不要咄咄逼人，宜采取逐步接近要害的方式。面质也不可用得过多，那样可能会损害咨询关系。

四、解释（Interpretation）

解释指心理医生运用有关的心理学理论来说明来访者思想、情感和行为的实质、发展过程及原因、影响因素等，促使其从一个新的角度看待问题，加深对自身的认识和理解，进而做出积极的改变。对一些较复杂的问题，不仅需要对有关问题的形成原因及性质做出解释，而且需要对使问题发生积极变化的基础和可能性做出解释。因此，解释被认为是一种非常重要的影响技术。

解释一般有两种，一种是根据心理医生个人的经验及对来访者问题的了解与分析得出的解释；另一种是根据不同的心理咨询与治疗的理论，对来访者的问题做出的解释。不管哪一种解释，其目的都是为了帮助来访者从另一个视角对自己所遇到的问题有一个新的认识。心理医生必须掌握有关理论，具有一定的工作实践经验，才能对问题做出恰当的解释。要针对不同来访者的具体问题，灵活而富有创造性地进行思考和表达，而不是生搬硬套、牵强附会地解释一通。

运用解释时要注意以下几点：

（一）因人而异地解释

例如对受教育程度较高的来访者，解释可以系统、全面些，而对受教育程度较低的来访者，解释则应尽量通俗、浅显。

（二）不宜多用解释

一般认为，一次会谈中，运用得当的解释不应超过三个，这是因为解释过多往往会使来访者感到难以接受。

（三）不应强加给来访者

如果解释合理，但对方一时不能接受，心理医生应分析其中的原因，不能以权威自居，强迫来访者接受。

五、建议与指导（Suggesting and Advising）

（一）建议

建议指心理医生提供一些参考信息，以协助来访者进行认识或做出决策。建议在有关升学、就业、提干、复原等情况下应用得非常广泛。心理医生可以通过测验获得来访者的能力倾向、职业兴趣和价值观方面的资料，然后提出有关的建议。

建议通常采用"我希望……""如果你能……就会更好""你不妨……"等句式。提供建议时，应该注意以下几点：

（1）建议要明确、具体，便于来访者理解和执行。提出建议应以良好的咨询关系为基础。

（2）措辞应该委婉。生硬的措辞显得缺乏尊重，常会使人产生抵触心理。

（3）建议不宜过多。过多、过于主动地提出建议，即使是一片好心，也可能会使来访者产生反感，难以接受。

（4）建议不应强加给来访者。建议应从来访者的利益出发来考虑，并要尽可能地说明所提建议的依据，以便对方接受。如果对方一时难以接受，心理医生应仔细寻找原因，提出另外的建议，切不可一味坚持自己的意见。

（二）指导

指导指心理医生直接告诉来访者去做某事、如何做，并鼓励他去做。指导是一种极具影响力的会谈技巧，在咨询的各个阶段都可以使用。例如，在评估问题、商定目标阶段，心理医生可以指导来访者的言行做出某种改变："请你将'我的成绩实在不好'改为'我希望自己的训练成绩在班里……'"，这能使来访者清晰地理解自己的目标。

六、自我揭示（Self-Disclosure）

自我揭示是指向交往的另一方表露自己半私人、私人和隐私性质的信息。自我揭示有两种形式，一种是向来访者表明自己在晤谈当时对来访者言行问题的体验，另一种则告诉对方自己过去的一些有关的情绪体验及经历经验。自我揭示实际上是一种自我探索活动，它有助于来访者的自我认识和了解，从而有助于自我接纳，它本身对心理健康有积极作用。如咨询者显得可信赖、同情、尊重、理解来访者，能灵活应用倾听的技巧，都能有效地促进自我揭示。研究表明，如果咨询者能自我揭示，常常能有效地引发来访者同等水平的自我揭示。咨询者如能运用得好，便能通过对方的自我揭示了解对方深层的认识和情感。

七、晤谈中的非言语性技巧

晤谈不只是用嘴说、用耳朵听，也要用表情、形体进行交流。非言语性交流的途径包括：身体姿势、肢体运动、目光接触、面部表情、皮肤接触及声调语速等。该技巧的运用包括：咨询者利用非言语性技巧去影响来访者，同时通过对来访者非言语性行为的观察去获得有用的信息。

（一）目光接触与体态语言

在晤谈中，咨询者倾听对方谈话时，目光可直接注视着对方的双眼；当你在讲话解释时，这种视线的接触可比听对方谈话时少些。即对方讲话时，一定要用目光表示你的关注；自己谈话时，有时视线可以短时间离开对方。

作为咨询者，在来访者面前应使自己的身体语汇融入晤谈的过程中。一些咨询者平时的习惯动作可能需要改变。如：颤动双腿可能会使来访者感到压抑与不安；在整个咨询过程中要使自己坐得既舒适又要表示出对对方的关注。可面对对方，上身略倾向于来访者，并用点头等方式表示自己的注意。在说明问题时，可借助某些手势加强效果。如果来访者感到面对面谈话压力很大，可坐在来访者的侧面；不要将来访者的座位安排在背靠门的位置，可能会增加来访者谈话的心理压力。对刚从事心理咨询的人来说往往容易紧张，可采用舒适的姿势坐好，手拿纸笔做出准备记录的样子。

（二）其他非言语性技巧

对来访者来说，咨询者的话是一种理性化的东西，但从声调和语气中他感受到的是一种态度和情绪，这些态度和情绪还会影响来访者。因此对咨询者来说，关键要带着对对方的共情、理解和关注去讲话。这样，讲出来的话才有扣人心弦的效果。特别要注意停顿的应用。停顿主要有三个作用：①留下言语的余韵；②观察来访者是否同意、领会；③加强听者的紧张状态，促使其参与其中。

（三）非言语行为的观察

梅尔贝因（Mehrabian）认为，当人们收集到的各种信息不一致时，其总体效果等于 7% 的言语联系加 38% 的声音联系加 55% 的面部表情联系。即当言语与体态语言所表达的信息不一致时，其中影响力最大的是面部表情，其次是声音的音调，最后才是言语本身。因此一个咨询者应对下列非言语行为有比较敏锐的观察力：①体态行为；②面部表情；③声音特征；④自发的生理反应；⑤个人的生理特征；⑥个人的总体印象。

第四节　治疗联盟的建立

治疗联盟的概念可以追溯到 Freud（1913）的移情理论。Zetzel（1956）将治疗联盟定义为在患者和治疗师之间建立的非神经质和非转移性关系，患者会跟随治疗师并使用解释。Rodges（1951）定义了他所认为的治疗关系中的积极成分：共情、一致性和无条件的积极关注。Luborsky（1976）指出在不同治疗阶段建立治疗联盟的关键：在早期阶段的治疗联盟的建立是基于患者感知到治疗师的支持，在后期治疗阶段是基于患者和治疗师在协作关系中克服患者问题、共担责任、实现目标而建立和加强的。Bordin（1979）认为治疗联盟应包括三个基本要素：关于治疗目标的协议，任务的一致性，以及由互惠的积极情绪组成的个人关系的发展。简而言之，当患者和治疗师对治疗目标有共同的信念时，最理想的治疗联盟就会实现。双方都同意承担和履行各自的具体任务。治疗联盟将会影响治疗结果，不仅是因为它本身就有治愈作用，而且作为一种成分，它使患者能够接受、听从和相信治疗。

Horvath，Marx 和 Symonds（1991）揭示了治疗联盟发展的两个阶段。第一个阶段是在前五次短期治疗中联盟的初步发展，充分的协作让患者获得信心，就工作目标达成一致，患者对构成治疗框架的过程也有充分的了解。在第二阶段，治疗师开始挑战患者的不正常的想法、影响和行为模式，并试图改变他们。患者可能会将治疗师的更积极的干预解释为支持减少和移情，这可能会削弱或破坏联盟。如果治疗要成功，就必须修复关系的恶化。Safran 等人（1990）得出的结论是，治疗的积极结果与成功解决联盟破裂的关系更密切。

建立良好的治疗联盟也取决于治疗师和来访者之间治疗关系的质量。治疗关系的建立除了受到来访者的动机、人际关系模式、性格特征等影响外，更重要的是与治疗师的态度密切相关。在治疗中有助于建立治疗关系的态度包括共情、真诚一致、无条件积极关注。

一、共情

人的基本需要之一就是别人的理解。如果作为个体的独特性能被其他人准确地理解，就会有深切的满足感，相互之间的关系也会进一步深入下去，正是这种理解构成了建立关系的基础。共情是心理咨询过程中最为重要的技术之一，在心理咨询中，共情技术的应用最早起源于人本主义创始人罗杰斯（Rogers）的理论。

（一）概念

共情的英文单词是 empathy，也有人翻译为"深入同感、同理心的"，对共性不同的学者有不同的解释，罗杰斯认为共情是指"咨询师能够正确地了解来访者内在的主观世界，并且能将有意义的信息传达给来访者，明了或觉察到来访者蕴含的个人意义的世界，就好像是你自己的世界"。

Egan 认为共情有两种类型，一种是"初级的情感"，指咨询师对来访者形成一种基本的认识和理解，知道来访者的感受是什么以及在这种感受下的体验和行为是什么。另一种是高级的共情，包括影响来访者、表明自己的态度等，意味着咨询师不仅能够对来访者的表述做出反应，而且还可以对那些隐含的、未完成的表达做出正确的反应。

共情至少应该包括三个方面的含义：

（1）咨询师借助来访者的言行，深入对方内心，去体验他的情感和思维。

（2）咨询师借助知识和经验，把握来访者的体验与他的经历和人格之间的联系，更好地理解问题的实质。

（3）咨询是运用咨询技巧，把自己的共情传达给来访者，并取得反馈。

共情的本质：一种观点认为共情是一种情感现象，指对另一个人感情的一种即时体验；而另一种观点却认为共情是一种认知结构，指对另一个人的一种认知上的理解。还有观点会认为共情是认知和情感的结合，不同情况下成分不同。目前的研究者普遍认同的是 Gladstein 提出的双成分理论。他建议采用认知共情（Congnitive Empathy）表达出认知上采纳另一个观点、进入另一个人的角色；而用情感共情（Affective Empathy）来表达同一种情感对另一个人做出的反应。

（二）共情的作用

共情是心理咨询的重要技术，被广泛应用于心理咨询的过程中，共情在心理咨询中的作用主要体现在以下方面：

（1）共情可以使咨询师设身处地地体验来访者的内心世界，使咨询师能够更加准确地把握来访者的信息。

（2）共情可以让来访者体验到理解、接纳和尊重，这将促进良好、密切咨询关系的建立。

（3）共情可以让来访者感受到幸运和支持，有助于来访者自我表达、领悟，促进咨询向深层次发展。

（4）对于那些迫切需要获得理解、关怀和情感倾诉的来访者，有更明显的咨询效果。

（5）共情有助于咨询师唤醒来访者的内心世界。

（三）共情的表达方式

咨询师要善于把对来访者的共情正确传递给对方，只有正确表达共情，才能产生积极作用。有学者将共情的表达方式分为言语共情、情感认同共情、支持性情感反应、共情临界反应四种。

1. 言语共情

言语共情是指在准确理解求助者信息的基础上，运用言语反映救助者的情况，确认求助者的无意识情感，传递给咨询师对求助者的理解和体验。例如：

来访者："我曾经找过其他咨询师，但没有真正管用过。我甚至弄不明白我为什么还要来尝试。但事情就是那么糟糕——我必须有个工作。我猜想我应该采取点行动，因此我再次到处尝试着。"

咨询师："你带着复杂的感受来到这儿，你无法断定我们的会见是否能够帮助你找到工作并保持住它，但是你感到你得尝试一下某些事情。"

来访者："是的，某些事情，但是我也不清楚这些事情究竟是什么，我不知道从这儿我能得到一些什么来帮助我得到工作或保住工作。"

2. 情感认同共情

情感认同共情是指共情的临床意义，在于为求助者提供"矫正性情感体验"或重新养育创造条件。例如：

求助者："我认为我什么事情都做不好。似乎也没有一个人认为我是特殊的。"

咨询师 A："然而你时我是如此特殊……"

咨询师 B："我明白对你来说那是一件多么为难的事情——你希望感到自己是特殊的，然而却没有感受到……"

在上述例子中，咨询师 A 提供了安慰，满足了需要，但是这样做的同时，可能就关闭了求助者进一步解释这个问题的大门。在第二个例子中，咨询师 B 理解了求助者的痛苦和愿望，并为求助者进一步的反应敞开了大门。

3. 支持性情感反应

支持性情感反应是指在咨询面谈中，不仅要通过言语信息，让求助者知道咨询师接纳自己的情感反应并理解其深层的情感体验，而且要为他们提供一个安全和支持性气氛，使他们能够深入、自由地体会自己的情感。

4. 共情的临界反应

共情反应的目的是为了让求助者更自由开放地表达自我探索，而不是封闭已经敞开的心灵，当求助者和咨询师产生共情反应时，他会不由自主地像小孩一样，在咨询师身上寻求某种原始情感，诸如关爱、肯定、依赖或者敌对的情感需要的满足。

二、真诚一致

真诚指咨询者在咨询时表现出坦诚、整合与真实。他们没有虚假的外表，内在经验与外在表现一致，在治疗关系中，能开放地向来访者表露其当时的感觉与态度。坦诚的咨询师会自发地开放他们自己消极与积极的感觉和态度。透过表达（及接纳）他们自己的负面感觉，可以促进与来访者进行诚实的沟通。

透过真诚，咨询师可以成为努力朝向真实前进的一个模范。因为真诚一致，所以在治疗关系中能促进生气、挫折、喜欢、吸引、关心、烦闷、厌恶以及其他情感的表达。不过这并不是指咨询师应该强迫性地分享自己所有的情感，因为自我表露也应恰到好处。在这里面存在着一个陷阱：咨询师可能太努力想坦诚以对，以为会对来访者有利而分享自己的感觉，却忽略了应顺势地自我坦露，结果反而令人觉得不够坦诚。无论如何，咨询师必须为自己的感觉负责，并与来访者一起探索那些阻碍自己向来访者充分表达的症结所在。当然，治疗的目标并非是要咨询师不断地向来访者谈论自己的感觉。若咨询师对来访者的感觉及行为不一致时，就应该停止咨询。因此，如果咨询师根本不喜欢也不赞同来访者，却又假装接受他们，那么治疗的效果将大打折扣。

罗杰斯所谓真诚一致的概念并非意味着只有已经完全自我实现的咨询师才能发挥咨询效果。因为咨询师也是人，不能期望他们能对来访者完全坦诚。真诚类似于一种连续光谱，不会全有或全无。另外的两个特质亦是如此。

三、无条件的积极关注

咨询师应向来访者表达真切诚挚的关怀，把来访者当作一个人看待。关怀是无条件的，不对来访者的感觉、思想与行为强加评论或批判。咨询师重视来访者并以温馨的态度接纳他而不附带任何条件。它不是一种"我会接纳你，当……"的态度；而是

"我会接纳你，因为你是你"。咨询师利用行动告诉来访者，他们重视来访者因为他就是这样的一个人，他可以自由地表达感觉与经验，而不会失去咨询师的接纳。接纳是指认可来访者抒发感觉的权利，但并非表示赞同他一切的行为。咨询师不需要赞同或接纳来访者的外显行为。

另一个重要条件是，咨询师的关怀并非占有。如果关怀是想获得来访者的欢心和赞美，来访者就无法产生建设性的改变。

罗杰斯（1977）认为，咨询师愈能表达关怀、赞美与接纳，以及愈以一种非占有的方式来看待来访者，治疗成功的机会也就愈大。他也清楚地指出，要咨询师一直以坦诚来表现接纳和无条件的关怀，是不可能的事。

强调接纳来访者，是因为如果咨询师不尊重来访者或表现出不喜欢或嫌厌的态度，治疗根本不会具有成效，来访者会因感觉到不被重视，而逐渐增加自我防卫。

第五节　临床常用心理咨询与治疗方法

一、精神分析疗法

精神分析理论是现代心理学和社会心理学的主要理论之一。该理论的产生有其深刻的历史人文背景，后经过众多心理学家的努力得到不断发展。当代心理学界一般把以弗洛伊德、阿德勒和荣格为代表的早期精神分析理论称为弗洛伊德主义，把以艾里克森、沙利文、弗洛姆和霍妮等为代表的精神分析理论称为新精神分析理论或新弗洛伊德主义。此外，除了以弗洛伊德为代表的经典精神分析和以沙利文、埃里克森为代表的自我心理学，20 世纪 50 年代以后，精神分析理论在不断实践过程中又发展出了三大新的理论：①客体关系学派（俗称英国学派），以梅兰妮·克莱茵、罗纳德·费尔贝恩和唐纳德·伍兹·温尼科特为代表，该理论更强调环境对个体的影响，主张人类行为的动力源自寻求客体以及外部客体（父母和孩子世界中的其他重要的人）对于建立内部心理的影响。②自体心理学，以海因茨·科胡特为代表，聚焦于自体的发展，研究自我关心、自尊和自恋是如何先于关心他人而产生的，以及自恋的发展如何影响着正常的发展途径。③主体间性心理治疗，以罗伯特·史特罗楼为代表，该治疗理论对精神分析理论进行了综合和总结。

（一）精神分析疗法的原理与机制

1. 原理

下面以经典精神分析理论为例进行说明。

精神分析疗法是基于弗洛伊德的精神分析学说，而后衍生出的近代多种精神动力学治疗方法。该疗法主要是通过精神分析治疗师与来访者为治疗而构建的工作联盟，在耐心而长期的治疗关系中，通过"自由联想"等内省方法帮助来访者将压抑在潜意识中的各种心理冲突（主要是幼年时期的精神创伤和焦虑情绪体验）挖掘出来，使其进入意识中，转变为个体可以认知的内容进行再认识，帮助来访者重新认识自己并改变原有行为模式，达到治疗目的。

精神分析疗法的目的不是单纯消除来访者的症状，而是注重人格重建、思维模式态度的改变，以及解决早年的心理冲突，消除潜意识心理冲突的影响，启发和扩展来访者的自我意识。通过分析达到认知上的领悟，促进人格成熟。

2. 机制

精神分析理论创始人弗洛伊德强调无意识的作用。该理论认为童年时代的创伤、经历、未得到满足的欲望等被深深压抑到潜意识底层，通过转换作用造成各种心理障碍。精神分析的治疗就是要挖掘症状背后的无意识冲动或无意识动机，使来访者自己意识到其无意识中的症结所在，以来访者发生移情作为途径和手段，即是以无意识的情绪体验作为起疗效的机制，从而帮助来访者实现意识层次认知的改变（领悟）、症状的缓解和行为的矫正，产生疗效。精神分析治疗所使用的方法是自由联想、催眠、释梦、口误笔误分析等非常规方法，主要是无意识的运行、非理性的思维、情绪情感的参与来起作用。

（二）精神分析疗法的主要技术

1. 自由联想

自由联想法是精神分析学派进行精神分析的主要技术之一。它是一个能打开神秘之门的基本工具，这扇门通向无意识、幻想、冲突和动机。这项技术常常导致对过去经历的回忆，有时候是被阻塞的强烈感情的释放，然而释放本身并不重要。在自由联想中，治疗师的任务是识别无意识中被压抑的内容。

自由联想法的具体做法是：让来访者在一个比较安静与光线适当的房间内，躺在沙发床上随意进行联想。治疗师则坐在来访者身后，倾听他讲话。事前要让来访者打消一切顾虑，关于谈话内容，治疗师保证为他保密。鼓励来访者按原始的想法讲出来，不要怕难为情或怕人们感到荒谬奇怪而有意加以修改。因为越是荒唐或不好意思讲出来的东西，可能最有意义并对治疗价值最大。在进行自由联想时要以来访者为主，治疗师不能随意打断他的话，但在必要时可以进行适当的引导。治疗师往往鼓励来访者回忆从童年起所遭遇到的一切经历或精神创伤与挫折，从中发现那些与病情有关的心理因素。自由联想法的最终目的是发掘来访者压抑在潜意识内的致病情结或矛盾冲突，把他们带到意识域，使来访者对此有所领悟，并重新建立现实性的健康心理。

2. 释梦

弗洛伊德认为梦分为愿望梦、焦虑梦和惩罚梦，其本质都是愿望的满足。梦的材料和来源有三方面：①做梦前一天的残念；②睡眠中躯体方面的刺激；③幼年经验。梦的内容结构分为显梦和隐梦两个层面，通过稽查作用和梦的伪装，隐藏的愿望才能进入意识组成显梦。简而言之，梦的动力一是本我内的冲动，二是介于本我与自我间的稽查机制及自我和超我本身。稽查作用使隐梦所包含的无意识冲动进一步伪装和转化成显梦的内容，这种转化过程包括以下几种机制：①凝缩作用；②移置作用；③戏剧化作用，即用视觉形象表现抽象思维；④润饰作用。梦中的情感反应总是"真实"的，如果梦的情感反应与显梦内容不协调，说明其形成时发生了转化和象征，而与隐梦一致。梦是通往无意识的捷径，通过释梦可使压抑的本能冲动意识化，有助于揭露来访者症状的真实含义，破除阻抗，达到治愈的目的。释梦的具体操作是治疗师利用来访者对梦中原意的自由联想揭示出隐梦的意义。而荣格认为梦是无意识发出的明确的信号，人们之所以认为梦杂乱无章，是动用投射作用掩盖自己对无意识语言的无知。梦就是他自己的解释，是无遮蔽的，是"无意识的出口"。荣格提到"梦是无意识心理的自发产物……是纯粹的自然：它把天然而未经粉饰的真实呈现给我们"，他否认弗洛伊德的所谓稽查作用和梦的伪装理论，认为心理是自我调节平衡的体系，梦其实是无意识进行的补偿活动，它的作用是"提供内心生活的秘密，向做梦者揭示出他人格中的隐藏因素"。

3. 对阻抗的分析与释义

阻抗指来访者不愿意将以前受到压抑的无意识以有意识的形式表现出来。阻抗可以是一种观念、态度、感觉或者动作，它们使得来访者保持现状，拒绝改变。

阻抗可分为有意识的阻抗和无意识的阻抗。有意识的阻抗，如对治疗师的不信任，或担心说出不得体的话而拒绝进行联想等。而无意识的阻抗在心理治疗中则更有意义，且更难解决。征服阻抗是心理分析治疗过程最艰苦的工作，来访者不能放弃对咨询的阻抗常常是终止治疗的一个重要原因。以下方法在一定程度上可有效克服来访者的阻抗：①正确地进行诊断。治疗师的正确诊断有助于减少来访者阻抗的产生。来访者最初所谈的问题可能仅仅是表层的问题，面对其深层的问题，治疗师若能及早把握，将有助于咨询的顺利进行。②以诚恳助人的态度应对阻抗。在心理咨询过程中，一旦确认来访者出现了阻抗，治疗师应把这种信息反馈给来访者。反馈时，一定要从帮助来访者的角度出发，并以与对方共同探讨问题的态度向对方提出来访者的阻抗。绝对不能把来访者的阻抗当成故意制造事端来对待。③调动来访者的主动性积极面对阻抗。应对阻抗的主要目的在于解释阻抗，了解阻抗产生的原因，以便最终超越破解阻抗，使咨询取得实质性进展。这里的关键是要调动对方的积极性，使之能与治疗师一同寻找阻抗的来源，认清阻抗的实质。④治疗师要解除戒备心理。解除戒备心理是指治疗师不必把阻抗问题看得过于严重，似乎咨询面谈中处处有阻抗。如果治疗师采取这种态度，就可能会对来访者产生不信任，从而影响面谈的气氛与咨询关系。⑤把阻抗的解除与移情的处理结合起来。有意识的直接阻抗容易克服，而间接的阻抗常以移情的方式表现，阻抗的解除还必须与移情的处理结合起来进行。负移情是阻抗的表现形式之一，咨询没有移情就不会有良好的咨询效果。只有在妥善地处理好移情以后才能破除阻抗，使来访者得到领悟，最终使其症状消失。

4. 对移情的分析与解释

移情通常表现在心理治疗的过程中，来访者的早期关系影响来访者扭曲地认识他与治疗师的当前关系。可以理解来访者通常把治疗师看作生活中对他们非常重要的他人。例如，在会谈中来访者往往把过去与父母的病态关系转移到与治疗师的关系上。当来访者出现移情，对治疗师表露出特殊的感情，把他当作上帝（热爱的对象，称正移情）或魔鬼（憎恨的对象，称负移情）时，治疗师需清楚意识到自己的处境和地位，这是治疗过程中必然会出现的现象。移情被认为是有价值的，因为移情能使来访者有机会重新体验一系列情感。通过与治疗师的关系，来访者可以表达他们原本被深埋在无意识中的感受、信仰和欲望。通过恰当的释义以及疏通这些早期情感，来访者可以改变一些长久以来的行为方式。

对移情的解释是精神分析和精神分析取向的治疗中的核心技术，对移情关系的释义使来访者可以疏通那些使他们行为固着、情感无法成长的内在冲突。但是，治疗师一定要超脱自己，善于利用这一移情，循循诱导，让来访者认识到建立一个良好的人际关系的必要性。当这些从无意识过程中所暴露出的病态或幼稚情感和人际关系成为意识过程的内容时，这种不成熟的或"神经症性"的心理防卫机制就减弱了，移情问题也就随之消失了。

二、认知行为疗法

认知行为疗法的理论基础是阿伦·特姆金·贝克提出的情绪障碍认知理论。他认为，每个人的情感和行为在很大程度上是由自身认知外部世界、处世的方法或方式决定的。也就是说，一个人对外界的认知决定了他的内心体验和反应。基于这一理论，学者们相继在临床实践中推出了认知重建疗法、合理情绪疗法以及自我指导训练疗法等，即第一代认知疗法。然而，程序化的操作使得认知疗法借用于行为训练来实现认知重建的行为效果，为此，Clark D. M.，Barlow D. H.，Beck A.，Beck J. 等人在 1990 年前后推出了第二代认知治疗疗法，即认知行为疗法（Cognitive Behavioral Therapy，CBT），用于治疗惊恐障碍、人格障碍等心理疾病。20 世纪 90 年代，以斯蒂文·海斯为代表的心理学家推出了第三代认知行为疗法，如辩证行为疗法、接纳和承诺疗法等。相对于传统认知疗法要求来访者修正那些负性的想法，第三代认知行为疗法却试图让来访者与负性想法拉开距离，减少认知融合，致力于增加人们的心理灵活性。

（一）认知行为疗法的原理和机制

贝克认知行为疗法认为，个体的思想与信念是其情绪状态和行为表现的基础，一个人的思想决定了他的内心体验和反应，因而不良认知往往会导致情绪障碍和非适应性行为。本疗法就是通过矫正这些不当认知，从而使来访者的情感与行为得到相应的改变，实现总体的治疗效果。

认知行为疗法是一种具有整合倾向的研究取向，在着眼于探究、考察和调整人的内在认知过程的同时，也保留了行为疗法的合理技术，重视来访者外在行为的矫正和训练。行为疗法发挥疗效是由于可通过改变行为而影响认知、情绪等内在因素的变化；认知疗法的总体疗效是由于认知可改变行为、情绪等治疗效标。众多的心理研究成果也告诉我们，认知与行为是相互作用的，两者是双向起作用，这也是认知行为疗法兴起并在实践中证明其优于单一途径疗法的原因所在。

（二）认知行为疗法的主要技术

1. 合理情绪疗法（Rational Emotive Behavior Rherapy，REBT）

应用 REBT 对来访者进行治疗本身就是多维度和整合取向的。REBT 一般是从来访者的情感困扰开始，然后结合其方法和行为对这些情感进行集中探讨。综合看来，治疗师可以根据具体情况使用认知、情感和行为三方面的技术。

（1）认知技术。

411

①与不合理信念辩论：这是 REBT 最常用的一种认知方法，包括治疗师对来访者的不合理信念进行积极的辩论以及教给他们如何进行辩论，从而动摇其不合理信念。采用这一辩论方法的治疗师要积极主动地向来访者发问，对其不合理的信念进行质疑。提问的方式可分为质疑式和夸张式两种。

A. 质疑式：治疗师直接向来访者的不合理信念发问，如"你如何来证明你自己的这一观点？""是否这就算最糟？"。认知模式是长期以来形成的，已融为性格的一部分，来访者一般不会简单地放弃自己的信念，面对治疗师的质疑，他们会想方设法为自己的信念辩护。因此，治疗师借助这种不断重复的辩论过程，使对方感到自己的辩解理屈词穷，从而让他们认识到：第一，哪些不合理的信念是不现实的、不合逻辑的；第二，哪些信念是站不住脚的；第三，什么是合理的信念，什么是不合理的信念；第四，最终以合理的信念取代那些不合理的信念。

B. 夸张式：治疗师针对来访者信念的不合理之处故意提出夸张的问题。这种提问方式犹如漫画手法，把对方信念不合逻辑、不现实之处以夸张的方式放大给他们自己看。例如，一个厌食症女孩认为只有瘦才会有人喜欢。这时，治疗师就可以问她"是否胖女孩是瘟疫，男生们见了会掉头就走？"等问题，在这一过程中让她感到自己的想法不可取，从而放弃自己的不合理想法。

②认知家庭作业：REBT 要求来访者把自己的问题列一个清单，找到自己的不合理信念并与之辩论。家庭作业是用来寻找来访者那些不合理信念（如"应该""必须"）的一种方法。做家庭作业的过程中，治疗师还鼓励来访者去面对一些有风险的情境，从而使他们质疑自己的自我限制性信念。例如，一个男子因为觉得自己不善言辞而害怕与异性交往，他可能被要求每天必须与几名女士交谈，治疗师会指导他抛弃那些消极的自我陈述（如"我看起来很蠢"或"女士都不喜欢跟我交谈"），而建立起更积极的信念（如"即使我表达不是很好，但也不是那么让女士讨厌，我们依然可以交流"）。

③改变语言：REBT 坚信不准确的语言是思维过程歪曲的一个重要原因。让来访者认识到"必须""应当"和"应该"是完全可以改变为愿望的。与"如果……那就糟糕透了"相反，他们要学会说"如果……情况会变得有点麻烦"。来访者所使用的语言模式往往是无助和自我谴责的反映，通过治疗，他们可以学会使用新的陈述，进而以新的视角思考和行动。

（2）情感技术。

①合理情绪想象：首先，让来访者想象其引发情绪困扰的场景；其次，让来访者保持想象，但要求改变自己的情绪，使之适度，并加以体验；最后，让来访者停止想象，报告是怎样想、怎样做才能使情绪体验有所改变。治疗师要及时强化合理观念，使

来访者产生新的合理观念和认知。

②角色扮演：包含情绪成分和行为成分。治疗师要经常打断来访者，及时引导他们看到正是他们告诉自己的话造成了困扰，同时让他们知道怎样把不健康的情感变成健康的情感。例如，一个大学毕业生因为害怕不被接收而不敢去单位面试，通过表演一次他与人事主管的面试，让他意识到了是自己的焦虑和不合理信念在作怪。又如，他认为自己必须被接收，如果得不到接收就意味着他是一个愚蠢和无能的人，然后在角色扮演中挑战自己的这些信念。

（3）行为技术。REBT 治疗师会使用很多标准的行为治疗技术，如系统脱敏、放松技术等，只要是在 REBT 的认知取向的大框架下都是可以的。

2. 贝克认知行为疗法（Cognitive Behavioral Therapy，CBT）

应用 CBT 技术，治疗师并不太关心问题的细节和本质，而是关心来访者在日常生活事件中形成的可供选择的不同解释。治疗师通过检查来访者的自动想法让个体意识到自己思维模式中存在的歪曲，并注意其可能有的错误推理，之后会帮助来访者看到自己是如何得出一个结论，而这个结论并没有什么证据支持或者它是建立在对过去经验进行了歪曲的信息之上的。这里介绍整个过程的三个技术。

（1）提问和自我审查技术。这种技术的目的就是为了能够尽快发现来访者行为问题背后的不正确认知观念。所谓提问，就是由治疗师提出某些特定的问题，把来访者的注意力导向与他的情绪和行为密切相关的方面。所谓自我审查，就是鼓励来访者说出自己的看法，并对这些看法进行细致的体验和反省。

（2）检验表层错误观念。所谓表层错误观念，就是指来访者对自己的不适应行为的一种直接具体的解释。例如，一个洁癖来访者认为不经常洗手就会影响到自己的健康，一个社交恐惧症来访者认为他缺乏跟人沟通的能力。总之，他们会寻找到具体的解释为其行为辩护。对于表层错误观念，可以使用以下技术：

①建议：建议来访者进行某一项活动，这一活动与他对自己的问题的解释有关，通过此活动来检验自己原有解释是否正确。例如，让社交恐惧症来访者与自己熟悉的人交流，看他是否存在语言沟通问题。

②演示：鼓励来访者进入一种现实或想象的情境，使他能够对其错误观念的作用方式及过程进行观察。例如，来访者怕在会议上说话，就让他想象出会议的场景，并让自己在会议上发言，从而对自己的不适行为和心理能够加以观察和体验。

③模仿：让来访者先观察榜样完成某种活动，然后要求来访者通过想象或模仿来完成同样的活动。例如，让电梯恐惧症来访者观察别人乘坐电梯的过程，然后复制这一过程。

（3）纠正深层错误观念。深层错误观念往往表现为一些抽象的与自我概念有关的命题，比如"我一无是处""我是一个失败的人"等，它们并不对应具体的事件与行为，也难以在具体情境中加以检验。对此，我们常采用语义分析技术来应对。语义技术主要针对来访者错误的自我概念，它常表现为一种特殊的句式——"主-谓-表"句式结构，如"我永远不可能成功"。

纠正错误核心观念方法：首先，把主语位置上的"我"换成与"我"有关的更为具体的事件和行为，如"我上次做的事情不太成功"。其次，表语位置上的词必须能够根据一定的标准进行评价。通过这种语义分析和转换，治疗师就可以引导来访者把代表他深层错误观念的无意义的句子转变成具体的、有特定意义的句子，使他学会把"我"分解为一些特定的事件和行为，并在一定的社会参照下来评价它们，使他认识到他只是在某些特定行为上确实有一些问题，但除此之外的其他方面则可能是与常人一样的。

3. 辩证行为疗法（Dialectical Behavior Therapy，DBT）

辩证行为疗法（DBT）是最近十几年来兴起的由玛莎·莱恩汉创立的一种针对边缘性人格障碍（Borderline Personality Disorder，BPD）的有效治疗方法。该疗法以生物社会理论和辩证法为基础，综合运用了精神分析动力学、认知行为以及人际关系疗法等多种疗法，并独具特色地整合了东方哲学和佛教禅学。

（1）治疗理念。莱恩汉认为，BPD来访者在情绪、行为、认知、自我感觉和人际关系调节上所表现出来的困难是一种辩证的失败。针对以往治疗方法过于强调帮助来访者产生改变而常常令来访者产生自我失落，进而导致临床脱落率极高的情况。莱恩汉将DBT定位于在接纳与改变之间寻求平衡，并运用了普遍联系、矛盾统一、动态变化三个原则来重新审视对BPD来访者的治疗。

（2）治疗策略。

①辩证性策略：到目前为止，DBT明确提出了八种为达到平衡的辩证性策略，即自相矛盾、隐喻、魔鬼的提倡技术、扩展、慧其心智、榨取柠檬中的柠檬汁、允许自然变化以及辩证性评估。

②核心策略：包括接纳与改变两大策略，治疗中要求在两者之间达到一种辩证的平衡。接纳类似于禅学中的"顺其自然"，指治疗师在情绪、认知和行为上对来访者的一种合理化认同，目的是使来访者接纳自己与现实，进而产生自我效能感；同时运用行为分析和问题解决来改变来访者不良的认知和行为反应。

③交流风格策略：交流风格是一种用来保证治疗师和来访者之间进行平衡沟通的策略，有互动式和强硬式两种沟通模式。互动式沟通是治疗师通过热情、真诚、自我暴露

等方式使来访者感到其与治疗师之间的沟通是一种恰当而平等的互动模式。强硬式沟通是在来访者思维长期停滞时，治疗师为了促进问题解决而采用的一种沟通策略。在实际治疗中，两种策略需要同时平衡地运用，才能使沟通有效。

④案例管理策略：莱恩汉指出，DBT 的案例管理策略在于治疗师指导来访者去管理好自己的生活环境以帮助其实现生活目标，同时促进治疗顺利进行。

三、以人为中心疗法

以人为中心疗法由美国心理学家卡尔·兰塞姆·罗杰斯于 1940 年创立，强调来访者主观能动性的调动，发挥其潜能，不主张给予疾病诊断，治疗则更多的是采取倾听、接纳与理解，即以来访者为中心或围绕来访者的心理治疗。1974 年，罗杰斯又提出将此疗法进一步延伸，更强调以人为本，而非患者，进一步突出来访者为正常人，只是他们心理发展过程中潜能没有正常发挥而遇到阶段性问题，治疗本身就是指导来访者认识和了解自我，发挥潜能。

（一）以人为中心疗法的原理和机制

以人为中心疗法的原理可以概括为如下几方面：①个体的现象世界是其行为的主要决定因素，它能使个体做出其独特的决定和行为表现；②人生来就是好的、健康的，只有当创伤性的经验破坏了正常性的发展时，才会变得不健康；③人有能力意识到自己的行为，知道是什么激发了自己的行为；④人有能力控制其生活和命运，心理健康的人能接受个人的控制并有相应的行为；⑤心理健康的人的行为是有目标、有指向的，是受自我指导的；⑥治疗师不应该操纵来访者的任何事情，而应该创造条件使来访者做出有主见的决定。

人本主义疗法认为人都具有积极向上、自我实现的内在倾向，而当这种倾向性受到阻碍时就会通过防御机制来否认和歪曲自己的经验、体验。当这种矛盾被个人意识和觉知时，焦虑就会产生。一旦防御机制失控，个人就会产生负面情绪和心理困扰，出现心理失调。心理失调的产生就是自我实现的潜能被压抑的结果。此治疗理论在治疗过程中强调未来生活的意义，认为心理治疗就是建立一种以来访者为中心的治疗关系，营造一种氛围使来访者体验到被关注、被尊重，使其正视自己的情感体验，认识其自我发展的潜能，最终通过来访者自我实现的潜能的发挥来达到治疗的效果。

罗杰斯认为，当自我观念与现实经验、理想自我与现实自我相冲突时，就会产生自我不和谐状态，冲突加剧便会产生心理异常。各种心理异常产生机制都是由于社会环境不良阻碍了个体自我实现，使"理想自我"与"现实自我"差距扩大，两者冲突所致。

（二）以人为中心疗法的主要技术

罗杰斯曾指出："治疗的成功主要并非依赖于治疗师技巧的高低，而依赖于治疗师是否具有某种态度。"因此，罗杰斯的治疗策略中并不包括为来访者做什么的技术，没有什么固定的步骤、技术或者工具可以促进来访者产生朝某一治疗目标的进步，取代它们的就是对关系体验的促进策略。下面，我们就来看三种促进策略。

1. 真诚

只有通过提供存在于我内心的真诚的事实，来访者才能成功地寻求到存在于他内心的真实。这是建立良好的治疗关系的基础，即在治疗师提供的真诚气氛下，来访者就能敞开心扉，诉说自己真正痛苦的问题所在。艾根认为，坦诚的交流包括以下几个方面。

（1）从角色中解放。治疗师并不固定自己的角色，无论在生活中或是站在治疗关系中都是真诚的、坦率的。虽然他们的职业是心理治疗师，但他们不必隐藏在自己专业角色的背后，而是要继续保持与目前情感和体验的和谐，并与来访者交流自己的情感。

（2）自发性交流。一个自发性的人会很自由地表达和交流。治疗师与来访者的言语交流与行为也应该是自然的，不应受某些规则和技术的限制，也不应该总是在掂量应该说什么，应该做什么。

（3）无防御反应。治疗师应努力理解来访者的消极体验，帮助他们深化对自我的探索。一个没有防御反应的治疗师很了解他自己的优势和不足，并且很了解该如何感受它们。因此，他们可以公开面对来访者的消极反应，并且不会感到受打击。他们能够理解这种消极反应，而不是忙于抵御这些消极的体验对自己的影响。

（4）一致性。治疗师应言行一致，他不会信奉一套，但其行为却是另外一套，也不会心口不一。

（5）自我交流。治疗师在合适的时候能够坦露自我，坦诚的治疗师会让来访者通过他的言语、非言语线索了解他的真实情感。

2. 共情

治疗师敏锐、准确地领会和理解来访者所要表达的意思和内含的情感，并将这种领会和理解向对方传递。较深入的通感则是理解并表述出潜在的、暗含的和深层的含义，帮助来访者从更广的范围认识自己的问题以及深层的意思。

治疗师对来访者的共情可以从言语和非言语行为两个方面表现出来。言语方面，共情式的理解就是要理解来访者的话语所反映的情感和认知信息。对来访者的理解可以分为表层理解和深层理解。表层理解只是领会了来访者原话的意思，而深层理解是听懂来访者的"话外之音"，这有助于来访者理解自己情感的更深层次的含义。非言语理解信息可以通过几种方式传达出来，如手势、身体活动和位置、面部表情、动作频率、声音特点、目光接触等，省略的、没有说出的话甚至家具的摆放也能传达非言语信息。

3. 无条件积极关注

对于来访者的热情关注，无条件地认为他是一个具有自我价值的人，接纳和欣赏来访者，使他感到温暖和安全。

治疗师表达对来访者的热诚关心，这种关心不是占有式的，也不是为了来访者的满足。它是创造一种仅仅表明"我关心"的气氛，绝非"如果你这样或那样做，我就关心你"的气氛。由于没有附加上任何价值条件，所以斯坦德尔把这一态度称作"无条件积极关注"。而罗杰斯则常常用"接纳"一词来描述治疗气氛。这意味着我们不但必须接纳来访者对"好的、积极的、成熟的、自信的"社会性情感的表述，而且必须同样地接纳他自己对"消极的、痛苦的、恐惧的"异常情感的表达。这也意味着要把来访者作为一个独立自主的人予以接纳和关注，允许他拥有自己的情感和体验，并允许他从中发现属于他自己的意义。当达到这样一种程度，即治疗师能提供由无条件积极关注所带来的安全气氛时，有意义的学习就有可能发生了。只有这样，来访者才能把治疗师当成一个能倾听和接收他思想、感受的人，才会逐渐与自己的内心交流，把过去完全或者部分排除在意识之外的经验重新进行整理，以更诚恳的态度对待自己，更坦率地表达自己，最终接受自己的真实经验，并将其整合到新的和谐的自我概念之中。至此，来访者就在这样的过程中成长了。

第六节 森田疗法

森田正马（1874—1938）正式创造出森田疗法是在1920年前后。当时，"神经症"这个词在日本还没确立，医学领域普遍使用的用语是"神经衰弱"。其含义是指由于过度劳累所引起的神经系统的疲劳。当时，弗洛伊德的精神分析学说刚刚传入日本，但在学术界基本上无人过问。那时对神经症的有效治疗方法也没有研究出来。在这种情况下，森田正马独树一帜地创造出一套自己的神经症理论，并把这一有效的心理治疗方法介绍给神经症患者，实属划时代的业绩。

一、理论基础

（一）森田神经质

"神经质"一词是森田正马基于对神经衰弱等神经质的本质的不同看法而提出的。他认为神经质的症状纯属主观问题，而非客观的产物。神经质症状是疑病素质和由它引发的精神活动过程中的精神交互作用所致。"神经质症"是神经症的一部分，神经症是一种非器质性的、由心理作用引起的精神上或躯体上的功能障碍。高武良久认为，森田疗法不可能治愈所有的神经症，只有神经质症才是森田疗法的真正适应证。神经质症主要表现为患者具有某种非器质性原因造成的症状，而这种症状对其正常的生活或工作、学习等造成了影响。患者本人对症状具有内省能力，一直在做着克服症状的努力，有强烈的求治动机，渴望从症状中摆脱出来。森田疗法是适用于神经质症的特殊疗法，根据症状的不同可将神经质症分成三类。

1. 普通神经质症

普通神经质症即一般人所说的神经衰弱，指由于过度担心自己的健康状态而引起敏感、执着、苦恼等负面状态，主要表现为失眠症、头痛、头重、头脑模糊不清、感觉异常、极易疲劳、效率降低、无力感、胃肠神经症、自卑感、性功能障碍、头晕、书写痉挛、耳鸣、震颤、记忆不良、注意力不集中等。

2. 强迫神经质症（恐怖症）

强迫神经质症以恐怖症为主，表现为对人恐怖、不洁恐怖、疾病恐怖、不完善恐怖、外出恐怖、口吃恐怖、罪恶恐怖、不祥恐怖、尖锐恐怖、高处恐怖、杂念恐怖等。

3. 焦虑神经质症（发作性神经症）

焦虑神经质症多以身体上的症状（由于焦虑引起的自律神经系统的失调状态）形式出现，包括焦虑发作、发作性心动过速、发作性呼吸困难等。其中以心悸尤其为主的症状特称心脏神经症。

森田疗法认为，在一定条件下，任何人都有可能出现神经质症的症状。例如，初次在众人面前露面，会感到紧张；听说别人发生煤气中毒事件后总觉得自家煤气阀没关好，不反复检查就放不下心；等等。对于大多数人而言，这种紧张和不安的感觉在生活中是很正常的，这种心理和生理现象事过之后就会消失。但是，对于某些具有特殊性格的人来说，往往会把正常的反应视为病态，拼命想消除，结果反而使这种不安感被病态地固定下来，从而影响其正常的生活，形成神经质症。神经质症患者的性格特征可以概括为：①内向，内省，理智，追求完善；②感情抑制性，很少感情用事；③比一般人敏感，爱担心；④好强，上进，不安于现状，容易产生内心冲突；⑤执着，固执，具有坚持性；⑥具有一定程度的智能水平。

（二）疑病素质学说

森田疗法认为，神经质发生有共同的精神素质，称为疑病素质。所谓疑病素质，是一种精神上的倾向性，有内向和外向之分，或称素质。精神活动内向，富于自我内省在人的精神生活中起着重要作用，是不可缺少的。但过分担心自身状况，过分地自我关注，则产生消极作用，形成疑病素质。换言之，就是疾病恐怖，担心自己患病。这是人生存欲望的反映，存在于所有人身上。患神经质症的人都是生存欲极强的人，但他们并不是生来就患有神经质症的。过高的生存欲望同时会伴有对死亡的恐怖，这导致了精神的内向性，形成疑病素质，成为神经质症产生的基础。即这种异常的精神倾向渐渐呈现出复杂、顽固的神经质症状。疑病素质直接与死亡恐怖有关，而死亡恐怖与生的欲望是一个事物的两个方面。生的欲望表现在：①不想生病，不想死，想长寿；②想更好地活下去，不想被人轻视，想被人承认；③想有知识，想学习，想成为伟人，想幸福；④想向上发展。

神经质患者生的欲望过强，想达到完善的状态，反而容易陷入"死的恐怖"之中。此外，神经质症者是一种内向型气质。内向型的人偏重于自我内省。因此，对自己躯体方面或精神方面的不快、异常或疾病等特别注意、关心，由于忧虑和担心而形成疑病，认为自己虚弱、异常、有病，并为此发愁。这种倾向有的是受幼儿期的教养条件或生活环境的影响，有的则是由于机遇因素（即由精神创伤导致）。总之，疑病素质是神经质发生的根源。

（三）精神交互作用学说

森田疗法认为，人在自然界中活动，人在人类社会中生存，必然会存在某种不安的心理，即为能否在不断变化的环境中生存下去、自身的心身状况能否适应外界环境这样的问题而烦恼。这种不安的心理在人的一生中经常会出现，被称为"适应不安"。在环境发生变化时，每个人都会有不安的感觉。但具有疑病素质的人或排斥适应不安感觉的人对不安更加注意，由于精神交互作用的影响，使其感觉和注意相互加强，更易于由不安发展成为慢性神经质症。

换言之，神经质的形成是疑病素质和由它引发的精神活动过程中的精神交互作用所致，这是其核心理论。所谓精神交互作用，是指因某种感觉偶尔引起对它的注意集中和指向，这种感觉就会变得敏感，这种敏感又会使注意力越发集中于这种感觉，从而使注意力进一步固定于此感觉。在这一过程中，感觉与注意彼此促进、交互作用，致使感觉更加过敏，一旦形成恶性循环，便会产生精神与身体症状。森田正马把这种心理状况用禅语表达为"求不可得，愈求则愈不得"。如图15-2所示。

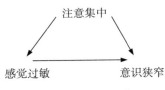

注意集中

感觉过敏   意识狭窄

图 15-2 精神交互作用

当症状发生后，患者常被封闭在主观世界中，并为之苦恼。在这种状态下，容易产生预期焦虑或恐怖，由于自我暗示，注意力越来越集中。森田疗法认为，不阻断精神交互作用，症状就会固着。治疗的原则是对症状采取顺其自然的态度，以事物为准则，以目的为准则，以行动为准则。

（四）神经症形成学说

森田正马在《神经质的实质与治疗》一书中提出了关于神经质的病理，可以用公式表达为"起病＝素质×机遇×病因"。

素质指疑病素质。神经质的人是内向的，对什么都担心。由于某种原因，把任何人都常有的感觉、情绪、想法过分地视为病态，并为之倾注苦恼。机遇是指某种状况下使之产生病态体验的事情，也称诱因。病因指精神交互作用。

也就是说，有疑病素质的人由于某种诱因，将注意力集中于自己的身体或精神变化，由于注意力的集中，其感觉越来越敏感，注意力也越来越集中并固定下来，使症状发展，形成神经质的症状。在这里，疑病素质是根源，精神交互作用对症状发展起重要作用。因此，森田疗法的着眼点是阻断精神交互作用，对疑病素质进行陶冶和锻炼。

二、森田疗法的特点及原则

（一）森田疗法的特点

1. 不问过去，注重现在

森田疗法认为，神经质症患者发病的原因是有神经质倾向的人在现实生活中遇到某种偶然的诱因而形成的。治疗采用"现实原则"，不去追究过去的生活经历，而是引导患者把注意力放在当前，鼓励患者从现在开始，让现实生活充满活力。

2. 不问症状，重视行动

森田疗法认为，患者的症状不过是情绪变化的一种表现形式，是主观性的感受。其治疗注重引导患者积极地去行动，提倡"行动转变性格""照健康人那样行动，就能成为健康人"。

3. 生活中指导，生活中改变

森田疗法不使用任何器具，也不需要特殊设施，主张让患者在实际生活中像正常人一样生活，同时改变患者不良的行为模式和认知，在生活中治疗，在生活中改变。

4. 陶冶性格，扬长避短

森田疗法认为，性格不是固定不变的，也不是随着主观意志而改变的，无论什么性格都有积极面和消极面，神经质性格特征亦如此。神经质性格有许多长处，如反省强、做事认真、踏实、勤奋、责任感强。但也有许多不足，如过于细心谨慎、自卑、夸大自己的弱点、追求完美等。应该通过积极的社会生活磨炼发挥性格中的优点，抑制性格中的缺点。

（二）治疗原则

采用森田疗法治疗神经质患者时，一方面要帮助患者认清神经质症到底是一种什么样的疾病，是怎样发生的，另一方面要了解神经质患者的性格特征，以便有针对性地施治。因此，搞清神经质症的本质对治疗有重要的作用。对于有些患者弄清了其症状的本质就能很快治愈了。在治疗过程中，一般遵循以下几条基本原则。

1. 顺应自然

"顺其自然"是森田疗法中最基本的治疗原则。森田疗法认为，要达到治疗目的，说理是徒劳的。正如从道理上认识到没有鬼，但夜间走过坟地时照样感到恐惧一样，单靠理智上的理解是不行的，只有在感情上实际体验到才能有所改变。而人的感情变化有它的规律，注意越集中，情绪越加强；顺其自然，不予理睬，反而逐渐消退；在同一感觉下习惯了，情感即变得迟钝；对患者的苦闷、烦恼情绪不加劝慰，任其发展到顶点，也就不再感到苦闷烦恼了。因此，要求患者对症状首先要承认现实，不必强求改变，要顺其自然；症状出现时，应对其采取不在乎的态度，顺应自然，"既来之，则安之"，接受症状，不把其视为特殊问题，以平常心对待。

关于顺其自然，森田正马认为与佛教的"顿悟"状态类似。所谓"顿悟"，就是让患者认识并体验到自己在自然界的位置，体验那些超越自己控制能力的平常的事。当一个人把它看得很严重而产生抗拒之心时，就会使自己陷入神经质的旋涡。即由于集中注意于令其感到厌恶的某种情感，并不断压抑这种情感而使之受到强化，这样经多次反复，就会形成他对人极度恐惧的体验。因此，要改变这种状况就需要使患者认识情感活动的规律，接受自己的情感，不去压抑和排斥它，让其自生自灭，并通过自己的不断努力培养积极健康的情感体验。

（1）要认清情感活动的规律，接受不安等令人厌恶的情感。森田正马提出了情感活动的五条规律：①要顺应情感的自然发生，听任感情的自然发展。情感过程一般构成山形曲线，一升一降最后消失。②如果情感冲动得到满足，挫折可迅速平静、消失。③情感随着对同一感觉的惯性逐渐变得迟钝，直到无所感受。④情感在某种刺激继续存在以集中注意时，就会逐渐强化。⑤情感是通过新的经验，经过多次反复，在逐步加深对它的体验中逐渐培养的。

按照森田正马的看法，情感活动自有其自身的规律，是不以人的意志为转移的。神经质症患者反其道而行之，总是对自身出现的恐惧、不安或苦恼等这些人人都会有的情感极其反感，总想压抑、回避或消除这类情感。例如，对与人相处恐惧的人对于与人见面常会引起的情感波动，特别是见到领导或异性时产生不安或不好意思的感觉感到苦恼，视之为必须排除的异物而采取压抑和对抗的态度把本身很平常的事情看得很严重而产生抗拒之心，结果使自己陷入神经质症的漩涡。这实际上与森田疗法所述的情感的后两条规律相符合，即神经质患者由于集中注意力于令其感到厌恶的情感，并不断压抑这种情感而使之受到强化，经多次反复而培养起他对人极度恐惧的体验。而这一过程恰恰违背了情感活动的前两条规律。改变这种状况就需使患者认识情感活动的规律，接受自己的情感，不去压抑和排斥它，让其自生自灭，并通过自己的不断努力培养起积极的情感体验。

（2）要认清精神活动的规律，接受自身可能出现的各种想法和观念。神经质患者常常主观地认为，自己对某件事物只能有某种想法而不能有另一种想法，有了就是不正常或者不道德的，即极端的完善欲造成了强烈的劣等感。要改变这一点，就得接受人非圣贤这一事实，接受我们每个人都有可能存在邪念、嫉妒、狭隘之心的事实，认识到这是人的精神活动中必然会出现的事情，靠理智和意志是不能改变和决定的。但是否去做不理智的事情，却是一个人完全可以决定的。因此，不必去对抗自己的想法而需注意自己所采取的行动。同时，还要认清精神拮抗作用，从心理上放弃对对立观念的抗拒，认识到人有对生的欲望和对死的恐惧两种相互对立的心理现象，并接受这种心理现象，而不为出现对死亡的恐惧而不安，也不必摒除这些令人恐惧的念头，从而避免使自己陷入激烈的精神冲突之中。

（3）要认清症状形成和发展的规律，接受症状。神经质症患者原本无任何身心异常，只是因为他存在疑病素质，将某种原本正常的感觉看成是异常的，想排斥和控制这种感觉，使注意固着在这种感觉上，造成注意和感觉相互加强的作用，即形成精神交互作用。这是一种恶性循环，是形成症状并使之继续的主要原因。认清这一点，对自己的症状采取接受态度，一方面不会强化对症状的主观感觉；另一方面，因为不再排斥这种感觉，而逐渐使自己的注意不再固着在症状之上，以这样的方式打破精神交互作用，使症状得以减轻直至消除。比如，对人恐怖患者见人脸红，越怕脸红，就越注意自己的表情，越注意越紧张，反而使自己脸红的感觉持续下去了；相反，接受脸红的症状，带着"脸红就脸红吧"的态度去与人交往，反而会使自己不再注意这种感觉，从而使脸红的反应慢慢消退。

（4）要认清主客观之间的关系，接受事物的客观规律。人之所以患神经质症，疑病素质是症状形成的基础，精神交互作用是症状形成的原因，而其根源在于人的思想矛盾。这一思想矛盾的特征就是以主观想象代替客观事实，以"理应如此"限定自身的思想、情感和行为。森田正马指出："人究竟如何破除思想矛盾呢？一言以蔽之，应该放弃徒劳的人为拙策，服从自然。想依靠人为的办法，任意支配自己的情感，就如同要使鸡毛上天、河水断流一样，不仅不能如愿，反而徒增烦恼。此皆力所不能及之事而强之，当然痛苦难忍。然而，何谓自然？夏热冬寒乃自然规律，要想使夏不热、冬不寒，悖其道而行之则是人为的拙策；按照自然规律，服从、忍受，就是顺应自然。"针对思想矛盾，森田提出了"事实唯真"的观点，意为"事实即是真理"，并以此作为座右铭。他说："吾人不要把情绪或想象误认为事实来欺骗自己。因为不论你是否同意，事实是不可动摇的。事实就是事实，所以人必须承认事实。认清自己的精神实质，就是自觉；如实地确认外界，就是真理。"因此，只有使人的主观思想符合客观事物的规律，才能跳出思想矛盾的怪圈。

2. 为所当为

为所当为是指在顺应自然的态度指导下的行动，是对顺应自然治疗原则的充实。森田疗法把与人相关的事物划分为两大类——可控制的事物和不可控制的事物。所谓可控制的事物，是指个人通过自己的主观意志可以调控、改变的事物。而不可控制的事物是指个人主观意志不能决定的事物。森田疗法要求神经质症患者学习顺应自然的态度，不去控制不可控制之事（如人的情感）；但还要注意为所当为，即控制那些可以控制之事（如人的行动）。

（1）忍受痛苦，为所当为。森田疗法认为，改变患者的症状，一方面要对症状采取顺应自然的态度，另一方面还要随着生的欲望，在症状仍存在的情况下，去做应该做的事情，尽管痛苦也要接受，把注意力及能量投向自己生活中有确定意义且能见成效的事情上。把注意力集中在行动上，任凭症状起伏，都有助于打破精神交互作用，逐步建立起从症状中解脱出来的信心。例如，对人恐惧的人不敢见人，见人就感到极度恐惧。森田疗法要求其带着症状生活，害怕见人没关系，但该见的人还是要见。带着恐惧与人交往，注意自己要做什么。而这样做的结果，患者自己就会发现，原来想方设法要消除症状，想等症状不存在了再与人接触，其实是不必要的。过去为此苦恼，认为不能做，是因为老在脑子里想而不去做。而为所当为要求患者该做什么马上就去做什么，尽管痛苦也要坚持，这就打破了过去那种精神束缚行动的模式。换言之，要想改变，必须做到无论多么痛苦都应该能够忍受，并投入到实际生活中去做应该做的事情，这样就可以在不知不觉中得到改善。

（2）面对现实，陶冶性格。森田疗法的专家高武良久指出："人的行动一般会影响其性格。不可否认，一定的性格又会指导其做出一定的事情，但仅仅看到这一方面，则是一个片面性的认识。我们也不能忘记'我们的行动会造就我们的性格'这一客观事实。正是这一点，才是神经质性格得以陶冶的根本理由。"

神经质患者的精神冲突往往停留在患者的主观世界之中。他们对引起自己恐惧不安的事物想了又想，斗了又斗，但在实际生活中，对引起其痛苦的事物却采取一种逃避和敷衍的态度。事实上，单凭个人主观意志的努力是无法逃脱神经质症状的苦恼的，只有通过实际行动才会使思维变得更加实际和深刻，实际行动才是提高对现实生活的适应能力的最直接的催化剂。对此，高武良久举例说，要学会游泳，不跳入水中就永远也学不会，即使完全不会游泳，跳入水中也是可以做到的，然后再逐步学习必要的技巧。与此道理相同，神经质症患者无论怎么痛苦，也会在别人指导下在不知不觉中得到自信的体验。要想见人不再感到恐惧，只有坚持与人接触，在实际接触中采用顺其自然的态度，使恐惧感下降而逐步获得自信。前面已经谈到，为所当为有助于使症状得到改善，其中很重要的一点就是在实际生活中将精神能量引向外部，把注意力引向所做的事情，这就减少了指向自己心身内部的精神能量。而与外部世界的实际接触又有助于患者认识自身症状的主观虚构性。这一过程实际上就是使内向型性格产生某种改变的过程。

在顺应自然的态度指导下的为所当为有助于陶冶神经质患者的性格。这种陶冶并非彻底改变，而是对其性格的优劣部分进行扬弃，即发扬神经质性格中的长处（认真、勤奋、富有责任感等），摒弃神经质性格中的致病之处（神经质的极端的内省及完善欲）。

由此可见，顺应自然既不是对症状的消极忍受、无所作为，也不是对症状放任自流、听之任之，而是按事物本来的规律行事，任凭症状存在，不抗拒，不排斥，带着症状积极生活。顺应自然、为所当为这一治疗原则的着眼点是打破精神交互作用，消除思想矛盾，陶冶性格。这种治疗原则还反映了森田疗法对意志、情感、行动和性格之间关系的看法，即意志不能改变人的情感，但意志可以改变人的行为；通过改变人的行为来改变一个人的情感，陶冶一个人的性格。

三、治疗方法

森田疗法主要有两种实施形式，即住院式森田疗法和门诊式森田疗法。要根据患者的症状轻重以及对社会功能影响的大小选择适当的方法。无论是哪种治疗形式，指导思想是一致的，都是通过森田疗法理论学习及治疗者的指导帮助陶冶患者的性格特点，阻断精神交互作用，把患者生的欲望引导到建设性生活的行动中去，以达到使患者获得对生活的体验和自信。

（一）住院式森田疗法

住院式森田疗法是森田疗法的主要形式，一般适用于症状较重、正常生活和工作受到较明显影响的患者。住院为患者提供了一个新的环境，杜绝其与外界的联系，使其专心致志地接受治疗。住院式治疗大致需要 40 天，分为五个阶段。

1. 治疗准备期

治疗者要向患者说明其病是心理疾病，可以用森田疗法治疗，并讲清治疗的原理及过程，介绍已取得的疗效。征得患者同意后，要求患者配合。

2. 绝对卧床期

此阶段大约需要 4~7 天。患者进入一个封闭的单人病室，除进食、洗漱、排便之外，其他时间均安静地躺着，禁止会客、读书、谈话、抽烟等活动，并由护士监护。主管医生每天查房一次，不过问症状，只要求患者忍受并坚持。患者卧床期间经历了从安静到无聊、烦躁不安、解脱、强烈地想起床做事的心理过程。一般情况下，患者最初情绪可暂时安定，但随着绝对卧床时间的拉长，会出现各种想法，产生静卧难以忍受的状态。继而患者还会出现一种无聊的感觉，产生总想起来干点什么的愿望，这就是无聊期。静卧期间，当痛苦达到极点时，在极短暂的时间内会迅速消失，精神立即感到爽快起来。这就是森田先生所说的"烦闷即解脱"的意思。这是一种情感上的自然变化的结果。这种变化有助于患者认识情感是不能由意志去排除的。患者想起床做些事情，正是精神能量从内开始朝向外部世界，显示患者此时已是病情好转的开端。绝对卧床的目的是消除心身疲劳，养成对焦虑、烦恼等症状的容忍和接受态度，激发生的欲望。

3. 轻作业期

此阶段大约 3~7 天。仍禁止患者交际、谈话、外出，卧床时间限制在 7~8 小时。白天到户外接触新鲜空气和阳光，晚上写日记。晨起及入睡前朗读古诗词等读物。患者从无聊到自发地想活动、做事，这时应逐渐减少对其工作的限制，允许其劳作。此时，患者从无聊中解放出来，症状消失，体验到劳作的愉快，并越来越渴望参加较重的劳动。与此同时，主管医生指导并批改患者日记。

4. 重作业期

此阶段大约 3~7 天。患者转入开放病房，参加森田小组活动，劳动强度、作业量均已增加。患者每天参加劳动，如打扫卫生、浇花、手工操作及文体活动。通过努力工作使患者体验到完成工作后的喜悦，培养忍耐力，促使患者学会对症状置之不理，进一步将精神能量转向外部世界。在强化外在行为的同时，体验人类心理的自然状态，每天晚上记日记并交给医生批阅。医生不过问患者症状和情绪，只让患者努力工作、读书。此阶段患者通过行动，体验带着症状参与现实生活的可能性和成功感，学会接受症状，并逐渐养成按目的去行动的习惯。

5. 生活准备期

此阶段大约 7~10 天。患者进行适应外界变化的训练，开始打破人格上的执着，摆脱一切束缚，对外界变化进行顺应、适应方面的训练，为回到实际生活中做准备。治疗者每周与患者谈话 1~2 次，并继续批阅日记，给予评语。而且允许患者离开医院进行复杂的实际生活练习，为出院做准备。对出院后的患者，为巩固疗效，要求定期回医院参加集体心理治疗，继续康复。

（二）门诊式森田疗法

门诊治疗强调言语指导的作用，要求患者完整地接受自己自然浮现的思想和情感，体验其苦恼，排除纯理想、纯感情的生活，走向现实生活中去。每周就诊 2 次，每次交谈时间 1 小时左右，2~6 个月为一疗程。经治疗后，患者得到领悟，即可达到治疗效果。

门诊式森田疗法适用于那些症状中度的患者，最有效的是焦虑性神经症，也适用于焦虑症、疑病症、强迫症、恐怖症、自主神经功能紊乱、胃肠神经症及其他类型的神经症（癔症除外）。另外，患者有迫切求医、治疗愿望动机。

门诊式森田疗法的治疗步骤：

（1）要患者了解症状的本质，明确自己的感受属于功能性障碍。对于出现的症状，主观上不予排除，再痛苦也要原样地接受，带着症状去从事日常生活、工作、学习，即

"保持原状"。只有这样，患者才会自然地把痛苦的注意转向无意识注意的状态，于是痛苦便在意识中消失或减弱。森田先生指出，"凡是自然的都是真实的"。指导患者不管出现什么思想、情感，考虑什么问题都要不在乎，优劣、美丑都是没有价值的。只有这样，才能保持人类自然的心态，才能把人的"纯洁的心"导入自觉状态。

（2）指导患者面对现实，面对生活，确立以现实为本位的人生观，立足以现实为主的生活。为了做到这一点，门诊式森田疗法要取得家属的配合。家属不要对患者谈病问病，不要把他们当患者对待，这对于患者早日领悟很有好处。对于患者来说，要从处理身边事物着手，凡自己能做的事情，力求自己去完成，这是促使自己行为转向外向的最佳途径。正如森田先生所述，"欲要整心，应先整形"，重要的是行动，一旦进入行动，其心也必然趋向于形，即"外相完整，内相自熟"，这就是以态度影响认识的自我心理调整的道理。

（3）引导患者不把症状挂在口头上。因为经常诉说症状，自然会把注意力固着于症状而出现痛苦。但当他人误解或不十分理解时，可允许患者对实际情况加以说明。

（4）要求患者阅读森田疗法的自助读物。现已翻译为中文的读物有《神经质的实质与治疗》（森田正马）、《森田心理疗法实践》（高良武久）、《森田疗法与新森田疗法》（大原健士郎）、《顺应自然的人生哲学》（冈本常男）、《克制自我的生活态度》（冈本常男）等。国内学者的著作主要有《森田疗法——医治心理障碍的良方》（贾蕙萱，康成俊）和施旺红教授的《中国森田疗法实践》《社交恐怖症的森田疗法》《战胜"心魔"——抑郁症的森田疗法》《战胜"心魔"——强迫症的森田疗法》《战胜"心魔"——战胜自己：顺其自然的森田疗法》等。

（5）对患者进行日记指导。患者要把每天的生活写成日记，记录行为活动和思想状况，定期交给治疗师阅读。治疗师通过点评日记，对患者进行全面分析、指导、帮助。这有益于提高治疗效果。

总之，在治疗过程中，治疗师要找出患者问题的关键，讲清神经质症者的性格特点及神经质症的形成过程，介绍治疗原则，要求患者以顺其自然的态度接受症状，带着症状去从事日常的活动。

（三）集团森田疗法

集团森田疗法又称生活发现会。生活发现会是以集体形式学习森田疗法理论的自助团体，目的是通过系统学习森田理论使成员领悟并努力实践，从神经质症状中解脱出来，更加有建设性地工作和生活。参加者或自愿报名或由医疗机构推荐。会员之间不是治疗者与被治疗者的医患关系，而是以神经质者之间的相互帮助、相互启发为基本特征，并在此基础上开展活动。会员大都有不同程度的神经质症，但能维持正常生活，他们之间只有老会员和新会员之分。新会员在集体学习过程中向老会员诉说自己的苦恼，老会员根据自身战胜神经质症的体验给予指导和帮助。老会员在帮助新会员的同时也进一步加深对自我的洞察，发挥自己的个性，继续完善自己。日本学习森田疗法理论的生活发现会于1970年创办，发起时只有800人，现已有会员8000多人，集体学习点150处，大致分为地区性集体座谈会和学习会两种方式。

1. 集体座谈会

这是以区域为中心开设学习森田疗法理论的一种学习方式，会员每月出席一次。与会者抱有同样的烦恼，大家在此相聚，交流学习森田疗法的心得。在学习的过程中，前辈会员的支持和鼓励使后辈的烦恼不断地得到克服。接着，恢复了健康的会员又把经验传授给新会员，就这样循环往复。

2. 学习会

学习会以系统学习森田疗法理论为目的，每周1次，每次约2小时，3个月为一个阶段。有时也采取集中方式，如四天三夜集中进行。学习内容主要由森田正马和高良武久的森田疗法理论基础的7个单元组成，辅以概论神经症体验的讲解。7个学习单元具体内容为：①第一单元——神经症的本质（为什么会成为神经症）；②第二单元——欲望和焦虑；③第三单元——感情与行动的法则；④第四单元——神经质的性格特征；⑤第五单元——关于"顺应自然"；⑥第六单元——所谓神经质症治愈的实质；⑦第七单元——行动的原则（积极生活态度的要点）。

7个学习单元结束后，为了使自我观察能力与日常生活的实践活动结合起来，最后讲解"神经质症概论"。学习会多利用平日夜间、星期日、节假日等时间进行学习。学习会所有的组织活动都是围绕着保障、维持集体学习的正常运行而开展的，经费来自会员的会费。会员们不仅学习理论，而且作为实践活动的重要一环，也参加发现会的各种组织工作，这对神经质者的成长是非常有用的。

第七节　其他疗法

一、完形疗法

（一）完形疗法的原理与机制

完形心理治疗又称格式塔心理治疗，是心理学的重要流派之一，由德国心理学家马科斯·韦特墨、沃尔夫冈·苛勒和科特·考夫卡共同创立。该理论强调人脑的运作是一个整体，故称为"完形心理学"。完形疗法是在该理论基础上创立的一种以人为中心的自我心理疗法，属于人本主义三大疗法之一，由美国精神病学专家弗雷德理克·S. 皮尔斯博士所创立。在 20 世纪 40 年代末和 50 年代初，皮尔斯出版的《自我、饥饿、攻击》一书标志着完形疗法的诞生。但由于缺乏系统的理论阐述和研究，该疗法并没有得到足够的重视和支持。随后，在众多学者的共同努力下，完形疗法在以往的基础上得到很大的改善和发展。现代的完形疗法在心理咨询领域的影响不断扩大，目前已遍布世界多个国家和地区，并且呈增长趋势。

1. 原理

完形疗法是基于多种心理学理论思想创立的，其主要理论基础是完形心理学。主要通过"空椅技术"等角色扮演的方法将内心的矛盾表现出来，从而解决由于冲突而造成的心理问题，同时也让来访者更好地了解和接受自我，以整合个人各方面人格，促进人格发展，达到治疗目的。

完形疗法的目的不在于消除来访者的某些行为，而在于帮助来访者成为统一而完整的个体，获得整合的人格，并且拥有独立面对现实和困难的能力。

2. 机制

完形心理学认为，拥有成熟健康人格的个体是与环境相互作用，有良好的觉知能力并且生活在此时此刻的。但由于外界环境的干扰，比如外在社会规范和他人的要求，个体不能真正了解自身的需要，获得这种整合、健康的人格，从而造成心理障碍。完形疗法就是要通过对冲突的挖掘以及以此时此地为中心的思想来指导意识，从而增强意识（即觉知能力），使来访者更好地认识自己、接受自己，由此获得整合的人格，达到治疗目的。

（1）图形–背景完形的形成和破坏：该理论强调完整的完形的作用。形成完整的完形过程包括需要的产生、需要得到满足、需要退居幕后成为背景。一旦这个过程的某个环节出现问题，就会形成不完整的完形，出现心理问题。通常未被满足的需要会破坏完形的形成。而一个需要可能被不清晰的感觉中断或者因缺乏对个人需要的意识而被忽略。完形疗法就是要挖掘来访者的内心，通过各种手段提高来访者的意识，使来访者的需求浮现出来，被识别并且被满足，从而使之成为背景，形成完整的完形。

（2）体验接触循环：该循环由四个部分组成，即意识、兴奋、行动和接触（即人与周围环境之间的交换）。皮尔斯认为，对刺激的意识引起兴奋，兴奋加强一个行动倾向，行动倾向导致接触。一旦这个循环在某个环节中断，就会使接触受到阻碍，出现心理问题。在这个理论中，我们假设所有来自外界的干扰都是第一阶段意识的问题，而如果一个需要在第一阶段就被贫乏的意识阻断，那么这个循环就在一开始被破坏了。所以在这里，完形疗法采用增强意识的方法来作为主要的治疗工具，用以现在为中心的思想作为指导，来达到治疗目的。

（二）完形疗法的主要技术

1. 空椅技术

空椅技术是完形疗法中最著名、最有力、运用最广的技术之一，属于角色扮演的一种。来访者通过扮演各种角色和转换位置，将内心的冲突表现出来，从而使来访者对自身有更加完整的理解。

空椅技术的具体做法是：放两把椅子，一把代表来访者，与之相对的另一把椅子代表与来访者有冲突的事物，来访者轮流坐在这两把椅子上扮演相应角色，并与对方对话。即来访者首先想象对方此刻正坐在对面椅子上，自己向他充分表达内心的真实情感与想法。然后再交换位置，想象自己是对方，站在对方的立场上与自己对话。这里，另一把椅子上的有冲突的事物可以是人（比如自己的亲人）、物品（比如一个杯子）甚至一种生理状态（比如恶心）等。通过这种方式，让来访者不断转换角色，使矛盾显露出来，也让来访者了解自己的内在心理片段。

在空椅技术的治疗过程中，治疗师坐在一旁观察，发现问题症结，进行积极引导并监督来访者忘情地投入表演。这有助于冲突的解决，并提高来访者此时此刻的意识，从而达到治疗目的。对空椅技术的研究表明，空椅技术对减少优柔寡断、提高亲密性和婚姻关系调节方面的作用是显著的。

2. 夸张

在夸张练习的治疗过程中，要求来访者对自己的行为或语言加以夸张，将其以夸大的方式重复地表现出来，由此让来访者体验其强度，从而对这些行为达到更清晰的了解。夸张的原理是"矫枉过正"，治疗师通过夸大来访者的不恰当行为，有意让其缺陷扩大，从而使来访者自己觉察和体会到自身的怪癖和其中的荒谬，从而矫正某些行为。例如，一位人际交往不佳的来访者口头禅是"你真笨"，在治疗过程中当他说出这句话时，治疗师可要求来访者多次大声地重复这句话，来让其体会这句话的刺耳和攻击性。

3. 梦境治疗

皮尔斯认为梦是人类最自发性的表现，它不仅代表未完成的事件，也可能远超过此，是人动力整体的一部分。因此，在梦境治疗中，要求来访者把梦表演出来，从而使梦成为来访者可意识的一部分，由此使梦与来访者相关联，达到人格的整合。

梦境治疗包含以下四个阶段：

（1）分享梦境：让来访者讲述梦境。

（2）用现在时复述梦境：要求来访者用现在时而不是过去时重述梦境。

（3）与梦中的不同演员对话：来访者想象自己是这场演出的导演，安排情景并与每个演员对话，告诉演员应该如何表现。

（4）作为演员开始表演：来访者在梦中与各个元素对话。该阶段可以参考空椅技术。

二、家庭治疗

家庭治疗是以"家庭"为对象而施行的心理治疗，属于人际关系方面的治疗。它与以"个人"为对象而施行的个人心理治疗有所不同，不太注重成员个人的内在心理构造与状态，而把焦点放在家庭各成员之间的人际关系上。家庭治疗师认为，家庭成员的心理行为问题或症状是由于家庭成员之间不良的交往模式或者不良的家庭结构引起、维持和发展的，可通过改变此交往模式或者家庭结构来改变家庭成员的心理行为问题或症状。可以看出，家庭治疗主要是从"家庭系统"的角度解释个人症状与成员间的关系，基于家庭整个的改变来促使个人的改变。

家庭治疗是心理治疗的一种形式，是将所存在的问题从个体转向关系的一种思考和实践的方式。为了处理存在的症状，包括家庭和更大的机构在内的系统必须改变。所有的家庭治疗师都把系统观作为他们的理论基石，在实际的治疗处理上也都相当重视家庭成员间的互动历程。不过，他们对于心理功能不良的本质的理论假设、对家庭模式的看法以及治疗干预的策略都有着显著的差异，因而形成了众多各有特色的家庭治疗学派。目前在家庭治疗领域内有代表性的学派分别为结构式家庭治疗、分析式家庭治疗、体验式家庭治疗、策略式家庭治疗、叙事式家庭治疗。下面仅就家庭治疗基本理论和常用技术予以介绍。

（一）家庭治疗的原理和机制

精神分析治疗本身的不足为家庭治疗的诞生提供了方向和力量，但家庭治疗的真正发展还得益于1940年以后系统论和控制论的兴起。

将系统论的观点运用于家庭治疗，也就是把家庭看成是一个系统，将家庭成员看成系统的组成成分，并认为家庭中每个成员都有他自己认识事物的模式，称为内在建构。内在建构决定一个人的一贯行为模式。一个人的内在建构与他的外在行为是相互作用、彼此影响的，其间的关系不是直线性的因果关系，而是反馈式的循环关系。同时，每个家庭成员的内在建构与外在行为又会在接受家庭其他成员影响的同时反过来也影响其他家庭成员的内在建构和外在行为，其间的关系同样是循环反馈式的，而不是线性因果式。即家庭内的交互反应是发生在一个相互影响的互动网络内的，一个家庭系统中的每个成员的态度和行为都紧紧地、长期地、交互地、永无止境地循环且彼此关联在一起。因此，根据系统论的家庭观点，从个人的内在精神状况来分析某个家庭成员的病态心理和行为将不再是正确和必需的。

根据控制论的观点，系统还要维持一种平衡状态，即系统内部的各次级系统除了相互影响之外，每个层次的系统还会依照和遵循平衡的原则。当家庭成员彼此之间靠着信息的交换——言语、表情、手势等回馈机制的动作表示不平衡的状态发生时，系统即具有一种恢复平衡的趋势。其中，负向的回馈以一种削弱的作用来帮助保持平衡，而正向的回馈将加速偏差而引起更进一步的变化。例如，在负向回馈中，一对配偶可能在争吵中交换信息告诉对方"这该是停止的时候了，否则等一下我们都会后悔"；而在正向的回馈中，这对夫妻可能将争吵升级到双方都不考虑后果的程度。由此看来，在多数功能失调的家庭中，家庭系统进行的多是正向的回馈，从而使得系统不断维持了一种病态的平衡，而家庭治疗的功能旨在打破病态平衡，进而塑造出使家庭系统良性发展的平衡机制。

从家庭的角度来看，系统论强调家庭的结构和等级（如系统和子系统），而控制论则阐述了家庭内在的规则、自我调整和控制等。在早期的家庭治疗中，有些学派偏重于系统论，有些偏重于控制论，有些则将两者结合起来。

（二）家庭治疗的主要技术

每个家庭治疗学派都有其完整的治疗理念和独特的治疗技术。下面将介绍家庭治疗中常用的典型技术。

1. 突显家庭结构和关系

为了帮助家庭了解他们的家庭结构和关系，治疗师常运用一些具体的技术，让家人去认识体会。这些常用的技术有调整座位、比身高、家庭雕塑等。

当一家人进治疗室时，家里各个成员通常会依其个性、彼此的关系远近及与治疗师的关系而选择座位。例如，关系不太亲近的父母可能坐得远远的，不想靠近；被母亲宠护的小孩大概会靠近母亲而坐，甚至想跟母亲坐在同一个椅子上；身体虚弱，常受父母保护的孩子可能坐在父母两人之间，被左右保护着。假如家人的选座有特殊的模式，不但可用来指出给家人看，体会他们的人际关系，还可用调整座位的方法象征性地更改人际关系。譬如，请坐得很远的夫妻坐得近一些；让很怕父亲而坐得远远的孩子过来跟父亲临近而坐；或让黏在母亲身旁的小孩离开母亲，去跟父亲坐；等等。这样可以以具体的座位提醒他们宜保持的人际关系与角色。当然，只更换座位是毫无作用的，但以座位来时时提醒彼此的关系是很有助于改善家人关系的。

有时父母亲，特别是母亲，仍常把孩子当成是"小孩"，时时宠爱孩子，这时可让孩子站在母亲旁边，比身高，帮助母亲去体会孩子已经不是仍能抱在怀里的"小孩"，而是与成人同高的小"大人"，以唤起其领悟，让其以"大孩子"或"小大人"对待孩子。

有些家人过分接近，不分个人的存在，彼此太过分地黏在一起，这时在治疗上需帮助他们认识各个成员的存在，尊重个人的界限与独立。对于这样的家庭，治疗师有时会去捏其中一个成员的手脚，然后故意问问其他家人有何感觉。假如有人回答说会感到疼，治疗师就问被捏的并不是他，他怎么会感到疼。治疗师可以此具体的情况说明过分接近不分离就犹如黏在一起的一团物体，一个人被捏了，其余的人还会觉得疼，通过这种方式来提醒家庭，让他们看到家庭关系与结构上的问题，从而促动其改变。

家庭雕塑是萨提亚体验式家庭治疗学派最具代表性的技术。它的主要做法是：采用雕塑的方法将语言文字转化为行动，摆出家庭成员的典型姿态，使家庭成员经历某一特定的过程，帮助来访者重新进入原生家庭历史和心理的矩阵之中，为来访者提供一个看待自己和父母、现在和将来的新视角，这种新视角为其带来更多可能性，并负有责任感。家庭雕塑协助来访者描绘家庭系统的互动，使家庭成员更清楚地看到自己，对不断重复的模式产生洞察。家庭规则可因此获得修正，新的行为也可得到尝试的机会。

2. 善用家庭成员

（1）善用家庭成员，全面了解家庭情况。在家庭成员描述家庭的情况与问题时，描述者常会受到个人主观印象的影响，他们会判断某件事是否可以向治疗师描述，是否可以让外人知晓家丑与秘密。特别是由父母等成人进行描述时，这种考虑特别浓厚。因此，家庭治疗师除了让父母叙述他们所认为的问题之外，还常请每个家人也叙述他们所认为的问题。在技巧上，特别可以让那些较少有戒心的子女说说家里的情况。这样，一方面趁孩子们较无防备之际，治疗师可侧面地获得真实的家庭资料，了解家庭的内情，另一方面也可让成人去听一听孩子心目中的家庭。

（2）善用适当家庭成员做"副辅导者"，间接提供治疗意见。在家庭治疗时，治疗师可能会发现，在一家之中有时会有某位成员较成熟、稳重或有良好意见，能看出问题的性质，也能提供改善的方法或方向，这时治疗师就可以使其成为副辅导者，以辅助治疗工作的进行。这位可协助治疗师的家人可以是成人，也可以是小孩，也不一定是某个固定的人，可根据情况而变化。治疗师毕竟是外人，其提供的看法不一定能发生作用；可是自己人的看法或建议，其意义有所不同，影响也较为不同。特别可加以利用的有时是小孩子的天真与爽直性的观感，它常可化解问题，也会找到解决问题的门路。

3. 现场角色练习

心理治疗里最困难的，莫过于心里知道却难于付之于实际行为的改变。例如，先生心里知道要对自己的妻子体贴些，但跟妻子在一起时却不知如何在言行上表现得体贴些；妻子心里很明白不要过分对自己的丈夫啰唆，但见到丈夫就又开口啰唆起来。在个体治疗时，顶多可利用治疗师进行角色练习，而家庭治疗时却可以进行真实的角色扮演。如丈夫不知如何向妻子表示体贴，可让妻子指导丈夫如何说，如何用行动来表达情意，让她提供意见，诱导丈夫如何去体贴。有时治疗师会意外地发现，并不是丈夫不会体贴，而是妻子不让丈夫与她亲热接近，只要丈夫向她表示体贴，妻子马上找各种理由表示拒绝。治疗师在当场看到两人的实际行为反应后，就可以要求夫妻双方共同努力去改变。同样，面对妻子对丈夫过分啰唆的情形，不但要妻子练习如何少啰唆，还得帮助丈夫如何及早应付妻子。家庭治疗的好处在于能请有关的来访者现场进行互动，让治疗师能去观察行为反应的本质，同时可扮演新的角色，尝试实行新的行为反应。

4. 安排家庭作业

家庭治疗的另外一个技巧是让家人做家庭作业，要求家庭在会诊结束回家后做一些在家的功课，如复习在会诊时练习的行为，或讨论未曾讨论的话题等，到下次来会诊时再就这些作业做报告。通过家庭作业看看治疗师不在时家人自己会如何反应，其差别在哪里，以便将来治疗结束后家里人仍能继续实行且保持新的行为反应，以保证治疗效果的长期作用。家庭作业有很多种，最简单的莫过于让他们讨论一家的周末活动要干什么。这样通俗的话题在每个家庭都可讨论。这样的家庭作业不但可以在无形中让他们去沟通、交流，也可以让他们去实际计划他们的家庭活动，而治疗师则可以观察他们的家庭行为在如何演变。

5. 重构

重构指替家庭做转负为正的解释，更改对事的看法，以维护家人彼此的观感及情感。这也是家庭治疗师常采用的技巧之一。譬如，父亲开口责骂大孩子整天跟弟弟吵闹，这时治疗师可替父亲重构解释为：孩子能"活跃讲话"很好，不用担心他很内向、没信心。母亲嫌女孩子太注重穿着，爱漂亮，可另解意为女儿懂得修饰外表，将来不用担心找不到男朋友等。每样事情都可以从不同角度来看、来解释，重构其实是从积极的角度来对家庭成员的反应做出解读，改善其对亲人的看法与态度。

三、支持疗法

支持疗法又称支持性心理疗法、一般性心理治疗法，创立于 1950 年，是由 Thorne 首先提出的。支持疗法是治疗师应用心理学知识和方法，采取劝导、启发、鼓励、支持、同情、说服、消除疑虑、保证等方式，来帮助和指导来访者分析认识当前所面临的问题，使其发挥自己最大的潜在能力和优势，正确面对各种困难或心理压力，以度过心理危机并适应现实。支持疗法亦称非分析性治疗。

（一）支持疗法的原理和机制

1. 提供适当的支持

当一个人心理上受到挫折时，最需要的莫过于他人的安慰、同情与关心。因此，这一原则就在于提供所需的心理上的支持，包括同情体贴、鼓励安慰、提供处理问题的方向等，以协助来访者度过困境，处理问题，应付心理上的挫折。但需注意的是，治疗师的支持要适度且有选择性，就像父母不宜盲目疼爱或袒护自己的孩子一样。通常说来，"支持"不是"包办"，治疗师要考虑来访者所面临的心理挫折的严重性、自身的性格及自我的成熟性，应根据处理问题的方式及应付困难的经过而做适当的支持。此外，支持并非仅口中说说，而应在态度上有真切的表示，让来访者体会到事情并非想象的那样糟糕。同时，鼓励来访者所叙说的要有事实依据，不能信口开河，否则对方是不会相信并接受的。

2. 调整对"挫折"的看法

协助来访者端正对困难或挫折的看法，借此来调节并改善其心理问题。例如，父母常因子女顶撞或不听话而气愤难平，治疗师可帮助父母了解子女青春期的心理特点，说明子女向自己的父母表示意见甚至提出相反的见解是可喜的事情，这表示孩子已经长大，开始有自己的独立见解，并非完全是不敬长辈的表现。假如能以此想法去看待孩子的行为，也就能以稳重的心态去应付年轻人的言行。总之，检讨自己对问题和困难的看法，调整对挫折的感受，常能改变自己对困难的态度，使自己用恰当的方式去面对困难，走出困境。

3. 善于利用各种"资源"

这主要是帮助来访者对可利用的内外资源进行分析，看是否能最大限度地运用"资源"来应对面临的心理困难和挫折。所谓资源，其范围相当广泛，包括家人与亲友的关心与支持、家庭的财源与背景、四周的生活环境及社会可供给的支持条件等。当一个人面临心理上的挫折时，往往会忘掉可用的资源而不去充分利用，经常低估自己的潜力，忽略别人可以提供的帮助。治疗师应在这方面予以指导，助其渡过难关。

4. 进行"适应"方法指导

其重点之一就是跟来访者一起分析，寻求应付困难或处理问题的恰当方式方法，并指导来访者正确选用。支持疗法的重点可放在分析、指导来访者采用何种方式去处理心理上的困难上，并考虑如何使用科学而有效的适应方法。

（二）支持疗法的主要技术

支持疗法很难说有什么独树一帜的专门技术，这种疗法通常采用的是一些能够给来访者提供心理支持、舒缓心理压力的一系列方法。

1. 倾听

治疗师在任何情况下都要善于倾听来访者的诉说。这不仅是了解来访者情况的需要，也是建立良好医患关系的需要。咨询师要专心倾听来访者诉述，让来访者觉得治疗师郑重其事地关心他们的疾苦，以便消除顾虑，增进信任感，从而树立起勇气和信心。此外，来访者尽情倾吐后，会感到轻松些。

2. 解释

心理困扰对人是一种威胁或危害，同时又是不直接以来访者意志为转移的客观过程，来访者往往多少有些不安全感。不安全感本身对来访者构成一种新的危害，它可以破坏来访者稳定而愉快的心情，造成焦虑、疑虑和恐惧，也为有关疾病的错误观念大开方便之门。不良的心情往往造成来访者身体功能的紊乱，阻碍疾病的康复，还使自我感觉恶化，疼痛加剧。因此，在咨访之间建立起信任关系，治疗师对来访者问题的来龙去脉及其实质、来访者所具备的潜能和条件有了充分了解后，可向来访者提出切合实际的真诚的解释和劝告。来访者常常记不清那么多内容，治疗师要用通俗易懂的语言把解释和劝告多讲几次，以便来访者回家后仔细领会。要注意的是，不论是保证还是解释，都应该实事求是，言过其实即使暂时有效，将来迟早要出问题。另外，解释过多不仅没有必要，甚至还有害处。

3. 鼓励

只有当治疗师明确他希望来访者达到的目标，鼓励才是有效的。大多数慢性来访者需要长期经常的鼓励，结合生活或疗养中的具体处境和实际问题给予鼓励最为有效，含糊笼统的鼓励作用不大。尽管来访者的病情和处境千差万别，但需要鼓励的情况主要为两种：①在跟自卑做斗争的过程中，加强来访者的自尊和自信。②当来访者犹豫不决时，敦促来访者采取行动。治疗师可以用自己的经验或来访者过去成功的实例进行鼓励。但不要鼓励来访者去做他实际上办不到的事，这样的鼓励可能会起相反的作用，即挫伤来访者的积极性，降低来访者的自信心。

4. 建议

治疗师在来访者心目中一旦建立起权威，他提出的建议则是强有力的。但治疗师不能包办代替，要让来访者自己做出决定。治疗师的作用在于帮助来访者分析问题，让来访者了解问题的症结；提出意见和劝告，让来访者自己找出解决问题的办法，并鼓励来访者实施。治疗师提出建议要谨慎，要有限度、有余地，否则，如果来访者按建议尝试失败了，不仅会对自己失去信心，而且也会对治疗师失去信心。另外，建议内容还包括建议来访者如何对付疾病、如何安排休养生活、如何处理各种人际关系等。

5. 保证

在来访者焦虑、苦恼时，尤其是处于危机时，给予保证是很有益的。但对来访者尚不够了解时，过早的保证可能无法实施，来访者会认为受了欺骗，可能使治疗前功尽弃。所以，治疗师在做出保证前一定要有足够的根据和把握，使来访者深信不疑。这种信任感是取得疗效的重要保证。如来访者问及疾病的预后，治疗师有把握的话，应尽量向好的方向回答，同时附上几条希望，指导来访者从哪些方面去努力才能实现其愿望。

6. 调整关系

治疗师多次为来访者提供支持后，来访者容易对其产生依赖，什么问题都要治疗师做主。这时就需调整咨访关系，引导来访者要信赖组织、亲人，信赖自己。

四、叙事疗法

叙事疗法兴起于 20 世纪 80 年代，澳大利亚临床心理学家麦克·怀特及新西兰的大卫·爱普斯顿是其创始人和代表人物。怀特和爱普斯顿在长期的家庭治疗实践中发现，来访者症状背后的原因是复杂多样的，往往与来访者自己的主观建构密切相关，并且由于来访者角度不同而常导致看问题的真相也各异。此外，对于同一来访者的问题，不同流派的治疗师解释各异。因此，各心理治疗流派用语言建构出来的心理治疗假说只能反映冰山一角。他们认为，个体经验是模糊的，需要通过多重解释才能显现出来。因此，他们认为问题是被保护在语言中的，所以问题可通过叙事在谈话中溶解。怀特和爱普斯顿在 20 世纪 80 年代提出该理论，经过 20 余年的发展，叙事疗法影响日益扩大，已成为后现代心理治疗的主要疗法之一。

（一）叙事疗法的原理和机制

叙事简单来说就是说故事，即按照一定的时间顺序组织已经发生事件的过程。叙事疗法就是指治疗师通过倾听来访者的故事，运用适当的问话，帮助来访者找出遗漏片段，使问题外化，从而引导来访者重构积极故事，以唤起来访者发生改变的内在力量的治疗方法。叙事心理治疗对"人类行为的故事特性"（即人类如何通过建构故事和倾听他人的故事来处理经验）感兴趣。叙事心理疗法认为，人类行为和体验充满意义，这种意义的交流工具是故事而非逻辑论点和法律条文。来访者在选择和述说其生命故事的时候，会维持故事主要的信息，符合故事的主题，但往往会遗漏一些片段。为了找出这些遗漏的片段，治疗师会帮助来访者发展出双重故事。在咨询过程中，治疗师聚焦于唤起来访者生命中曾经活动过的、积极的东西，以增加其改变的内在能量，从而引导他走出自己的困境。

（二）叙事疗法的主要技术

叙事心理治疗没有一套固定的操作步骤，叙事治疗师针对不同的来访者和问题采取的策略也不相同，这在一定程度上反映了后现代的立场。不过，叙事心理治疗也有一些共同的、基本的程序和操作技术，以区别于其他技术，尤其是传统的心理治疗模式。治疗师与来访者交流互动的基本过程是叙事心理治疗师遵循的基本程序，主要包括倾听来访者生活故事的讲述、问题外化、寻找特例事件及重写故事等。

1. 问题外化

叙事心理治疗理论认为人或关系应与问题分开，出现问题不是任何人或关系的错。将压制来访者的问题客观化或拟人化，使问题变成和人或关系分开的实体的过程就是问题外化。这是叙事心理治疗最具特色的技术之一。也就是说，将问题与人分开，把贴上标签的人还原，让问题是问题，人是人。如果问题被看成是和人一体的，要想改变就相当困难，改变者与被改变者都会感到相当棘手。问题外化之后，问题和人分家，人的内在本质会被重新看见与认可，转而有能力去解决自己的问题。例如，对于一个抑郁的来访者，叙事治疗师会问"这个'抑郁'是什么时候来到你身边的？这个'抑郁'对你的影响是什么？"，而不是问"你从什么时候开始抑郁的？"。把"抑郁"拟人化，让来访者觉得他本身不是问题，而是他在面对问题，问题是可以来也可以走的，这就让来访者觉得自己是有主动权和力量可以去和问题抗争的。

2. 特例事件的寻找

特例事件指的是人生经验中那些未引起来访者注意，却包含着来访者为追求美好生活、反抗主流故事压制的偶发事件，也就是偶尔解决问题或突破困惑的意外事件。治疗师会问："你有多少次成功战胜或抵抗住了问题？它们发生在什么时候？你是怎样做的？"这种问话既是在澄清人对问题产生的影响，又可以引导出"独特结果"。随着故事的叙说，就会带出有关的经验。怀特还形容这种策略为"打开行李箱"，即将行李箱里面多姿多彩的内容展现出来。

3. 仪式和文本的运用

叙事心理治疗非常重视信件、证书等文本及仪式的作用，并把其作为有效的治疗工具适时使用。在传统的心理治疗理论中，治疗师要与来访者保持一定的距离，不能有治疗室以外的接触，要保持客观中立的姿态，治疗工具如量表、诊断手册、测验等都要有严格科学的常模或评估标准。与来访者进行信件来往无疑会打破治疗师与来访者之间清晰的界限，使治疗师介入来访者的生活，使用证书、宣言等并举行一定的仪式授予来访者，还邀请"重要他人"来见证重要时刻，既没有科学的评价标准做支撑，更掺杂进了许多难以控制的无关因素，这在传统心理治疗看来是非常不科学、缺乏逻辑甚至是荒唐的。但在叙事治疗师看来，这些都不重要，最重要的是看是否对来访者的改变有效。事实证明，这些文本工具及仪式非常有效。怀特在他的咨询治疗中喜欢用"简信"。他认为许多对他们自己有负面看法的人会感到自己的存在很渺小，对于这些人而言，光是收到一封指名寄给他们的信就足以表示有人承认他们存在于这个世界。其他方式还有诸如"预测信""特殊信""参考信"等，其主要目的都在于强化叙事心理治疗中来访者对于改变自己行为的信心，将问题外化之后，帮助来访者寻找其生命的意义。

4. 故事重构

寻找特例事件不是目标，叙事心理治疗的目标是通过寻找特例事件打开通往新故事的大门。叙事治疗师与来访者一起在特例事件基础上重新构建并用更多的特例事件丰富一个新故事。这个新故事与原故事相比，具有较少压迫性和较多解放性，可为自己提出的选择及新的生命经验铺路。在叙事治疗师看来，故事不是描述生活而是建构生活，来访者说的故事什么样，他的生活就是什么样。因此建构一个积极的新故事对来访者来说，就意味着他的现实生活变得更积极。在实际的操作中，寻找特例事件经常是和建构新故事同时进行的。尤其是在寻找"将来独特的结果"的时候，这时候治疗的重点已经由呈现问题建构过程转向建构个人成长的力量。

5. 积极自我观念的形成

叙事疗法认为：来访者积极的资源有时会被自己压缩成薄片，甚至到视而不见，如果将薄片还原，在意识层面加深自己的觉察，这样由薄而厚，就能形成积极有力的自我观念。如何在消极的自我认同中寻找隐藏在其中的积极的自我认同？这有点像中国古老的太极图——在黑色的区域里隐藏着一个白点，这个白点不仔细看不容易发现，但其实白点和黑面是共生的。如果让人内心中的白点由点扩大到一个面的程度，整个情形就会由量变发展到质变。那么，找到白点之后，如何让白点扩大呢？叙事心理辅导采用的是"由单薄到丰厚"的策略。来访者的力量在叙事疗法的对话之中是逐步被发现、挖掘出来的。当我们遇到生命里的难题时，我们可以邀请一些已经在我们的生活甚至生命之外的人来与我们对话，比如已经过世的爷爷、已经好多年没有联系的好友等，只要是你觉得他是你生命中重要的一个观众即可。中国台湾叙事治疗专家吴熙娟老师在其叙事培训中常使用自己与自己的对话，通过自我在不同时空的对话和见证来给予自我有力的肯定与支持。譬如，现在的自己对过去的自己有什么话想说？现在一路走来最大的感想是什么？你准备怎样感谢现在的自己？老年的自己想对现在的自己说些什么？对现在的自己会有什么样的支持？

五、沙盘疗法

（一）沙盘疗法的原理与机制

沙盘游戏治疗是基于荣格分析心理学发展起来的一种挖掘人类潜意识的治疗方法。该治疗方法与游戏相结合，让来访者使用沙、沙盘以及各种微缩模型在特制的箱子里进行创作来表达自己的无意识世界，使来访者的潜意识和意识得到沟通，展现真实的自我，从而使其获得心理成长，促进个体的自我治愈，达到治疗目的。

荣格分析心理学强调"集体无意识""原型"和"原型意向"以及"情结"。荣格将情结形容为"无意识中的一个结"，即一群无意识感觉与信念形成的结。该理论认为，个人无意识主要是由各种情结构成的，情结大多由创伤经验形成，由于强烈的创痛体验难以被意识承受而处于无意识中。拥有有害行为的情结就是拥有心理疾病。而情结一旦被激活，便从无意识状态呈现于意识。沙盘游戏治疗就是要来访者积极想象和创作，用意象将无意识具体化，从而使情结在意识中呈现出来。通过这种方式使意识和潜意识得到沟通并且达到自性化，从而促进人格的整合和发展。

（二）沙盘治疗的设施要求与操作过程

1. 设施要求

沙盘游戏需要一个专门的房间，其中摆放沙盘、沙、各种微缩模型。其中微缩模型的种类应该尽可能丰富，除了人、动物、植物外，还应该有代表各国文化、历史人物、当今潮流的各种模型，甚至是一些想象中的事物等，由此来满足游戏者的各种需求。个体沙盘的标准规格为72厘米长、57厘米宽、7厘米高。其底和边框为蓝色。沙子大概装到沙盘高度的一半。来访者就在此沙盘中进行创作。

2. 操作过程

首先，治疗师要与来访者建立信任关系，初步了解来访者的病情和基本情况。然后，由治疗师告知来访者，自由使用沙盘和道具来建造其脑中的任何场景。在建造过程中，治疗师坐在既不影响来访者创作也能仔细观察来访者建造过程的地方，默默观察建造过程、来访者举动以及其表露的各种信息。建造完成之后，治疗师要询问来访者每个形象的具体意义，或提出相关问题。围绕每一个主题都可以进行扩展和讨论，由此达到深入分析的目的。同时，治疗师也要观察来访者的一些特殊举动，并分析其含义。在整个沙盘游戏治疗过程中，要为来访者提供一个"自由而受保护"的空间，持有一种保护的、支持的、非言语和理解的态度促进来访者内在的治愈与转化。

其次，治疗师也是这个游戏的参与者，应该通过与来访者的沟通和分享真正站在来访者角度看问题，以更好地做到与来访者共情。

最后，治疗师也应该是高质量的陪伴者和静默的见证者，通过与来访者的沟通交流来建立一个相互信任、相互尊重的平等关系，从而在来访者独自面对自己的问题而产生恐惧时更好地陪伴来访者。同时，见证来访者的改变与成长。

六、正念疗法

正念疗法是由美国麻省理工学院的卡巴金教授在 20 世纪 70 年代提出，近年来在美国心理学界受到很大关注，目前已成为心理治疗界的热点。

（一）正念疗法的原理与机制

1. 原理

"正念"这个概念来自佛教禅修，强调当下的意识，即对当下的一切进行有意识、有目的的关注和察觉，同时并不对此做出判断和分析。

正念疗法是基于"正念"而发展出来的一种自我调节的心理疗法，属于精神训练的一种。通过把自己的注意力全神贯注地集中在当下的意识状态来专注、明了、统一自身当前的状态和感受，帮助我们从这种惯性又无知无觉的睡眠状态醒过来，从而能触及生活里自觉与不自觉的所有可能性，让人们的心理问题得到很好的沟通，达到治疗目的。

2. 机制

（1）三轴模型：正念三轴模型由 Shapiro 等人提出，包括轴 I（目的）、轴 II（注意）和轴 III（态度）。该模型强调对意识本身的加工，而不是意识的内容。通过训练个体对心理现象保持短暂易逝的态度来提高个体对不愉快的情绪和状态的容忍度，从而让个体能更好地调节情绪，增强幸福感。该理论强调正念的非评价性。由于个体在正念疗法中对意识的内容是不带有主观情绪的，所以个体能更客观地去体验和感受。通过这种正念训练弱化对刺激知觉的情绪偏向，使个体形成稳定的正念状态来对待客观情绪，使他们积极面对负面情绪，不再逃避。

（2）正念应对模型：这是一个因果模型，强调正性的认知重评。当个体评价自己遇到的困难且威胁超出其能力范围时，通过正念方式（即关注意识本身而不是意识的内容）对这个评价去中心化处理，从而扩展认知，重新定义和构建压力事件并进行积极的评价，进而最终引发正面情绪。

（3）推动性上升螺旋模型：该模型指出，正念疗法中的加工过程是螺旋上升型的。通过压力评价—去中心化—正念状态—注意扩散—正性重评—正性情绪及压力降低—新压力评价—去中心化等螺旋上升过程，最终达到特质正念及正性素质。

（二）正念疗法的主要技术

1. 静坐冥想

静坐冥想是正念训练中最主要、最基本、最核心的技术。具体做法是：静坐，调整呼吸，关注自己的呼吸节奏和腹部起伏，关注自身各个感觉，注意想法的生成、发展和消逝。

2. 全身扫描

全身扫描的具体做法是：躺下闭眼，按照一定的顺序感知身体的不同部位。在全身扫描的过程中，一定要精确地扫描和感知身体的所有部位。

3. 正念行走

正念行走具体做法是：自由呼吸，不加控制地行走；注意力集中在行走本身和脚掌与地面接触的感觉，以及重心的改变和身体的移动。

4. 三分钟呼吸空间

三分钟呼吸空间的具体做法是：静坐闭眼，关注自己当下的想法、情绪和自己身体的整体感觉。

5. 正念瑜伽

正念瑜伽强调感知在瑜伽练习过程中的拉伸和运动，而不在意动作本身的完成度。

七、生物反馈疗法

（一）生物反馈疗法的原理与机制

1. 原理

生物反馈疗法是基于操作性条件反射的原理发展出的一种心理干预技术。主要是通过采用各种电子仪器测量神经肌肉和自主神经系统的活动状况，并把这些信息放大成视觉或听觉信号反馈给来访者，使其在治疗师的指导下了解其在通常情况下意识不到的生理变化（如血压、肌电图、皮肤温度、脑电波等）并主动加以调节，通过反复训练和自我总结形成不依赖于反馈仪器而进行自我控制某些心理、生理反应的能力，从而达到治疗目的。

2. 机制

机体作为一个整体，要维持其正常的身体机能，就需要保持一个动态平衡，即稳态。而稳态的维持需要机体不断地进行自我调节。而人内在的一些心理、生理因素以及外界的社会环境因素都有可能对动态平衡产生扰动。通常，人体自身的各种调节能力能够克服这些因素引起的改变，从而保持内环境相对稳定。但如果刺激因素超过了机体的调节能力，就不能维持内环境的相对稳定，就会形成疾病。神经生物反馈治疗就是要借助生物反馈仪器，通过训练提高来访者间接感知体内信息的敏感度，并将间接感知逐步转化为直接感知，进而调动各系统参与调节，形成反馈信息的调节环路，最终获得自我调节的能力，保持身心健康。

（二）生物反馈疗法的主要技术

1. 肌电反馈

肌电反馈是通过肌电反馈仪检测来访者骨骼肌收缩和兴奋的机电活动，并把信息转换到示波器和扬声器上，同时训练来访者对特定的肌肉进行松弛和收缩运动，控制其肌肉内不同运动单位的放电，最终使神经肌肉功能再建。肌电反馈在减轻疲劳、焦虑和由此引起的内脏功能紊乱治疗以及肌肉瘫痪的康复治疗方面有着广泛的运用。

2. 皮电反馈

皮电反馈是通过运用皮电反馈仪来实现的。皮电反馈仪测量的是皮肤电阻的大小和皮肤电压，并把它转化为可识别的信息反馈给来访者。通过训练，来访者可以对皮肤电反应进行控制。皮电反馈主要用于对精神因素引起的焦虑、恐惧以及哮喘的治疗。

3. 皮温反馈

体内的产热和散热变化、外周血管的舒张和收缩决定了皮肤温度的变化。以热变电阻或温度计记录个体皮肤温度变化并转换成反馈信号显示给个体，使之学会控制外周血管的舒张和收缩。皮温反馈主要用于血管功能障碍引起的病症的治疗。

4. 脑电反馈

脑电反馈是根据操作条件反射的原理，以脑电图生物反馈仪作为手段，通过训练来访者，达到选择和强化临床用于治病所需要的脑波节律。脑电反馈主要用于癫痫的治疗。

八、焦点解决短程治疗

（一）焦点解决短程治疗的原理与机制

焦点解决短程治疗（Solution-Focused Brief Therapy，SFBT）兴起于20世纪80年代末期，发源于美国威斯康星州密尔沃基短期家庭治疗中心。焦点解决短程治疗认为，人们自身拥有强大的自我恢复能力，人们可以利用这种能力做出改变。所以，焦点解决短程治疗的基本假设是：治疗目标是来访者自己选择和决定的，来访者自己拥有资源做出改变，而咨询师的任务则是以尊重的、合作的、不评价的姿态，针对来访者的目标协助其建构出具体的、积极的、可操作的小步骤，并平稳地逐步改变。焦点解决短期治疗非常关注来访者过去解决问题的方法，鼓励和协助来访者去寻找和创造自己解决问题的资源，重新发现自己没有察觉到的资源。相应地，咨询师必须以积极的、尊重的和充满希望的态度展开治疗，重视来访者的优点和长处，也相信来访者有发现目标和解决问题的能力。基于这一点，人们将咨询师的作用视为"站在身后的指导"，为来访者指明思考的方向，帮助拓展解决问题的方法，避免对来访者解释、劝导、阻止或强制推进治疗。

（二）焦点解决短程治疗的主要技术

1. 一般化技术

当谈起自己的问题时，不少来访者对问题的发生和结果过度焦虑、担忧或害怕，可能会说"我的问题是不是很严重""我觉得自己没救了""别人认为我有病"之类的话。面对这种情况，咨询师要适时地运用一般化技术来回应。一般化技术是将问题普遍化和正常化，其目的是使得来访者认识到他的问题可能是多数同类人都经历过的，从而缓解其焦虑情绪，减少心理压力。例如："你这个问题，根据我的经验都能得到有效的解决""根据统计数据，80％以上的人都能在得到帮助后过得很好"等。当来访者接收到了这种常态化信息，产生一种"我并不孤独"的认知时，不仅会减轻其焦虑情绪，而且还会对问题的解决产生信心。

2. 预设询问技术

咨询一开始，来访者通常都是描述产生的问题，但有时来访者会抱怨太多，这将使得他们的情绪始终处于低潮，注意力一味地集中在消极因素上，而对积极的因素避而不谈。使用预设询问技术可以有效地终止来访者对问题症状的描述，减少抱怨，使谈话转向问题解决的思考方向。其问句通常是"您来到这里，希望得到哪方面的帮助？""您希望事情变成什么样子才会让自己感到满意？"等。

3. 赞许技术

任何来访者都有自己的优点，焦点解决短程治疗咨询师给予来访者适当鼓励和赞许是问题解决的一个重要环节。SFBT 强调小改变会导致大变化，任何发生在问题解决道路上的改变都是重要的。咨询师应善于敏锐地发现这些情况，在来访者做出任何积极改变后，都要及时给予鼓励和赞许。当然，赞许必须针对具体的事实，要基于现实和客观，不能是无用的或与治疗无关的赞美，要实事求是、自然流露。

4. 例外技术

例外是 SFBT 的核心概念之一，也是焦点解决短程治疗最伟大的发现之一。它认为，无论来访者如何描述，来访者的问题并非始终存在，一定会有例外的存在。例外是指那些在来访者过去的生活中，当问题应该发生却没有发生时的一些相关事件。例外也包括来访者假设问题得到解决时所描绘的景象中的解决方法或行动。例外代表着来访者有自己解决问题的能力，只是被他所忽略。咨询师的任务就是协助来访者找出生活中的例外。

5. 量表询问技术（量尺）

量表询问是 SFBT 中的核心技术之一，也称量尺。它不是标准化的测量问卷，而是来访者用来评定自己状态的测量工具，其目的是将抽象的概念具体化。常用的是 10 分量表。10 分通常表示达成所有目标，0 分表示最坏的结果。要求来访者进行评估，看其现在的情况处于量表哪个分值上。一旦来访者在量表上的分值有所提高，咨询师会要求他们指出"究竟发生了什么，使量表上的分值增加了"或"从 3 分增加到了 6 分，你觉得是由于什么原因引起的"，帮助来访者找出生活中的每一个成功，哪怕是小小的一个进步。也有时候是用量尺上的分数增减来表示状态的变化，比如低分代表症状少、轻，高分代表症状多、重。

6. "未知"（非知）技术

未知是一种意境和心态，不等同于无知，是焦点解决短程治疗咨询师需要的心态。

这种心态倾向于咨询师和来访者的对话，要相信来访者，而不是一味强势地给来访者灌输和施加自己的见解。未知技术就是将以前学习到的规律排除在外，将主要精力集中在来访者的具体问题上，一切以临床实践和客观情况为主，排除直觉，拒绝以往的规律，不生搬硬套。有的咨询师"好为人师"，经常会将自己的解释和观点强加给别人。咨询师可以根据自己已经掌握的规律和经验对来访者的困扰进行判断，但不能先入为主，要让来访者从他的角度去阐释，要在已知和未知中间找到平衡点。只有源于未知心态的询问技术才能减少阻抗，充分收集来访者的宝贵信息，才能让来访者感受到真诚、尊重和理解。所以，焦点解决短程治疗咨询师无论何时都应对保持未知的心态和意境，耐心倾听，将注意集中在来访者当下的问题和可能解决的方案上。

思考题

1. 心理咨询的主要对象和任务是什么？
2. 心理咨询的程序和原则是什么？
3. 临床心理治疗的原则是什么？
4. 认知疗法的基本原理是什么？
5. 森田疗法的精髓是什么？

参考文献

［1］杨群，施旺红，刘旭峰. 临床心理学［M］. 2 版. 西安：第四军医大学出版社，2018.

［2］世界卫生组织. 国际疾病分类第十一次修订本［EB］. 2018.

［3］陆林. 沈渔邨精神病学［M］. 6 版. 北京：人民卫生出版社，2018.

［4］杨群，赵蕾. 心理咨询与治疗［M］. 西安：西安交通大学出版社，2018.

［5］沈学武. 心理咨询与治疗评价方法的诠释学特征及理论构建探索［J］. 医学与哲学，2022,43（22）: 38-41.

［6］陈发展，刘亮，赵旭东. 心理治疗和咨询中来访者满意度相关因素分析［J］. 同济大学学报（医学版），2022,43（01）: 37-43.

第十六章
医患关系心理学

掌握患者常见心理症状及医患沟通技巧；理解医患沟通障碍的原因；了解医患关系紧张的原因。

社会的发展、物质的富裕，伴随着许多问题的出现。人们仿佛忘记了一些真实、朴素的幸福来源，而更乐意于追求表象的物质囤积。这也就带来了新的麻烦，越去对比物质财富，惶惶于焦虑、空虚、压抑等负面情绪当中，越是感到生理健康的状态受到影响以及对安全感的患得患失。幸福指数一方面似乎与物质成正比关系，一方面却在物质积累的某一个点上呈极速下降的趋势。当人们对自身获取幸福的能力出现日益低下的状态时，却更希望得到他人的尊重与理解或是告诉自己何为幸福的捷径。

医生，在很多时候被看作是治愈疾病、延迟死亡等对大众健康有着责任、带着神圣光环的职业。人们都希望去名院、找名医似乎成了不成文的规则，但由于现实生活中，医疗普及不够均匀，造成了大量的患者宁愿舍近求远、密密麻麻地拥挤在一个大厅，也不愿在就近的医疗机构接受治疗。医生面对每天大量涌进的患者，不仅需要治疗他们的生理疾病，还要为他们如何在更健康的道路上行进指明方向，免不了会出现情绪上的波动与职业倦怠。医患之间的相处模式慢慢从曾经的望闻问切转化成了如今几个小时的拥挤换来的短短三五分钟的制式交流，日积月累便造成了眼下一个庞大的医患关系紧张问题。不仅医生的人身安全会受到部分患者的威胁，而且面对医生频频受害，人们也表现出了淡漠之情，实为心寒。那么，是什么导致了这种现象的出现，又该如何有效地避免类似情形的恶化，这是任何一位医生都需要学习与了解的。

第一节　医患关系

一、医患关系的含义

所谓医患关系（Doctor Patient Relationships），就是指在医学实践活动中产生的人际关系。这种关系分为狭义的和广义的。狭义的医患关系是指医生与患者之间的关系；广义的医患关系是指医务人员（包括医生、护士、医技人员、医疗行政和后勤人员等）与患者一方（包括患者本人、患者的亲属、监护人、单位组织等）之间的关系。从全面改善医患关系的角度，我们应更重视广义的医患关系。

一般来说，医患关系的内容表现为两个方面：一是医患关系的非技术方面。即与医生诊疗技术和方法无关的医生与患者间的纯人际关系，确切地说，就是由医务人员的服务态度、医德医风的表现而引发的医患关系现象。医患关系非技术方面实际上体现了社会人际关系最普遍、最基本的原则，就是人与人之间的平等、尊重、信任及诚实，没有这个基础，任何人际关系都不可能很好地维系。更何况社会对医生的品格期望是极高的，而且医务人员的服务态度对患者的治疗效果影响也是很大的。希波克拉底曾经说："一些患者虽然意识到其病况的险恶，却仅仅由于对医生德行的满足而恢复了健康。"所以，医患关系的非技术方面是当今医患关系的主体或主要方面。二是医患关系的技术方面。是指在诊疗过程中，医务人员与患者（及家属）围绕诊疗技术性的问题建立的关系。如征求患者对治疗的意见、讨论治疗方案等。它是医患关系的组成部分。

二、医患关系模式的类型

医患关系的模式是指医学实践活动中医患双方相互间的行为方式，是从组成医患关系的技术方面和非技术方面派生出来的。目前，被医学界广泛认同的医患关系模式是1956年美国学者萨斯（Szase）和荷伦德（Hollender）在《内科学成就》发表的《医患关系的基本模式》，文中以医患互动、医生与患者的地位、主动性大小把医患关系分为三种基本类型：

（一）主动-被动型（Activity-Passivity Model）

这种模式是传统的医患关系模式，普遍存在于现代医学实践中。其特征是医生对患者单向发生作用，即"为患者做什么"。在医疗中，医生完全把握了医疗的主动权、决策权，即怎样医疗全由医生说了算，患者无任何自己的意志参与医疗，医生是绝对权威。这种模式的优点是能充分发挥医生纯技术的优势，缺点是彻底否定了患者的个人意志，可能会影响疗效并为医患纠纷埋下隐患。所以，这种模式一般适用于急症重伤、麻醉等意识丧失情况下的抢救医疗。另外，这一模式同父母与婴儿的关系比较相似。

（二）指导-合作型（Guidance-Cooperation Model）

该模式属于现代医学实践中医患关系的基础模型。在这种模式中，医生仍占有主导地位，而患者能有条件有限度地表达自己的意志，但必须接受医生的解释并执行医生的治疗方案，患者"被要求与医生合作"。它的特征是"告诉患者做什么"。该模式的进步意义是显而易见的，因为有互动的成分，所以能较好地发挥医患双方的积极性，提高疗效、减少差错，有利于建立信任合作的医患关系。但它的不足是医患双方权利的不平等性仍较大。这种医患关系类似父母与青少年（子女）的关系，一般常见于急性病或垂危病但头脑清醒的患者的就医过程。

（三）共同参与型（Mutual Participation Model）

该模式是在前两种医患关系基础上发展而来的，医生以平等的观念听取并尊重患者的想法，医患双方共同制定并积极实施医疗方案。它的特征是"帮助患者自疗"。这种医患关系就如成年人之间的相互关系，有助于医患双方的理解沟通、融洽关系、提高疗效、改善关系，适用于慢性病患者，且更适用于有一定医学知识的患者。

此外，布朗斯坦（Braunstein）在他的《行为科学在医学中的应用》一书中，提出了医患关系的"传统模式"和"人道模式"。传统模式是指医生以绝对权威为患者做出决定，患者唯命是从。人道模式首先把患者看成一个完整的人，强调要重视对患者意志和权利的尊重，重视患者的心理、社会等因素。医生更要有同情心和爱心，要有高度的责任心。在人道的医患关系中，患者主动地参与医疗过程，在做出医疗方案时有发言权，并承担责任。医生在很大程度上是教育者、引导者和顾问。

三、医患关系紧张的原因

当前我国医疗的总体情况呈现出"看病难看病贵"的现象，这种现象反映出的问题是全方位的：从医到药、从城市到农村、从"小病难瞧"到"大病致贫"、从"医德缺失"到"医患矛盾"等。归根结底可以分为以下几个大的方面：

（一）社会体制因素

近年来，比例逐渐下降的政府卫生投入，使得中国的公共卫生体制出现了令人尴尬的局面。人们年平均收入水平增长远远小于年医疗支出增长，医药支出已经成为我国居民的第三大消费。基于经济原因，看不起病、占我国人口大多数的农民，其医疗保障状况更差。城乡差别、东西部差别依然存在并且逐年加大。中国医疗卫生体制陷入既不公平又效率低下的怪圈。而导致这些问题有以下几点原因：

1. 改革偏离方向

这些年陆续推出了多项卫生体制改革政策，但对当前存在的问题远未形成根本性的触动，由于改革的出发点在于减少负担，政府对医疗投入的下降，使得医院希望通过增加收益来谋求发展，负担转嫁给了老百姓，而这并不是改革的初衷。我们改革要解决两个基本问题：一是基本医疗服务的公平性；二是提高医疗服务体系的效率。两个次序不能颠倒，不能在求得效益的同时，牺牲了公平。

2. 公共卫生体系薄弱，特别是基层医疗卫生服务体系不完善

受市场化医疗体制改革的影响，"抓大放小"思路流行，一些地方开始将基层公立医疗服务机构改制为企业或出售给私人，致使初级医疗卫生服务体系失去了应承担的公共卫生服务和基本医疗服务职能。

3. 目前实行的"以药养医"的政策和药品流通体系导致药价虚高

"以药养医"的政策一方面在一定程度上解决了政府对医疗费用投入不足的问题；另一方面导致医院或医生为了单位或个人私利给患者开高价药，使患者不堪承受之重。又由于目前药品流通体系不完善和政府对监管力度不够，使医院、医生和药品经销商为了共同的利益相互勾结从而导致药价虚高。

4. 管办不分

政府的投入使得政府对公有制医院具有双重身份：一是所有者的身份，二是管制者的身份，这就是所谓的"管办不分"。所以政府对这些卫生服务提供者的人、财、事都有一定的控制权，又由于管理不善，公立医院的内部管理机制越来越不适应市场环境。

5. 医保医疗救助体系欠缺

在 7 亿人口的农村，大多数人没有医疗保险，医药费的增长速度远远高于收入的增长；城镇下岗人员、退休人员等低收入人群也因医保覆盖率较低，医保门诊起付标准等问题影响基本医疗服务的享受，只有健全和完善医保医疗救助体系才能为这些人群提供医疗保障。

（二）医疗资源不平衡

根据卫生部门公布的数据显示，我国 80%的医疗资源集中在大城市，而其中 30%的医疗资源又分布在大医院，可以看出地区之间的卫生医疗资源分配严重不均，同一地区不同等级的医院医疗卫生资源的分配差异也很大。再加之我国医疗资源本身就是有限的这一现状，使人们形成了看病无论大小病都要涌向大城市、大医院就医的观念，这也导致了医疗资源的严重浪费。

患者在"只认大医院"的观念下，集中跑到大医院治疗，但其实有许多小病在基层小医院就可以医治，这显然不利于医疗资源的有效利用，浪费了基层小医院的医疗资源，增加了大医院的工作量，加重了大医院的看病难问题，导致"一床难求"现象的发生，影响急诊患者的救治。

事实上"一床难求"的现象，折射出的是我国医疗资源的分配不均衡。大医院一般拥有大量优质医疗资源，包括硬件和软件资源，而基层小医院自己培养出来的优秀医护工作者，也在经济利益等诱惑之下不断流入大医院，使得基层小医院长期处于"失血"状态。这样的医疗资源分配格局，导致小医院对于一些小病也不敢说一定能够治疗好，相反，为了降低自身风险，对于一些有能力可以医治的小病，也不敢轻易医治，而是劝说患者去大医院治疗。从这个角度说，与其讲患者"只认大医院"，倒不如说小医院的信心不足。

医疗资源的失衡，再加上发展中国家的国情，在巨大的人口背景下，中国政府在医疗上的投入比例低于世界上的多数国家。由于政府投入不足，医疗的高开销最终都会转移给个人、社会和医疗机构。"以药养医"等现象也加重了患者对医院的不满。而花费大带来的负担不仅是经济上的，也有心理上的。患者为了治愈身体投入大量成本，但是由于治疗过程中的个体性、差异性，治疗结果也存在着不同的可能性。其中，承担着经济压力来求医却最终没有达到预期结果的患者，很有可能将这种失落感转变成对医护人员的不满与愤怒，从而激化医患关系。

（三）医生的服务质量

由于不均衡的医疗资源分配以及集中于大医院的看病模式，医生的看病效率提高的同时也带来了一些负面的问题。

首先，医疗质量的下降，医疗事故一直居高不下。中国红十字会统计，全国每年非正式死亡人数逾 800 万，其中因医疗损害事故致死约 40 万人，是交通事故致死人数的 4 倍。虽然致死原因有一大部分是不遵从医生嘱咐、不按说明书盲目用药，但依旧不能忽视医疗事故的发生。患者依靠医生恢复健康，但现实中存在客观或主观的原因带来事与愿违的结果，无疑是对患者的打击。

其次，医生的服务态度不够好。面对一天几十个患者，医生经常处于超负荷状态。一个患者两三分钟可能就被给出了诊断结果，排了一上午队见到医生，可能医生所做的第一件事情就是列了一长串的检查化验项目，更不要说每个医生都能做到和颜悦色地去和患者交流病情。大批量的患者就诊、同理心的下降、职业倦怠的产生等都影响着医生面对患者的诊治态度。如果只是将态度问题全推卸到医生身上，这是非常片面的；但这并不意味着医生没有责任。

最终，原本可能中性的事件，在媒介的宣传作用下，使得大众对医生产生了敌对情绪。这种人们与医生之间的对立状态，又进一步导致了患者一方面希望得到医生的帮助，另一方面却对医生带有极度的不信任和不满，使原本紧张的医患关系更加摇摇欲坠，也使得医患关系陷入了僵局。

（四）患者的苛刻要求

任何关系的源头一定是双方性的，那么在医患关系中也丝毫不例外。除了社会因素和医疗资源的问题之外，患者的苛刻要求也是不容忽视的要素之一。

从文化角度上来讲，是中国人对待死亡的态度决定了生命观。例如，对宗教影响下的西方人来说，死亡是人生的转折点，好比人生进入了另一个阶段。而中国的文化认为死亡等同于结束，历来的人们都在追寻长生不老。所以，我国的患者对医生的价值和期望更高。美国人对生老病死的自然规律是比较顺从的，随遇而安，年纪大了或者心脏病发作，患者在医院死亡，家属不会去闹；中国人对死亡、对医生的需求有时是不符合自然规律的。中国患者经常跟医生说"钱不要紧，你一定要救回来"，还有说"医生，哪怕你有 1% 的希望也要用 100% 的努力"。意思就是无论如何医生都要把这个人救回来，有时却是违背人的自然规律的。

这种对医生形象的神话，从侧面也导致了许多无效的医疗，使得医疗费用的大幅度上升。有些患者将钱大量花在癌症晚期，其实这有相当一部分是无效医疗。患者一定要到大医院排队，到了医院插了很多管子做治疗，最后还是在病房里去世，在一定程度上也加剧了医患关系的恶性循环。

（五）沟通障碍

在医生与患者接触的短短几分钟时间内，对于医生来说，患者可能只是又一个编号常例；但对于患者来说，医生的话可能决定着他的健康状况以及幸福指数。美国著名的结核病专家爱德华·特鲁多曾说过，对于患者需要做到：有时去治愈，常常去帮助，总是去安慰。由此可见，医生同理心的重要性。

世界医学之父希波克拉底说过，医生有"三大法宝"，分别是语言、药物、手术刀。我国著名健康教育专家洪昭光教授认为，语言是三者中最重要的，医生一句鼓励的话，可以使患者转忧为喜，精神倍增，病情立见起色；相反，一句泄气的话，也可以使患者抑郁焦虑，卧床不起，甚至不治而亡。例如，手术之前，如果医生和患者沟通时只说"这个手术有危险，出了问题你自己承担，要不就别动手术"。这样的沟通不但不能缓解患者的紧张情绪，反而会适得其反。所以，语言的共情，既是情的问题，也同样是知识、能力等理的问题。对医生来说，在治疗的过程中，如何运用这种能力就显得尤为重要。运用得好，不仅可以有效地保护自身安全，更能有效地服务于患者。

此外，眼神交流也同样重要。某知名医生被患者投诉，说医师对患者不负责、十分冷漠。院方查看病历，发现医师记录了患者的主诉要点，用药非常对症，从诊断病情到开出处方都是正确的，这说明医师是认真负责的。而院方在处理此问题的过程中发现，患者在投诉中反复强调："在整个接诊的过程中，医生都没有抬头看过我一眼，居然把处方开出来了。"由此可见，在医疗服务中，"看一看"确实是重要的，因为当医师注视着患者时，他的眼神就会向患者传递着同情、温馨和关爱，沟通就这样得以完成。

一些不顾及患者的感受，过度检查和治疗的医生一步步恶化着医患关系，特别是对于很多病源性疾病的患者，医护人员的措辞不当或态度生硬，可能会诱发患者患上严重的心理障碍。

四、重建新型医患关系

（一）重建新型医患关系的原则

1. 坚持以人为本，促进经济社会可持续健康发展的原则

坚持以人为本，这是科学发展观的本质和核心。促进经济社会协调发展，是建设中国特色社会主义的必然要求，也是全面建设小康社会的必然要求。经济发展是社会进步的基础，公共卫生、医疗保健、义务教育、环境保护等社会公益事业的发展则是社会进步的直接体现。

2. 确立满足人民群众日益增长的健康需求的原则

人是生产力中最活跃的因素，是发展生产力的重要组成部分。在温饱问题解决之后，人民群众对健康越来越关注，卫生环境、医疗保健已经成为生活质量的重要内容。

所以说坚持以人为本，着眼于人的全面发展，保障公民的健康权益，维护、保障和提高公民健康水平，增强全社会的健康素质，是更好地满足人民群众日益增长的维护生命健康的需要。

3. 利于现代医学健康发展的原则

在科学技术快速发展的支撑下，医疗技术也极大提升，人体就像一部已被组装好的精密机器，而医生的任务似乎就是对这部人体机器进行维修，医患关系呈现出机器化的倾向极易导致医务人员见病不见人，忽视了人的心理、思想、感情以及社会因素，导致一些疾病无法治愈。没有患者的积极合作，较高风险性的医学实践就难以实施，现代临床医学的发展将受到限制。

4. 利益共享是新型医患关系的本质

除市场经济前提下，医患关系的本质就是利益共享。医患关系的经济化倾向是一种有利于构建医患平等关系的平台，有助于改善医患关系。因为医院的医疗市场完全依靠群众的就医，优质的医疗技术和服务是医院立足和发展的关键，失去群众的信任和"惠顾"，就丢失了医疗市场。

（二）重建新型医患关系的对策与措施

1. 以政策和制度建设为基础平台

（1）制定并完善全民基本医疗保障的政策和体系。现今，我国的综合国力显著增强，为造福于人民群众，各级政府应加大医疗卫生保障投入，并制定和不断完善适合群众不同需求的全民基本医疗保障政策，优化区域医疗资源配置。政府要重点建设好社区卫生服务等基层医疗机构，并切实维护医疗行业总体的公益性质，控制医药费用不合理的增长，更好地落实政府保障人民基本医疗的职责。

（2）全面强制实施医疗责任保险制度。众所周知，医学的未知性、人与人的差异性以及医疗环节的复杂性使得医疗风险时时处处存在。政府、医疗机构、患者及保险机构要共同努力来分担医疗风险，要借鉴国外经验并结合我国实际，全面强制实施医疗责任保险制度，减少或降低由医疗风险带来的各方利益损失，共建和谐社会。例如，驾驶汽车是高风险的工作，国家就对汽车保险实施了强制性的责任险制度，正因为交通事故的解决有较公正的途径和方法，所以才取得了综合性的成效。同理，面对更高风险的医疗工作，国家应立法制定相关强制性医疗责任保险制度，规定医疗机构、医务人员、患者都必须投保医疗责任险，保险公司必须以积极的态度来大力拓展此项业务。

（3）医院体制和管理机制改革。医院必须抓住机遇，解放思想，牢牢坚持以人为本的办院宗旨，从实际出发，深化体制、产权、分配、人事、管理等方面的改革，进行全方位的调整和探索，为真正实现现代医学模式的形成，为新型医患关系创造更好的大环境。

2. 以法律法规建设为根本保证

（1）进一步加强和完善我国卫生法律制度建设。我国的卫生法律制度建设基本上体现了保障公民身体健康和生命安全这一根本目标。今后，应更加自觉地把维护和保障公民的身体健康和生命安全作为立法的根本宗旨。

（2）进一步加强卫生执法监督体系建设。我国已经制定了一系列相关法律制度，如《执业医师法》《乡村医生从业管理条例》《医疗机构管理条例》《医疗事故处理条例》等。法律的效能在于法律的实施。必须改革卫生执法体制，强化卫生行政执法和执法监督。

（3）研究制定医疗合同法。尽管有了较完善的法规，但从建立合作互信的良好医患关系的现实需要而言，应尽快制定医疗合同法，对医院、医生以及患者、家属的权利和义务予以明确规定。既要规范、监督医生的职业行为，也使极少数恶意钻法律空子拒付医疗费用的患者得到制约。

3. 以医患沟通为主要和直接途径

医疗卫生工作者必须与患者和社会进行全面的沟通。这种沟通不仅是医疗技术服务层面上，更重要的是观念、心理、社会、经济、制度和法律等层面上的沟通。

第二节　患者常见的心理症状

一、患者的需求

医务人员必须了解患者的各种需要。患者包括了社会各阶层的不同社会角色，在医院这一特定的环境下他们的需要和行为有许多共同之处。如果医务人员能及时了解患者的需要、满足患者的需要，将极大地提高治疗方案的效果。患者共同的生理心理需要主要有以下几个方面：

（一）基本的生活需求

1. 生命安全需求

人患病后，疾病或损伤直接威胁到患者的生命安全，患者的安全需要就升格为第一需要。患者和家属最期盼脱离死亡的缠绕，早日康复。在医疗过程中，医务人员任何言行都会敏感地触及患者生命安全的需要，积极的言行能使患者及家属友好地配合与支持，大大有利于伤病的康复；消极的言行则使患者和家属产生抵触和对立情绪，自我保护心理的亢进，不利于伤病的痊愈，所以保证患者的生命安全需求是最基本要求。

2. 特别的生理需求

患者由于伤病，身体和心理处于一种非正常的应激状态，生理需要格外强烈，但有着个性化的特点。一般来说，患者对饮食、睡眠、休息、排泄、温度等都有很高要求；个人根据病情可能存在不同的特殊需要，如少吃多餐、卧床休息、保暖室温等。满足患者的这些需要，不仅是对患者生理和家属心理需要的满足，最重要的意义在于能使患者伤病更快更好地康复。

3. 伤病相关信息需求

对于患者和家属来说，不知晓伤病相关的准确信息是会令人相当担忧和焦虑的。因此，患者和家属非常迫切地需要知道伤病的诊断结论、治疗方案、预后结果、康复指导、医疗费用等翔实的信息，以便做好充分的心理和相关准备。及时、准确地告知患者和家属这些信息，既是对患者知情权的尊重，也有利于医疗工作，并能有效避免医患纠纷。

4. 就医环境需求

一个清洁安静的环境、可口营养的饮食、整洁舒适的床铺，无疑非常有利于患者的康复，尤其对于初次住院的患者，进入一个陌生的环境中会产生孤独感、焦虑、茫然不知所措。因此，医务人员要迅速让患者了解相关信息，如给患者讲解住院的日常生活制度、提供病室环境、生活作息时间等，以及治疗安排、病情等信息。当患者了解今后的治疗过程和预后的效果时，能提高他们战胜疾病的自信心，增强对医护人员的信任感，为以后积极治疗合作奠定基础。

5. 社会联系和交往的需要

患者的正常活动与交往，因疾病受到不同程度的限制，因而可能会出现人际隔离和信息隔离的现象，促使患者产生对社会联系和交往的需要，尤其是住院患者。因此，医疗机构应提供相应便利条件，满足患者需要。患者的社会联系和交往主要有两大方面，一方面是在医院环境中，建立新的社会联系和交往。在医院期间，患者需要围绕治疗疾病这个中心建立联系，需要和医生、护士、病友交往，以获得有关疾病信息。患者十分关心疾病的诊断、病因、病程长短、治疗前景、效果、有无副作用等。另一方面希望保持和原有社会环境的接触，患者很想见到自己的亲朋好友，即使卧病在床，也很关心家庭和工作单位的情况。

（二）优良的医疗条件需要

患者十分需要医术精良、医德高尚的医护人员为他诊治，需要良好的医疗设备为他检查化验，以便尽早明确诊断，及时有效地进行治疗。近些年来，随着经济社会的进步，人们生活水平和质量显著提高，人们不断丰富的需要中健康需要得到了强化，确切地说，是高质量的健康生存需要。患者和家属已不满足于医生仅仅控制了或治愈了疾病，而是需要预后能够高质量地生活，能参加社会交往和活动，或能显著减轻疾病造成的痛苦等。尽管这是不易实现的需要，但毕竟是社会进步的表现。它要求医务人员把治疗、预防、康复及保健有机地结合起来，同时要求患者和家属配合治疗、早防早治、预防为主，还要有一定的经济基础来保障。

疾病本身就是对人安全的威胁。病情越严重或患者自认为病情严重，安全的需要就越强烈。比如重危患者、急诊患者安全需要十分强烈，儿童、老年患者和有夸大病情倾向的患者尤其如此。患者最大的希望就是摆脱病痛的困扰。医疗中的一些因素也会使患者产生较强的安全需要，如医务人员责任心不强，检查、治疗中的各种障碍与不顺利，病友病情恶化或死亡，对某些医疗措施不熟悉等。因此，患者会对医疗条件有强烈的要求和期望。良好的医疗条件是满足患者安全需要的一个重要方面，这包括安静、舒适的治疗环境，完备、先进的检查治疗设备，严格的医院管理制度，医务人员精湛的医疗水平、和蔼的态度、认真负责的工作作风等。

在市场经济条件下，医疗与开支紧密联系是社会发展的必然。在当前国情下，患者看病不花钱的时代早已过去，问题是个人看病该花多少钱为合适？这实在是一个全世界至今都未解决的重大课题。我国绝大多数患者的认识，已从以前"看病不应花钱"转向"看病应花合理的钱"，即就医中产生"合理支出"的需要认知。但我们一些医疗机构和医生从自身经济利益出发，超常检查、开大处方、滥用药物、过度治疗等，造成患者不应有的开支。当然，这里还有国家医疗保障机制不健全的原因。

（三）复杂的心理需求

1. 需要被认识、被尊重、平等对待、一视同仁

一般来说，希望被重视是每个患者的普遍心理现象，他们认为自我的被尊重会加深医务人员对自己的重视程度，从而得到较好的医疗待遇与治疗。对于有一定社会地位的患者，他们有意无意地透露或表明自己不同于他人的特殊身份，以期待特别的关照。另一些人则通过与医务人员的感情交流使自己能受到特殊关照。对于不善交际的患者，则希望一视同仁的关照。因此，医务人员必须对每一位患者和蔼、尊重，临床

上常称呼患者为"××床",这是对患者的一种不礼貌性称呼。如果医护人员称呼患者姓名,将会给患者一个亲密的信息,患者自尊心将得到满足,在以后的治疗中将会努力地配合医护人员的治疗。一个现实社会的人,对尊重的需要始终是强烈的,这是他人生价值的最重要的体现。

尊重的需要是人的基本需要之一,患者希望在医疗过程中被认识、被理解、被尊重。人患病后,身体上、心理上、特别是社会印象上、价值意识上都有严重受挫的感觉,本能地要维护尊重的需要。由于患者常处于被帮助、被支配的地位,相对处于劣势,而临床上不尊重患者的现象屡见不鲜。如以床号叫人,不尊重患者起码的姓名权;一些医生使用非常规的治疗手段而不事先告知患者或征得患者认可,剥夺患者的知情权;等等。因为暂时脱离了正常的社会角色,所以患者原来满足尊重需要的途径暂时缺乏,使患者变得自尊心更强、更敏感,尊重的需要更强烈。因不被尊重常会引发患者的不满或愤怒,不仅影响医患关系,而且也是患者心理问题的来源,因此,必须引起医护人员的注意。这种来自医务人员的尊重也是医患建立合作信任关系的前提和基础。

2. 关爱和归属需要,保持感情交流

患者存在各种生理心理方面的障碍,处于痛苦和困境之中,非常需要得到亲人、朋友以及医护人员的关心、帮助和照顾。患者对亲友是否探视,医务人员态度如何等都比较在意,在新的治疗环境中,患者希望与周围的医护人员和病友形成较为稳定的人际关系,希望被环境中的其他人接纳,这是马斯洛需要层次论中归属与爱的需要在患者身上的体现,在关怀与被关怀,接纳与被接纳过程中实现感情交流。病房是一个流动的环境,患者不断更新。对于新个体便有适应新环境的问题,尽快地在感情上被接纳是每个个体面临的主要问题,每人都希望成为受欢迎的人。由于患者从原来自主自立的强势状态跌入身不由己的弱势中,特别需要获得亲友和别人的体贴、同情及关心,还需要在医院有归属感,渴望得到医护人员和病友的认同、友谊及情感,建立融洽的人际关系,以便更好地诊治伤病。患者对这些心理需要相当敏感,正常人不经意的言行举止,或是爱的温暖,或是情的冷漠,都会给患者产生心理的冲击——或是信心大增,或是精神萎靡。因此,协调好患者、医护人员相互间的关系,有助于患者有一个积极的心态进入治疗。

3. 适当活动和早日康复的需要

患者的需要是多方面的,不仅仅是治疗和食宿的需要,在心理需要上更需刺激感和新鲜感。病房的狭小空间,使患者的活动受到限制,日常的工作、学习、社交、文体活动等,几乎被阻隔。患者初入院时的陌生与茫然感,渐渐被因单调而产生的厌烦情绪所取代,尤其对于那些平时事业心强或承担较重的社会、家庭责任的患者,更是如此。因此，可根据患者和环境的具体情况安排一些文体、娱乐等活动。良性的刺激有助于康复，相反，超出患者的承受之限的刺激将有损于健康。所有患者（除了特殊情况）均不愿意长期住院，患者求医是为了早日康复，尽快恢复正常的生活。因此，安全感与争取早日康复是每位患者的最重要的心理需要。对于任何新的诊疗措施、治疗手段，在采用以前，要使患者知情同意。医务人员要镇定、果断、沉着、机智，使患者及其家属产生安全感。从而树立早日康复的信心，安心治疗，尽早康复。

二、患者的一般心理特点

心理是人对客观环境的反映，心理活动会随环境的变化呈现相应的特征。患者在疾病的状态下，会出现一些和健康人有所不同的心理现象，被称为患者的心理反应。下面介绍一些在患者中带有普遍性的心理特点，供医务人员参考，以便在医疗实践中结合患者的实际情况，准确把握患者的心态。

（一）患者的认知活动特征

与正常心理状态不同，患病后患者会产生一些认知活动方面的心理问题。在感知方面，患者注意由外部转向自身，关注患病部位，关注自身感受，进而出现主观感觉异常现象。这是因为感知活动的过程不仅取决于客观事物的直接作用，同时也依赖于人的心理特征。例如感知的选择性、理解性和感知对象的范围受情绪因素和个性因素的影响。

患者主观感觉异常主要表现在两个方面，一方面是对自身躯体状况的感觉异常，大部分患者感觉过于敏感，有疼痛、牵拉、挤压、肿胀等躯体不适感，其感受的程度常与躯体改变的程度不相符合。有的患者过分关注躯体，甚至能感受到心跳、胃肠蠕动等正常内脏活动。也有出现感受性降低的现象，如长期卧床的患者因感觉麻木而易生褥疮。另一方面，患者对周围环境中的刺激也有感受性的变化，其中既有感受性提高，如对正常的声音、光线、温度等刺激十分敏感，并伴有烦躁不安的情绪反应。也有感受性降低，如对食物的香味不敏感，吃饭味如嚼蜡，对食物十分挑剔。除上述两方面感觉变化外，有的患者还有时间知觉的变化，如度日如年感；个别患者甚至还出现幻觉和错觉，如截肢后患者出现的"幻肢痛"，感到已经不复存在的肢体有蚁行感、牵拉感、疼痛感等异常感觉。

特别对于精神科患者而言，目前的研究所得到结果认为精神类疾病主要是由于家庭、社会环境等外在原因，和患者自身的生理遗传因素、神经生化因素等内在原因相互作用所导致的心理活动、行为及其神经系统功能紊乱为主要特征的病症。一般具有以下特点：

1. 思维混乱、妄想

思维混乱是通过说话表现出来答非所问或者不知所云的状况。也有可能是情绪不佳所导致的无法控制自己的思想。而妄想是一种不理性、与现实不符且不可能实现但患者坚信的错误信念。它包括错误的判断与逻辑推理，即使把事实或已经被完全论证的理论摆在妄想者的面前，也很难动摇他的信念。妄想大都出现在精神病状态下，如精神分裂症。

2. 反复刨根问底

面对一个问题，患者无休止地反复进行询问和确认。表现出来既想相信医嘱，又对医嘱产生怀疑，因而需要通过刨根问底的方式来说服自己。

3. 追求完美

不允许不完美的存在，过于追求不现实的完美。这类患者常常会因为一点不如意便对结果进行灾难化理解。

4. 偏执

指自我先入为主的观念或妄想，常见类型有被害、爱、恨、嫉妒、荣誉、诉讼和夸大等。这样的观念或妄想可与器质性精神病、中毒、分裂症有关，或是对应激的反应，还可能是一种偏执型人格障碍，又叫妄想型人格。其行为特点常常表现为：极度的感觉过敏，对侮辱和伤害耿耿于怀；思想行为固执死板、敏感多疑、心胸狭隘。

5. 人格障碍

人格障碍是指明显偏离正常且根深蒂固的行为方式，具有适应不良的性质，会导致整个人格方面异常。基于这个原因，患者会遭受痛苦或使他人遭受痛苦，或给个人或社会带来不良影响。

6. 记忆异常

在记忆方面，患者不同程度地存在记忆力的异常。除了脑器质性病变所致记忆力减退外，还有一些躯体疾病伴发明显的记忆障碍，如慢性进行性肾功能衰竭的患者有记忆减退和智能障碍，肺结核患者有抑郁状态下伴随的记忆减退。

7. 思维异常

患者的思维活动也受到一定影响，其思维判断力下降，依赖性提高，患者在医疗问题的抉择上瞻前顾后，犹豫不决，有的患者干脆不愿思考，请医生、家属替其做决定。即使是一些不太重要的事情，患者也不能果断思考并选择。

（二）患者的情绪特征

心境不佳是患者普遍存在的一个情绪特征，尤其是慢性病、疾病的开始期、重危疾病和一些疗效不佳后果严重的"不治之症"的患者，心境更为糟糕。情绪不稳定是患者另一个情绪特征，常因较小的刺激而产生明显的情绪波动，变得容易激惹、情感脆弱，易受医务人员的消极语言诱导或暗示，并因此情绪紧张、心神不宁。

临床常见的患者情绪问题有焦虑、抑郁、恐惧、愤怒等。

1. 焦虑

焦虑是人们面对环境中一些即将来临的危险或重要事件时紧张不安的情绪状态。焦虑情绪包含烦躁不安、担心、忧虑和害怕的成分，与恐惧有一定的相似之处，但恐惧是由某种现实的危险导致的，对恐惧的对象和面临的情境有较清楚的了解，而焦虑的对象是一种潜在的、可能的威胁。

在焦虑状态下，个体伴随明显的生理反应，会引起许多身体不适感。由自主神经系统活动增强、肾上腺素分泌增加，引起高压升高、心率增快、呼吸加深加快、出汗、面色苍白、口发干、大小便频率增加等。焦虑的这些生理反应容易和相应的躯体病变混淆，在临床工作中，应注意区分。焦虑的生理反应有相应的心理体验，而且会随着焦虑情绪的缓解而消失。一般的躯体症状则不具备这些特点。

据调查，内科住院患者有 5%～20%，门诊患者有 4%～14%存在焦虑障碍。患者的焦虑情绪在以下情况最容易发生：挂号候诊，等待诊断和检查结果，等待医生或护士的处置，等待手术，等待了解治疗效果，预想疾病的影响等。焦虑的分类：

（1）期待性焦虑：指面临即将发生的但又不能确定的重大事件时的焦虑反应。常发生于诊断未明或初次入院的患者，或对自己的病情及预后不了解的患者。有时看到与自己有同样症状的患者在抢救时也会有这种焦虑的反应。

（2）脱离性焦虑：由于患者在住院时对于周围的环境和人都是陌生的，日常生活的心理支持消失，即来源于周围熟悉的人和环境的支持消失，从而产生脱离感，尤其对于那些依赖性较强的人更易产生脱离性焦虑。

（3）阉割性焦虑：是针对自我的完整性被破坏和受到威胁所造成的情绪体验。如即将手术的患者要被切除器官和肢体时，可产生被阉割性焦虑。

2. 抑郁

抑郁是一组以情绪低落为特征的情绪状态。在抑郁状态下，个体会有悲观、失望、无助、冷漠、绝望等不良心境，并产生消极的自我意识，如自我评价下降，自信心丧失，有自卑感及无用感。在行为方面，个体会有活动水平下降、言语减少、兴趣减退、回避他人的特点。在生理功能方面，还会出现睡眠障碍、食欲性欲减退、内脏功能下降及自主神经紊乱的症状。抑郁的消极心境大致表现在三个方面：一是想到当前产生无用感和失助感，对任何事情总是想到消极的一面，觉得自己无能无用，是家庭和社会的累赘，或感到自身处于孤立无援的境地，感到无助。二是考虑到将来感到无望，对未来总想到最坏的前景，认为自己必将失败，不幸或不治而亡，未来毫无希望。三是反省过去自责自罪，常因过去的一些小事而过分自责，觉得自己罪孽深重，不可饶恕。据调查，在门诊患者中，有 12%～36%存在抑郁障碍。患者的抑郁情绪与"丧失"有关，即患病意味着失去健康、失去身体器官的完好性，并会造成学习、工作、家庭、经济、就业等方面的丧失，重危疾病、病情加重、重要器官功能丧失、预后不良等情况最易出现抑郁情绪。

3. 恐惧

恐惧是企图摆脱某种不良后果或危险而又无能为力时产生的紧张情绪。恐惧常导致回避或逃避行为，能使有机体避免接触某些对个体有危害的事物，对保护个体有积极意义。研究表明，最容易引起成人恐惧的刺激有七种：蛇、高空、暴风雨、医生、疾病、受伤和死亡，其中后四种与医疗环节有关。个体在恐惧时会有血压升高、心悸、呼吸加快、尿急、尿频及厌食等生理反应。一些非常规的检查和治疗如截肢、深部器官穿刺及切除等，都会带来痛苦，引起患者的恐惧反应。一般新入院的患者，尤其儿童易有恐惧，害怕医护人员及医护操作。手术患者中的恐惧情绪亦常见。

4. 愤怒

愤怒是人在追求某一目标的道路上遇到障碍，受到挫折时产生的一种紧张情绪。令人愤怒的事通常和个人的愿望相违背，当愿望不能实现并一再受到阻碍时便产生愤怒情绪。患者往往认为患病对自己是不公平的，加上疾病的折磨，而感到愤怒。由各种原因引起的治疗受阻或病情严重或医患冲突，也会使患者产生愤怒情绪。

愤怒会使患者产生攻击行为，攻击的对象可以是引起愤怒的对象，如医护人员、医疗设施等，也可以是患者自己，表现为自我惩罚。虽然攻击可以缓解患者的心理紧张，但也会造成医患关系紧张，影响治疗进程，并会让患者因此产生新的心理问题。对于愤怒的患者，医护人员应该冷静地对待，通过关心与解释，平息其愤怒情绪。

5. 孤独感

孤独感或称社会的隔离。患者有无聊、陌生、度日如年之感，常伴有不安全感，事事谨慎小心，不主动与医护人员说话，不愿与人接触，有问题不敢问，不敢与病友交谈，盼望亲友来探视，病未痊愈就想着回家等。住院患者远离亲人，周围都是陌生人，与医护人员交谈机会较少，有度日如年之感，很容易产生孤独寂寞感。特别是长期住院的患者会感到病房生活单调乏味，有的整夜难眠、烦躁不安，有的干脆起来踱步。由于病房内病种形形色色，病情千变万化，这使患者的不安全感和孤独感更加严重。

6. 依赖心理

患病后患者大都会产生一种依赖的心理状态。患者往往对自己日常行为、生活自理的自信心不足，事事依赖别人去做，行为变得被动顺从，情感脆弱。一向独立、意志坚强的人会变得犹豫不决，一向自负好胜的人会变得畏缩不前。

7. 退化心理

退化心理或称退化状态。患者患病后有时会出现行为退化的表现，其行为表现与年龄和社会身份不相符。此时的突出表现就是孩子似的行为，其主要特征有：①高度的以自我为中心，把一切事物和有关的人都看成是为他而存在的。进食要求首先照顾他，要求适合他的口味，要求别人陪伴他，替他料理一切生活琐事。与这种自我中心平行的是情绪易激惹，要求增多。②兴趣狭窄。患者对环境和他人的兴趣减弱，只对与自己有关的事情感兴趣。③依赖别人。患者像孩子依赖大人一样依赖别人的照顾，即使自己尚能做的事情也不愿做，等待别人来服侍他。他的情绪不稳，有时反复无常。思考时部分地丧失逻辑性与现实性，以致产生许多不合理的恐惧和幻想。④对自身状况的全神贯注。患者老是想着自己的身体情况，对身体功能的轻微变化特别敏感，对自己的食物、大便以及睡眠非常关心。

8. 猜疑与怀疑

猜疑是一种消极的自我暗示，它是缺乏根据的断测，会影响人对客观事物的正确判断。一些患者对诊断表示疑问，主观上不愿意得病，常有"我实际上没有病""我怎么会得这种病"等想法。猜疑还可以泛化涉及整个医疗过程，对治疗、用药、检验等都做猜疑反应。听到别人低声细语，就以为是在议论自己的病情，觉得自己的病势加重，甚至没救了；对别人的好言相劝也半信半疑，甚至曲解别人的意思；总担心误诊、怕吃错药、打错针；等等。由于缺乏医药常识和主观感觉异常，胡乱猜疑、胡思乱想、惶恐不安，于是产生种种质问。例如："我为什么该得这种病？""为什么同样的手术他是良性我是恶性？"一些文化水平低的人群里还会有种种迷信色彩的认识。

9. 否认心理

否认心理的表现是患者怀疑和否认自己的患病事实。①否认疾病存在。有些患者在毫无思想准备的前提下，对医护人员做出的病情诊断难以接受，他们常以自己的主观感觉良好来否认疾病存在的事实，多见于癌症等预后差的患者。②否认疾病的严重性。某些患者虽能接受疾病的诊断，但仍存在不同程度的侥幸心理，误认为医护人员总喜欢把病情说得严重些，对疾病的严重程度半信半疑，因此不按医嘱行事。否认可在一定程度上缓解心理上的应激，避免过分地担忧与恐惧，是应对危害情景的一种自我防御方式。但是不顾事实的否认，也会对疾病诊治造成贻误和产生消极作用。例如有位癌症患者，明知患病却矢口否认，拒绝治疗，半年后因癌转移而死亡。对那些延误诊治的患者进行调查发现，大都具有否认倾向。

10. 自我概念变化和紊乱

自我概念对个人的心理与行为起着重要的调控作用，它包括自我认识（自我评价）、自我体验（自信与自尊感）和自我监控。一个人患病，尤其是首次患病后，自我概念常会发生变化。自我概念变化的主要原因有：①疾病所造成的应激反应会损害患者的自主感和自负感，使患者对自己控制生命的能力缺乏信心，从而产生无助感和依赖感。②疾病使患者丧失了包括健康在内的许多东西，患者感到忧郁、悲哀，导致自我价值观或自尊心的降低。③疾病的应激往往会使患者担心自己不能应对外界的挑战，从而使自信心下降。

自我概念紊乱指对本人的认识的消极改变或不适应，可包括体像、自尊和角色或个人身份的消极改变。体像指个人对自己身体各方面的看法的总和，包括外表、感觉反馈及内在的感觉等多项因素，也就是整体的生理形象。任何身体功能或形态改变，都会影响个人的自我概念。例如截肢的患者，对自己的身体形象要重新认识，对别人的反应要重新评价，患者必须适应与接受这些改变，对自我概念做重新适应以符合其体像。若不能适应，就会引起对自己的消极认识。例如慢性患者不能面对现实，过高要求自己，可导致自我概念的紊乱。角色的消极改变是指无能力执行其特定角色的功能和活动。

每一位患者都伴随着一定的心理症状。有器质性病变的患者都伴有或轻或重的心理症状；无器质性病变的患者则可能是心理障碍患者。大量的患者因为躯体或是他们认为的躯体痛苦去求医看病，希望医生可以缓解他们的痛苦。对于医生来说，由于追求快捷，往往只看到了局部的症状，而没有认清病的本质。将患者看作局部的器官，而非一个整体机能；将心理与躯干分离，只重视躯体，而忽视心理症状；将诊断变成了各种检验化验单；以及停留在对着不同的表象治疗；等等。结果，治标不治本，常会出现患者的症状不但不能缓解，反而加重的情况。有些患者从看小病到看大病，医疗花销越来越大，最终负债累累。

研究表明，心理应激是一种情绪状态中包含许多负性情绪的紧张状态。在医疗活动中，医患双方都会经常处于应激状态。对医生来说，不仅需要对患者做出正确的诊治，而且要帮助患者解决某些心理和社会问题，当医生认为自己的能力不足以满足上述需要时，就会对自己承担的责任感到紧张和焦虑。对护士来说，长期值夜班使生活质量下降，由于工作责任大，以及同患者及其家属和医生的关系也会造成精神压力，常处于心理应激状态。从患者方面看，生病本身就会引起心理应激，特别是患急性病时。此外，患者向陌生的医务人员求助时，对那些不得不做的检查与治疗，对生疏的环境与规章制度等，都可能感到紧张、焦虑。如果医患双方心理应激过于强烈，或超过了他们的心理承受能力，就可能以愤怒、恐惧等情绪形式爆发出来，从而影响医患关系和医患沟通。

不同疾病的患者有不同的心理特点，同一个患者在疾病不同阶段也有不同的心理特点，甚至不同的医疗环境都会造成患者不同的心理变化。医务人员应该了解患者的心理需求，有针对性地做好心理疏导工作，同时正确引导患者及其家属对医院诊疗和护理产生期望。医务人员应耐心听取患者及家属的倾诉，这样不仅能疏泄他们的情绪和心理压力，有效地与患者进行沟通，而且对治疗本身也会产生积极的影响。

第三节　医患关系中的沟通技巧

医患沟通，就是在医疗卫生和保健工作中，医患双方围绕伤病、诊疗、健康及相关因素等主题，以医方为主导，通过各种有特征的全方位信息和多途径交流，科学地指引诊疗患者的伤病，使医患双方形成共识并建立信任合作关系，达到维护健康、促进医学发展和社会进步的目的。

一、良好医患沟通的益处

（一）正确诊断疾病

医者与患者主动沟通，首先是为了收集患者尽可能多的疾病相关信息，并进行分析、研究，最后才能得出诊断报告。这里的沟通是以询问病史和体格检查为主，沟通越多，获得的信息就越全面，诊断正确率就越高，误诊率就越低。可是这些年来，我们一些医生恰恰忽略了做医生的基本原则和技能，忽视获取病史和体检的信息，往往以实验室检查结果的信息作为诊断的主要依据，主观臆断，违反诊断规程，致误诊和漏诊率上升，也加重了患者的经济负担，还为医患纠纷埋下了隐患。因此，医者应该积极与患者沟通，第一目的是找出病症，作出正确诊断。

（二）更有效地治疗疾病

在明确诊断后，如何治疗疾病就只是医生的事了吗？不需要患者的参与了吗？两个答案都是否定的。国内外大量临床事实证明，在患者治疗疾病的过程中，特别需要医患沟通。作用有三：一是在治疗过程中，患者的病情是变化的，因此诊断也应是动态的，这样才能确保治疗是正确和及时的。这就需要医护人员随时与患者和家属沟通，掌握准确的病情信息，不断精确修正诊断并调整治疗方案，以获得优良的疗效。二是告知患者及家属真实病情，维护患者知情权，同时征求患者及家属对治疗方案（包括费用）的选择意见，增强医患合作性与患者的依从性。三是及时对患者和家属施以不断的积极影响和优良的服务，促进医患互动，增强患者的信心与抗病能力，减少并发症，增强疗效。

（三）融洽医患关系

在市场经济环境下，医患关系大大不同于计划经济时期。经营、价格、服务、权益、效益、诚信、声誉、法规、证据、管理、新技术、新药物、风险性，等等，都是以前医疗过程中少有的复杂要素。平衡好这些随时都会发生纠纷的因素，需要较强的医患沟通观念和能力，特别要求医院的管理人员建立较科学完善的医患沟通的制度和规范，引导全体医护员工都来融洽医患关系，以构建新型的医患合作信任关系。

（四）妥善解决医患纠纷

由于医疗过程中的风险和种种不确定因素，医患纠纷古今中外都有。随着社会进步和人权意识的增强，医患纠纷会一直存在下去。问题在于发生医患纠纷后，采取何种方法来化解，冷漠、对立、冲突、妥协都不是解决纠纷的良方。近些年来，国内外许多医疗机构在处理大量医患纠纷的实践中得出的一条基本经验，即强化医患沟通（医患关系）机构的职能和人员培训，通过医患沟通的途径妥善解决纠纷，避免矛盾激化。实际上这也是医患双方共同承担医疗风险的有效方法。

在医患关系中，患者容易产生不满意的地方有：一是服务质量，二是医疗费用。如果患者花费许多钱，获得的是低质量的医疗服务，不仅病没治好，反而病情加重了，患者肯定是不满意的。如果医生帮助患者选择既能保证医疗质量，又能减少费用支出的治疗方法，医务人员设身处地为患者着想，以人心换人心，医患矛盾自然会迎刃而解。正如裘法祖院士所讲，"急患者之所急，想患者之所想，痛患者之所痛"。作为医护人员，多角度地了解患者、有效地和患者沟通是一门必修的学问。

二、医患沟通的障碍

阻碍医患沟通的因素较多，但思想观念、知识结构、利弊调整以及权力分配这四个因素是医患沟通的主要障碍，理解它们对有效开展医患沟通相当重要。

（一）思想观念的差异

医患双方难以沟通的重要障碍是思想观念上的分歧。主要表现为两个方面：

第一，是前面已谈到的对市场经济条件下的医疗卫生服务性质的认识的分歧。医方认为医疗卫生服务也是市场经济的组成部分，需要赢利，否则不能生存和发展；患方则认为，医疗卫生服务应是福利性的，医院应全心全意为患者服务，救死扶伤，不能图利。

第二，医患双方不能有效沟通的另一个原因就在于对"知情同意"（Informed Consent）的不同认识。具体包括知情和同意两方面的含义。知情，是指患者及家属有权了解患者疾病的相关医疗信息和资料，医生有义务提供这些信息和资料。同意，是指对患者的医疗行为必须得到患者的同意。当患者不满 16 岁时，除本人意愿外，还必须征得父母的同意；当患者神志不清或无意识时，必须取得其最亲近的人的同意，除非在急诊情况下无法获得同意时。事实上，患者的同意还包括对医疗措施的选择和否定。因此，患者知情同意应由患者知情同意和自主选择两个方面组成。

知情同意是患者的基本权利，也是医生的义务。这在世界上包括我国都已承认并局部地实行了几十年，如我国的《医院工作制度》中规定了外科手术前的签字制度等。然而，几千年来传统的医学父权主义思想根深蒂固，一些医务人员保守着家长式的医疗作风和习惯，认为医疗决策不需患者同意，只要医生决定即可。在现实中，知情同意普遍地没有被实施于医疗的全过程中。

在患者方面，长期以来也习惯于医学父权主义，知情同意的愿望并不强烈。但在社会发展和人类文明进步中，自主意识、维权意识和参与意识不断增强，愈来愈多的患者希望自己能直接参与医疗决策。在我国，由于家庭观念非常强烈，患者本人有限的知情同意往往被患者的家属所替代。如手术前患者家属签字制度，对重症、绝症患者的保密制度等。因此，维护患者的知情同意权，需要患者、亲属、医务人员、公众和社会的长期努力。

（二）知识结构的差异

知识结构的差异似乎是医患沟通难以逾越的障碍。医务人员普遍文化程度较高，并受过系统的医学教育和诊疗技能训练，又有医疗实践的经验，对治愈疾病、维护健康的知识和经验有着得天独厚的优势，这是广大非医务人员无法达到的水平。很多人对自身、对疾病、对健康几乎一无所知，即或有些人接触过医学和健康知识，但也仅是表层的知识,对庞大深奥的医学知识不可能全面地认知和把握。他们特别难以理解的是人的生理和心理的差异性。因此,医患沟通的基础十分薄弱。

另外,医务人员的知识结构也有较大缺陷。由于传统的基础教育和医学教育不重视人文教育和实践,多年来,医务人员的人文知识明显不足,人文实践能力欠缺,不能满足现代社会广大人民群众所迫切需要的人文关爱。而随着全民受教育程度的迅速提高,特别是中青年所接受的人文知识教育水平相应迅速提高,客观上也拉大了医患双方在人文知识方面的差距。

(三)利益调整的差异

我们应该注意到这样一个现象:近十年来医患纠纷的增加呈加速趋势,同时,我国的市场经济的成熟及经济水平的提高也同样呈加速发展的状况。知识经济已成为当今社会的时代特征,这是有目共睹的。伴随着知识经济凸现的许多社会变革,最深刻、影响最大的是社会利益格局的调整。知识就是生产力、知识就是财富已不是口号,而是真真切切的社会现实。能将知识转化为生产力和财富的人以及能够把握高新知识和技术的人,获得较高收入是历史发展的必然。西方的"白领"就是这样的人群。现代医学的高科技水平以及医学本身的技术复杂程度,使得医务人员自然地成了中国的"白领"。正是在这样的社会背景下,我国一些较大的医疗机构的业务收入在高新设备和高新药品的支撑下呈快速增长,尤其是近几年来年收入的增长率一般不会低于 15%。据一家机构最近在全国范围的调查显示,医药行业排列在十大赢利行业的第三位。一般三级综合医院的年业务收入都超过亿元,多的高达数亿元,医务人员的年收入明显高于其他行业人群。

相比之下,许多行业的收入偏低,特别是大量的下岗工人和农村人群的收入更是很少和不稳定。虽然这种局面是不以人的意志为转移的社会转型期的现象,但这种利益分配上的较大差异产生出了巨大的社会心理效应——同情弱者(是人的本性之一)。而强势群体的心理也呈现出较强的对立情绪。在医疗服务中稍有欠缺,就容易被升级为医患纠纷,医患之间这种收入等级的差别转化为社会地位的高低差别,低收入患者中不同程度的自卑、嫉妒、排斥等心理也由此成了医患沟通的一道无形障碍。

(四)权利分配的差异

不论是相关的国家法规或是医生职业本身的规定,或是医患的观念,都显现出医患双方权利分配的巨大差异。医生主要具有独立自主地诊断、调查疾病,医学处置,出具相关医学证明,选择合理的医疗、预防、保健方案的权利。在诊疗过程中,医生有权决策上述的决定。患者或其家属可以参与意见、提出要求，但不能干预和代替医生科学地做出决定（除非选择其他的医院和医生），更不允许用强迫和威胁的手段迫使医生接受不合理的要求。此外，医生还有特殊干涉权利，即医务人员在特殊情况下（如精神病、丧失意识、自杀、传染病等），为了患者利益，为了他人和社会利益，对患者自主权进行干预和限制。

患者的权利从表面上看得到了法律、社会以及医务人员的充分肯定。患者也能享有如下的权利：基本医疗权、疾病认知权、知情同意（选择）权、平等权、保护隐私权、有限社会负责权、要求赔偿权等。事实上，患者的这些权利都属于被动性的权利，其权利的实现，完全依赖于医生对患者权利的认识和尊重。此外，患者的权利还常常受到患者自身权利意识和文化背景以及当时当地物质保障条件和社会制度、政策等因素的限制。

所以，医生的权利远大于患者的权利，这种差别直接造成的是医患双方的社会地位的悬殊，难以平等地沟通。如一位高级别的政府官员患病住院后，他决不会也不敢动用自己的行政权来要求医生改变医疗方案。即使是有权威的医生自己患病，他也不会擅自改动医疗决定。因此，在此意义上说，患者在医者面前永远是弱势者。

在权利分配上，实际上是医者占据主导地位，其权利远大于患者的权利，形成过大反差。但经过医患沟通，医者会意识到这种反差对医者自身是非常不利的，在社会日趋民主化、权利日趋大众化的环境下，它不仅会使医者背负不该承担的医学风险和责任，还会愈加减弱医者的社会支持。所以，医者要不断调整权利位置，还患者应得的权利，使医患权利相对平衡。但最终结果仍然会是医者有一些优势，这是医疗所必需的。

（五）医方社会支持下降

在社会支持方面，十几年来医方在社会声誉上有整体下降的趋势，目前似乎到了谷底，开始有回升的势头。究其原因，是多方面的，但医方自身的原因并不是主要的。医方迫切希望得到社会的理解，提升社会声誉，然而因为方法不当，主动与社会沟通的努力不够，所以，医方的社会支持率的上升是比较缓慢的。但患者毕竟是弱者，社会支持程度大于医方。在医学知识与技术上，应该是医者占主导，因为生命复杂、医学深奥、技术多变。但是，医者也应清醒地认识到，患者越了解医学知识和技术就越理解医者，就越能支持和配合医者的医学行为，从而战胜更多的疾病。因此，医者需要更加重视医患沟通，以更多的途径和方法使患者及社会人群学习、认识医学知识与技术，缩小这种知识的鸿沟，拉近医患距离。

（六）对患者身心状况掌握不足

医学实践证明，医务人员愈及时掌握患者足够的综合信息，就愈能快速有效地治愈疾病。由于患者身心的信息不可能都被医者掌握，或说患者对自己的生命信息了解总是多于医者，这就要求医者尽可能多地了解患者的相关信息。

三、对临床医生的基本要求

作为临床医生，不仅需要熟悉了解症状反应，也需要将患者看作一个有感知的人。面对病患，通常对医生有以下几点要求：

（一）对疾病的把握

医生的本质是治病救人，所以专业的医疗鉴别能力是基础。具备过硬的业务素质是医学生入学后首先要学习的基本内容，也是医生进入临床后首先要下功夫苦练的实践本领。只有把这些基本功练到炉火纯青的程度，才能得心应手，运用自如。

医生的业务素质主要包括以下几个方面：一是基本理论，如西医的解剖、生理、生化、病理、药理等；中医的阴阳五行学说、脏象经络学说等。二是基本知识，如医院的常规制度，各项操作规程，正确询问病史、病历，各项医疗文件的书写，西医的视触叩听与中医的望闻问切等基本检查的步骤与方法，常规检验与常用功能检查的项目及临床意义，药物作用适应证及禁忌证。三是基本技能，如危重患者的急救技术及各项诊疗技术的操作，各种常用检查器械的操作技术，中医的针灸、按摩等操作手法。这些基本的素质都是一个合格的医生应该具备的，并且是应该在诊断治疗中熟练地使用和操作的。

此外，要将患者看作一个生命体的整体，而非分割的器官，哪里有病治哪里可能并不能带来最好的疗效。还应减少医疗资源的浪费。盲目地开化验单或者开药，不仅造成了医疗资源的过度消耗，也不是一个医生应有的职业行为。

（二）对患者性格的把握

性格是人对现实的态度和行为方式中较稳定的个性心理特征，它是个性的核心部分，最能表现个别差异。在治疗关系中，患者的态度往往显示出自身的性格。大多数人群或多或少都伴随有人格上的不完美。面对不同性格的患者，医生应回避潜在的语言雷区。而大多性格缺陷严重者则伴随有人格障碍，在治疗过程中，医生需要了解基本的人格障碍类型，并做好转介工作，选择合理的沟通方式。一般常见的人格障碍有：

1. 偏执型人格障碍

以明显的猜疑或偏执为主要特征的一类人格障碍，多见于男性，这类人表现固执，敏感多疑，过分警觉，心胸狭隘，好嫉妒；自我评价过高，体验到自己过分重要，倾向推诿客观，拒绝接受批评，对挫折和失败过分敏感，若受到质疑，则会出现争论、诡辩，甚至冲动攻击和好斗；常有某些超价观念和不安全感，不愉快，缺乏幽默感；这类人经常处于戒备和紧张状态之中，寻找怀疑偏见的根据，对他人的中性或善意的动作，歪曲而采取敌意和藐视，对事态的前后关系缺乏正确评价；容易发生病理性嫉妒。

2. 反社会型人格障碍

是人格障碍中对社会影响最为严重的类型，多见于男性，此类人格障碍的特征是高度的攻击性，缺乏羞惭感，不能从经历中吸取经验教训，行为受偶然动机驱使，社会适应不良等，虽然这些行为是相对的，但是对于此类高危人群，医生应高度警惕。

3. 冲动型人格障碍

又称攻击性人格障碍，ICD-10 将情绪不稳定型人格障碍分为冲动型和边缘型，此二型均以冲动及缺乏自我控制为突出表现。该人格障碍的主要特征为情绪不稳定及缺乏冲动控制，暴力或威胁性行为的爆发很常见，在其他人加以批评时尤为如此，这种人常因微小的刺激而突然爆发非常强烈的愤怒和冲动，自己完全不能克制。其通过暴烈的攻击行为体验到愉快、满足或放松，这种突然出现的情绪和行为变化和平时是不一样的，他们在不发作时是正常的，会对发作时所作所为感到懊悔，但不能防止再发作，这种冲动发作也常因少量饮酒而引起。

4. 表演型人格障碍

以高度情感性和夸张的行为吸引别人注意为主要特征的一类人格障碍，一般认为女性较为多见，随年龄增长可逐渐改善。此型可与边缘型人格障碍并存，主要表现为人格不成熟和情绪不稳定，常以自我表演、过分的做作和夸张的行为引人注意；暗示性和依赖性特别强，自我放任，不为他人考虑，高度以自我为中心；极端情绪性，情感变化多端，易激动；对人情感肤浅，难以与周围保持长久的社会联系；长久渴望得到理解和评价，感到容易受到伤害，具有高度的幻想性，往往把想象当成现实；不停地追求刺激，不能忍受寂寞，希望生活像演戏一样热闹和不平静。

5. 焦虑型人格障碍

以持久和广泛的内心紧张及忧虑体验为特征，如过分的敏感，不安全感及自卑感；一贯感到紧张，提心吊胆，总是需要被人喜欢和接纳，除非得到保证被他人所接受和不会受到批评，否则拒绝与他人建立人际关系；对拒绝和批评过分敏感，常因夸大生活中潜在的危险而回避许多正常社会活动，因而其生活方式受到明显的限制。有研究表明它和焦虑性障碍如惊恐发作、社交恐怖症、强迫症等显著相关。

6. 强迫型人格障碍

以过分要求严格与完美无缺为特征，男性是女性的二倍。这类人的特征为惰性，犹豫不决，好怀疑和按部就班，他们以十全十美的高标准要求自己，希望所做的事完美无瑕，事后反复检验，苛求细节。为此，他们表现出焦虑、紧张和苦恼，他们的道德感过强，过于自我克制，过分关注自我，责任感过强，常表现为对任何事物都要求过严、过高，循规蹈矩，按部就班，不容改变，否则感到焦虑不安，并影响其工作效率；平时拘泥细节，小心翼翼，甚至对生活小节也要求程序化，有的好洁成癖，若不按照要求做就感到不安，甚至要重做；对自身安全过分谨慎，常有不安全感，往往穷思竭虑或反复考虑，对计划实施反复检查、核对，唯恐有疏忽或差错，思想得不到松弛；事先计划好所有动作，而且考虑过于详细；过分迂腐、刻板；主观，比较专制，要求别人也要按照他的方式办事，否则会感到不愉快，往往对他人做事不放心；遇到需要解决问题时常犹豫不决，推迟或避免做出决定；常过分节俭，甚至吝啬；过分沉溺于职责义务与道德规范，责任感过强，过分投入工作，业余爱好较少，缺少社交友谊往来，工作后常缺乏愉快和满足的内心体验，相反常有悔恨和内疚的感觉。

7. 依赖型人格障碍

以一种特有的方式将本人的需要依附于别人的一类人格障碍，以女性多见。这类人的特征是缺乏自信，不能独立活动，常常是在没有别人反复的劝告或保证下便不能做出日常决定，一般难以自己主动确定计划，情愿把自己置于从属的地位，一切悉听他人决定。若是儿童或少年，则衣食住行和空闲时间安排都要由父母做主。由于不能独立生活，许可他人对其生活的主要方面承担责任，从事何种职业得由配偶决定。他们为了获得别人的帮助，随时需要有人在身旁，每当独处时便感到极大的不适，当与亲密的人中断联系或孤独时，患者即感到失助或焦虑不安，感到自己孤独无助和笨拙。

（三）对患者心理状态的把握

除了相对稳定的性格特征，患者当下的心理状态也是值得医生在交流过程中去留意的。如前文所述，患者的焦虑、恐惧、抑郁、否认、怀疑、孤独、依赖等情绪波动，医生越能较早地识别，越能及时地对潜在的危险做出反应与判断。

四、沟通原则与技巧

在医疗市场竞争日趋激烈的社会背景下，应加强与患者的沟通，充分尊重患者的知情权、选择权。有效的沟通在诊断和治疗上具有促进和推动作用，是解决医患关系的纽带，亦能使患者积极支持、配合医疗工作，减少不必要的医患纠纷。一般来说，尊重病患，理解他们的想法，尝试换位思考是构建和谐医患关系的关键。

（一）沟通原则

1. 以人为本

现代社会的发展是以人为核心，以满足人的需求为价值取向的。以人与自然统一和谐发展为核心的新发展理论引起了社会的普遍关注，人们的就医需求渐渐从单纯的生理需求向生理、心理、社会综合型需求转变。人们不仅需要优秀的医疗技术服务，还需要从心理上得到关怀、尊重。据此提出的"以人为本"（Human-Centered）顺应了现代医学模式的转变，同时对医疗服务提出了更深层次的要求。尽可能使患者满意，最大限度地提高人们的生命质量成为卫生服务工作的出发点。因此，医患沟通最根本的指导思想是坚持一切从人出发，尽可能满足对方的需求，给对方更多的人文关怀，最终达到患者至上，以患者为中心的沟通目的。

2. 诚信原则

诚信是一个社会赖以生存和发展的基石，也是医患沟通的基础和根本。只有讲诚信，才能建立良好的医患关系。医患之间应该真诚相处，没有隔阂。要做到这一点，首先要相互信任。作为医者，要特别注意赢得患者的信任，因为信任在治疗中发挥着重要作用，它决定着患者能否与医务人员很好地配合。作为患者也应该信任医者，这既是对医者尊重的需要，也是确保治疗效果的需要。医务人员对患者的承诺要实实在在、实事求是，一旦承诺就要认真去做，这样才能取信于患者。其次要相互负责，医生对患者要有高度的责任心，患者同样要对自己的疾病负责，不能认为治病是医生的事，与己无关，患者应该与医生共同承担起治病的责任。

3. 平等原则

医患双方是平等的。患者首先是一个平等的社会人，然后才是一个需要帮助的人。传统的医患关系是以医生为主导，医方总是有一种凌驾于患者之上的优越感，这是影响良好医患关系的重要原因之一。平等是医患双方沟通的前提。首先，作为医患关系的双方，不管是医务人士还是患者，都是平等的社会人，两者只不过是担任的角色不同，但两者都拥有人的尊严，需要同情、理解和尊重，所以，新型的医患关系必须以平等为前提。其次，患者不是机器，不是医者的加工对象，患者是一个社会的人，有思想、有头脑，因此尊重患者对诊治的要求和意见，不仅能使医患关系比较融洽，而且有利于调动患者的积极性，使其较好地配合医生的治疗，以利于提高诊疗效果。因此，融洽的医患合作关系也是圆满完成诊治过程的需要。实践证明，随着医学模式由单纯生物模式向生物-心理-社会模式的转变，平等合作关系将越来越体现着新型医患关系的发展趋势。

4. 整体原则

随着社会竞争越来越激烈，人们工作、学习、生活节奏不断加快，紧张程度越来越高，人们的心理社会问题、心理障碍日趋突出，临床各科疾病中涉及的心理因素也越来越多。因此，医生在对疾病进行诊断、治疗时，除了要考虑生物学的因素外，还要考虑心理、社会诸多因素的作用。不但要考虑人的自然属性，还要考虑人的社会属性，要把患者看成是身心统一的社会成员，在进行医患沟通时，要从整体层次进行沟通，对患者情况进行全面的了解。还应积极引导与鼓励患者全面客观地描述其症状与感受，同时如实告知疾病带来的其他影响，以便双方全面沟通，从而提供更加全面、整体的医疗服务。

5. 同情原则

医务人员对患者是否有同情心，是患者是否愿意和医务人员沟通的关键。就患者而言，总认为自己的病痛很突出，希望得到医务人员的同情，而医务人员则因为职业的原因"司空见惯"，容易表现出淡漠。如果患者感到医务人员缺乏同情心，他就不会信任医务人员，不能与医务人员进行有效的沟通。即使有沟通，也是仅限于单纯的看病层面，而不会涉及深层次的内容。所以，医务人员只有对患者有同情心，才能和患者有共同语言，从而与患者进行有效沟通。而从有效沟通层面上获取的信息才是真实可靠的。

6. 保密原则

在整个诊疗过程中，医务人员有责任满足患者的保密要求。在病史采集过程中，常涉及患者的隐私，患者可能有许多问题。医务人员不能对患者的隐私显示出鄙视，更不能随便泄漏其隐私或取笑、歧视患者。一旦医护人员对患者的隐私显示出鄙视、不屑的神情，会严重损伤患者的自尊心，从而影响医患进一步的沟通。

7. 反馈原则

是指说话者所发出的信息到达听者，听者通过某种方式又把信息传回给说话者，使说话者的本意得以证实、澄清、扩展或改变。患者和医生谈话是一个双向沟通的过程，医务人员把所理解的内容及时反馈给患者，理解了患者的情感。同时，可采用目光接触、简单发问等方式探测患者是否有兴趣听、是否听懂了，以决定是否继续谈下去和如何谈下去。这样能使谈话双方始终融洽，不致陷入僵局。

8. 共同参与原则

诊疗活动的全过程需要医患双方的全程参与和良好沟通。保持畅通的信息沟通渠道，是有效沟通的前提。医务人员要耐心倾听患者的意见，让患者参与决策，通过询问患者情况对问题做出判断与解释，并告知患者诊断结果、处理问题的计划以及干预措施，患者若对上述医生的处置和计划等有不清楚之处或不同意见均可与医生交流。此外，与患者的家庭保持良好的沟通与交流，了解患者的家庭、生活情况，这对医务人员全面、准确地寻找出病因，并制定出有针对性和可行性的干预措施具有重要的价值。可根据患者的综合情况（疾病、家庭、社会经济等因素）设计多种诊疗方案，向患者及家属进行较全面的介绍，让其积极参与治疗方案的选择。

（二）沟通技巧

沟通大致可以分为语言和非语言两种途径。通常有细心地观察、耐心地倾听、机敏地交谈、热情地鼓励、认真地解释等技巧。

1. 肢体语言技巧

灵活运用肢体语言，能够让患者感受到医院的人文关怀。肢体语言也叫体态语言，它是通过神态、衣着、仪容、姿势等行为无声地进行思想和情感的交流，对有声语言起着形象和强化作用，甚至比有声语言更生动，只有这样我们的语言沟通才能真正奏效。

（1）微笑，传递关爱的桥梁。微笑是人的心境、心态的外现，即所谓"发自内心的微笑"。在医患关系中，真诚的微笑可以起到润滑剂的效果。医疗服务中医者的微笑不仅是医者仁爱之心的自然流露，是医者崇高价值追求的鲜明展现，更是医者在医疗护理过程中发挥作用的重要手段。

（2）倾听，以对方为老师。医务工作者在与患者沟通的过程中要注意耐心地倾听患者的倾诉，对患者的倾诉怀有理智的好奇和情感的关注，这本就是对患者的安慰和鼓励，是医患沟通的基础，也是医务工作者与患者建立良好关系的开端。每一位患者是对自己病情最为了解的叙述者和感受者。虽然患者并不懂得诊断或者治疗的手段，但是感知一定远远超越教科书中对案例的描述。同样的病症，可能在不同患者身上有着不一样的体现。虽然治疗殊途同归，但是对于医生来说，抱着向患者学习请教病症的态度，对自身能力的提升无疑也有着助推作用。在听的过程中，不要随便打断患者的讲话、插入自己对谈话内容的评价。倾听，不仅仅是简单地听，还要注意思考，要及时而迅速地判断患者的谈话主题，即在听的过程中要及时地把握问题的关键点。为了表明我们在用心地听，在听的过程中，医生可以用点头等动作表示肯定，也可以对听不明白或极其重要的讲话进行重复，从而表明医生是在耐心地听，而且确实是想把问题弄清楚。

（3）适当注视，"眼睛是心灵的窗户"。患者可以从医生的目光中得到这样的信息：自己的讲话是否被面前的医务工作者认真听取，是否能被接受，是否能被理解。医务工作者对对方的共情与理解、尊重与关注，甚至厌恶等信息均可以通过目光、面部表情等肢体语言传达给对方。视线接触的这一特点就要求医务工作者注意自己谈话中的目光。在患者讲述病情时，医生可以用目光随着其描述所移动、观察，给予眼神反馈的肯定与鼓励。

2. 说话技巧

医生在做出任何诊疗选择的同时，必须对患者的生存状况和尊严、心理给予更多的思考与关注。这就要求医生必须有良好的人文素养和职业道德精神，并通过良好的沟通化解潜在的矛盾和纠纷。

（1）详细问诊。医生在接触患者时要做到衣冠整洁，文明礼貌，使患者感到亲切温暖，值得信赖。粗鲁傲慢，不仅会丧失患者对询问者的信任感，而且会令其产生担忧或恐惧情绪。应使用患者能够理解的语言，避免使用医学术语发问。患者在陈述病史时，可能主次不分，杂乱无章。因此在问诊过程中，一定要抓住重点，分清主次，对主诉和与本病有关的内容要深入了解，对患者的陈述要分析和鉴别。面对患者可能不够准确的表述，医生要以实事求是的科学态度正确分析判断，发现不可靠的或含糊不清之处，要反复或从不同角度询问，以求获得可靠病史，切忌主观臆断，轻易下结论。尽量做到实事求是地了解病症，而非主观臆断。

（2）仔细解释。对于诊断结果以及治疗方案，医生都需要对患者进行通俗易懂的解释，告诉患者如此结果的判断与治疗的原因，这样既能体现医生对患者的平等对待和尊重，也可以激发患者主动参与治疗的积极性。

（3）鼓励。患者身患疾病必然会引起心理和情绪上的变化，如胡思乱想、情绪低落、反常，这对病情的诊治都是极为不利的。在医患交流过程中，医生要注意妥善地运用一些语言行为，间断地给予患者肯定和鼓励，自然地调节患者的心理和情绪，使患者受到启发鼓舞，促进患者的合作，这对增进与患者的关系大有益处。

（4）注重对患者的心理疏导。心理因素对疾病的发生、发展、疗效、预后均起着重要的作用，在常规手术、药物的治疗同时进行心理疏导，可以起到事半功倍的治疗效果。患者的心态与其病情的发展密切相关，消极的心态可以直接有损于患者的治疗与康复。医生应遵循心理活动规律，通过解释、说明、沟通、理解等方式，疏通患者的心理障碍，帮助患者进行心理调适，对阻塞患者的病理心理进行疏通引导，激励患者自我领悟、自我认识和自我矫正，从而达到治疗和预防疾病、促进心身健康的目的。

（5）通俗表达。对于没有受过正规系统医学教育的患者及社会人群来说，医学知识是相当深奥难懂的。医务人员基本上都受过良好的医学教育，对一般医学知识和诊疗常规有较强的理解能力，可以较系统地解释医学知识，并习惯用专业术语讲话。而对患者及家属而言，他们需要通俗的解释，需要简单形象的描述，需要确切的说明。否则，他们是不能与医务人员进行有效的沟通的。所以，通俗表达医学知识是医患沟通特别重要的一种能力，而且是需要后天努力学习的环节。

（三）沟通技巧的增强

增强沟通技巧的渠道主要有以下几点：

1. 加强教育培训

增强个人的医患沟通技巧最重要的环节是进行教育和培训。只有通过教育和培训，才能使医务人员从思想认识上理解沟通的重要性，才能使其增强人文精神，掌握人文知识，提高文明素养，谙熟沟通技能，从而积极主动地开展医患沟通。但是这种教育一定要有针对性，要联系实际，解决医务人员的实际思想问题，不宜空谈理论和简单说教。技能培训也非常重要，培训方案应务实、形象、易学，由浅入深，从易到难，最好能采用更能激发学员兴趣的案例式训练。

2. 勤于临床实践

为什么老医师的沟通能力明显比年轻医师强呢？没有什么秘诀，最简单易行的途径就是多接触患者、多参加诊疗工作。青年医务人员在大量的临床实践中，身临其境，全身心感受各种人和事，全方位应对处理各方面的矛盾，会快速不同程度地增强沟通技巧，并能从老医务人员身上和患者及家属那里学到许多在书本上和学校里学不到的知识。

3. 增加社会活动

过去，由于种种历史的原因，医务人员一般都埋头搞业务，不介入各种社会活动，接触社会方方面面较少，掌握的知识只是局限在救死扶伤、卫生健康方面。但在今天，社会生活发生了巨大的变化。在市场经济的大环境中，医院与医务人员同其他行业一样，完全融入了市场经济中。过去的思维与行为方式已不能适应这种快速多变且利益交织的时代。

五、医生的使命感

中国传统医德认为，"医乃仁术，无德不立"。《大医精诚》的医德思想核心，就是对人的生命内在质量和价值的关怀与重视。医务工作者的职责和道德义务就是维护人的健康，其最高原则就是"救死扶伤，防病治病，实行人道主义"。在医疗实践中，医务工作者既要尊重科学，更要以人为本。医学的作用是有限的，而医者对患者的关爱应该是无限的。在当今这种社会环境，人们压力很大，70%～80%的人群处于亚健康状态，精神症状更加复杂多变，单纯的生物医学模式已经无法应对。《黄帝内经》写道："上医治未病，中医治欲病，下医治已病。"医生要具有对患者的责任感，不能局限于最保底的治疗，停留于表象的症状治疗，而是应该通过现象看本质，将个体看作完整生命体去寻找发病根源，以预防为主、治疗为辅的理念尽力帮助患者实现最大化的康复。

医学使命感，是能够激发医学生关爱生命、救死扶伤的职业道德精神，促进医德修养的养成，有利于将来在工作中构建和谐的医患关系。随着我国经济的发展和人民生活水平的提高，患者对医疗质量的要求越来越高，医务工作者有时很难达到患者的预期愿望，加上个别医务人员缺乏责任心，导致医患关系紧张和医疗纠纷增多。作为医生，首先，在学习医学专业知识、掌握专业技能的同时，必须有意识地学习临床心理学的知识。这样，不仅可以提高自己的治疗水平，还可以有效识别、避开高危人群，从而保护自身安全。其次，现代医学关于生命的许多奥秘尚待揭晓，疾病的许多问题尚待阐明，这就要求医生必须具有创新精神和创新能力，去开拓未来、创造未来，给自己创造更广的发展空间和更长的发展时间。医院的成长和发展也在于不断地创新，用新的理念、新的方法去求得工作上新的突破。创新精神和创新能力的培养，是素质养成中极其重要的组成部分。最后，医务工作者应认真地培养和提高自己的医德素质，树立"以人为本、以患者为中心"的服务理念，学习医患沟通技巧，培养沟通能力，包括和患者家属的沟通，真正做到"精于专业、诚于品德"，做到名副其实的德医双馨。

面对现代医学的发展，似乎对人的关怀的医学本源已产生了偏差。100多年前威廉·奥斯勒曾指出，现代医学实践的弊端在于：①历史洞察的贫乏；②科学与人文的断裂；③技术进步与人道主义的疏离。医生更应该通过不断学习来丰富自身的经验、学识与眼界。一名优秀的医生，不仅仅是救死扶伤者，还应是一位哲学家。医学是随着人类痛苦的最初表达和减轻这份痛苦的最初愿望而诞生的，但是，这并非是要把医生变成只会操纵机器和器械的匠人和纯科学家。

思考题

1. 导致医患关系的原因是什么?
2. 患者的心理特点有哪些?
3. 医患的沟通技巧有哪些?

参考文献

[1] 杨群,施旺红,刘旭峰.临床心理学 [M]. 2 版.西安:第四军医大学出版社,2018.

[2] 世界卫生组织.国际疾病分类第十一次修订本 [EB]. 2018.

[3] 陆林.沈渔邨精神病学 [M]. 6 版.北京:人民卫生出版社,2018.

[4] 杨群,赵蕾.心理咨询与治疗 [M].西安:西安交通大学出版社,2018.

[5] 朱清,彭兰雅,彭一,等.医务人员医患沟通能力及防御性医疗行为影响因素的结构方程模型研究 [J].中国卫生质量管理,2023,30 (01): 56-61.

[6] 李景林,崔雯菁,崔云甫.多维视角下对医患矛盾中非技术因素的梳理与分析 [J].卫生软科学,2023,37 (03): 74-77.

[7] 刘洁.医患沟通困境:患者角色客体化和医患关系工具化 [J].中国医学伦理学,2022,35 (11): 1241-1245.

附　录

中国心理学会临床与咨询心理学
工作伦理守则

（第二版）
中国心理学会，2018 年 2 月

《中国心理学会临床与咨询心理学工作伦理守则（第二版）》（以下简称《守则》）和《中国心理学会临床与咨询心理学专业机构和专业人员注册标准》（第二版）由中国心理学会授权临床心理学注册工作委员会在《中国心理学会临床与咨询心理学工作伦理守则》（第一版，2007）和《中国心理学会临床与咨询心理学专业机构和专业人员注册标准》（第一版，2007）基础上修订。

制定本《守则》旨在揭示临床与咨询心理学服务工作具有教育性、科学性与专业性，促使心理师、寻求专业服务者以及广大民众了解本领域专业伦理的核心理念和专业责任，以保证和提升专业服务的水准，保障寻求专业服务者和心理师的权益，提升民众心理健康水平，促进和谐社会发展。本《守则》亦作为本学会临床与咨询心理学注册心理师的专业伦理规范以及本学会处理有关临床与咨询心理学专业伦理投诉的主要依据和工作基础。

总　则

善行：心理师的工作目的是使寻求专业服务者从其提供的专业服务中获益。心理师应保障寻求专业服务者的权利，努力使其得到适当的服务并避免伤害。

责任：心理师应保持其服务工作的专业水准，认清自己的专业、伦理及法律责任，维护专业信誉，并承担相应的社会责任。

诚信：心理师在工作中应做到诚实守信，在临床实践、研究及发表、教学工作以及各类媒体的宣传推广中保持真实性。

公正：心理师应公平、公正地对待专业相关的工作及人员，采取谨慎的态度防止自己潜在的偏见、能力局限、技术限制等导致的不适当行为。

尊重：心理师应尊重每位寻求专业服务者，尊重其隐私权、保密性和自我决定的权利。

1　专业关系

心理师应按照专业的伦理规范与寻求专业服务者建立良好的专业工作关系。这种工作关系应以促进寻求专业服务者成长和发展、从而增进其利益和福祉为目的。

1.1　心理师应公正对待寻求专业服务者，不得因年龄、性别、种族、性取向、宗教信仰和政治立场、文化水平、身体状况、社会经济状况等因素歧视对方。

1.2　心理师应充分尊重和维护寻求专业服务者的权利，促进其福祉；应当避免伤害寻求专业服务者、学生或研究被试。如果伤害可预见，心理师应在对方知情同意的前提下尽可能避免，或将伤害最小化；如果伤害不可避免或无法预见，心理师应尽力使伤害程度降至最低，或在事后设法补救。

1.3　心理师应依照当地政府要求或本单位规定恰当收取专业服务费用。心理师在进入专业工作关系之前，要向寻求专业服务者清楚地介绍和解释其服务收费情况。

1.4　心理师不得以收受实物、获得劳务服务或其他方式作为其专业服务的回报，以防止引发冲突、剥削、破坏专业关系等潜在危险。

1.5　心理师须尊重寻求专业服务者的文化多元性。心理师应充分觉察自己的价值观，及其对寻求专业服务者的可能影响，并尊重寻求专业服务者的价值观，避免将自己的价值观强加给寻求专业服务者或替其做重要决定。

1.6　心理师应清楚认识自身所处位置对寻求专业服务者的潜在影响，不得利用其对自己的信任或依赖剥削对方、为自己或第三方谋取利益。

1.7　心理师要清楚了解多重关系（例如与寻求专业服务者发展家庭、社交、经济、商业或其他密切的个人关系）对专业判断可能造成的不利影响及损害寻求专业服务者福祉的潜在危险，尽可能避免与后者发生多重关系。在多重关系不可避免时，应采取专业措施预防可能的不利影响，例如签署知情同意书、告知多重关系可能的风险、寻求专业督导、做好相关记录，以确保多重关系不会影响自己的专业判断，并且不会危害寻求专业服务者。

1.8　心理师不得与当前寻求专业服务者或其家庭成员发生任何形式的性或亲密关系，包括当面和通过电子媒介进行的性或亲密沟通与交往。心理师不得给与自己有过性或亲密关系者做心理咨询或心理治疗。一旦关系超越了专业界限（例如开始性和亲密关系），应立即采取适当措施(例如寻求督导或同行建议)，并终止专业关系。

1.9 心理师在与寻求专业服务者结束心理咨询或治疗关系后至少三年内，不得与其或其家庭成员发生任何形式的性或亲密关系，包括当面和通过电子媒介进行的性或亲密的沟通与交往。三年后如果发展此类关系，要仔细考察该关系的性质，确保此关系不存在任何剥削、控制和利用的可能性，同时要有可查证的书面记录。

1.10 心理师和寻求专业服务者存在除性或亲密关系以外的其他非专业关系，如可能伤害后者，应当避免与其建立专业关系。与朋友及亲人间无法保持客观、中立，心理师不得与他们建立专业关系。

1.11 心理师不得随意中断心理咨询与治疗工作。心理师出差、休假或临时离开工作地点外出时，要尽早向寻求专业服务者说明，并适当安排已经开始的心理咨询或治疗工作。

1.12 心理师认为自己的专业能力不能胜任为寻求专业服务者提供专业服务，或不适合与后者维持专业关系时，应与督导或同行讨论后，向寻求专业服务者明确说明，并本着负责的态度将其转介给合适的专业人士或机构，同时书面记录转介情况。

1.13 寻求专业服务者在心理咨询与治疗中无法获益，心理师应终止该专业关系。若受到寻求专业服务者或相关人士的威胁或伤害，或其拒绝按协议支付专业服务费用，心理师可终止专业服务关系。

1.14 本专业领域内，不同理论学派的心理师应相互了解、相互尊重。心理师开始服务时，如知晓寻求专业服务者已经与其他同行建立了专业服务关系，而且目前没有终止或者转介时，应建议寻求专业服务者继续在同行处寻求帮助。

1.15 心理师与心理健康服务领域同行（包括精神科医师/护士、社会工作者等）的交流和合作会影响对寻求专业服务者的服务质量。心理师应与相关同行建立积极的工作关系和沟通渠道，以保障寻求专业服务者的福祉。

1.16 在机构中从事心理咨询与治疗的心理师未经机构允许，不得将自己在该机构中的寻求专业服务者转介为个人接诊的来访者。

1.17 心理师将寻求专业服务者转介至其他专业人士或机构时，不得收取任何费用，也不得向第三方支付与转介相关的任何费用。

1.18 心理师应清楚了解寻求专业服务者赠送礼物对专业关系的影响。心理师在决定是否收取寻求专业服务者的礼物时需考虑以下因素：专业关系、文化习俗、礼物的金钱价值、赠送礼物的动机以及自己接受或拒绝礼物的动机。

2 知情同意

寻求专业服务者可以自由选择是否开始或维持一段专业关系，且有权充分了解关于专业工作的过程和心理师的专业资质及理论取向。

2.1　心理师应确保寻求专业服务者了解自己与寻求专业服务者双方的权利、责任，明确介绍收费设置，告知寻求专业服务者享有的保密权利、保密例外情况以及保密界限。心理师应认真记录评估、咨询或治疗过程中有关知情同意的讨论过程。

2.2　心理师应知晓，寻求专业服务者有权了解下列事项：（1）心理师的资质、所获认证、工作经验以及专业工作理论取向；（2）专业服务的作用；（3）专业服务的目标；（4）专业服务所采用的理论和技术；（5）专业服务的过程和局限；（6）专业服务可能带来的好处和风险；（7）心理测量与评估的意义，以及测验和结果报告的用途。

2.3　与被强制要求接受专业服务人员工作时，心理师应当在专业工作开始时与其讨论保密原则的强制界限及相关依据。

2.4　寻求专业服务者同时接受其他心理健康服务领域专业工作者的服务时，心理师可以根据工作需要，在征得其同意后，联系其他心理健康服务领域专业工作者并与他们沟通，以更好地为其服务。

2.5　只有在得到寻求专业服务者书面同意的情况下，心理师才能对心理咨询或治疗过程录音、录像或进行教学演示。

3　隐私权和保密性

心理师有责任保护寻求专业服务者的隐私权，同时明确认识到隐私权在内容和范围上受国家法律和专业伦理规范的保护和约束。

3.1　专业服务开始时，心理师有责任向寻求专业服务者说明工作的保密原则及其应用的限度、保密例外情况并签署知情同意书。

3.2　心理师应清楚地了解保密原则的应用有其限度，下列情况为保密原则的例外：（1）心理师发现寻求专业服务者有伤害自身或他人的严重危险；（2）不具备完全民事行为能力的未成年人等受到性侵犯或虐待；（3）法律规定需要披露的其他情况。

3.3　遇到3.2（1）和（2）的情况，心理师有责任向寻求专业服务者的合法监护人、可确认的潜在受害者或相关部门预警；遇到3.2（3）的情况，心理师有义务遵守法律法规，并按照最低限度原则披露有关信息，但须要求法庭及相关人员出示合法的正式文书，并要求他们注意专业服务相关信息的披露范围。

3.4　心理师应按照法律法规和专业伦理规范在严格保密的前提下创建、使用、保存、传递和处理专业工作相关信息（如个案记录、测验资料、信件、录音、录像等）。心理师可告知寻求专业服务者个案记录的保存方式，相关人员（例如同事、督导、个案管理者、信息技术员）有无权限接触这些记录等。

3.5　心理师因专业工作需要在案例讨论或教学、科研、写作中采用心理咨询或治疗案例，应隐去可能辨认出寻求专业服务者的相关信息。

3.6　心理师在教学培训、科普宣传中，应避免使用完整案例，如果有可辨识身份的个人信息（如姓名、家庭背景、特殊成长或创伤经历、体貌特征等），须采取必要措施保护当事人隐私。

3.7　如果由团队为寻求专业服务者服务，应在团队内部确立保密原则，只有确保寻求专业服务者隐私受到保护时才能讨论其相关信息。

4　专业胜任力和专业责任

心理师应遵守法律法规和专业伦理规范，以科学研究为依据，在专业界限和个人能力范围内以负责任的态度开展评估、咨询、治疗、转介、同行督导、实习生指导以及研究工作。心理师应不断更新专业知识，提升专业胜任力，促进个人身心健康水平，以更好地满足专业工作的需要。

4.1　心理师应在专业能力范围内，根据自己所接受的教育、培训和督导的经历和工作经验，为适宜人群提供科学有效的专业服务。

4.2　心理师应规范执业，遵守执业场所、机构、行业的制度。

4.3　心理师应关注保持自身专业胜任力，充分认识继续教育的意义，参加专业培训，了解专业工作领域的新知识及新进展，必要时寻求专业督导。缺乏专业督导时，应尽量寻求同行的专业帮助。

4.4　心理师应关注自我保健，警惕因自己身心健康问题伤害服务对象的可能性，必要时寻求督导或其他专业人员的帮助，或者限制、中断、终止临床专业服务。

4.5　心理师在工作中介绍和宣传自己时，应实事求是地说明专业资历、学历、学位、专业资格证书、专业工作等。心理师不得贬低其他专业人员，不得以虚假、误导、欺瞒的方式宣传自己或所在机构、部门。

4.6　心理师应承担必要的社会责任，鼓励心理师为社会提供部分专业工作时间做低经济回报、公益性质的专业服务。

5　心理测量与评估

心理测量与评估是咨询与治疗工作的组成部分。心理师应正确理解心理测量与评估手段在临床服务中的意义和作用，考虑被测量者或被评估者的个人特征和文化背景，恰当使用测量与评估工具来促进寻求专业服务者的福祉。

5.1　心理测量与评估旨在促进寻求专业服务者的福祉,其使用不应超越服务目的和适用范围。心理师不得滥用心理测量或评估。

5.2　心理师应在接受相关培训并具备适当专业知识和技能后,实施相关测量或评估工作。

5.3　心理师应根据测量目的与对象,采用自己熟悉、已在国内建立并证实信度、效度的测量工具。若无可靠信度、效度数据,需要说明测验结果及解释的说服力和局限性。

5.4　心理师应尊重寻求专业服务者了解和获得测量与评估结果的权利,在测量或评估后对结果给予准确、客观、对方能理解的解释,避免后者误解。

5.5　未经寻求专业服务者授权,心理师不得向非专业人员或机构泄露其测验和评估的内容与结果。

5.6　心理师有责任维护心理测验材料(测验手册、测量工具和测验项目等)和其他评估工具的公正、完整和安全,不得以任何形式向非专业人员泄露或提供不应公开的内容。

6　教学、培训和督导

　　从事教学、培训和督导工作的心理师应努力发展有意义、值得尊重的专业关系,对教学、培训和督导持真诚、认真、负责的态度。

6.1　心理师从事教学、培训和督导工作旨在促进学生、被培训者或被督导者的个人及专业成长和发展,教学、培训和督导工作应有科学依据。

6.2　心理师从事教学、培训和督导工作时应持多元的理论立场,让学生、被培训者或被督导者有机会比较,并发展自己的理论立场。督导者不得把自己的理论取向强加于被督导者。

6.3　从事教学、培训和督导工作的心理师应基于其教育训练、被督导经验、专业认证及适当的专业经验,在胜任力范围内开展相关工作,且有义务不断加强自己的专业能力和伦理意识。督导者在督导过程中遇到困难,也应主动寻求专业督导。

6.4　从事教学、培训和督导工作的心理师应熟练掌握专业伦理规范,并提醒学生、被培训者或被督导者遵守伦理规范和承担专业伦理责任。

6.5　从事教学、培训工作的心理师应采取适当措施设置和计划课程,确保教学及培训能够提供适当的知识和实践训练,达到教学或培训目标。

6.6　承担教学任务的心理师应向学生明确说明自己与实习场所督导者各自的角色与责任。

6.7　担任培训任务的心理师在进行相关宣传时应实事求是,不得夸大或欺瞒。心理师应有足够的伦理敏感性，有责任采取必要措施保护被培训者个人隐私和福祉。心理师作为培训项目负责人时，应为该项目提供足够的专业支持和保证，并承担相应责任。

6.8 担任督导任务的心理师应向被督导者说明督导目的、过程、评估方式及标准，告知督导过程中可能出现的紧急情况，中断、终止督导关系的处理方法。心理师应定期评估被督导者的专业表现，并在训练方案中提供反馈，以保障专业服务水准。考评时，心理师应实事求是，诚实、公平、公正地给出评估意见。

6.9 从事教学、培训和督导工作的心理师应审慎评估其学生、被培训者或被督导者的个体差异、发展潜能及能力限度，适当关注其不足，必要时给予发展或补救机会。对不适合从事心理咨询或治疗工作的专业人员，应建议其重新考虑职业发展方向。

6.10 承担教学、培训和督导任务的心理师有责任设定清楚、适当、具文化敏感度的关系界限；不得与学生、被培训者或被督导者发生亲密关系或性关系；不得与有亲属关系或亲密关系的专业人员建立督导关系；不得与被督导者卷入心理咨询或治疗关系。

6.11 从事教学、培训或督导工作的心理师应清楚认识自己在与学生、被培训者或被督导者关系中的优势，不得以工作之便利用对方为自己或第三方谋取私利。

6.12 承担教学、培训或督导任务的心理师应明确告知学生、被培训者或被督导者，寻求专业服务者有权了解提供心理咨询或治疗者的资质；他们若在教学、培训和督导过程中使用后者的信息，应事先征得其同意。

6.13 承担教学、培训或督导任务的心理师对学生、被培训者或被督导者在心理咨询或治疗中违反伦理的情形应保持敏感，若发现此类情形应与他们认真讨论，并为保护寻求专业服务者的福祉及时处理；对情节严重者，心理师有责任向本学会临床心理学注册工作委员会伦理工作组或其他适合的权威机构举报。

7 研究和发表

心理师应以科学的态度研究并增进对专业领域相关现象的了解，为改善专业领域做贡献。以人类为被试的科学研究应遵守相应的研究规范和伦理准则。

7.1 心理师的研究工作若以人类作为研究对象，应尊重人的基本权益，遵守相关法律法规、伦理准则以及人类科学研究的标准。理师应负责被试的安全，采取措施防范损害其权益，避免对其造成躯体、情感或社会性伤害。若研究需得到相关机构审批，心理师应提前呈交具体研究方案以供伦理审查。

7.2　心理师的研究应征求被试知情同意；若被试没有能力做出知情同意，应获得其法定监护人知情同意；应向被试（或其监护人）说明研究性质、目的、过程、方法、技术、保密原则及局限性，被试可能体验到的身体或情绪痛苦及干预措施，预期获益、补偿；研究者和被试各自的权利和义务，研究结果的传播形式及其可能的受众群体等。

7.3　免知情同意仅限于以下情况：（1）有理由认为不会给被试造成痛苦或伤害的研究，包括①正常教学实践研究、课程研究或在教学背景下进行的课堂管理方法研究；②仅用匿名问卷、以自然观察方式进行的研究或文献研究，其答案未使被试触犯法律、未损害其财务状况、职业或声誉，且隐私得到保护；③在机构背景下进行的工作相关因素研究，不会危及被试的职业，且其隐私得到保护。（2）法律、法规或机构管理规定允许的研究。

7.4　被试参与研究，有随时撤回同意和不再继续参与的权利，并且不会因此受到任何惩罚，而且在适当情况下应获得替代咨询、治疗干预或处置。心理师不得以任何方式强制被试参与研究。干预或实验研究需要对照组时，需适当考虑对照组成员的福祉。

7.5　心理师不得用隐瞒或欺骗手段对待被试，除非这种方法对预期研究结果必要、且无其他方法代替。研究结束后，必须向被试适当说明。

7.6　禁止心理师和当前被试通过面对面或任何媒介发展涉及性或亲密关系的沟通和交往。

7.7　撰写研究报告时，心理师应客观地说明和讨论研究设计、过程、结果及局限性，不得采用或编造虚假不实的信息或资料，不得隐瞒与研究预期、理论观点、机构、项目、服务、主流意见或既得利益相悖的结果，并声明利益冲突；如果发现已发表研究有重大错误，应更正、撤销、勘误或以其他合适的方式公开纠正。

7.8　心理师撰写研究报告时应注意对被试的身份保密（除非得到其书面授权），妥善保管相关资料。

7.9　心理师在发表论著时不得剽窃他人成果，引用其他研究者或作者的言论或资料应按照学术规范或国家标准注明原著者及资料来源。

7.10　心理师科研、写作若采用心理咨询或心理治疗案例，应确保隐匿可辨认出寻求专业服务者的信息。涉及寻求专业服务者的案例报告，应与其签署知情同意书。

7.11　全文或文中重要部分已登载于某期刊或已出版著作，心理师不得在未获原出版单位许可情况下再次投稿；同一篇稿件或主要数据相同的稿件不得同时向多家期刊投稿。

7.12 研究工作由心理师与同行一起完成时，著述应以适当方式注明全部作者、有特殊贡献者，心理师不得以个人名义发表或出版。论著主要内容源于学生的研究报告或论文，应取得学生许可并将其列为主要作者之一。

7.13 心理师审阅学术报告、文稿、基金申请或研究计划时应尊重其保密性和知识产权。心理师应审阅在自己能力范围内的材料，并避免审查工作受个人偏见影响。

8 远程专业工作（网络/电话咨询）

心理师有责任告知寻求专业服务者远程专业工作的局限性，使其了解远程专业工作与面对面专业工作的差异。寻求专业服务者有权选择是否在接受专业服务时使用网络/电话咨询。远程工作的心理师有责任考虑相关议题，并遵守相应的伦理规范。

8.1 心理师通过网络/电话提供专业服务时，除了常规知情同意外，还需要帮助寻求专业服务者了解并同意下列信息：（1）远程服务所在的地理位置、时差和联系信息；（2）远程专业工作的益处、局限和潜在风险；（3）发生技术故障的可能性及处理方案；（4）无法联系到心理师时的应急程序。

8.2 心理师应告知寻求专业服务者电子记录和远程服务过程在网络传输中保密的局限性，告知寻求专业服务者相关人员（同事、督导、个案管理者、信息技术员）有无权限接触这些记录和咨询过程。心理师应采取合理预防措施（例如设置用户开机密码、网站密码、咨询记录文档密码等）以保证信息传递和保存过程中的安全性。

8.3 心理师远程工作时须确认寻求专业服务者真实身份及联系信息，也需确认双方具体地理位置和紧急联系人信息，以确保后者出现危机状况时可有效采取保护措施。

8.4 心理师通过网络/电话与寻求专业服务者互动并提供专业服务时，应全程验证后者真实身份，确保对方是与自己达成协议的对象。心理师应提供专业资质和专业认证机构的电子链接，并确认电子链接的有效性以保障寻求专业服务者的权利。

8.5 心理师应明白与寻求专业服务者保持专业关系的必要性。心理师应与后者讨论并建立专业界限。寻求专业服务者或心理师认为远程专业工作无效时，心理师应考虑采用面对面服务形式。如果心理师无法提供面对面服务，应帮助对方转介。

9 媒体沟通与合作

心理师通过（电台、电视、报纸、网络等）公众媒体和自媒体从事专业活动，或以专业身份开展（讲座、演示、访谈、问答等）心理服务，与媒体相关人员合作与沟通需要遵守下列伦理规范。

9.1 心理师及其所在机构应与媒体充分沟通，确认合作方了解心理咨询与治疗的专业性质与专业伦理，提醒其自觉遵守伦理规范，承担社会责任。

9.2　心理师应在专业胜任力范围内，根据自己的教育、培训和督导经历、工作经验与媒体合作，为不同人群提供适宜而有效的专业服务。

9.3　心理师如与媒体长期合作，应特别考虑可能产生的影响，并与合作方签署包含伦理款项的合作协议，包括合作目的、双方权利与义务、违约责任及协议解除等。

9.4　心理师应与拟合作媒体就如何保护寻求专业服务者个人隐私商讨保密事宜，包括保密限制条件以及对寻求专业服务者信息的备案、利用、销毁等，并将有关设置告知寻求专业服务者，并告知其媒体传播后可能带来的影响，由其决定是否同意在媒体上自我暴露、是否签署相关协议。

9.5　心理师通过（电台、电视、出版物、网络等）公众媒体从事课程、讲座、演示等专业活动或以专业身份提供解释、分析、评论、干预时，应尊重事实，基于专业文献和实践发表言论。其言行皆应遵循专业伦理规范，避免伤害寻求专业服务者、误导大众。

9.6　心理师接受采访时应要求媒体如实报道。文章发表前应经心理师本人审核确认。如发现媒体发布与自己个人或单位相关的错误、虚假、欺诈和欺骗的信息，或其报道断章取义，心理师应依据有关法律法规和伦理准则要求媒体予以澄清、纠正、致歉，以维护专业声誉、保障受众利益。

10　伦理问题处理

　　心理师应在日常专业工作中践行专业伦理规范，并遵守有关法律法规。心理师应努力解决伦理困境，与相关人员直接而开放地沟通，必要时向督导及同行寻求建议或帮助。本学会临床心理学注册工作委员会设有伦理工作组，提供与本伦理守则有关的解释，接受伦理投诉，并处理违反伦理守则的案例。

10.1　心理师应当认真学习并遵守伦理守则，缺乏相关知识、误解伦理条款都不能成为违反伦理规范的理由。

10.2　心理师一旦觉察自己工作中有失职行为或对职责有误解，应尽快采取措施改正。

10.3　若本学会专业伦理规范与法律法规冲突，心理师必须让他人了解自己的行为符合专业伦理，并努力解决冲突。如这种冲突无法解决，心理师应以法律和法规作为其行动指南。

10.4　如果心理师所在机构的要求与本学会伦理规范有矛盾之处，心理师需澄清矛盾的实质，表明自己有按专业伦理规范行事的责任。心理师应坚持伦理规范并合理解决伦理规范与机构要求的冲突。

10.5 心理师若发现同行或同事违反了伦理规范，应规劝；规劝无效则通过适当渠道反映问题。如其违反伦理行为非常明显，且已造成严重危害，或违反伦理的行为无合适的非正式解决途径，心理师应当向临床心理学注册工作委员会伦理工作组或其他适合的权威机构举报，以保护寻求专业服务者的权益，维护行业声誉。心理师如不能确定某种情形或行为是否违反伦理规范，可向临床心理学注册工作委员会伦理工作组或其他适合的权威机构寻求建议。

10.6 心理师有责任配合临床心理学注册工作委员会伦理工作组调查可能违反伦理规范的行为并采取行动。心理师应了解对违反伦理规范的处理申诉程序和规定。

10.7 伦理投诉案件的处理必须以事实为根据，以伦理守则相关条文为依据。

10.8 违反伦理守则者将按情节轻重给予以下处罚：（1）警告；（2）严重警告，被投诉者必须在指定期限内完成不少于 16 学时的专业伦理培训或/和临床心理学注册工作委员会伦理工作组指定的惩戒性任务；（3）暂停注册资格，暂停期间被投诉者不能使用注册督导师、注册心理师或注册助理心理师身份工作，同时暂停其相关权利（选举权、被选举权、推荐权、专业晋升申请等），必须在指定期限内完成不少于 24 学时的专业伦理培训或/和临床心理学注册工作委员会伦理工作组指定的惩戒性任务，如果不当行为得以改正则由临床心理学注册工作委员会评估讨论后，取消暂停使用注册资格的决定，恢复其注册资格；（4）永久除名，取消注册资格后，临床心理学注册工作委员会不再受理其重新注册申请，并保留向相关部门通报的权利。

10.9 反对以不公正态度或报复方式提出有关伦理问题的投诉。